AF500012

LES

GRANDS ÉCRIVAINS

DE LA FRANCE

NOUVELLES ÉDITIONS

PUBLIÉES SOUS LA DIRECTION

DE M. AD. REGNIER

Membre de l'Institut

MÉMOIRES

DE

SAINT-SIMON

TOME XXXVIII

MÉMOIRES

DE

SAINT-SIMON

NOUVELLE ÉDITION

COLLATIONNÉE SUR LE MANUSCRIT AUTOGRAPHE

AUGMENTÉE

DES ADDITIONS DE SAINT-SIMON AU JOURNAL DE DANGEAU

et de notes et appendices

PAR A. DE BOISLISLE

Membre de l'Institut

AVEC LA COLLABORATION DE L. LECESTRE

ET DE J. DE BOISLISLE

TOME TRENTE-HUITIÈME

PARIS

LIBRAIRIE HACHETTE

BOULEVARD SAINT-GERMAIN, 79

1926

Tous droits réservés.

MÉMOIRES

DE

SAINT-SIMON

[Suite de 1720] Déclaration pour recevoir la constitution *Unigenitus* lue au conseil de régence sans y prendre là-dessus les avis de personne.

L'abbé Dubois, qui ne pensoit qu'à faciliter sa promotion au cardinalat, et qui y sacrifioit l'État, le Régent, et toutes choses, fit si bien, que nous fûmes tous surpris qu'au conseil de régence tenu l'après-dînée du dimanche 4 août, M. le Chancelier tira de sa poche des lettres patentes pour accepter la constitution *Unigenitus*, et les lut par ordre de M. le duc d'Orléans, qui ne prit les voix de personne, dont je fus aussi aise que surpris. Cette nouveauté de ne prendre point les avis frappa tout le monde, et marqua bien solennellement qu'elles[1] n'auroient point été pour la déclaration, et le tour de passe-passe et de violence d'en user hardiment de la sorte pour les faire passer pour approuvées[2], dans la certitude que personne n'oseroit réclamer[3]. Ce fut un grand mérite que Dubois

1. Il veut dire : les voix.

2. Ici il veut parler des lettres patentes; la phrase est fort incorrecte.

3. Dangeau inscrit en effet dans son *Journal* (p. 332) au 4 août : « Conseil de régence l'après-dînée, où on lut les lettres patentes pour la Constitution. On ne demanda point les avis; mais il parut que tous ceux qui y étoient les approuvoient. » Depuis le 22 octobre 1719, les

s'acquit auprès des jésuites et de toute la cabale de la Constitution.

Mort, fortune et caractère du chevalier de Broglio.

Le chevalier de Broglio, frère du premier maréchal, oncle de l'autre[1], mourut fort vieux en ce temps-ci[2], et auroit été[3] bien étonné s'il eût vu leur fortune. C'étoit un homme très bien fait, qui avoit passé les trois quarts de

procès-verbaux du conseil de régence, auxquels nous avons fait précédemment de si utiles emprunts, avaient cessé d'être rédigés ; on ne peut donc contrôler le « tour de passe-passe » de ne point prendre les avis, qui paraît cependant certain. Cette déclaration, datée du 4 août, que nous verrons (ci-après, p. 8-9) enregistrée par force au Grand Conseil, le 23 septembre, puis enfin au Parlement le 4 décembre, avait pour objet « la conciliation des évêques du royaume, à l'occasion de la constitution *Unigenitus* ». Elle était le résultat de négociations très laborieuses et très subtiles avec le cardinal de Noailles et les autres évêques qui avaient appelé comme lui à un concile général, et la conséquence du *Corps de doctrine* publié par le cardinal et dont il a été parlé dans le précédent volume, p. 81-83. Elle prescrivait l'acceptation de la Bulle, conformément aux Explications approuvées par la quasi-unanimité des évêques, défendait tout appel à un futur concile et interdisait aux cours de justice toute action judiciaire relative à ces questions. Le texte officiel imprimé se trouve dans le carton AD ✝ 760, aux Archives nationales, et dans la *Gazette d'Amsterdam*, n° LXXVI.

1. François-Raymond-Félix, chevalier de Broglie puis comte de Revel, frère de Victor-Maurice, premier maréchal (tome I, p. 270), et oncle du second, François-Marie (tome XIII, p. 132), était entré aux mousquetaires en 1672 et fut reçu dans l'ordre de Malte l'année suivante. En 1674, il eut une compagnie au régiment Royal-cuirassiers, et y parvint au grade de lieutenant-colonel ; il devint mestre-de-camp de cavalerie en février 1694, brigadier en janvier 1702 et maréchal de camp en octobre 1704 ; il servit jusqu'à la fin de la campagne de 1713, ayant pris le nom de comte de Revel en octobre 1707. Le 20 janvier 1716, le Régent lui donna une exspectative de grand croix de Saint-Louis, qu'il obtint en juillet 1719 par la mort de Chamlay ; il avait été nommé lieutenant général le 8 mars 1718, et mourut le 14 août 1720.

2. Il habitait au petit hôtel de Broglie, rue Saint-Dominique. *Dangeau* (p. 336) et la *Gazette* (p. 408) annoncent sa mort.

3. Les mots *auroit esté* sont en interligne, au-dessus de *seroit*, biffé.

sa vie dans le subalterne de la guerre, l'extrême pauvreté, assez pourtant dans la bonne compagnie, entretenu par les dames, vivant sur le commun[1], qui presque tout à coup perça jusqu'à devenir lieutenant général, grand croix de Saint-Louis[2], et riche par la mort de son frère Revel[3] et par un mariage dont il ne laissa qu'une fille, qui est morte sans s'être mariée[4].

Ce fut en ce temps-ci que le comte de Saxe[5], bâtard du roi de Pologne électeur de Saxe et de Mlle de Königsmarck[6], qui s'est fait depuis un si grand nom à la

Comte de Saxe entre au service de France; fait

1. « On dit qu'*un homme vit sur le commun*, lorsque, n'étant point d'une société et n'y ayant rien contribué pour sa part, il ne laisse pas de vivre avec ceux qui en sont. La même chose se dit aussi d'un homme accoutumé à vivre sur le tiers et sur le quart » (*Académie*, 1718). Le chevalier de Broglie semble en effet avoir toujours habité avec ses frères plus riches; il avait eu une pension de mille écus en décembre 1701 (*Dangeau*, tome VIII, p. 261). Vendôme, qui le protégeait, lui avait fait avoir en 1708 une gratification de vingt-quatre mille livres et quatre mille livres comme indemnité pour les biens de son frère Revel situés en Piémont, dont il avait hérité (voyez ci-après) et dont la guerre l'empêchait de jouir (ms. Franç. 14178, fol. 27 et 212).

2. Ces cinq mots ont été ajoutés en interligne.

3. Charles-Amédée de Broglie (tome IV, p. 170) était mort en octobre 1707. Il possédait des biens assez importants en Piémont et des « monts de piété » à Rome, dit Dangeau (tome XVIII, p. 336). Ces biens étaient substitués toujours à un cadet, et c'est pour cela que le chevalier en hérita; il les vendit après la guerre et en acheta une terre en Normandie.

4. Il avait épousé en 1718 Marie-Marthe Deschamps de Marcilly, veuve du comte de Roussillon, qui mourut le 15 janvier 1734. Ils eurent une fille, Françoise de Broglie, dite Mlle de Revel, née en 1719, et qui ne vécut que jusqu'en 1749. Cette dernière date pourrait faire croire que Saint-Simon écrit le présent passage après cette année; nous pensons plutôt qu'il a escompté par avance la mort de cette fille, qui devait vivre loin de Paris dans sa terre.

5. Maurice, dit le maréchal de Saxe: tome XXXI, p. 18.

6. Marie-Aurore de Königsmarck, d'une famille suédoise acclimatée en Allemagne, naquit vers 1670, et était sœur de ce Königsmark que l'électeur de Hanovre, plus tard roi Georges Ier d'Angleterre, fit tuer par jalousie en 1694 et dont Saint-Simon a encore répété

presque aussitôt maréchal de camp.

tête de nos armées, vint se mettre au service de France, et fut fait maréchal de camp parce qu'il l'étoit dans les troupes de Saxe[1].

Mariage d'Alincourt et de Mlle de Boufflers.

Alincourt, second fils du duc de Villeroy et le favori du maréchal son grand-père[2], épousa la fille de la maréchale de Boufflers[3], dont le fils étoit gendre du duc de Villeroy[4]. Cela devint donc un double mariage où la magnificence du maréchal de Villeroy fut déployée.

dans notre dernier volume, p. 289, la tragique aventure. Les affaires de la succession de son frère l'ayant mise en rapport avec l'électeur Auguste de Saxe, elle devint sa maîtresse en 1695 et en eut un fils, Maurice. Abandonnée par l'électeur peu après la naissance de ce fils, elle obtint de se retirer à l'abbaye de Quedlimbourg, dont elle fut nommée coadjutrice en janvier 1698, puis abbesse en 1700. Auguste avait conservé de la considération pour elle, et l'employa en 1702 pour essayer d'obtenir la paix du roi de Suède Charles XII; mais elle ne réussit pas. Elle ne s'astreignit pas à la résidence de son abbaye, et fit de longs séjours dans diverses villes d'Allemagne; c'est néanmoins à Quedlimbourg qu'elle mourut le 16 février 1738. Très instruite, elle parlait plusieurs langues, et particulièrement le français; des vers français qu'elle composa après son insuccès auprès de Charles XII ont été insérés dans les *Mémoires de Lamberty*, tome IV, p. 292-293; voyez aussi sur elle le *Mémoire sur les affaires du Nord du marquis de Bonnac*, publié en 1889 dans la *Revue d'histoire diplomatique* par Ch. Schefer.

1. *Dangeau*, p. 335. La promotion est du 7 août 1720, spéciale pour lui; il acheta en même temps un régiment allemand qui prit son nom.

2. François-Camille de Neufville, marquis d'Alincourt: tome XXIII, p. 175.

3. Marie-Josèphe ou Joséphine de Boufflers, mariée le 4 septembre 1720, fut nommée dame du palais de la Reine le 27 juin 1726, devint veuve le 26 décembre 1732, et mourut le 17 octobre 1738, à trente-quatre ans. Il y a un court récit du mariage à Saint-Paul dans le nº LXXIV de la *Gazette d'Amsterdam*.

4. Saint-Simon anticipe: c'est seulement le 15 septembre 1721 que Joseph-Marie, duc de Boufflers (notre tome XX, p. 329), épousera Madeleine-Angélique de Neufville-Villeroy, née en octobre 1707, dame du palais de la Reine le 15 février 1734; veuve le 2 juillet 1747, remariée le 29 juin 1750 avec Charles-François-Frédéric de Montmorency, duc de Luxembourg, veuve une seconde fois le 18 mai 1764,

En ce même temps, Cellamare, qui fut arrêté ici pendant son ambassade, et qui, après la mort de son père, avoit pris le nom de duc de Giovenazzo[1], eut permission de venir saluer le roi d'Espagne à l'Escurial, qui, depuis son retour de France, n'avoit pas voulu le voir, et l'avoit tenu exilé, mais dans son gouvernement[2]. Il fut bien reçu, et peu après fit sa couverture comme grand d'Espagne après son père[3], et demeura en cette cour, faisant les fonctions de sa charge de grand écuyer de la reine[4].

Cellamare ou le duc de Giovenazzo, disgracié depuis son retour, rappelé à la cour d'Espagne et bien traité.

La procession accoutumée de la Notre-Dame d'août se fit à l'ordinaire, où le cardinal de Noailles officia. La Chambre des comptes et la Cour des aides y laissèrent vuides les places que le Parlement a coutume d'y remplir[5], qui étoit lors à Pontoise.

La place du Parlement absent laissée vide par les autres cours à la procession de l'Assomption.

Le Parlement ne voulant point enregistrer la déclaration du Roi pour l'acceptation de la constitution *Unigenitus*[6], et l'abbé Dubois, pressé par l'intérêt de son

Le Parlement refuse d'enregistrer la déclaration

elle mourut en 1787. Nous verrons ce mariage s'effectuer, ci-après, p. 207.

1. On a vu cette mort en 1718 : tome XXXIII, p. 152.

2. A son retour en Espagne, Philippe V lui avait donné le titre de vice-roi de Navarre (tome XXXVI, p. 198-199), avec ordre de s'y rendre sans revenir à Madrid. Dangeau, qui enregistre le 12 août (p. 335) son retour en grâce, prend cette nouvelle dans la *Gazette* (p. 390). Cependant la *Gazette d'Amsterdam* de 1720, n° LXVII, dit que son gouvernement était la Vieille-Castille.

3. Cette « couverture » se fit à l'Escurial en même temps que celle du prince de Masseran (*Gazette*, p. 438, correspondance de Madrid du 27 août).

4. Il avait été nommé à cette charge en janvier 1715, un peu avant d'être envoyé à Paris comme ambassadeur (notre tome XXVI, p. 116).

5. *Dangeau*, p. 336 ; *Journal du Parlement à Pontoise*, par le greffier Delisle, dans l'*Annuaire-Bulletin de la Société de l'histoire de France*, 1923, p. 269 ; *Mémoires de Mathieu Marais*, tome I, p. 383-384.

6. On trouvera dans le journal manuscrit du greffier Delisle (Archives nationales, U 747, fol. 22 v° à 27 v°) tous les détails de cette affaire au Parlement. C'est le 2 septembre seulement que les gens du Roi apportèrent à la cour à Pontoise la déclaration datée du

en faveur de la constitution *Unigenitus*. Le Régent la porte au Grand Conseil, y fait trouver les princes du sang, ducs et pairs et maréchaux de France, me prie de ne m'y point trouver, et l'y fait enregistrer à peine. Nullité de cet enregistrement.

chapeau de donner des marques éclatantes de son zèle à Rome et aux jésuites, fit prendre la résolution à M. le duc d'Orléans de la faire enregistrer au Grand Conseil, et, pour n'y point trouver les obstacles qu'il y craignoit, d'y aller lui-même et d'y mener tous les princes du sang, autres pairs et maréchaux de France, parce qu'en ce tribunal tous les officiers de la couronne y ont séance et voix délibérative, à la différence des parlements où ils ne l'ont que quand le Roi y va et qu'il les y mène. Arrivant de Meudon au Palais-Royal pour travailler avec M. le duc d'Orléans, je le trouvai seul dans son grand appartement, donnant des ordres à des garçons rouges pour aller avertir et convier ces Messieurs pour le lendemain matin. J'ignorois parfaitement de quoi il s'agissoit. Dubois avoit peur que je n'eusse fait manquer la chose, et persuadé M. le duc d'Orléans de la foiblesse et de l'indécence d'une démarche si solennelle, si nouvelle et si inutile. Je demandai donc à M. le duc d'Orléans de quoi il s'agissoit ; il me le dit, et tout de suite, souriant et étendant ses bras vers moi, il me pria de ne me trouver point au Grand Conseil. Je me mis à rire aussi, et lui répondis qu'il ne pouvoit me donner un ordre plus agréable et que j'exécutasse plus volontiers, parce qu'il m'épargnoit la douleur de m'élever publiquement contre sa volonté et d'opiner de toute ma force contre elle. Il me dit qu'il s'en doutoit bien et que c'étoit pour cela qu'il m'avoit prié de n'y point venir. Je ne laissai pas, quoique de chose faite, de lui dire en deux mots qu'on lui faisoit faire un pas de clerc[1], afficher son impuissance

4 août, dont il a été parlé ci-dessus, p. 1. Après des délibérations longues et embrouillées, tant des chambres assemblées que des commissaires nommés par elles et réunis chez le premier président, l'affaire ne semblant pas devoir aboutir, le secrétaire d'État la Vrillière fut envoyé à Pontoise le 7 septembre avec des lettres de cachet du Roi pour retirer la déclaration. C'est alors qu'on pensa à la faire enregistrer au Grand Conseil.

1. Tome XXXVII, p. 111

pour un enregistrement valable *in loco majorum*[1], dans le seul tribunal, j'entends les autres parlements comme celui de Paris pour leur ressort, en caractère d'enregistrer les édits et les déclarations et de les faire enregistrer par ses arrêts dans les tribunaux inférieurs ressortissants à lui ; conséquemment que le Grand Conseil, et tout tribunal non parlement, n'en avoit le pouvoir que pour des choses intérieures à sa juridiction, qui n'est pas universelle pour les choses publiques et générales, par là non obligatoires à personne, nouveauté étrangère au Grand Conseil et qui ne lui donnoit ni droit ni puissance par soi-même de tenir la main à l'exécution de son enregistrement[2]. Je me contentai de ces deux mots, parce qu'il n'étoit pas question d'espérer de rompre un parti pris si avancé, qui se devoit exécuter le lendemain matin, et que l'abbé Dubois regardoit comme sa propre et plus capitale affaire. Je fis ensuite ce que j'avois à faire avec M. le duc d'Orléans, et je m'en retournai à Meudon, fâché de ce qu'on lui faisoit faire, mais très soulagé d'être dispensé, et sans l'avoir demandé, d'aller au Grand Conseil[3]. Le lendemain, 23 septem-

1. Dans le lieu où les ancêtres, les gouvernements précédents, avaient fait enregistrer leurs actes.

2. En effet le Grand Conseil, tribunal spécial pour les causes ecclésiastiques et pour résoudre les conflits de juridiction, n'avait point qualité ni pouvoir pour faire exécuter les décisions d'ordre général du gouvernement. Il ne semble pas que cet argument de principe ait été mis en avant dans les discussions des magistrats du Grand Conseil ; les nombreux opposants ne s'appuyèrent que sur des raisons de fond.

3. Les archives du Grand-Conseil qui nous sont parvenues ne renferment pas les procès-verbaux des délibérations : nous connaissons néanmoins assez bien ce qui s'y passa, d'abord par les *Mémoires de Mathieu Marais*, tome I, p. 434-437 et 444-448, puis par un imprimé intitulé *Relation de ce qui s'est passé au Grand Conseil au sujet de la Déclaration du Roy donnée le 4 août 1720 touchant la conciliation des évesques du Royaume* (Archives nationales, AD + 760), relation partiale, mais néanmoins intéressante, enfin par le Journal manuscrit du greffier du Parlement Delisle (U 747, fol. 31 v° à 33 v°),

bre[1], le Régent s'y rendit en pompe[2] et y trouva les princes du sang, les autres pairs et les maréchaux de France en aussi grand nombre qu'il s'en trouva à Paris[3]. L'affaire ne se passa pas sans bruit. Plusieurs magistrats du Grand Conseil opinèrent contre avec beaucoup de lumière, de force et d'étendue, et ne s'étonnèrent point de quelques interruptions que leur fit le Régent, auquel ils répondirent avec respect, mais avec encore plus de

qui fut bien renseigné et qui écrivit au jour le jour ce qu'il apprenait. Le *Journal de Barbier*, p. 73-74 (où l'éditeur a porté par erreur à 277, au lieu de 27, le nombre des magistrats du Grand-Conseil) et les *Mémoires de Duclos*, édition Michaud et Poujoulat, p. 569, fournissent aussi des précisions utiles. C'est le mercredi 18 septembre que la déclaration fut apportée au Grand Conseil par le procureur général. Le premier président de Verthamon, dévoué à la cour, insista pour l'enregistrement pur et simple et immédiat. La plupart des conseillers s'y opposèrent et demandèrent d'abord communication des pièces visées par la déclaration, qu'ils ne connaissaient pas. Les discussions se prolongèrent le jeudi, le vendredi et le samedi sans aboutir; la majeure partie des magistrats étaient d'avis de renvoyer la déclaration en demandant au Roi de la retirer. C'est alors que le Régent, soufflé par Dubois, prit la résolution de la faire enregistrer de force. Voyez la lettre que Caumartin de Boissy écrivit le 20 septembre sur cette affaire, dans *les Correspondants de Balleroy*, tome II, p. 200-202, et la *Gazette d'Amsterdam*, Extraordinaires LXXVIII et LXXIX, et n° LXXX.

1. Le nombre *23* corrige *18*, et, après *sept.*, Saint-Simon a biffé *4 jours après la datte de la declaration*, ce qui était inexact.

2. Le Grand Conseil siégeait alors à l'hôtel d'Aligre, rue Saint-Honoré.

3. Le Journal du greffier Delisle énumère les ducs de Chartres et de Bourbon, le comte de Charolois, le prince de Conti et le comte de Toulouse, les ducs d'Uzès, de la Force, de la Meilleraye, de Villeroy, de Saint-Aignan, d'Aumont, de Charost, de Chaulnes, de Tallard, de Rohan-Rohan, de Joyeuse-Melun et de Brancas-Villars, les maréchaux de Villeroy, d'Huxelles, de Tallard et de Matignon, plus, avec le Chancelier, les conseillers d'État le Peletier de Souzy, Fleuriau d'Armenonville, le Peletier des Forts, le Pelletier de la Houssaye, et de la Rochepot, et les maîtres des requêtes Maboul, Orry, Parisot et Moreau de Séchelles, qui tous avaient voix délibérative au Grand Conseil. Mathieu Marais (p. 447) donne un « ordre de la séance », qui est plus complet et un peu différent.

raisons et de nerf[1], et il fut avéré par le compte des voix que la chose ne fut emportée que par le nombre de pairs et de maréchaux, qui tous, avec très peu de magistrats du Grand Conseil, emportèrent la balance[2]. Je sus que mon absence fut extrêmement remarquée, et que beaucoup de gens allèrent et envoyèrent visiter l'amas de carrosses pour voir si le mien y étoit[3]. Je n'ose dire que

1. D'après la *Relation*, il ne semble pas qu'il y ait eu aucune discussion. Après la lecture de la déclaration, des lettres de jussion et des conclusions du procureur général, on passa au vote; plusieurs conseillers purent cependant motiver assez longuement leur opinion.

2. Voici le texte de la Relation : « Après les lectures, M. le Régent dit tout haut : *Liberté entière pour les suffrages*. On peut juger si ces paroles pouvoient inspirer beaucoup de confiance, après toutes les mesures qu'on avoit prises pour la troubler. Messieurs du Grand Conseil opinèrent les premiers, la plupart d'une manière assez embarrassée, et interrompus quelquefois par le bruit des tambours qui battoient dans la cour. MM. le Tonnelier, Lambert et Bitault se soutinrent cependant et furent d'avis de faire au Roi de très humbles remontrances. Un autre conclut à l'enregistrement pur et simple. Le reste fut d'avis d'enregistrer *de l'exprès commandement du Roi*. On alla ensuite aux opinions du côté des princes, ducs et pairs, etc. L'unanimité fut admirable : sans avoir vu aucune des pièces concernant l'affaire dont ils avoient à juger, ils furent au fait dans l'instant et en état de prononcer pour l'enregistrement pur et simple, comme ils l'avoient promis, en sorte qu'ils l'emportèrent sur le Grand Conseil de trente-quatre voix. » Le Journal de Delisle prétend que les membres présents du Grand Conseil n'étaient que vingt et un.

3. Le greffier Delisle dit : « Nota que M. le duc de Saint-Simon n'y est point venu, s'en étant excusé, quoiqu'il soit un des favoris et des tenants du Palais-Royal. » La *Relation* est plus exacte, et cela pourrait faire croire que son auteur anonyme fut renseigné par Saint-Simon lui-même : « M. le Régent manda plusieurs ducs et pairs, mais avec choix. Il eut la bonté de dire à M. le duc de Saint-Simon qu'il ne le mettoit pas sur la liste, parce qu'il savoit bien qu'il ne seroit point d'avis de l'enregistrement, et on sait que S. A. R. a eu un pareil égard à la délicatesse d'un autre duc, qui ne lui parut pas disposé à faire ce qu'elle souhaiteroit. » Cet autre duc est-il Noailles, à cause de son oncle le cardinal, Sully ou Antin, qui ne parurent pas au Grand Conseil? Ce pourrait être le premier : voyez *Gazette d'Amsterdam*, Extraordinaire LXXXI.

le monde applaudit à mon absence, et qu'elle fâcha fort l'abbé Dubois, quoiqu'il ne m'en eût point parlé, et qu'il fut fort surpris quand il sut de M. le duc d'Orléans que c'étoit lui qui m'avoit prié de n'y point aller, en m'apprenant la chose. Le succès fut tel que je le lui avois prédit : on se moqua et de la chose et de son appareil ; on la regarda comme un épouvantail inutile, une foiblesse avouée, une bassesse pour Rome ; on ne s'y méprit pas à l'intérêt de l'abbé Dubois[1], et il n'y eut personne qui ne regardât cet enregistrement comme sans aucune force ni autorité dans le royaume, à commencer par le Grand Conseil même.

Mort et caractère * de la Broue, évêque de Mirepoix ;

La Broue, évêque de Mirepoix, mourut dans ces entrefaites[2]. C'étoit un excellent évêque, résidant, aumônier, édifiant, instruisant, prêchant ses ouailles, dont il étoit adoré et de tout le pays, et d'ailleurs très savant et fort éloquent[3]. Il fut l'un des quatre évêques qui firent

1. « Comme l'abbé Dubois desiroit passionnément de devenir cardinal, il n'oublioit rien pour contenter le pape, » dit le maréchal de Villars (*Mémoires*, tome IV, p. 144), qui ne parle pas de cette affaire au Grand Conseil, à laquelle cependant il dut assister.

2. Nous connaissons déjà Pierre de la Broue (tome XXXI, p. 146, note 4). Saint-Simon écrit *la Brüe*, peut-être par rapprochement avec *Étienne la Brue*, curé de Saint-Germain l'Auxerrois, confesseur de Mme de Saint-Simon et fortement entaché de jansénisme : tome XIX, p. 318-321. L'évêque de Mirepoix mourut le 20 septembre 1720, à Belesta, dans son diocèse, âgé de soixante-dix-sept ans. Son petit évêché ne comptait que cent quarante-six paroisses, mais valait vingt-quatre mille livres de rente. M. de la Broue avait aussi le prieuré de Bruniquel. Il est à remarquer que sa mort n'est mentionnée ni par *Dangeau*, ni par la *Gazette* ; Saint-Simon l'insère néanmoins à sa date, ce qui peut faire croire à des relations personnelles.

3. Il avait prêché devant la cour le 2 février 1679 à Saint-Germain (*Gazette*, p. 58). Suivant certaines clefs des *Caractères*, c'est lui dont la Bruyère aurait peint, sous le nom de Théodat, l'éloquence froide et ennuyeuse dans le chapitre De la chaire (édition Servois, tome II, p. 227 et 424). Le *Mercure* de janvier 1680, première partie, p. 92-98, rapporte la péroraison de son sermon de février 1679 ; il harangua le

* Les mots *et caractère* ont été ajoutés en interligne.

leur appel en Sorbonne, et qui en furent chassés de Paris[1].

L'évêque-comte de Châlons[2] mourut en même temps d'une si courte maladie, que le cardinal de Noailles, son frère, parti dès qu'il le sut malade[3] pour l'aller trouver, apprit sa mort en chemin[4]. C'étoit un prélat d'un grand exemple, d'une rare piété et d'une grande fermeté contre la bulle *Unigenitus*[5]. Son savoir et ses lumières étoient médiocres[6].

de l'évêque-comte de Châlons, frère du cardinal de Noailles ;

Roi au nom des États de Languedoc, en septembre 1705 (*Dangeau*, tome X, p. 409). Lié avec Bossuet, qui avait pensé à le mettre à la place de Fénelon auprès des princes (notre tome V, p. 149, note 7), il lui adressa des lettres sur les conversions de protestants dans le Languedoc qui ont été insérées dans les Œuvres de l'évêque de Meaux ; voyez aussi Joret, *Bâville et l'épiscopat*, p. 14-19. En avril 1690, il avait prononcé à Saint-Denis l'oraison funèbre de la Dauphine (*Dangeau*, tome III, p. 102).

1. Tome XXXI, p. 146-147. Il avait participé à des conférences tenues chez le duc d'Orléans en janvier 1717, et avait, en mars, prononcé à la Sorbonne un discours contre la Constitution (*Dangeau*, tome XVII, p. 3, 11 et 36-37, et Bliard, *Le Père le Tellier*, p. 250-251).

2. Jean-Baptiste-Louis-Gaston de Noailles : tome II, p. 361.

3. *Malade* ajouté en interligne.

4. Il mourut le 17 septembre d'une attaque d'apoplexie (*Gazette*, p. 456 ; *Mercure* de septembre, p. 165 ; *Gazette d'Amsterdam*, nos LXXVIII et LXXIX, et Extrordinaire LXXVII).

5. Très uni avec son frère et d'accord avec lui sur toutes les questions de doctrine, il avait toujours été opposé aux maximes qui amenèrent la publication de la bulle *Unigenitus*. On trouvera ci-après aux Additions et Corrections le résumé de deux importantes lettres qu'il écrivit, l'une au Roi en 1712, l'autre, en 1714, à un de ses collègues dans l'épiscopat sur ce sujet. Dans la question du Quiétisme, il s'était montré plus sévère que son frère pour Fénelon et réprouvait comme lui le *Télémaque* (Ravaisson, *Archives de la Bastille*, tome IX, p. 74, 78 et 91). Il avait été en relations avec l'abbé Jean-Jacques Boileau (notre tome VIII, p. 469 ; abbé Hurel, *Orateurs sacrés à la cour de Louis XIV*, tome II, p. 356-370 ; Tamizey de Larroque, *Notes sur Jean-Jacques Boileau*, p. 39 et suivantes).

6. Sa correspondance avec son frère, de 1685 à 1707, occupe les manuscrits Franç. 23214 et 23215 à la Bibliothèque nationale ; quel-

de Heinsius, pensionnaire d'Hollande.

La France perdit aussi un de ses plus implacables ennemis, mais dans un temps où il ne pouvoit plus lui nuire, par la mort du célèbre Heinsius, pensionnaire d'Hollande, duquel il a souvent été fait mention. Il avoit quatre-vingt-un ans, la tête et le sens comme à quarante, la santé ferme. Il fut emporté par une maladie de peu de jours, le 3 août, à la Haye, à quoi le chagrin eut grand part[1]. Créature, puis confident intime, conseiller le plus accrédité du prince d'Orange, et l'instrument de l'autorité et du pouvoir sans bornes qu'il s'étoit acquis dans les Provinces-Unies, il en avoit épousé tous les intérêts, ses affections et ses haines. On a vu ici ailleurs [comment] et pourquoi le prince d'Orange étoit devenu l'ennemi personnel du Roi et le plus grand ennemi de la France[2]. Heinsius succéda non à ses charges et à l'autorité qu'elles donnent, mais à tout son crédit sur les esprits et à son art de gouverner et de devenir le premier mobile et comme le maître de toutes les délibérations importantes de sa république. Entraîné par son grand objet d'humilier la France et la personne du Roi, flatté par la cour rampante que lui faisoient sans ménagement le prince Eugène et le duc de Marlborough, jusqu'à attendre quelquefois deux heures dans son antichambre, il ne voulut jamais la paix, et tous trois ne visèrent[3] pas à moins, au milieu de leurs énormes succès, qu'à réduire la France au-dessous de la paix de Vervins[4]. Les finances de l'Em-

ques lettres en ont été publiées en 1886 par Édouard de Barthélemy, *Le Cardinal de Noailles d'après sa correspondance inédite*, p. 111 et suivantes. Les lettres qui lui furent adressées de 1696 à 1720 sont conservées dans les mss. Franç. 23206 à 23209. Il publia en 1712 un recueil de ses mandements depuis 1696 (Archives nationales, O[1] 603).

1. *Gazette*, p. 394-395 ; *Gazette d'Amsterdam*, n°s LXIII et LXIV ; *Mercure* d'août, p. 154. Il fut inhumé à Delft.

2. Tomes IV, p. 242-245, V, p. 61-62, et XXVIII, p. 53-54.

3. *Visèrent* est en interligne, au-dessus de *visoient*, biffé.

4. Par le traité de Vervins (1598), les Espagnols gardaient Cambray et le comté de Charolais.

pereur, quoique le plus intéressé, étoient toujours fort courtes. Quelque animés que fussent les Anglois, leur parlement sentoit avec peine le poids d'une distribution si inégale, et n'alloit pas à beaucoup près à ce qu'il étoit nécessaire d'en tirer. Ce fut donc à la Hollande à suppléer pour ces deux puissances. La haine d'Heinsius, et les cajoleries des deux héros du temps l'aveuglèrent ; il acheva de ruiner sa république, que son crédit et son autorité entraîna. Il fut trente ans pensionnaire, et jamais pensionnaire n'a été si maître de toutes les affaires, on pourroit dire si absolu, si la forme du gouvernement n'eût demandé des insinuations lumineuses et adroites, mais qui avoient toujours un plein succès. On peut juger par là de la capacité, des connoissances, de la dextérité, de l'éloquence, de l'expérience et de la force de tête de ce ministre, qui, n'ayant point de stathouder depuis la mort du roi Guillaume, se trouvoit en tout genre le chef et le premier homme de sa république, de longue main si accoutumée du temps du roi Guillaume, et depuis, à suivre comme aveuglément ses impulsions et ses sentiments. Mais la paix faite, la République, désenivrée d'espérances fondées sur une guerre heureuse jusqu'au prodige, et ramenée sur elle-même, aperçut enfin jusqu'où la passion d'Heinsius l'avoit menée, et vit avec horreur la profondeur des engagements où il l'avoit jetée, et l'immensité de dettes dont elle se trouva accablée. Les yeux s'ouvrirent donc sur la conduite d'Heinsius ; le mécontentement ne se contraignit pas ; le crédit du ministre tomba ; ses embarras à se défendre d'avoir précipité la République dans cet abîme se multiplièrent ; les dégoûts devinrent fréquents, puis continuels, qui le conduisirent amèrement au tombeau. Outre la place de pensionnaire, il avoit aussi les sceaux pour que rien ne manquât à son autorité. Les États-Généraux séparèrent ces deux grands emplois, et, après avoir délibéré six semaines et davantage[1],

Hoornbeck, pensionnaire

1. Les États de Hollande et de Westfrise s'étaient réunis le 10 août,

de Rotterdam, fait pensionnaire d'Hollande.

ils donnèrent, le 20 septembre, la garde du grand sceau au baron de Wassenaer-Starrenberg[1], et l'importante place de pensionnaire d'Hollande et de Westfrise à Hoornbeck, pensionnaire de la ville de Rotterdam[2].

Mort de Saint-Olon.

Saint-Olon mourut fort vieux[3]. Son nom étoit Pidou, et de fort bas aloi[4]: il étoit gentilhomme ordinaire chez le Roi[5]. On n'en parle ici que parce qu'il avoit été longtemps employé en des voyages en pays étranger avec confiance et succès, et avoit été aussi envoyé du Roi à Maroc et à Alger[6], où il vint à bout d'affaires difficiles, et même fort périlleuses pour lui, avec une grande fer-

pour donner un successeur à Heinsius, et s'étaient séparés sans prendre de décision. C'est le 12 septembre, et non le 20, qu'ils procédèrent aux deux nominations (*Gazette*, p. 407 et 468; *Gazette d'Amsterdam*, n°s LXVI et LXXV).

1. Guillaume, baron de Wassenaer-Starrenberg ou Sterrenberg (Saint-Simon écrit *Stattemberg*) était président du conseil des députés de Hollande et Westfrise, curateur de l'université de Leyde, et, depuis juin 1718, grand maître des eaux et forêts de Hollande; il avait été ambassadeur en France en 1686; il mourut à la Haye le 7 août 1723.

2. Isaac Van Hoornbeeck occupait depuis plusieurs années la place de pensionnaire de Rotterdam; il mourut le 17 juin 1727, à soixante et onze ans, et fut remplacé par Simon de Slingeland (*Gazette* de 1727, p. 310 et 371).

3. François Pidou de Saint-Olon: tome VI, p. 138; il mourut à Paris le 27 septembre 1720 (*Gazette*, p. 480) et fut enterré aux Capucines de la place Vendôme, auprès de sa femme. Émile Raunié, *Épitaphier du vieux Paris*, tome II, p. 129-130, a donné son épitaphe et une vue de son monument funéraire. Mme Dunoyer dans sa lettre LVIII rappela sa carrière à l'occasion de sa mort.

4. Il était fils de Pierre Pidou, commis du traitant Louis Lambert: voyez Auguste Vitu, *La Maison mortuaire de Molière*, p. 196-198.

5. Il avait été nommé gentilhomme ordinaire le 4 juin 1672 par brevet donné au camp de Rheinberg (reg. O[1] 16, fol. 122 v°); le 15 janvier 1710, il obtint la survivance pour son fils; mais, celui-ci étant mort en 1715, il donna sa démission le 16 novembre et obtint de faire passer sa charge à son neveu Claude-Louis Lombard, vicomte d'Ermenonville (*Mercure* de janvier 1716, p. 103).

6. Au Maroc en 1693 (notre tome VI, p. 138-140), mais pas à Alger.

meté et beaucoup d'adresse et de capacité[1]; d'ailleurs fort honnête homme, et qui ne s'en faisoit point accroire[2].

[Mort de Mme Dacier.]

La[3] mort de Mme Dacier fut regrettée des savants et des honnêtes gens[4]. Elle étoit fille d'un père qui étoit l'un

1. On s'accorde généralement à reconnaître son habileté ; cependant Saint-Hilaire (*Mémoires*, tome II, p. 30), à propos de sa mission à Gênes en 1682, dit que c'est un homme inquiet et peu propre à entretenir la bonne intelligence entre le Roi et la République. On l'avait surnommé *Consolator afflictorum*.

2. Il avait épousé par contrat du 14 décembre 1680 (Archives nationales, reg. Y 241, fol. 123) Élisabeth Lombard, qui mourut le 6 mars 1707. Il en avait eu un fils, Henri Pidou, chevalier de Saint-Olon, mort sous-lieutenant aux gardes françaises le 23 juin 1715, et une fille, claveciniste réputée (*Mercure* d'avril 1700, p. 215-216). Son frère, Louis Pidou de Saint-Olon, baptisé le 8 septembre 1639, fit profession chez les Théatins à Rome le 8 décembre 1659, alla en Perse comme missionnaire, fut nommé supérieur général des missions de ce pays et évêque de Babylone en 1687.

3. Il n'y a pas de manchette en face de ce paragraphe, parce que Saint-Simon, en inscrivant ces sommaires après coup, a écrit à cet endroit celui qui se rapporte à la mort de Dangeau, qui vient immédiatement après. Nous l'ajoutons pour le bon ordre, comme M. Chéruel l'avait déjà fait dans les éditions précédentes.

4. Anne Lefèvre, née à Saumur le 8 mars 1654, d'une famille protestante, épousa d'abord dans cette ville le libraire Jean Lesnier, beaucoup plus âgé qu'elle et qui ne tarda guère à la laisser veuve. Il semble qu'elle ne lui fut pas très fidèle, et qu'elle eut dès lors avec le jeune Dacier, élève de son père, des relations dont vint une fille, qui se fit religieuse à Longchamp. Après la mort du libraire, elle vint à Paris et n'y prit que son nom de fille ; elle y eut, semble-t-il, des relations assez suspectes, si elle est bien la « Lefebvre », sachant le grec, dont il est parlé dans un interrogatoire de l'affaire des Poisons. Elle finit par épouser Dacier le 4 novembre 1683, non pas à Charenton, mais à Paris, une indisposition l'empêchant d'aller au temple. Aussitôt après la révocation de l'édit de Nantes, les deux époux se rendirent à Castres, patrie du mari ; ils y abjurèrent solennellement l'hérésie en septembre 1685, et leur exemple entraîna presque toute la ville. Revenus peu après à Paris, ils se consacrèrent exclusivement à l'antiquité. Mme Dacier mourut le 17 août 1720, dans son logement du Louvre, et fut inhumée à Saint-Germain-l'Auxerrois, où l'on voyait son tombeau (Haag, *La France protestante ; Mémoires de Mathieu*

et l'autre, et qui l'avoit instruite ; il s'appeloit Lefèvre, étoit de Caen et protestant[1]. Sa fille se fit catholique après sa mort, et se maria à Dacier, garde des livres du cabinet du Roi, qui étoit de toutes les Académies, savant en grec et en latin, auteur et traducteur[2]. Sa femme passoit pour en savoir plus que lui en ces deux langues, en

Marais, tomes I, p. 391-393, et III, p. 454, lettre de novembre 1726 ; *Archives de la Bastille*, tome V, p. 435 ; *Gazette* de 1720, p. 408 ; *Gazette d'Amsterdam*, n° LXX ; Germain Brice, *Description de Paris*, édition 1752, tome I, p. 208-209).

1. Tanneguy Lefèvre, né à Caen en 1615 dans la religion catholique, fit ses études chez les jésuites du collège de la Flèche et devint un humaniste assez renommé pour que Richelieu lui confiât la surveillance de l'imprimerie du Louvre. S'étant converti au protestantisme et ayant abjuré le catholicisme à Is-sur-Tille, il quitta son emploi et prit une chaire de régent à l'académie protestante de Saumur. Il mourut dans cette ville le 12 septembre 1672. Il publia de bonnes éditions de classiques latins ; la liste de ses œuvres est donnée notamment dans la *France protestante* des frères Haag.

2. André Dacier, né à Castres le 6 avril 1651, d'une famille protestante, étudia d'abord au collège de Castres, puis à Saumur sous Lefèvre, qui le prit en amitié, et où il connut sa fille. Il l'épousa, comme on l'a dit, en 1683, abjura en 1685, et, dès la fin de cette année, obtint du Roi une pension de quinze cents livres, et une de cinq cents pour sa femme. Il fut nommé successivement en 1695 membre de l'Académie des Inscriptions et de l'Académie française ; l'année suivante, 1696, il reçut une nouvelle pension de deux mille livres, et fut nommé garde du cabinet des livres du Roi par brevet du 22 mars 1702. L'Académie française le prit en 1713 pour secrétaire perpétuel. Le 23 novembre 1717, un brevet d'assurance de trente mille livres lui était accordé, ainsi qu'à sa femme, sur sa charge de garde des livres (Archives nationales, reg. O[1] 61, fol. 157), et celle-ci ayant été réunie par un édit de janvier 1720 à la charge de bibliothécaire du Roi, nouvellement donnée à l'abbé Bignon, l'édit stipula que Dacier conserverait ses fonctions, appointements et logement sa vie durant, qu'après sa mort sa femme continuerait à jouir du logement et des appointements, et que néanmoins l'abbé Bignon paierait immédiatement les trente mille livres du brevet d'assurance (O[1] 64, p. 19-20). Dacier mourut le 18 septembre 1722. L'éloge des deux époux est dans l'*Histoire de l'Academie des Inscriptions*, tome V, p. 412-420 ; voyez aussi un article de Sainte-Beuve dans le tome IX des *Causeries du lundi*.

antiquités, en critique, et a laissé quantité d'ouvrages fort estimés[1]. Elle n'étoit savante que dans son cabinet ou avec des savants, partout ailleurs simple, unie, avec de l'esprit, agréable dans la conversation, où on ne se seroit pas douté qu'elle sût rien de plus que les femmes les plus ordinaires[2]. Elle mourut dans de grands sentiments de piété, à soixante-huit ans[3]; son mari, deux ans après elle, à soixante et onze ans[4].

Philippe de Courcillon, dit le marquis de Dangeau, mourut à Paris, à quatre-vingt-quatre ans, le 9 sep- Mort, extraction,

1. On regardait en général la femme comme supérieure au mari. Dans son *Commentarius* (tome I, p. 104) le cardinal Querini cite ce distique latin en son honneur :

> Docto nupta viro, docto prognata parente,
> Anna viro major, nec minor Anna patre.

« Elle savoit le grec parfaitement, le latin pas si bien », disait l'abbé Legendre (*Mémoires*, p. 173). La liste des ouvrages des deux époux, qui sont presque exclusivement des éditions et des traductions d'auteurs grecs et latins, est dans toutes les biographies. Le *Catalogue des portraits de la Bibliothèque nationale* énumère deux portraits du mari et dix de la femme.

2. Dans le préambule de l'édit de 1720, dont il a été parlé plus haut, on faisait dire au Roi à propos de Mme Dacier : « Nous avons voulu lui marquer par une grâce si singulière l'estime que nous faisons d'une personne qui a su joindre à la vertu et à la modestie de son sexe ce que les talents et l'érudition héréditaire dans sa famille ont de plus distingué. » Elle sortait néanmoins de sa douceur naturelle lorsqu'il s'agissait de quelque question touchant à ses chers classiques ; ses biographes en ont cité divers exemples, et Valincour dut s'entremettre pour la réconcilier avec le poète La Motte, à la suite d'une très vive polémique au sujet d'Homère (*Mémoires de Mme de Staal*, tome II, p. 50). Voyez ci-après aux Additions et Corrections.

3. Elle n'avait en réalité que soixante-six ans. Outre la fille dont il a été parlé ci-dessus, p. 15, note 4, et qui naquit hors mariage, elle avait eu de Dacier une autre fille, née en 1692 et morte le 24 juin 1710 (*Dictionnaire critique* de Jal) et un fils, qui mourut à onze ans.

4. Tout ce que Saint-Simon vient de dire de M. et de Mme Dacier sera répété par lui quand il parlera de la mort du mari (suite des *Mémoires*, tome XIX de 1873, p. 59).

fortune, famille, caractère et *Mémoires* de Dangeau. Raisons de s'y étendre.

tembre[1]. Ce fut une espèce de personnage en détrempe[2], sur lequel, à l'occasion de ses singuliers *Mémoires,* la curiosité engage à s'étendre un peu ici[3]. Sa noblesse étoit fort courte, du Pays chartrain, et sa famille étoit huguenote[4]. Il se fit catholique de bonne heure, et s'occupa fort de percer et de faire fortune. Entre tant de profondes plaies que le ministère du cardinal Mazarin a faites et laissées à la France, le gros jeu et ses friponneries en fut une à laquelle il accoutuma bientôt tout le monde, grands et petits. Ce fut une des sources où il

1. Saint-Simon a écrit *le 7 sept.,* et son erreur est d'autant plus curieuse que, sur la copie qu'il possédait du *Journal,* la date du 22 août est inscrite comme celle du début de la maladie et celle du 9 septembre comme celle de la mort; de même dans la Notice inédite sur les Dangeau donnée dans l'appendice XVI de notre tome III, il avait bien dit 9 septembre, ainsi que dans celle du duché de Luynes (*Écrits inédits de Saint-Simon,* tome VIII, p. 314-319). La *Gazette* (p. 444), le *Mercure* de septembre (p. 164), la *Gazette d'Amsterdam* (n° LXXVI) annoncèrent sa mort; voyez aussi les *Mémoires de Mathieu Marais,* t. I, p. 428, les *Correspondants de Balleroy,* tome II, p. 197, et la Notice des éditeurs du *Journal,* tome I, p. XCIV-XCV. Il fut enterré à Saint-Sulpice avec son fils, mort en 1719, et sa femme lui fit élever un monument funéraire (Piganiol de la Force, *Description de Paris,* tome VI, p. 402). Son billet d'enterrement se trouve dans le volume 884 des Pièces originales, au Cabinet des titres, fol. 73, et son inventaire après décès est conservé aux archives d'Eure-et-Loir, liasse E 1047.

2. « *Détrempe,* terme de peinture, couleur délayée avec de l'eau et de la gomme et dont on se sert pour peindre : *la détrempe s'efface aisément avec de l'eau; ce tableau n'est pas peint en huile, il n'est qu'en détrempe* » (*Académie,* 1718). Ces deux exemples font comprendre ce que veut dire Saint-Simon.

3. La meilleure notice biographique sur le marquis de Dangeau est celle qui a été donnée par les éditeurs du *Journal* en tête du tome Ier; il faut voir aussi le commentaire de ce que Saint-Simon a déjà dit de Dangeau dans notre tome III, p. 182 et suivantes, et les notes réunies à l'appendice XVI du même tome, p. 461-471.

4. Notre tome III, p. 461-466. M. P. Mautouchet a donné dans le tome LX de la *Revue du Maine* un article sur les origines mancelles de Dangeau.

puisa largement, et un des meilleurs moyens de ruiner les seigneurs, qu'il haïssoit et qu'il méprisoit, ainsi que toute la nation françoise, et dont il vouloit abattre tout ce qui étoit grand par soi-même, ainsi que sur ses documents[1] on y a sans cesse travaillé depuis sa mort, jusqu'au parfait succès que l'on voit aujourd'hui, et qui présage si sûrement la fin et la dissolution prochaine de cette monarchie[2]. Le jeu étoit donc extrêmement à la mode à la cour, à la ville et partout, quand Dangeau commença à se produire. C'étoit un grand homme fort bien fait, devenu gros avec l'âge, ayant toujours le visage agréable, mais qui promettoit ce qu'il tenoit, une fadeur à faire vomir[3]. Il n'avoit rien, ou fort peu de chose. Il s'appliqua à savoir parfaitement tous les jeux qu'on jouoit alors : le piquet, la bête[4], l'hombre, grande et petite prime, le hoc, le reversis, le brelan[5], et à approfondir[6] toutes les combinaisons des jeux, et celle des cartes, qu'il

1. Au sens d'enseignements, comme dans le tome XVII, p. 55.

2. Saint-Simon écrivait cette phrase au début de 1747, quarante-deux ans seulement avant 1789. La ruine de la noblesse de race et l'élévation d'une bourgeoisie financière qui n'avait pas les attaches territoriales et l'influence locale des anciens seigneurs, furent certainement une des causes secondaires de la Révolution.

3. Locution notée dans le tome XXI, p. 378. — Sur le physique de Dangeau, voyez notre tome III, p. 184, note 1. Outre les portraits que nous avons indiqués, il y en a un magnifique au musée d'Aix-en-Provence.

4. Le piquet, jeu de cartes à deux personnes, se pratique encore de nos jours ; dans *les Fâcheux*, Molière a mis sur la scène une partie de piquet ; voyez la *Correspondance littéraire*, tome V, p. 250-254. La bête se jouait depuis trois jusqu'à sept joueurs ; on l'appelait ainsi, dit l'*Académie des jeux*, 1753, p. 73 et suivantes, parce que, croyant souvent gagner en faisant jouer, on perd. Bussy Rabutin en parle dans l'*Histoire amoureuse des Gaules*, tome III, p. 478-479, et Dangeau à diverses reprises dans son *Journal*.

5. Nous connaissons déjà l'hombre (tomes I, p. 71, et X, p. 18), le hoc ou hoca (tome XVIII, p. 32), le reversis, grande et petite prime (tome VII, p. 62), et le brelan (tomes V, p. 119, et XVII, p. 318).

6. Écrit *approndir* dans le manuscrit.

parvint à posséder jusqu'à s'y tromper rarement, même au lansquenet et à la bassette[1], à les juger avec justesse et à charger celles qu'il trouvoit devoir gagner[2]. Cette science lui valut beaucoup, et ses gains le mirent à portée de s'introduire dans les bonnes maisons, et peu à peu à la cour, dans les bonnes compagnies. Il étoit doux, complaisant, flatteur, avoit l'air, l'esprit, les manières du monde, de prompt et excellent compte au jeu, où, quelques gros gains qu'il y ait faits, et qui ont fait son grand bien et la base et les moyens de sa fortune, jamais il n'a

1. La bassette a été expliquée dans notre tome XXXI, p. 177. Quant au lansquenet, que nous avons déjà rencontré maintes fois, c'était un jeu de pur hasard. On donnait à chaque joueur une carte, sur laquelle il mettait son enjeu ; celui qui avait la main en prenait une aussi ; puis il tirait des cartes ; s'il amenait la sienne, il perdait ; s'il tirait une des autres, il gagnait. On y faisait des « réjouissances » de cinq à six cents pistoles, et ce jeu fut interdit pour un temps en 1687 (voyez la comédie de Dancourt, *La Désolation des joueuses*).

2. On ne peut que citer à ce propos la charmante lettre de Mme de Sévigné du 29 juillet 1676 ; elle décrit le jeu du Roi et de Mme de Montespan, où Dangeau faisait le quatrième : « Je voyois jouer Dangeau, et j'admirois combien nous sommes sots au jeu auprès de lui : il ne songe qu'à son affaire et gagne où les autres perdent ; il ne néglige rien ; il profite de tout, il n'est point distrait ; en un mot, sa bonne conduite défie la fortune. Aussi les deux cent mille francs en dix jours, les cent mille écus en un mois, tout cela se met sur le livre de sa recette. » Plus loin, la spirituelle marquise revient encore sur l'habileté calculatrice de Dangeau (*Lettres*, tome IV, p. 544 et 547). Consultez les renseignements réunis par les éditeurs du *Journal* dans la Notice du tome I, p. xxv et suivantes, et dans l'Appendice du tome XVIII, p. 438-441. Il avait fait calculer par le mathématicien Sauveur les chances respectives du banquier et des pontes pour la plupart des jeux en vogue, et il se guidait d'après ces calculs (Allaire, *La Bruyère dans la maison de Condé*, tome I, p. 165-166). Pellisson, dans ses *Lettres* (tome III, p. 41 et 43) parle de ses gros gains au reversis en 1676. Une lettre de Louville au maréchal d'Huxelles, du 29 juillet 1716 (Dépôt des affaires étrangères, vol. *Espagne* 252, fol. 40), donne ce curieux détail : quand Dangeau jouait au brelan, il mettait dans sa bouche une boucle de sa perruque, pour qu'on ne vît pas sa figure.

été soupçonné, et sa réputation toujours entière et nette[1]. La nécessité de trouver de fort gros joueurs pour le jeu du Roi et pour celui de Mme de Montespan l'y fit admettre[2], et c'étoit de lui, quand il fut tout à fait initié, que Mme de Montespan disoit plaisamment qu'on ne pouvoit s'empêcher de l'aimer ni de s'en moquer[3], et cela étoit parfaitement vrai. On l'aimoit parce qu'il ne lui échappoit jamais rien contre personne, qu'il étoit doux, complaisant, sûr dans le commerce, fort honnête homme, obligeant, honorable ; mais d'ailleurs si plat, si fade, si grand admirateur de riens, pourvu que ces riens tinssent au Roi ou aux gens en place ou en faveur, si bas adulateur des mêmes, et, depuis qu'il s'éleva, si bouffi d'orgueil et de fadaises, sans toutefois manquer à personne ni être moins bas, si occupé de faire entendre et valoir ses prétendues distinctions, qu'on ne pouvoit pas s'empêcher d'en rire[4].

Établi dans les jeux du Roi et de sa maîtresse, il en profita pour se décorer, et comprit qu'il ne le pouvoit qu'à force d'argent. Il en donna donc à M. de Vivonne, à ce qu'il me semble, car ce fait est de 1670, tout ce qu'il voulut du gouvernement de Tours et de Touraine[5], et il

1. C'est aussi ce que dit Primi Visconti dans ses *Mémoires*, p. 83. Le jeu lui amena néanmoins quelques aventures désagréables et des querelles, notamment avec Langlée et lord Peterborough, et il fut mis à la Bastille en 1677 pour une dispute avec le premier chez la comtesse de Soissons (*Journal*, tomes I, p. XXIX-XXXI, et XVIII, p. 439-440 ; voyez aussi les *Archives de la Bastille*, tome VII, p. 304-305 et note).

2. Quand il fut malade en 1687, on suspendit temporairement le gros jeu de reversis, qui ne pouvait plus se tenir s'il n'y participait pas (Bibliothèque nationale, ms. Franç. 10265, fol. 216 v°).

3. Mot déjà cité dans notre tome III, p. 191.

4. C'était « le Bourgeois gentilhomme en habit de mamamouchi » : notre tome XIII, p. 260, note 3.

5. Ce ne fut pas de M. de Vivonne, mais du duc de Saint-Aignan, qu'il acheta ce gouvernement en 1666, pour trois cent soixante-quinze mille livres : notre tome III, p. 468-469. Il le céda en 1719 au comte

acheta, peu de mois après, une des deux charges de lecteur du Roi, parce qu'elles donnent les entrées, si rares et si utiles sous Louis XIV[1]. Son argent commença donc à en faire un homme du petit coucher, un gouverneur de province, et un familier dans les parties du Roi et de Mme de Montespan, qui jouoient presque tous les jours. Avec peu d'esprit, mais celui du grand monde et de savoir être toujours dans la bonne compagnie, il ne laissoit pas de rimailler[2]. Le Roi s'amusoit quelquefois alors à donner des bouts-rimés à remplir. Dangeau souhaitoit ardemment un logement, qui étoient rares dans les premiers temps que le Roi s'établit à Versailles. Un jour qu'il étoit au jeu avec Mme de Montespan, Dangeau soupiroit fadement en parlant de son desir d'un logement à quelqu'un, assez haut pour que le Roi et Mme de Montespan le pussent entendre. Ils l'entendirent effectivement et s'en divertirent, puis trouvèrent plaisant de mettre Dangeau sur le gril[3], en lui composant sur-le-champ les bouts-

de Charolais, comme il a été relaté dans le tome XXXVI, p. 353-354. Le texte de ses provisions comme gouverneur de Touraine, puis comme capitaine-gouverneur de la ville et du château de Tours, est dans le registre du Parlement X[1A] 8665, fol. 269 v° et 272.

1. Erreur encore, déjà rectifiée dans le tome III, p. 185, note 1. Ce fut son frère l'abbé qui acquit cette charge de la veuve du président de Périgny en 1671 ; mais Dangeau fit d'abord une partie des fonds (acte publié plus loin, appendice I), puis, en 1675, abandonna définitivement à son frère la somme totale qu'il avait payée pour lui (acte du 19 mai, publié dans l'*Amateur d'autographes* de février 1891, p. 20-22).

2. Les éditeurs du *Journal* ont donné quelques spécimens de la poésie de Dangeau : tome I, p. xxxv, note. On en trouve aussi dans les *Œuvres mêlées de Hamilton,* édition 1731, tome I, p. 27, dans le *Mercure* de juillet 1703, p. 162-228, dans le *Nouveau siècle de Louis XIV,* tome III, p. 140, dans le ms. La Rochelle 672, fol. 70-72. En 1704, il composa un impromptu en l'honneur du duc de Mantoue : notre tome XII, p. 105, note 1. D'après Brossette (*Correspondance,* p. 479), Boileau avait d'abord voulu dédier sa cinquième satire au duc de la Rochefoucauld ; mais, ne pouvant faire entrer facilement ce nom dans ses vers, il se rabattit sur Dangeau.

3. L'*Académie* ne donnait pas cette locution au figuré.

rimés les plus étranges qu'ils pussent imaginer ; les donnèrent à Dangeau, et, comptant bien qu'il ne pourroit jamais en venir à bout, lui promirent un logement s'il les remplissoit sans sortir du jeu et avant qu'il finît. Ce fut le Roi et Mme de Montespan qui en furent les dupes. Les Muses favorisèrent Dangeau ; il conquit un logement, et en eut[1] un sur-le-champ[2]. Il avoit été capitaine de cavalerie ; il obtint le régiment du Roi : puis, la guerre étant moins son fait que la cour, non qu'il ait été accusé de poltronnerie[3], il fut employé auprès de quelques princes en Allemagne, puis en Italie[4]. Au mariage de Monseigneur le Dauphin, il fit si bien qu'il fut un de ses menins, quoique tous les autres fussent de qualité distinguée[5]. On a pu voir ici que Mme de Maintenon, qui vouloit environner la Dauphine de gens à elle, fit passer la duchesse de Richelieu, dame d'honneur de la Reine, à Madame la Dauphine, et que, pour adoucir cette complaisance, elle fit donner la charge de chevalier d'hon-

1. Le verbe *eut* est en interligne, au-dessus d'*obtint,* biffé.

2. L'anecdote a déjà été racontée dans le tome III, p. 184-185.

3. Les éditeurs du *Journal* ont fait le relevé de ses services militaires depuis 1657 jusqu'en 1692 : tome XVIII, p. 433-435 ; voyez aussi notre tome III, p. 466-468.

4. Désigné en 1671 pour la Suède (*Lettres de Jean Chapelain,* tome II, p. 729-732 et 794), on lui préféra Pomponne, et on l'envoya en mission temporaire vers l'électeur de Trèves et le Palatin en 1672-73 ; son instruction du 15 février 1673 est dans le *Recueil des instructions aux ambassadeurs de France : Bavière, Palatinat, Deux-Ponts,* p. 381-384, et F. des Robert a consacré à cette mission un article dans la *Revue des Questions historiques* du 1er juillet 1902. A la fin de la même année, il fut chargé d'aller à Modène chercher la nouvelle duchesse d'York pour la mener en Angleterre. Enfin, en 1680, il fut envoyé à Londres pour une mission de courtoisie. Il était alors en grande liaison avec Ninon de Lenclos, et on fit à propos de son départ une parodie des adieux d'Hermione et de Cadmus dans l'opéra de Lully (ms. La Rochelle 673, fol. 167-168, et ms. Rouen 1108). Sur ses missions diplomatiques, voyez le *Journal,* tomes I, p. XLIV-XLIX, et XVIII, p. 445-447, et notre tome III, p. 468.

5. En 1680 : tome III, p. 187.

neur de cette princesse au duc de Richelieu, avec promesse que, après l'avoir gardée quelque temps, il la vendroit tout ce qu'il la pourroit vendre à qui il voudroit, qui seroit agréé. Il s'étoit étrangement incommodé au jeu. Dangeau, déjà menin et gouverneur de province, fut son homme; il en tira cinq cent mille livres[1]. Dangeau devint ainsi chevalier d'honneur de Madame la Dauphine, et nécessairement par là chevalier de l'Ordre, en la grande promotion, trois ans après, le premier jour de l'an 1689.

[*Add. StS. 1684*] Il avoit épousé en 1682 une fille fort riche d'un partisan qu'on appeloit Morin le Juif, qui le fit beau-frère du maréchal d'Estrées, mari de l'autre[2]. Dangeau en eut une fille unique, qu'il maria au duc de Montfort, fils aîné du duc de Chevreuse[3], dont il se bouffit fort. Étant devenu veuf, il se trouva assez riche pour se remarier à une comtesse de Levenstein, fille d'honneur de Madame la Dauphine, et fille d'une sœur du cardinal de Fürstenberg, laquelle[4] avoit des sœurs grandement mariées en Allemagne, et des frères en grands emplois. On a vu ailleurs quels sont les Levenstein, et le bruit que fit Madame, et même Madame la Dauphine, de voir les armes palatines accolées à celles de Courcillon, à la chaise de Mme de Dangeau, et combien il fut avec raison inutile[5].

1. Tome III, p. 186 et 221, et répété plusieurs fois depuis.

2. Anne-Françoise Morin, fille de Jacques Morin, dit le Juif, et sa sœur Marie-Marguerite, femme de Jean, maréchal d'Estrées, ont passé dès notre tome II, p. 130. Saint-Simon se trompe ici sur la date du mariage avec Dangeau, qui fut célébré le 11 mars 1670; c'est la mort de cette première femme qui arriva en 1682, le 22 mars.

3. Ce mariage entre Marie-Anne-Jeanne de Courcillon et Honoré-Charles d'Albert, duc de Montfort, se fit en 1694; il a été mentionné alors : notre tome II, p. 130.

4. *Laquelle* est en interligne au-dessus de *qui*, biffé.

5. Saint-Simon a raconté ce mariage dans notre tome III, p. 187 et suivantes, et il a énuméré tous les Levenstein dans l'Addition n° 171 (*ibidem*, p. 362-363); mais il a omis dans les *Mémoires* l'incident sou-

Mme de Dangeau n'avoit rien vaillant : mais elle étoit charmante de visage, de taille et de grâces ; on en a parlé souvent ici ailleurs[1]. C'étoit un plaisir de voir avec quel enchantement Dangeau se pavanoit en portant le deuil des parents de sa femme, et en débitoit les grandeurs. Enfin, à force de revêtements[2] l'un sur l'autre, voilà un seigneur, et qui en affectoit toutes les manières à faire mourir de rire. Aussi la Bruyère disoit-il, dans ses excellents *Caractères de Théophraste,* que Dangeau n'étoit pas un seigneur, mais d'après un seigneur[3].

Je fus brouillé avec lui longtemps pour un fou rire qui partit malgré moi, et que j'ai eu lieu de croire qu'il ne m'a jamais bien pardonné[4]. Il faisoit magnifiquement les honneurs de la cour, où sa maison et sa table, tous les jours grande et bonne, étoit ouverte à tous les étrangers de considération. Il m'avoit prié à dîner. Plusieurs ambassadeurs et d'autres étrangers s'y trouvèrent, et le

levé par les réclamations de Madame et de la Dauphine ; on en trouvera le récit dans le morceau inédit donné dans l'appendice XVI du même volume, p. 455-456 ; voyez aussi p. 469-470. Outre les références qui ont été données en ces deux endroits, on peut voir sur la branche de Bavière-Levenstein, Imhof, *Notitia sancti Romani germanici imperii procerum,* p. 422-426, l'*Almanach de Gotha* de 1888, p. 156-158, et une notice manuscrite de l'abbé de Dangeau, à la Bibliothèque nationale, ms. Franç. 7666, p. 81 ; sur le mécontentement de la Dauphine la *Relation de Spanheim,* édition Bourgeois, p. 272, une note du P. Léonard dans le ms. Franç. 10265, fol. 123 v°, les *Mémoires de Luynes,* tome XI, p. 308. Nous publierons ci-après à l'appendice I la renonciation aux biens de sa famille que fit Mme de Dangeau lors de son mariage.

1. « Jolie comme le jour et faite comme une nymphe, avec toutes les grâces de l'esprit et du corps » (notre tome III, p. 187). On a vu son intime familiarité avec le Roi et Mme de Maintenon, notamment dans le tome XVI, p. 87-89.

2. L'*Académie* ne connaissait pas l'emploi de ce mot au figuré.

3. Mot déjà cité dans le tome XIII, p. 233 ; voyez aussi notre tome III, p. 186, note 7.

4. L'anecdote qui va suivre a déjà été contée dans le tome XIII, p. 259-260.

maréchal de Villeroy, qui étoit fort de ses amis, et chez qui sa noce s'étoit faite. Il fit peu à peu tomber à table la conversation sur les gouvernements et les gouverneurs de province; puis, se balançant avec complaisance, se mit à dire à la compagnie: « Il faut dire la vérité; de tous nous autres gouverneurs de provinces, il n'y a que Monsieur le maréchal », en regardant Villeroy, « qui soit demeuré maître de la sienne. » Les yeux de Mme de Dangeau et les miens se rencontrèrent dans cet instant; elle sourit, et moi je fis pis, quelque effort que je pusse faire, car il étoit bon homme, et je ne voulois pas le fâcher; mais cette fatuité fut plus forte que moi.

Un an après la mort de M. de Louvois, le Roi se lassa d'être grand maître des ordres de Saint-Lazare et de Notre-Dame-du-Mont-Carmel, dont Louvois avoit toute la gestion en qualité de grand vicaire, et donna cette grande maîtrise à Dangeau[1]. L'envie de s'en divertir eut grande part à ce choix. Il traitoit bien Dangeau; mais il s'en moquoit volontiers. Il connoissoit ses fadeurs, sa vanité, sa fatuité. Cette grâce en devint une source. On a vu ici ailleurs[2] avec quelle dignité il tâcha d'imiter le Roi donnant l'ordre du Saint-Esprit, en donnant celui de Saint-Lazare, combien le prié-Dieu étoit bien imité dans Saint-Germain-des-Prés[3], comment ses prêtres de l'ordre, placés comme le sont les évêques et les abbés au prié-Dieu du Roi, représentoient bien les cardinaux avec leurs soutanes et leurs camails rouges; avec quelle grâce

1. En 1693: notre tome I, p. 301-302.

2. Tout ce qui va suivre n'a pas été dit précédemment avec tant de détails (voyez le tome III, p. 191); mais Saint-Simon en avait longuement parlé dans la notice inédite imprimée dans l'appendice XVI du même tome, p. 454-455. La *Gazette d'Amsterdam* (n° CIII, correspondance de Paris du 19 décembre 1695) raconta en détail la cérémonie de la prestation de serment de Dangeau, en insistant sur son costume, ses génuflexions, etc.

3. Les cérémonies des deux ordres unis se faisaient soit en l'église des Carmes de la rue des Billettes, soit à Saint-Germain-des-Prés.

et quel air de satisfaction et de bonté Dangeau faisoit la roue[1] au milieu de cette pompe et de toute la cour, hommes et femmes, qui y alloient sur des échafauds parés, et y rioient scandaleusement. Le Roi après s'amusoit du récit qu'il lui en faisoit faire chez Mme de Maintenon, et il étoit ou se montroit transporté de la privance de ses conversations et des applaudissements qu'il en recevoit[2]. Il est pourtant vrai qu'il faisoit un très noble usage de sa commanderie magistrale[3], qui étoit bonne, et qu'il abandonna toute entière[4] pour y élever de pauvres gentilshommes, qui y apprenoient gratuitement tout ce qui peut convenir à leur état, et y étoient fort honnêtement nourris et entretenus[5].

On a vu ici en son temps[6] ce qui regarde le fils unique

1. Le *Dictionnaire de l'Académie* ne donne cette locution qu'en parlant du paon et du coq d'Inde ; le *Littré* n'en cite, au figuré, qu'un exemple de Victor Hugo.

2. Les éditeurs du *Journal* (tome VII, p. 137, note) ont cherché à justifier Dangeau de ce reproche de fatuité.

3. Elle était située à Boigny, près Orléans, et était en même temps la maison conventuelle de l'ordre ; ses archives sont aujourd'hui aux archives départementales du Loiret ; il ne reste rien des bâtiments anciens : voyez Rocher, *Recherches historiques sur la commanderie de Boigny* dans les *Mémoires de la Société archéologique de l'Orléanais,* tome IX, 1866, p. 35-99, et l'ouvrage que E. Vignat a consacré en 1884 aux ordres de Saint-Lazare et du Mont-Carmel. Une reproduction gravée du grand sceau de l'ordre se trouve au Cabinet des titres, vol. 884 des Pièces originales, fol. 184.

4. Le mot *entière* est écrit sur la marge du manuscrit à la suite d'un premier *entière,* biffé, au-dessus duquel Saint-Simon avait écrit *ou sa,* qu'il a ensuite biffé.

5. Il fonda en 1698, dans une maison qu'il acheta à cet effet dans la rue de Charonne, une sorte d'académie pour de jeunes chevaliers de Saint-Lazare, dont six devaient être élevés à ses dépens, les autres payant pension : voyez ci-après, à l'appendice I, p. 398, les renseignements fournis à ce sujet par le P. Léonard. C'est là qu'étudia Charles Pinot-Duclos, le futur historiographe de France et l'auteur des *Mémoires secrets* si souvent calqués sur ceux de notre auteur.

6. Tome XVI, p. 83-89.

qu'il eut de sa seconde femme, qu'il maria à la fille unique du dernier de la maison de Pompadour et d'une fille de M. et de Mme de Navailles, par conséquent sœur de la duchesse d'Elbeuf mère de la dernière duchesse de Mantoue. Je ne fais ici que renouveler le souvenir de toutes ces alliances de sa femme et de son fils, nécessaires à savoir avant de parler de ses *Mémoires*. En 1696 il fut conseiller d'État d'épée[1], et on a vu ici en son lieu qu'au mariage de Mgr le duc de Bourgogne, le Roi lui rendit la charge de chevalier d'honneur qu'il avoit perdue à la mort de la Dauphine, et fit sa femme dame du palais, dont elle fut la première par la charge de son mari, n'y ayant point eu alors de duchesse[2], et on n'a pas oublié de remarquer les privances et la faveur de Mme de Dangeau auprès de Mme de Maintenon, qui lui attirèrent celles du Roi[3]. Tout cela enfla Dangeau, et en augmenta merveilleusement les ridicules. Il adoroit le Roi et Mme de Maintenon ; il adoroit les ministres et le gouvernement ; son culte, à force de le montrer, s'étoit glissé jusque dans ses moëlles. Leurs goûts, leurs affections, leurs éloignements, il se les adaptoit entièrement. Tout ce que le Roi faisoit, en quelque genre que ce fût, et quelquefois de plus étrange, transportoit Dangeau d'admiration, qui passoit du dehors jusqu'à l'intérieur. Il en étoit de même de tout ce qu'il voyoit que Mme de Maintenon aimoit, avançoit ou écartoit, et il s'incrusta si bien de tout cela qu'il en fit sa propre chose, même après leur mort. De là vient la partialité, que toute sa tremblante politique n'a pu cacher dans ses *Mémoires*, contre M. le duc d'Orléans et pour les bâtards en général, et spécialement pour la personne du duc du Maine, et de tout ce que l'ambition, ou le mé-

1. Le texte du brevet, du 3 janvier 1696, est dans le ms. Clairambault 685, fol. 4.
2. Tome III, p. 158-159.
3. Notamment dans nos tomes XVI, p. 88-89, XIX, p. 38, et XXV, p. 15.

contentement, ou l'aveuglement lui avoit attaché, et pour tout ce qui se montroit ou étoit contraire à M. le duc d'Orléans. Par même raison, et par plusieurs autres, il étoit grand partisan du Parlement, des bâtards et des princes étrangers, vrais et faux ; grand ennemi de la dignité des ducs, avec l'ignorance la plus profonde jusqu'à être surprenante dans un homme qui avoit passé sa vie à la cour, en sorte qu'il n'a pu se retenir là-dessus dans ses *Mémoires*, jusqu'à y avoir sacrifié la vérité bien des fois à cet égard, et d'autres fois passé grossièrement à côté, n'osant hasarder les négatives, et d'autres fois omettant ce qui s'étoit passé sous ses yeux. Cette aversion des ducs lui venoit de celle de Mme de Maintenon, la mie ancienne et la protectrice des bâtards, qui, pour leur ranger tout obstacle, eût voulu anéantir la première dignité du royaume. Ainsi, tout ce qui s'opposoit à elle, en tout genre, pour nouveau et pour étrange qu'il fût, trouvoit appui en elle. Dangeau ne pouvoit se consoler [*Add. St-S. 1685*] de l'inutilité de tout ce qu'il avoit tenté pour se faire faire duc [1], et en avoit pris une haine particulière contre la dignité à laquelle il n'avoit pu atteindre ; il croyoit ainsi s'en dédommager. Les alliances de sa femme, qui, en vraie Allemande, croyoit que rien ne pouvoit égaler un prince ni même un ancien comte de l'Empire, l'alliance de son fils, si proche avec les duchesses d'Elbeuf et de Mantoue, lui avoient tout à fait tourné la tête là-dessus. On a vu en son lieu l'étroite liaison de la comtesse de Fürstenberg avec Mme de Soubise et la cause de cette union [2], et quelle étoit Mme de Soubise à l'égard du Roi et même de Mme de Maintenon [3]. On a vu aussi quelle étoit cette comtesse de Fürstenberg à l'égard du cardi-

1. Voyez l'Addition indiquée ci-contre.
2. Tome VII, p. 99 et suivantes.
3. Il y a fait de très nombreuses allusions : voyez particulièrement nos tomes V, p. 182-183 et 255-261, XVII, p. 75-78, et XXVIII, p. 183-187.

nal[1], frère[2] du père de son mari et de la mère de Mme de Dangeau[3], qui vivoit avec eux en intimité de famille. Il n'en fallut pas davantage à Dangeau pour être comme à genoux devant les Rohans, et, par concomitance, devant les Bouillons, en ce que ces deux maisons avoient de commun ensemble. C'est ce qui paroît par sa partialité extrême dans ses *Mémoires*, par ses louanges ou son aridité, enfin par ses méprises, ou d'ignorance ou de pis, et par ses réticences. Après ces remarques nécessaires, venons aux *Mémoires* qu'il a laissés, qui le peignent si parfaitement lui-même, et si fort d'après nature.

[*Add. StS. 1686 et 1687*] Dès les commencements qu'il vint à la cour, c'est-à-dire vers la mort de la Reine mère, il se mit à écrire tous les soirs les nouvelles de la journée, et il a été fidèle à ce travail jusqu'à sa mort[4]. Il le fut aussi à les écrire comme une gazette sans aucun raisonnement, en sorte qu'on n'y voit que les événements avec une date exacte, sans un mot de leur cause, encore moins d'aucune intrigue ni d'aucune sorte de mouvement de cour ni d'entre

1. Tome VII, p. 16-17, 93-99.

2. *Frère* est en interligne, au-dessus d'*oncle*, biffé.

3. Le mari de cette comtesse était Emmanuel-François-Égon de Fürstenberg (tome VII, p. 93), dont le père était Hermann-Égon (*ibidem*, p. 90); la mère de Mme de Dangeau était Anne-Marie de Fürstenberg (tome III, p. 188).

4. Le *Journal de Dangeau* commence en avril 1684 et finit en août 1720; il n'embrasse donc que trente-six ans et quelques mois. On ne s'explique pas comment Saint-Simon, qui en possédait une copie, laquelle a été la base de ses Mémoires, a pu en faire remonter le début à la mort d'Anne d'Autriche (1666), et répéter cette erreur plus loin en lui donnant une étendue de plus de cinquante ans. Lorsqu'il a voulu en 1717 (notre tome XXXI, p. 252-253) rectifier, — à tort, — un passage du *Journal*, il avait dit plus exactement que Dangeau écrivait depuis plus de trente ans. Sur le manuscrit original du *Journal*, sur les nombreuses copies, totales ou partielles, qui en furent faites, et sur les éditions d'extraits qui précédèrent l'édition complète de 1854-1860, voyez l'Avertissement des éditeurs dans le tome I de celle-ci.

les particuliers[1]. La bassesse d'un humble courtisan, le culte du maître et de tout ce qui est ou sent la faveur, la prodigalité des plus fades et des plus misérables louanges, l'encens éternel et suffoquant jusque des actions du Roi les plus indifférentes, la terreur et la fadeur suprême qui ne l'abandonnent nulle part pour ne blesser personne, excuser tout, principalement dans les généraux et les autres personnes du goût du Roi, de Mme de Maintenon, des ministres, toutes ces choses éclatent dans toutes les pages, dont il est rare que chaque journée en remplisse plus d'une, et dégoûtent merveilleusement. Tout ce que le Roi a fait chaque jour, même de plus indifférent, et souvent les premiers princes et les ministres les plus accrédités, quelquefois d'autres sortes de personnages, s'y trouve avec sécheresse pour les faits, mais tant qu'il se peut avec les plus serviles louanges, et pour des choses que nul autre que lui ne s'aviseroit de louer[2]. Il est difficile de comprendre comment un homme a pu avoir la patience et la persévérance d'écrire un

1. Saint-Simon reproche à Dangeau de ne pas donner les raisons des faits, ni d'indiquer leurs dessous. Est-ce plus regrettable que si, avec l'autorité du contemporain écrivant sur l'instant même, ou prétendant écrire ainsi, il avait abusé ses lecteurs de l'avenir et sur les caractères des personnages, et sur les raisons d'être des faits, et sur les probabilités des conséquences, comme l'a fait trop souvent Saint-Simon ?

2. Les contemporains immédiats de Dangeau ne s'écartaient pas beaucoup de ce jugement ; ceux qui avaient eu communication de son travail le trouvaient fade et ennuyeux à force de minuties. Un couplet du Noël de 1696 (Bibliothèque nationale, ms. Franç. 12692, p. 108 et 189) représente Dangeau offrant son Journal à l'enfant Jésus :

« Avec un doux sourire
Dangeau se présenta
Et, pour le faire lire,
Son livre il apporta.
Mais, voyant que l'enfant bailloit à chaque ligne :
« C'est ma relation, don, don,
Seigneur, conservez-la, la, la ;
Le monde en est indigne. »

pareil ouvrage tous les jours pendant plus de cinquante ans, si maigre, si sec, si contraint, si précautionné, si littéral à n'écrire que des écorces de la plus repoussante aridité[1]. Mais il faut dire aussi qu'il eût été difficile à Dangeau d'écrire de vrais Mémoires, qui demandent qu'on soit au fait de l'intérieur et des diverses machines d'une cour. Quoiqu'il n'en sortit presque jamais, et encore pour des moments, quoiqu'il y fût avec distinction et dans les bonnes compagnies, quoiqu'il y fût aimé, et même estimé du côté de l'honneur et du secret, il est pourtant vrai qu'il ne fut jamais au fait d'aucune chose, ni initié dans quoi que ce fût. Sa vie frivole et d'écorce étoit telle que ses *Mémoires*; il ne savoit rien au delà de ce que tout le monde voyoit; il se contentoit aussi d'être des festins et des fêtes; sa vanité a grand soin de l'y montrer dans ses *Mémoires*; mais il ne fut jamais de rien de particulier[2]. Ce n'est pas qu'il ne fût instruit

1. Voltaire, lui aussi, a témoigné pour le *Journal de Dangeau* un profond mépris. Il écrivait à l'abbé Dubos le 30 octobre 1738 : « J'ai pour la vie privée de Louis XIV les Mémoires du marquis de Dangeau en quarante volumes, dont j'ai extrait quarante pages; » et le 16 juillet 1756 au comte d'Argental : « Si jamais on imprime les Mémoires du marquis de Dangeau, on verra que j'ai eu raison de dire qu'il faisait écrire les nouvelles par son valet de chambre. Le pauvre homme était si ivre de la cour qu'il croyait qu'il était digne de la postérité de marquer à quelle heure un ministre était entré dans la chambre du Roi. Un huissier y trouverait beaucoup à apprendre; un historien n'y aurait pas grand profit à faire. » Soixante ans plus tard, Lémontey, en reconnaissant que les choses triviales et inutiles abondent dans le *Journal,* disait plus justement : « La bassesse des détails et la platitude du style y cachent continuellement des faits curieux et importants qu'on chercherait vainement ailleurs. » Et il ajoutait : « Ce singulier Suétone du dix-septième siècle est un témoin d'autant plus précieux qu'il ne croit pas rendre témoignage. » M. d'Haussonville a remarqué très justement que Dangeau est bien vengé maintenant du mépris de Voltaire : on consulte son *Journal* avec plus de curiosité et d'intérêt qu'on ne lit le *Siècle de Louis XIV*.

2. Nous savons que Dangeau envoyait parfois des articles au *Mercure* (voyez le *Journal,* tome IX, p. 286, note), et les éditeurs ont

quelquefois de ce qui pouvoit regarder ses amis par eux-mêmes, qui, étant quelques-uns des gens considérables, pouvoient lui donner quelques connoissances relatives; mais cela étoit rare et court. Ceux qui étoient de ses amis de ce genre, en très petit nombre, connoissoient trop la légèreté de son étoffe pour perdre leur temps avec lui.

Dangeau étoit un esprit au-dessous du médiocre[1], très futile, très incapable en tout genre, prenant volontiers l'ombre pour le corps, qui ne se repaissoit que de vent, et qui s'en contentoit parfaitement. Toute sa capacité n'alloit qu'à se bien conduire, ne blesser personne, multiplier les bouffées de vent qui le flattoient, acquérir, conserver et jouir d'une sorte de considération, sans vouloir s'apercevoir que, à commencer par le Roi, ses vanités et ses fatuités divertissoient souvent les compagnies, ni des panneaux où on le faisoit tomber souvent là-dessus. Avec tout cela, ses *Mémoires* sont remplis de mille faits que taisent les gazettes, gagneront beaucoup en vieillissant, serviront beaucoup à qui voudra écrire plus solidement, pour l'exactitude de la chronologie, et pour éviter confusion. Enfin ils représentent, avec la plus desirable pré-

signalé (tome V, p. 360) qu'il emploie parfois presque les mêmes termes que la *Gazette*. Il est évident qu'il a dû lui emprunter bien des nouvelles, et aussi à la *Gazette d'Amsterdam* pour les choses de l'étranger. Voici, à titre d'indication, pour 1695, quelques passages où l'emprunt semble fort probable, la *Gazette de France* ne donnant ces mêmes nouvelles que dans des feuilles de dates postérieures à celles où les inscrit Dangeau : mort de la reine d'Angleterre (*Dangeau*, tome V, p. 143, 147, 151 et 154, et *Amsterdam*, n° v, Extraordinaire vi, n° viii et Extraordinaire viii); — victoire des Vénitiens sur les Turcs (*Dangeau*, p. 149, et *Amsterdam*, Extraordinaire viii); — mort du sultan (*Dangeau*, p. 173, et *Amsterdam*, n° xxiv); on en pourrait citer d'autres.

1. Comme Louis XIV (tome XXVIII, p. 4) et comme l'Empereur Joseph Ier (tome XXI, p 133). Le mot *médiocre* n'avait alors que le sens de « moyen, ordinaire », sans idée défavorable; voyez les exemples réunis par G. Cayrou, *Le Français classique* (1923).

cision, le tableau extérieur de la cour, des journées, de tout ce qui la compose, les occupations, les amusements, le partage de la vie du Roi, le gros de celle de tout le monde, en sorte que rien ne seroit plus desirable pour l'histoire que d'avoir de semblables Mémoires de tous les règnes, s'il étoit possible, depuis Charles V, qui jetteroient une lumière merveilleuse parmi cette futilité sur tout ce qui a été écrit de ces règnes[1].

Encore deux mots sur ce singulier auteur. Il ne se cachoit point de faire ce journal, parce qu'il le faisoit de manière qu'il n'en avoit rien à craindre ; mais il ne le montroit pas ; on ne l'a vu que depuis sa mort[2]. Il n'a point été imprimé jusqu'à présent, et il est entre les mains du duc de Luynes, son petit-fils, qui en a laissé prendre quelques copies[3]. Dangeau, qui ne méprisoit rien, et qui

1. Saint-Simon rachète un peu par ce passage, très exact, sur l'utilité du *Journal*, tout le mal qu'il vient d'en dire. Mais pourquoi n'a-t-il pas complété cet éloge, en avouant que Dangeau a été pour lui le guide c plus sûr, qu'il s'en est servi à chaque instant, à ce point qu'il n'est sûrement pas exagéré de dire que, si le Journal n'avait pas existé, nous n'aurions pas les *Mémoires* de Saint-Simon ; car, s'il n'en avait pas possédé une copie, il n'y aurait pas ajouté les Additions qui ont été le premier essai et la base de son œuvre. Un peu plus de justice aurait été mieux venue de sa part que le dénigrement systématique qu'il a affecté.

2. Quoique Saint-Simon dise que Dangeau ne communiquait pas son Journal, on sait qu'il le prêta au moins à quelques personnes, entre autres à l'abbé de Choisy, qui le dit formellement (*Mémoires*, édition Lescure, tome I, p. 167 et 168), et à Mme de Maintenon, en 1716 (*Lettres*, édition 1806, tome V, p. 163, 166-167 et 255, et Geffroy, *Madame de Maintenon d'après sa correspondance*, tome II, p. 384) ; on en trouve d'ailleurs des extraits dans les papiers de Gaignières, mort avant Dangeau, et le P. Léonard possédait la copie des articles des 7, 8 et 9 décembre 1697, relatant le mariage du duc de Bourgogne, qu'il intitule « Extrait d'une lettre de M. le marquis d'Angeau » (Archives nationales, K 1327, n° 13).

3. Voyez ce qui est dit dans l'« Avertissement » du *Journal* sur quelques-unes des copies qu'on en connaît. Moréri, ou plutôt ses continuateurs, durent en avoir communication et s'en sont servis pour dresser

vouloit être de tout, avoit brigué et obtenu de bonne heure une place dans l'Académie françoise, dont il est mort doyen, et une dans l'Académie des sciences, quoiqu'il ne sût rien du tout en aucun genre[1]. Quoiqu'il s'enorgueillît d'être de ces Compagnies et de fréquenter les illustres qui en étoient, il se trouve dans ses *Mémoires* des grossièretés d'ignorance sur les duchés et sur les dignités de la cour d'Espagne qui surprennent au dernier point. Il essuya la grande opération de la fistule, dont il pensa mourir[2], et fut taillé d'une fort grosse

nombre d'articles très précis sur les personnages de la cour de Louis XIV ; ils en parlent dans l'article consacré à Dangeau : tome IV, première partie, p. 201. L'abbé Proyart l'utilisa aussi pour écrire sa *Vie du Dauphin père de Louis XV*. — On regrette que Saint-Simon n'ait pas eu la loyauté de dire que lui-même en possédait une de ces copies que le duc de Luynes avait laissé prendre, et qu'elle lui a été incomparablement utile.

1. Nous rectifions et complétons la note déjà donnée sur ce point dans notre tome III, p. 192, note 2. C'est à la fin de 1667 qu'il fut élu à l'Académie française à la place de Georges de Scudéry, et il fut reçu le 12 ou le 13 janvier suivant (*Gazette* de 1668, p. 48). René Kerviler, *Le chancelier Pierre Séguier* (1874), p. 660, a cité une lettre racontant son élection ; on sait que les registres de l'Académie manquent jusqu'à 1672. En août 1687, il remplaça le duc de Saint-Aignan comme protecteur de l'académie d'Arles ; en 1694, celle des *Ricovrati* de Padoue l'élut à la place de Patin ; enfin, le 3 mai 1704, il fut choisi comme membre honoraire de l'académie des Sciences (et non des Inscriptions) à la place du marquis de l'Hospital (*Journal*, tome X, p. 3 ; *Mercure* de mai, p. 221-223). La *Gazette* de 1672, p. 287, et celle de 1676, p. 544, mentionnent des repas offerts par Dangeau aux académiciens. Voyez les extraits du *Mercure* et des registres de l'Académie donnés dans la *Vie de Dangeau*, en tête du tome I du *Journal*, p. XXXVI-XL et LXXXVIII-XCIII.

2. C'est le 24 février 1687 que Dangeau se fit opérer (*Journal*, tome II, p. 28 ; *Mémoires de Sourches*, tome II, p. 24, 27, 30 et 32). Voici une note relevée à ce propos dans le ms. Nouv. acq. franç. 4529, p. 47 : « Dangeau étant fort mal d'une fistule au derrière, le Roi en prit grand soin. Il fut quelques jours qu'il perdoit tout son sang d'une incision et que l'on le croyoit mort. Tous les courtisans se déchaînèrent à le regretter et à en dire du bien ; mais, voyant qu'il en est re-

pierre[1]. Il a vécu depuis sans aucune incommodité de la première, et longues années parfaitement guéri et sans aucune suite de l'autre[2]. Deux ans avant sa mort, il fut taillé pour la seconde fois ; la pierre n'étoit pas grosse ; à peine eut-il quelques heures de fièvre ; il fut guéri en un mois, et s'en est bien porté depuis[3]. A la fin, le grand âge, et peut-être l'ennui de ne voir plus de cour ni de grand monde, termina sa vie par une maladie de peu de jours[4].

N'attendons pas le temps de la mort[5] de l'abbé de Dangeau son frère[6], qui arriva le 1er janvier 1723[7], pour par-

venu et que le Roi lui dit comme tout le monde avoit parlé de lui, ils en sont entrés en jalousie et ont résolu de ne plus dire de bien de personne qu'il ne fût mort, pas même à l'agonie. » Déjà en 1673, il avait dû se soigner pour la gravelle (*Lettres de Pellisson,* tome I, p. 352).

1. En 1688, à la suite de coliques néphrétiques et d'une saison à Spa ; l'opération se fit le 8 septembre et on lui tira une pierre grosse comme un œuf et pesant une once et quart (*Mémoires de Sourches,* tome II, p. 216 et 224 ; *Journal de Dangeau,* tome II, p. 146, 161, 166).

2. Le 19 avril 1717, on lui fit une grande incision à la poitrine, pour crever un abcès qui n'existait pas (*Journal,* tome XVII, p. 71 ; *Les Correspondants de Balleroy,* tome I, p. 156-157).

3. Non pas deux ans avant sa mort, mais moins d'un an auparavant : c'est en effet le 17 novembre 1719 que Thibaut, chirurgien de l'Hôtel-Dieu, lui renouvela la douloureuse opération de la taille ; il s'en remit en effet assez vite (*Journal,* tome XVIII, p. 157, 164 et 166 ; *Les Correspondants de Balleroy,* tome II, p. 86-87). Le Régent lui prêta alors l'appartement dit « des Marronniers » au château de Meudon, pour qu'il pût aller s'y remettre complètement (*Journal,* p. 168), et c'est à cette occasion qu'il adressa au prince la lettre inédite que l'on trouvera plus loin à l'appendice I, p. 403.

4. Son secrétaire écrivit à la fin du *Journal,* qui s'arrête au 16 août : « Le 22 août, M. le marquis de Dangeau tomba malade d'une jaunisse avec la fièvre, et mourut le 9 septembre à huit heures et demie du soir. »

5. Avant *la mort,* il a biffé *l'abbé.*

6. Louis de Courcillon : tome XIX, p. 38.

7. Il notera cependant sa mort à sa date (suite des *Mémoires,* tome XIX de 1873, p. 90), mais sans insister.

ler de lui tout de suite. Il naquit huguenot; il y persévéra plus longtemps que son frère, et je ne sais s'il y a jamais bien renoncé[1]. Il avoit plus d'esprit que son aîné, et, quoiqu'il eût assez de belles-lettres, qu'il professa toute sa vie, il n'eut ni moins de fadeur ni moins de futilité que lui[2] : il parvint de bonne heure à être des Académies[3]. Les bagatelles de l'orthographe et de ce qu'on entend par la matière des rudiments et du Despautère[4] furent l'occupa-

1. Il ne se convertit qu'en 1668 (voyez notre tome III, p. 464). Le manuscrit Français 22222 de la Bibliothèque nationale, qui vient de Gaignières, contient au folio 98 la note suivante, extraite de *l'Esprit de M. Arnauld,* par Jurieu, tome II, p. 273, qui peut corroborer ce que dit Saint-Simon : « On trouve à la suite de la cour une foule de certains esprits libertins, dont la plupart sont sortis du milieu des Réformés, et qui ont quitté notre religion sans en prendre aucune autre. Ces gens-là ne laissent pas de faire fort les empressés : tel est par exemple l'abbé de Dangeau, qui a fait son cours de toutes les sciences, sans en excepter la magie, et qui enfin, après avoir fait le tour de toutes les religions, a trouvé qu'il étoit à propos de n'en point avoir à soi et d'adopter celle du Roi, en dogmatisant en particulier contre tous les mystères les plus sacrés, et en allant pourtant à la messe toutes les fois que cela est nécessaire pour édifier Sa Majesté. » L'auteur y a joint deux passages des *Caractères de la Bruyère* qu'il applique à l'abbé de Dangeau : « Théocrine sait des choses assez inutiles... » (édition Servois, tome I, p. 123) et : « Il y a des esprits, si je l'ose dire, inférieurs et subalternes... » (*ibidem,* p. 148).

2. Le pédantisme de l'abbé est bien caractérisé par cette anecdote que raconte le cardinal Querini dans son *Commentarius,* tome I, p. 110 : « Dès que je m'approchais de lui, il était dans l'usage de m'adresser ces paroles : « Sur quoi voulez-vous que j'aie l'honneur de vous entretenir aujourd'hui ? » Il se montrait prêt à tirer de son trésor des détails de chronologie, de poésie, d'histoire, etc. Mais les principes sur lesquels il fondait ces nouvelles méthodes n'étaient pas approuvés par la plupart des érudits parisiens; ils se moquaient des livres qu'il avait publiés pour les soutenir. » Mathieu Marais (*Mémoires,* tome II, p. 399) l'appelle « un difficultueux ridicule sur la pureté de la langue. »

3. Il n'appartint qu'à l'Académie française, où il fut reçu le 26 février 1682, à la place de l'abbé Cottin.

4. Jean Van Pauteren, en français Despautère (Saint-Simon écrit *Despotère*), né en 1460 et mort en 1520, grammairien célèbre qui pro-

tion et le travail sérieux de toute sa vie[1]. Il eut plusieurs bénéfices[2], vit force gens de lettres et d'autre assez bonne compagnie, honnête homme, bon et doux dans le commerce, et fort uni avec son frère. Il avoit été envoyé étant jeune en Pologne[3], et il avoit trouvé le moyen de se faire décorer d'un titre de camérier d'honneur par Clément X, qu'il avoit connu en Pologne, non à Rome, où[4] il n'alla jamais, et de se le faire renouveler par Innocent XII[5]. Il avoit aussi acheté une des deux charges de lecteur du Roi pour en conserver les entrées[6], et venoit de temps en

fessa à Louvain, est l'auteur d'une grammaire latine, rédigée en vers latins, dont la première édition connue est de 1517. Ce livre indigeste jouit pendant un siècle et demi d'une grande renommée et fut d'un constant usage dans les écoles jusqu'à ce que les critiques des savants de Port-Royal eussent réussi à le discréditer en en montrant l'obscurité ridicule et le pédantisme. La Bibliothèque nationale en possède de très nombreuses éditions, les dernières modifiées et amendées par divers auteurs, notamment des jésuites.

1. Sa première publication semble être un *Essai de grammaire*, paru en 1694, avec des considérations sur les voyelles, les consonnes et l'orthographe, qu'il voulait réformer; en 1697, il publia une *Nouvelle méthode de géographie historique*, avec des généalogies princières, et, en 1709, des *Principes du blason*. Il fit paraître en 1717 des *Réflexions sur la grammaire française*, et en 1722 des *Idées nouvelles sur différentes matières de grammaire*. Dans tous ces ouvrages, il emploie l'orthographe phonétique particulière qu'il prônait et qu'il avait adoptée pour lui-même. Mais son œuvre manuscrite est bien plus considérable et bien plus intéressante, surtout au point de vue historique. Dans notre tome XIX, p. 39, note 1, M. de Boislisle s'était engagé à consacrer un appendice à l'ingénieux érudit que fut l'abbé de Dangeau; nous tâcherons de remplir cette promesse, lorsque Saint-Simon parlera de sa mort en 1723.

2. Énumérés dans notre tome III, p. 464, note 6.

3. En 1667; mission de condoléance auprès du roi Casimir à l'occasion de la mort de sa femme.

4. Les mots *en Pologne, non à Rome, où* sont en interligne, au-dessus d'*à Rome où*, biffé.

5. Il semble que ce fut le titre de camérier secret que lui donna Clément X, et qu'Innocent XI (et non XII) le nomma camérier d'honneur en 1676.

6. Comme il exerça cette charge de 1671 à 1685, ce n'était pas par-

temps à la cour; il y étoit peu, n'y sortoit guères de chez son frère, et y avoit peu d'habitude.

Duc de Chartres grand maître des ordres de Notre-Dame du Mont-Carmel et de Saint-Lazare.

Je ne sais de quoi M. le duc d'Orléans s'avisa de faire donner à Monsieur son fils la grande maîtrise de Saint-Lazare; on lui fit sans doute accroire que cela donneroit des créatures à ce jeune prince[1]. Ceux qui prenoient cet ordre si dégradé de biens et d'honneurs n'étoient pas pour lui en faire. Le Régent ne m'en parla point, et, la chose faite, je ne lui en dis rien non plus.

Mort du duc de Gramont; son nom* et ses armes.

Le duc de Gramont mourut[2] en même temps à Paris, à près de quatre-vingts ans[3]. Il en [a] tant été parlé ici à l'occasion de son étrange et second mariage, et de son ambassade en Espagne[4], qu'il n'y a rien à y ajouter. Il étoit frère cadet du célèbre comte de Guiche[5], qui a tant fait parler de lui, et fils et père des deux maréchaux de Gramont[6]. Leur nom est Aure[7], connu par la possession

ticulièrement pour en conserver les entrées qu'il l'acheta; mais le Roi les lui laissa en effet.

1. Saint-Simon prend cela à la *Gazette* (p. 456), qui va être dorénavant, avec le *Mercure*, son guide pour les petits événements qu'il insère dans ses *Mémoires*, maintenant qu'il ne peut plus utiliser le *Journal de Dangeau*. Mathieu Marais raconte (*Mémoires*, tome I, p. 428): « M. le prince de Conti est venu demander au Régent la place de grand maître [de l'ordre de Saint-Lazare]. Il lui a dit: « Mais croyez-« vous que cela convienne à un prince du sang? — Oui, a-t-il répondu; « je m'en suis bien instruit. — Vous en êtes bien instruit, et cela se « peut. Oh bien! a dit le Régent, puisque cela est, je la donne à mon « fils. » Le brevet du 12 septembre, avec la lettre que le Roi écrivit en conséquence au Pape, sont dans le registre O[1] 64, fol. 254 et 295 v°.

2. Écrit encore ici *mourt*, comme nous l'avons déjà remarqué.

3. Antoine-Charles, duc de Gramont (tome III, p. 20), mourut le 25 octobre (*Gazette*, p. 528); il ne devait avoir que soixante-quinze ans.

4. Tome XII, p. 80-90.

5. Armand de Gramont: tome III, p. 21.

6. Fils d'Antoine III (tome I, p. 216) et père d'Antoine V, duc de Guiche puis maréchal de Gramont (tome IV, p. 232).

7. Saint-Simon va se servir pour cette généalogie, non pas du *Moréri*,

* Saint-Simon avait d'abord écrit *nom de sa Maison*; il a biffé les trois derniers mots et ajouté *son* en interligne.

de plusieurs fiefs et du vicomté d'Arboust[1], vers 1380 ; Sance-Garcie d'Aure servit le Roi en 1405, sous Jean de Bourbon[2], à la conquête de Guyenne, avec dix-neuf écuyers. Menaud d'Aure, fils d'une bâtarde de Béarn[3], épousa en 1525 Claire de Gramont[4], qui étoit de cette maison de Gramont si illustre en Béarn, Gascogne, Navarre et Aragon[5], et par les guerres qu'elle y soutint si longtemps contre la maison de Beaumont, bâtards de la maison de France[6], qui s'étoient grandement élevés en ces pays-là. Cette Claire de Gramont, lorsqu'elle fut mariée, avoit des frères et des neveux desquels tous elle devint héritière. Antoine d'Aure, son fils, vicomte d'Aster[7], prit gratuitement le nom et les armes de Gramont, car, quoi

mais de l'*Histoire généalogique* du P. Anselme, tome IV, p. 640 et suivantes. Aure est aujourd'hui un hameau du département des Hautes-Pyrénées dans la commune de Bize-Nistos, arrondissement de Bagnères-de-Bigorre.

1. Ou Arbouch, d'après le *Dictionnaire d'Expilly*; aujourd'hui Arbouix, non loin d'Argelès.

2. Jean Ier de Bourbon (1380-1433), d'abord comte de Clermont, puis duc de Bourbon en 1410.

3. Cette bâtarde, appelée Isabeau, ou Jeanne, était fille naturelle de Gaston IV, comte de Foix ; elle épousa Jean Ier d'Aure, vicomte d'Aster, en 1479.

4. Saint-Simon écrit *1523*; mais c'est une erreur; car le P. Anselme donne pour la date du mariage 23 novembre 1525, et Saint-Simon va indiquer cette date plus loin.

5. *Arragon* est en interligne au-dessus de *Béarn*, biffé. — Le *Moréri* n'a qu'une courte notice fort incomplète sur cette ancienne maison de Gramont, éteinte au seizième siècle et dont on connaît très mal la généalogie.

6. La maison de Beaumont, que notre auteur a déjà citée dans le tome XXI, p. 332, était issue de Louis de Navarre, comte de Beaumont-le-Roger, fils du second mariage de Philippe III, comte d'Évreux, et roi de Navarre du chef de sa première femme, qui était lui-même petit-fils du roi Philippe-le-Hardi. Ce Louis de Beaumont passa en Espagne, mais n'eut qu'un bâtard, qui fut la tige des Beaumont, comtes de Lerin : *Histoire généalogique*, tome I, p. 283 et 291-294.

7. Aujourd'hui Asté, au sud de Bagnères-de-Bigorre.

qu'en dise le *Moréri*, il le fit sans aucune obligation[1], et il composa son écusson d'une manière à montrer qu'il ne faisoit pas grand cas de ses armes. Il porta au premier quartier d'or au lion d'azur qui est Gramont, au second et troisième les trois flèches en pal, la pointe en bas, d'Aster, et d'Aure au quatrième qui est d'argent à la levrette de sable, à la bordure de sable chargée de huit besants d'or[2]. L'héritière d'Aster[3] étoit la grand mère paternelle de ce Menaud d'Aure qui quitta son nom pour prendre le nom de Gramont. Son mariage est de 1525, et sa mort est de 1534; sa femme, Claire de Gramont, le survécut plus de vingt ans[4]. Antoine d'Aure, qui, comme on vient de le dire, prit volontairement le nom de Gramont et abandonna le sien, comme fit sa postérité après lui, eut un fils aîné, dit Antoine de Gramont[5], qui épousa[6] Hélène de Clermont, dame de Traves et de Toulongeon[7]. Leur fils aîné, Philbert, dit de Gramont, épousa la fille unique de Paul d'Andoins, vicomte de Louvigny et seigneur de

1. Le *Moréri* dit seulement qu'il avait été substitué aux nom et armes de Gramont.

2. On peut voir la représentation de cet écusson au tome IV de l'*Histoire généalogique*, p. 614, et le comparer avec celui que portaient son père et son grand-père, à la page 613.

3. Anne, fille de Jean III, vicomte d'Aster, mariée le 23 avril 1417 à Sance-Garcie II d'Aure.

4. Le P. Anselme cite une quittance délivrée par elle le 31 octobre 1552.

5. Saint-Simon fait deux personnages d'un seul : Antoine d'Aure, qui prit le nom de Gramont, est le même qu'Antoine de Gramont qui épousa Hélène de Clermont. — Le mot *Antoine* est d'ailleurs ici en interligne au-dessus de *Phibert*, biffé, dans le manuscrit des Mémoires.

6. Après *espousa*, il a biffé *la fille unique de Paul d'Andouins*, ce qui se rapportait bien à Philbert, comme il va le dire plus loin.

7. Cette Hélène était fille de François de Clermont, de la maison de Clermont-Gallerande, et d'une Gouffier. Les terres de Traves en Bourgogne et de Toulongeon en Franche-Comté lui venaient de sa grand'mère, Jeanne de Toulongeon. Elle était fille d'honneur de la Reine et on l'appelait « la belle Traves », lorsqu'elle épousa Antoine de Gramont le 29 septembre 1549.

Lescun[1]. C'est la belle Corisande[2] dont Henri IV, en sa jeunesse, fut si amoureux, qu'il disparut aussitôt après sa victoire de Coutras, et, suivi d'un seul page, alla lui présenter son épée, ce qui lui fit perdre tous les avantages qu'il pouvoit tirer de ce grand succès, où le duc de Joyeuse, général de l'armée catholique[3], et tant d'autres gens de marque avoient été tués, qui avoit défait cette armée et en avoit mis les restes en désarroi. Celle des huguenots, quoique victorieuse, demeura sans rien faire dans l'étonnement de la disparution[4] du roi de Navarre aussitôt après le combat, ne sachant s'il étoit tué, pris ou ce qu'il étoit devenu pendant six ou sept jours qu'il revint après ce fatal tour de jeunesse[5]. Cet amour valut au mari de la belle[6] le gouvernement de Bayonne et la charge de sénéchal de Béarn[7]. Il s'étoit marié en 1567, et il fut tué à

1. Paul d'Andoins était le dernier mâle de sa maison, et sa fille porta aux Gramont les terres d'Andoins, Lescun et Louvigny. Saint-Simon écrit *Andouins*, comme on le fait souvent.

2. Diane d'Andoins, qui prit le nom romanesque de Corisande, naquit vers 1554; elle était encore très jeune lorsqu'elle épousa par contrat du 7 août 1567 Philibert de Gramont, titré comte de Guiche. Devenue veuve en 1580, elle fut longtemps la maîtresse de Henri IV, qui pensa un moment à l'épouser et en fut détourné par Agrippa d'Aubigné; elle mourut en 1620. Ses lettres ont été publiées dans le recueil des *Lettres de Henri IV*.

3. Anne, duc de Joyeuse: tome II, p. 25.

4. Forme déja rencontrée dans le tome XXII, p. 273 et 358.

5. La bataille de Coutras est du 18 octobre 1587. Agrippa d'Aubigné écrit dans son *Histoire universelle* (édition de Ruble, tome VII p. 161): « Il donna ...sa victoire à l'amour; car, avec une troupe de cavalerie, il perça toute la Gascogne pour aller porter vingt-deux drapeaux d'ordonnance et quelques autres à la comtesse de Gramont, lors en Béarn ». Déja, l'année précédente, il avait fait une équipée analogue après la levée du siège de Castets-en-Dorthe, février 1586 (*ibidem*, p. 47).

6. Les cinq derniers mots sont en interligne, au-dessus d'*à son mari*, biffé.

7. En 1587, la comtesse de Guiche était veuve depuis plus de six ans, et il ne semble pas que ses relations avec Henri IV aient commencé avant son veuvage.

vingt-six ans devant la Fère, en 1580[1]. Sa femme le survécut longtemps et rendit des services considérables à son royal amant pendant les guerres de religion. De son mariage vint la grand mère paternelle du duc de Lauzun[2] et le père du premier maréchal de Gramont[3].

Mort de Mme de Nogent, sœur du duc de Lauzun. Réflexion. [Add. StS. 1688]

Mme de Nogent mourut aussi, à quatre-vingt-huit ans[4]; elle étoit sœur du duc de Lauzun. Elle étoit fille de la Reine, et n'avoit rien, lorqu'en 1663 elle épousa Bautru, dit le comte de Nogent, capitaine de la porte, puis maître de la garde-robe du Roi, qui fut tué lieutenant général au passage du Rhin, 12 juin 1672[5], dont elle porta le premier grand deuil le reste de sa vie[6]. Son fils est mort sans enfants[7], et sa fille épousa Biron[8], devenu enfin duc, pair et maréchal de France, qui, du chef de cette Bautru par sa mère, a hérité de plus de douze cent mille livres des ducs de Foix et de Lauzun[9]: autre exemple terrible des

1. Il avait eu le bras emporté d'un coup de canon et était mort peu après (août 1580). L'*Histoire généalogique* lui donne, non pas vingt-six, mais vingt-huit ans. Il faudrait donc qu'il se fût marié à quinze ans; le mariage de sa mère étant de 1549, il ne pouvait en tout cas en avoir plus de dix-sept.

2. Catherine de Gramont mariée à François-Nompar de Caumont, comte de Lauzun, dont le petit-fils était en effet le duc de Lauzun, beau-frère de notre auteur.

3. Antoine II, comte de Gramont (tome XIV, p. 263), père du maréchal-duc Antoine III.

4. Diane-Charlotte de Caumont-Lauzun: tome XII, p. 283. Elle mourut le 4 novembre (*Gazette*, p. 540).

5. Armand Bautru: *ibidem*.

6. Il répétera cette particularité dans la suite des *Mémoires*, tome XIX de 1873, p. 180, et ajoutera qu'elle fut la première veuve de qualité qui agit ainsi, et qu'elle fut imitée par sa belle-sœur, Mme de Vaubrun, et par Mme de Cavoye; voyez l'Addition indiquée ci-contre.

7. Louis Bautru, marquis de Nogent, qui avait épousé la veuve du traitant la Jonchère; tome XV, p. 389-390.

8. Marie-Antonine Bautru de Nogent, maréchale-duchesse de Biron: tome XXXIII, p. 10.

9. Lauzun, sans enfants, laissa en effet sa grosse fortune à sa nièce

mariages de filles de qualité pour rien avec des gens aussi de rien et qui deviennent héritières[1]. Heureusement que c'est Biron, et non pas un Bautru, qui en a profité, mais par le plus grand hasard du monde.

Lede fait grand d'Espagne, est victorieux en Afrique.

On[2] a vu ici en son lieu que l'extrême supériorité des Anglois par mer et des Impériaux par terre[3], joints à eux, avoit fait avorter les grands desseins de l'Espagne sur l'Italie, et le traité qui s'en suivit[4]. Le marquis de Lede[5], tout foible qu'il fût à la tête de l'armée d'Espagne, s'y étoit montré grand, vaillant et habile capitaine[6]. Le roi d'Espagne, qui aimoit à faire la guerre, ne voulut pas laisser ses troupes inutiles ni les licencier. Il étoit avec raison fort content du marquis de Lede; il le fit grand d'Espagne[7] et le fit passer en Afrique avec l'armée qu'il commandoit[8]. Il fit lever aux Maures le siége de Ceuta

Mme de Biron, et il avait hérité précédemment de la dernière Foix : tome XIII, p. 418.

1. Comparez nos tomes XX, p. 251, XXII, p. 223 et XXXVII, p. 140.

2. Saint-Simon, comme nous l'avons dit plus haut, est dorénavant privé du guide incomparable qu'était pour lui le *Journal de Dangeau*; il va le remplacer par la *Gazette*, et aussi par le *Mercure* en certains cas. C'est donc à ces deux sources que nous aurons à recourir principalement pour commenter notre auteur; nous y joindrons à l'occasion des citations des gazettes de Hollande, sans négliger les renseignements que pourront fournir les autres sources contemporaines.

3. Après *terre*, Saint-Simon a biffé *et des Imp^{x}*, répété par mégarde.

4. Destruction de la flotte espagnole au cap Passaro : tome XXXIV, p. 278; nécessité pour l'armée de terre d'évacuer la Sicile : tome XXXVI, p. 234, et convention en conséquence.

5. Jean-François-Nicolas Bette : tome XXXII, p. 148.

6. En 1718, Saint-Simon a cependant noté les fautes du général espagnol dans la campagne de Sicile, et reconnu qu'il en avait compromis le succès par sa lenteur : tome XXXIV, p. 256.

7. La *Gazette* annonce cette promotion dans sa correspondance de Madrid du 17 septembre (p. 474).

8. Les troupes ramenées de Sicile avaient été débarquées à Barcelone, Alicante et autres ports de la Méditerranée, où l'on s'occupait à

qu'ils faisoient depuis longtemps[1], reprit Oran, gagna plusieurs victoires et revint en Espagne avec la plus grande réputation, où il reçut l'ordre de la Toison d'or[2]. J'aurai occasion de parler de lui si j'ai le temps d'écrire mon ambassade en Espagne, où je l'ai beaucoup vu[3].

Mortification du cardinal del Giudice à Rome, dépouillé de la protection d'Allemagne en faveur du

Le cardinal del Giudice, dont il a été tant parlé ici, reçut en ce temps-ci une grande mortification. Transfuge forcé par Alberoni du service du roi d'Espagne, il s'étoit jeté dans celui de l'Empereur, dont il n'avoit pas honte d'être chargé des affaires à Rome[4], où il se baignoit d'aise de l'état d'Alberoni[5], vagabond, caché, et accusé juri-

les reformer et à les remettre en état pour une expédition sur laquelle on gardait le secret (*Gazette*, p. 451, 462, 475, 499, 510, 535, 559 et 571). En octobre, elles furent concentrées à Cadix et autour de la baie d'Algésiras, et le marquis de Lede s'empressa de rassurer le commandant anglais de Gibraltar par une lettre dans laquelle il lui assurait que ces troupes n'étaient « destinées pour aucune entreprise contraire à la Quadruple alliance » (*Gazette d'Amsterdam*, Extraordinaire XCVII).

1. La flotte quitta les côtes espagnoles au début de novembre, débarqua près de Ceuta, et, dès le 15, le marquis de Lede battait les Maures sous les murs de la ville, dont il les forçait à lever le siège, victoire confirmée par une seconde, le 9 décembre (*Gazette* de 1720, p. 582, 594-595, 606-607 et 619; de 1721, p. 6-8 et 19; *Gazette d'Amsterdam*, 1720, Extraordinaire C, et 1721, Extraordinaire III; *Gazette de Rotterdam*, 1720, supplément CV).

2. Saint-Simon fait une double erreur : en premier lieu, le marquis de Lede ne reprit pas Oran, qu'il n'attaqua pas et qui ne revint en la possession des Espagnols qu'en 1732. Après une troisième défaite à Ceuta le 21 décembre, et divers petits combats malheureux (relation dans la *Gazette d'Amsterdam*, Extraordinaire VI), les Maures renoncèrent à leur attaque et les troupes espagnoles furent rapatriées (*Gazette* de 1721, p. 34-35, 37, 58, 70, 82, 106, 118, 130-131 et 154). En second lieu, Lede ne reçut pas la Toison, qu'il avait depuis 1703; mais il fit sa couverture comme grand d'Espagne à Aranjuez le 21 avril 1721 (*ibidem*, p. 238).

3. Nous le retrouverons en effet dans la suite des *Mémoires*, tome XVIII de 1873, p. 75, etc.

4. Tome XXXIV, p. 146-148.

5. Les mots *d'Alberoni*, oubliés, ont été ajoutés en interligne.

cardinal d'Althann, qu'il courtise bassement.

diquement devant le Pape, depuis qu'il avoit été chassé d'Espagne[1]. L'Empereur avoit un favori. C'étoit le comte d'Althann[2], qui étoit devenu le maître de son cœur et de son esprit. Il avoit fait son frère cardinal[3], et ce nouveau cardinal arriva à Rome pour prendre le chapeau, et être chargé en même temps des affaires de l'Empereur[4], dont il dépouilla Giudice avec toute la hauteur d'un favori allemand. Giudice, qui n'avoit plus de ressource ni de nouveau maître à prendre, ploya les épaules, et eut la bassesse de donner chez lui une fête magnifique au cardinal d'Althann[5].

Princesse des Ursins à Rome pour toujours, où elle est considérée.

Cette douleur fut incontinent suivie d'une petite consolation. Il vit arriver à Rome la princesse des Ursins[6], qui, lassée enfin du séjour de Gênes, s'étoit déterminée à venir fixer son séjour dans son ancienne demeure, où elle fut reçue avec beaucoup de considération du Pape et de sa cour, du roi et de la reine d'Angleterre, à qui elle s'attacha, du sacré collége, et de tout ce qu'il y avoit de

1. Tome XXXVII, p. 211-214.

2. Michel-Jean, comte d'Althann : tome XXXIV, p. 47.

3. Michel-Frédéric, comte puis cardinal d'Althann : tomes XXXII, p. 289, et XXXVII, p. 41.

4. Le cardinal d'Althann, arrivé à Rome au début de juillet, alla s'installer à Frascati jusqu'au jour de son entrée solennelle, qui fut retardée par diverses difficultés de cérémonial; elle eut lieu le 18 août; il reçut le chapeau en consistoire le 22, et dès le 28 le cardinal del Giudice lui remit tous les papiers qui concernaient les affaires de l'Empereur (*Gazette*, p. 355, 368, 379, 391, 403, 416, 428, 440, 452 et 464).

5. On écrivait de Rome à la *Gazette* le 7 septembre (p. 476) : « Le cardinal del Giudice a traité très magnifiquement le cardinal d'Althann et plusieurs autres seigneurs attachés à l'Empereur. » Il semble que le cardinal allemand fut correct avec Giudice ; mais, par contre, dès le début de son entrée en fonctions, il s'appliqua à soulever de nombreux conflits avec les Espagnols et avec le gouvernement pontifical (*ibidem*, p. 501-502, 512, 561, etc.).

6. Elle arriva vers le 20 octobre, et elle alla loger dans le palais du feu cardinal d'Adda (*Gazette*, p. 561).

principal et de plus grand à Rome[1] ; mais Giudice ne la vit pas[2].

Barbarigo, Borgia et Cienfuegos faits cardinaux ; quels.

Le Pape fit presque en même temps trois cardinaux[3] : Barbarigo, Vénitien, évêque de Bresce[4], réservé *in petto* de la dernière promotion ; Borgia, Espagnol, patriarche des Indes, que j'ai fort vu en Espagne, et dont j'espère parler[5], et le fameux jésuite espagnol Cienfuegos, homme de tant d'esprit et d'intrigue, qui débaucha l'Amirante de Castille, dont il étoit confesseur, et qui l'accompagna dans sa fuite en Portugal, comme il a été dit ici en son temps[6]. Il s'étoit depuis retiré à Vienne, où l'Empereur l'employoit en beaucoup d'affaires. Ces trois cardinaux étoient de la nomination de l'Empereur, du roi d'Espagne et de la république de Venise.

Saint-Étienne de Caen au cardinal de Mailly ; la survivance des gouvernements du duc d'Uzès à son fils.

J'obtins l'abbaye de Saint-Étienne de Caen pour le cardinal de Mailly[7], et la survivance des gouvernements de Saintonge et d'Angoumois du duc d'Uzès pour son fils[8].

1. Dès son arrivée, elle avait été complimentée par le doyen du sacré collège et par plusieurs cardinaux (*ibidem*).

2. Après *pas*, Saint-Simon a biffé *et le Card. d.*

3. Le 30 septembre : *Gazette*, p. 516 et 524.

4. Forme francisée de Brescia. — Jean-François Barbarigo, né à Venise le 29 avril 1658, était primicier de Saint-Marc lorsqu'il fut nommé à l'évêché de Vérone en décembre 1697 ; il passa à celui de Brescia en août 1714, puis à Padoue en janvier 1723 ; il mourut le 26 janvier 1730.

5. Charles Borgia, déja nommé dès notre tome IX, p. 209, où, dans la note 5, la date de sa promotion au cardinalat a été, par erreur, indiquée au 29 novembre 1719. Saint-Simon reparlera de lui lors de son ambassade d'Espagne : tome XVIII de 1873, p. 249, 252-253, 265, 377 et suivantes.

6. Alvar Cienfuegos : tome X, p. 239, note 4. Notre auteur a raconté alors, p. 237-239, la part qu'il prit en 1702 à la défection de l'Amirante.

7. C'est le 7 décembre que la *Gazette* annonce ce don au cardinal ; mais elle ne dit pas que notre auteur y eût part. Ce fut, dit la *Gazette d'Amsterdam*, n° XCVIII, « en considération des dépenses qu'il sera obligé de faire pour le sacre de S. M. »

8. « Le 29, le Roi entendit la messe à l'ordinaire, après laquelle

Voyages et retour à Paris de la duchesse d'Hanovre; sa nullité à Vienne, son changement de nom, son état ambigu et délaissé à Paris. Nouveautés étranges, mais sans suite, à son égard.

On a vu, vers les commencements de ces *Mémoires*[1], que la duchesse d'Hanovre étoit depuis longtemps en France avec ses deux filles sans aucune sorte de distinction; la mortifiante aventure qui, de dépit, la fit se retirer en Allemagne, d'où elle fit le mariage de son aînée avec le duc[2] de Modène[3], qui, par la mort de son neveu aîné[4], avoit eu sa succession et quitté le chapeau de cardinal, et c'est de ce mariage qu'est venu le duc de Modène, gendre de M. le duc d'Orléans. On y a vu en même temps[5] par quel bonheur de conjonctures et d'intrigues sa seconde fille épousa l'empereur Joseph. On y a vu encore que, arrivée peu après à Vienne dans l'espérance d'y recevoir les plus grands honneurs, elle y fut tellement trompée qu'elle ne put jamais se montrer à la cour, ni voir sa fille, ni les personnes impériales que par un escalier secret, en particulier, et cela encore rarement et courtement, tant qu'enfin, dépitée de ne réussir en pas une de ses prétentions, et de n'être même visitée de personne, elle prit assez promptement le parti de se retirer à Modène auprès de son autre fille[6], qui, au bout de quelques années, mourut entre ses bras, en septembre 1710[7]. La duchesse d'Hanovre, qui ne savoit où se retirer,

le comte de Crussol, fils aîné du duc d'Uzès, prêta serment de fidélité entre les mains de S. M..... pour la survivance du gouvernement d'Angoumois » (*Gazette*, p. 480, 5 octobre). Le brevet, du 18 septembre, est dans le registre O[1] 64, fol. 260. Ce fils aîné est Charles-Emmanuel (notre tome XXIII, p. 230), plus tard duc de Crussol et d'Uzès; il n'avait pas encore quatorze ans et était très petit et un peu contrefait.

1. Tomes I, p. 110-112, et VI, p. 185-186.

2. Les mots *le duc* surchargent *le M.*, et plus loin *neveu* est en interligne au-dessus de *frere*, biffé.

3. Charlotte-Félicité de Hanovre et Renaud d'Este : tome I, p. 112.

4. François II d'Este : tome VI, p. 186.

5. Tomes I, p. 112, et VI, p. 185-187.

6. Il n'a pas raconté tout cela.

7. Il y a *1610* par erreur dans le manuscrit. — La mort de la duchesse de Modène a été racontée à l'époque : tome XX, p. 152-153.

demeura à Modène, sous prétexte d'y élever ses deux petites-filles[1]; elle avoit aussi deux petits-fils[2]. Mais, lasse au bout de dix ans des caprices de son gendre, elle résolut de tenter encore une fois fortune à Vienne, et, si elle n'y réussissoit pas, de venir en France, où elle n'ignoroit pas que tout avoit changé de face, les prétentions les plus absurdes bien reçues, tout désordre et toute confusion protégée, tout ordre, toute règle, tout droit proscrit; elle espéra donc tout du crédit de Monsieur le Duc, par sa sœur Madame la Princesse, et s'achemina lentement en Allemagne, où elle n'avoit point de demeure que triste et solitaire, où elle ne put se résoudre d'habiter. En approchant de Vienne, elle apprit qu'elle n'y pouvoit aller. On s'y souvenoit avec dégoût des prétentions qu'elle y avoit montrées, et, quoiqu'elles n'eussent eu aucun succès, la cour de Vienne aima mieux ne l'y point voir que de les voir renouveler; on la fit donc demeurer à Aschau[3] à quelques journées de Vienne, où l'Impératrice sa fille l'alla voir, et l'y fit recevoir par ses officiers. Elle n'y demeura que quelques jours avec elle, et s'en retourna à Vienne. L'Empereur offrit à la duchesse d'Hanovre la demeure du château et de la ville de Linz, ou dans tel autre appartenant à la maison d'Autriche qu'elle aimeroit le mieux; mais les espérances de France la touchèrent davantage[4]. Elle partit d'Aschau le même

1. La duchesse de Modène eut même trois filles: les deux aînées Bénédictine-Ernestine, née en 1697, et Amélie-Josèphe, née en 1698, moururent jeunes; la troisième, Henriette (notre tome XXX, p. 277) épousa le dernier Farnèse, duc de Parme.

2. Les deux fils furent François-Marie, duc de Modène (tome XVII, p. 93), l'époux de Mlle de Valois, et Jean-Frédéric, né le 1er septembre 1700, colonel d'un régiment de cuirassiers impériaux, mort le 14 avril 1727.

3. Petite ville de la Haute-Autriche, sur le Danube, entre Linz et Passau, vers les frontières de la Bavière.

4. « L'impératrice, écrivait Madame (*Correspondance,* recueil Jæglé, tome III, p. 89), l'aurait volontiers gardée à Vienne; mais je

jour que l'Impératrice, et prit le chemin de France par Munich[1] à petites journées, pour s'assurer en chemin de ce qu'elle espéroit[2]. Elle crut faire oublier la façon dont elle y avoit été traitée, en changeant de nom, et prit en chemin celui de duchesse de Braunschweig, que les François prononcent Brunswick[3]. Madame la Princesse obtint pour elle l'un des deux grands appartements de Luxembourg, avec les logements nécessaires pour sa suite et son service, parce que, depuis la mort de Mme la duchesse de Berry, les deux grands appartements principaux étoient vides, et les autres n'étoient occupés que par des particuliers, dont plusieurs furent délogés[4].

ne peux la blâmer de ne pas y être restée ; car on prétend que Madame sa fille voulait la mettre dans le couvent qu'elle a fondé, et les couvents ne font pas l'affaire de tout le monde ; moi du moins je ne pourrais y exister... Notre duchesse n'est pas assez folle pour se laisser enfermer dans un couvent; mais je peux aisément deviner pourquoi elle en aura répandu ce bruit : c'est que la rumeur publique veut qu'elle ait contracté un mariage de conscience avec son secrétaire italien ; c'est pourquoi elle aura dit qu'elle avoit l'intention de se retirer dans un couvent en France, afin que l'impératrice sa fille n'ajoute pas foi à cette rumeur... »

1. Les mots *par Munich* ont été ajoutés après coup en interligne.

2. Les articles de la *Gazette* qui ont servi à notre auteur pour écrire tout ce récit se trouvent aux pages 423, 429, 472, 484 et 496. Il s'est contenté de les résumer, en y ajoutant des insinuations malveillantes sur la duchesse de Hanovre. On saisit ainsi sur le vif son procédé.

3. Saint-Simon écrit *Brunsvic*. La *Gazette* dit toujours « la duchesse de Brunswick-Hanover ».

4. Ce détail d'appartement n'est pas pris aux gazettes. La duchesse arriva à Paris le 3 novembre ; de Bavière, elle avait gagné l'Alsace et passé par la Lorraine. « La duchesse douairière de Hanover, qui coucha dimanche dernier à Claye, vint le jour suivant à Raincy, où la princesse sa sœur, qui s'y étoit rendue avec Mlle de Clermont, sa petite-fille, pour la recevoir, la traita splendidement à dîner, de même que sa suite. Leurs Altesses Sérénissimes arrivèrent sur les six heures du soir au Luxembourg, où cette duchesse a dessein de faire sa résidence ordinaire pendant le reste de ses jours » (*Gazette d'Amsterdam*, nos XCI et XCII). Madame écrivait (recueil Jæglé, tome III, p. 88) : « La duchesse de Hanovre va rester au Luxembourg jusqu'à

Peu de jours après son arrivée, on vit une chose sans exemple, que l'abbé Dubois, pour l'intérêt de son chapeau, arracha de M. le duc d'Orléans, dans la pensée d'en faire bien sa cour au roi d'Angleterre, qui étoit de la maison de Brunswick, mais d'une branche fort éloignée de celle du mari de cette prétendue nouvelle hôtesse de la France[1]. Le Roi l'alla voir, à l'étonnement public et quelque chose de plus : la visite se passa debout, et fut de peu de moments ; puis alla voir Madame, nouvellement revenue de Saint-Cloud[2]. Deux jours après, la duchesse de Brunswick eut la bonté de faire l'honneur au Roi de lui rendre sa visite[3]. Elle se passa comme l'autre, et depuis elle ne le vit plus chez elle, et une ou deux fois l'année au plus chez lui[4]. Ce début lui fit prendre de grands airs, et vouloir se donner tous les avantages dont jouissent les princesses du sang, et même en usurper davantage. Soutenue de la maison de Condé, de la foiblesse et de l'indifférence de M. le duc d'Orléans, et de la chimère de l'abbé Dubois de plaire au roi d'Angleterre, qui pourtant ne montra jamais prendre le plus léger intérêt en ceux de cette cousine, elle se mit sur le pied qu'elle voulut ; mais elle n'y put mettre le monde, malgré la sottise si ordinaire en ce genre aux François. Qui que ce soit, hommes ni femmes, ne lui donna signe de vie ; elle ne put apprivoiser que des gens de rien et des bourgeoises

ce qu'elle ait une maison à elle.... Il n'est pas étonnant qu'elle aime la France : elle y est née, y a été élevée et y a une sœur chérie. » Voyez les *Mémoires de Mathieu Marais*, tome I, p. 502-503.

1. La parenté était au contraire très proche. Jean-Frédéric, duc de Hanovre, mari de la duchesse dont il est question, était frère d'Ernest-Auguste, électeur de Hanovre, père du roi Georges Ier, qui se trouvait ainsi le propre neveu de cette duchesse.

2. Ces visites eurent lieu le 7 décembre, plus d'un mois après l'arrivée de la duchesse (*Gazette*, p. 599 ; *Gazette d'Amsterdam*, n° CI).

3. Le 10 décembre (*Gazette*, p. 600).

4. Il y retourna cependant lors de la mort de sa sœur : suite des *Mémoires*, tome XIX de 1873, p. 95.

inconnues, ravies de se croire admises à une petite cour où elles faisoient bonne chère et jouoient un petit jeu à leur portée. Force étrangers y fréquentèrent aussi ; d'autres gens pas un. Madame la Princesse, qui logeoit au Petit-Luxembourg[1], qu'elle avoit acheté et magnifiquement rebâti, lui étoit de quelque ressource ; elle étoit sa plus proche voisine ; mais elles ne se voyoient qu'en particulier et ne mangeoient jamais l'une chez l'autre. Pour les enfants et petits-enfants de Madame la Princesse, ils ne la voyoient que fort rarement et courtement en particulier[2] ; mais elle étoit riche, se repaissoit de ses chimères, et vivoit contente dans sa petite et mauvaise compagnie, où elle jouoit la petite souveraine. Elle vit aussi Madame fort rarement, et comme point M. et Mme la duchesse d'Orléans[3].

La Houssaye contrôleur général ; quel.

Tout à la fin de l'année, Pelletier de la Houssaye fut contrôleur général[4]. Il n'étoit pas de la même famille que Peletier des Forts[5], fils de Peletier de Souzy qui étoit du conseil de régence, lequel étoit frère de Peletier qui avoit été contrôleur général après M. Colbert et ministre d'État, père et grand-père de deux premiers présidents du parlement de Paris[6]. La Houssaye étoit frère de la femme

1. Tome XIX, p. 56.

2. Ces deux mots ont été ajoutés en interligne.

3. La *Gazette de Rotterdam*, Extraordinaire XCIII, dit, dès le 11 novembre, qu'elle a une grosse cour et que toute la maison d'Orléans lui a rendu visite.

4. *Gazette*, p. 600 ; *Gazette d'Amsterdam*, n° CII ; *Journal de Barbier*, édition Charpentier, tome I, p. 89 ; *Mémoires de Mathieu Marais*, tome II, p. 17. La commission, du 12 décembre, est dans le registre O[1] 64, fol. 315.

5. C'était M. des Forts qui d'abord avait remplacé Law à la direction des finances et dont l'autorité égalait celle d'un contrôleur général en titre : notre tome XXXVII, p. 337 et 367 ; néanmoins ce fut la Houssaye qui fut choisi.

6. Louis II et Louis III le Peletier : tomes IV, p. 268, et XIV, p. 384. — Saint-Simon écrit *Pelletier* pour les deux familles ; c'est pour cela qu'il fait cette remarque sur leur origine différente. Nous

d'Amelot, si estimé dans ses ambassades, duquel il a été souvent parlé ici[1]. Ce la Houssaye, étant conseiller d'État et intendant d'Alsace, est le même qui fut nommé troisième ambassadeur avec le maréchal de Villars et le comte du Luc, pour aller signer la paix à Baden, qui se fit moquer de lui en refusant de céder au comte du Luc[2], et, comme il n'y a en France qu'à prétendre et entreprendre pour réussir, pourvu qu'on ait tort, fit la planche par ce refus que les conseillers d'État ne veulent plus céder qu'aux ducs et aux officiers de la couronne[3]. On tortille depuis là-dessus; on le trouve ridicule; mais on le souffre. La Houssaye avoit fort réussi en Alsace; il en écrivoit des lettres de sa main et des mémoires dont la netteté et la capacité étoient merveilleuses[4]. Cette réputation l'en fit rappeler pour le mettre dans les grandes commissions des finances. C'étoit[5] un grand homme très

rétablissons la véritable orthographe de l'une et de l'autre. — La famille du nouveau contrôleur général était de Mantes, où un ancêtre, Mathurin le Pelletier, exerçait au milieu du quinzième siècle la profession d'épicier : Archives nationales, MM 818, p. 79, et MM 827, fol. 9 ; Bibliothèque nationale, Dossier bleu 13407 ; ms. Clairambault 1196, fol. 137 ; Nouv. acq. franç. 3513-3516, où sont les papiers de la famille. Les le Peletier étaient au contraire originaires du Maine ; le premier connu était bailli de Touvois en 1508 : voyez aux Archives nationales le registre MM 827, fol. 5 ; un mémoire de d'Hozier, publié dans le *Bulletin de la Société héraldique de France*, 1887, p. 151 ; l'*Annuaire de la noblesse* par Borel d'Hauterive, année 1895, et la *Généalogie des pairs de France*, par le chevalier de Courcelles, tome VIII, p. 115.

1. Catherine le Pelletier de la Houssaye avait épousé en juin 1679 Michel Amelot de Gournay ; elle mourut le 16 mai 1703 à quarante-trois ans.

2. Tome XXIV, p. 202-203.

3. Tomes XXXI, p. 56-57 et 80, XXXV, p. 14 et 310.

4. Sa correspondance avec le contrôleur général de 1700 à 1715 est aux Archives nationales, cartons G[7] 80-82 ; voyez aussi A. de Boislisle, *Correspondance des contrôleurs généraux*, tomes II et III.

5. Comparez à ce portrait celui qu'en fait le maréchal de Villars dans ses *Mémoires*, tome IV, p. 152 ; Mathieu Marais (*Mémoires*,

bien fait, de fort bonne mine, dont l'air et le ton étoit imposant. Mais, à travers cette écorce et la réputation qu'il avoit usurpée, il montra bientôt le tuf : on découvrit qu'il avoit un secrétaire extrêmement capable, qui lui étoit fort attaché, qui contrefaisoit son écriture à ne les pouvoir distinguer, qui envoyoit d'Alsace ces lettres et ces mémoires, qu'on admiroit comme étant de la main de la Houssaye, qui se divertissoit pendant que [le] secrétaire travailloit pour lui[1], car il étoit homme de plaisir en tout genre, et qui ne s'en contraignoit pas, sans même en trop craindre l'indécence. Cela même suppléa à sa capacité. Il plut à M. le duc d'Orléans ; il s'attacha à l'abbé Dubois, et fut ainsi contrôleur général, où il prit beaucoup de morgue et d'insolence, et montra l'épaisseur de son esprit et de sa compréhension, jusqu'à n'entendre pas la moindre affaire[2].

Triste fin et mort de Guiscard.

Guiscard mourut en ce temps-ci[3] d'une manière étrange. Il étoit gouverneur de Sedan, et l'avoit été de Dinant et de Namur[4], dont la défense sous le maréchal de Boufflers lui valut le collier de l'Ordre[5]. On a souvent ici parlé de lui. Il avoit été après d'Avaux ambassadeur en Suède[6], et

tome II, p. 284) dit que « sa tête n'avoit jamais été trop bonne », et qu'il étoit fort « adonné aux femmes ». Rigaud avait fait son portrait en 1715 pour trois cents livres.

1. Notre auteur est seul à raconter cette histoire.

2. Cela concorde assez bien avec ce que dit Mathieu Marais (ci-dessus). Le maréchal de Villars reconnaît en 1722 (tome IV, p. 211) qu'il « n'avoit pas soutenu la première idée que l'on avoit conçue de ses talents et surtout de sa fermeté ».

3. Louis, comte de Guiscard : tome I, p. 54. Il mourut au début de décembre (*Gazette*, p. 600).

4. Il n'avait été que commandant à Dinant à partir de 1690. Saint-Simon écrit *Dinan*, comme la ville de Bretagne ; mais il s'agit bien de celle de Hainaut.

5. En 1695 : tome II, p. 331.

6. Il fut nommé en Suède en août 1698. Son instruction est dans le *Recueil des instructions : Suède*, p. 187-203. Outre ses dépêches originales dans le fonds *Suède* des Affaires étrangères, on trouve celles

il avoit marié sa fille unique, qui étoit très riche, à Villequier, fils aîné du duc d'Aumont[1]. Il avoit eu plus de malheur que de part à la défaite du maréchal de Villeroy à Ramillies; mais il ne put revenir sur l'eau, comme il fit[2]. Il étoit fort des amis du maréchal de Villeroy, qui, après son retour dans la faveur du Roi par Mme de Maintenon, eut grand'peine à obtenir qu'il revînt à la cour. Le Roi l'y reçut mal, et ne put revenir sur son compte. Il étoit frère de ces deux scélérats de la Bourlie dont il a été parlé ici[3], où leur naissance et leur fortune a été expliquée. Guiscard étoit bon homme, honnête homme, doux et d'un commerce agréable, et fort honorable[4]. Avec ses biens, son cordon bleu, ses amis, car il en avoit, et l'alliance de sa fille, il se pouvoit passer de la cour et mener une vie agréable; mais il avoit de l'honneur et de l'ambition. Sa disgrâce, et plus encore la cause de sa disgrâce, troubloit tout son repos et tous les agréments de l'état où sa fortune l'avoit mis. La mort du Roi et le brillant du maréchal de Villeroy dans la Régence avoient fait renaître ses espérances. Il se flatta longtemps je ne sais de quoi ni pourquoi. Voyant enfin qu'on ne songeoit à lui pour rien, il se retira tout à fait en Picardie auprès de Chaulnes,

du Roi dans le ms. Franç. 10703 de la Bibliothèque nationale, et la copie des siennes dans le manuscrit 4754 de celle de l'Arsenal. Il se compromit à Stockholm et ne put avoir d'audience de congé lorsqu'il fut rappelé en 1701. Une relation de son ambassade par Saint-Prez est dans le volume *Suède*, Mémoires et documents, 10, aux Affaires étrangères, et Ch. Schefer lui a consacré un article dans les *Annales de l'École des sciences politiques*, 5e année.

1. Tome XVI, p. 153.

2. Comme fit le maréchal de Villeroy. Cela a été raconté dans nos tomes XIV, p. 19-20, et XVI, p. 153-154.

3. Jean-Georges de Guiscard, comte de la Bourlie (tomes VII, p. 67-68, et XII, p. 146-147), et Antoine de Guiscard, abbé de la Bourlie (tomes XII, p. 145-148, et XX, p. 353-355).

4. Son père avait été un des amis du duc Claude, et lui-même avait toujours témoigné de la déférence à notre auteur (tome XII, p. 148-149).

dans une terre qui s'appeloit Magny, à qui il avoit fait donner le nom de Guiscard, dont il avoit rendu la demeure fort agréable[1]. La mélancolie l'y gagna de plus en plus. Au bout de dix-huit mois, il eut un peu de goutte légère. Sa fille l'alla voir. Il quitta son appartement sans cause que caprice, peut-être pis, et s'alla mettre dans une tour à l'autre bout de la cour. Il y fut quelques jours sans sortir de sa chambre, où il ne se laissa voir qu'à sa fille et aux valets purement nécessaires. Il ne lui paroissoit ni fièvre ni aucun autre mal, et cependant gardoit son lit. Sa fille, au bout de quelques jours, le pressa de se lever. Il lui répondit que ce n'étoit plus la peine, et lui tint quelques discours ambigus. La conclusion fut que, sans nul accident qui parût, il mourut le soir de ce même jour, à septante-un ou deux ans[2].

Mort et caractère de Caumartin.

Caumartin, conseiller d'État et intendant des finances[3], mourut aussi en ce même temps à soixante-cinq ou six ans[4]. C'étoit un grand homme très bien fait et de fort bonne mine; on voyoit bien encore qu'il avoit été beau[5]. Il avoit pris tous les grands airs et les manières du maréchal de Villeroy, et s'étoit fait par là un extérieur égale-

1. Déjà dit dans le tome XIV, p. 20, et note 3.

2. Le manuscrit porte *à 71 ou deux ans.* — La *Gazette* dit « dans sa soixante-dixième année » ce qui devait être exact; car, d'une part, on sait qu'il fut baptisé au Louvre le 21 mai 1654, ayant pour parrain le jeune Roi et pour marraine Anne d'Autriche, et, d'autre part, des documents généalogiques qui semblent sérieux placent sa naissance au 27 septembre 1651.

3. Louis-Urbain Lefèvre de Caumartin : tome II, p. 194.

4. Il mourut le 2 décembre, en son château de Saint-Ange, près de Moret : *Gazette*, p. 612, et la lettre de M. de Balleroy à sa femme, dans *les Correspondants de Balleroy*, tome II, p. 213-214. Dès le 4 décembre sa place de conseiller d'État ordinaire fut donnée à Trudaine (reg. O[1] 64, fol. 313).

5. Saint-Simon a déjà fait son portrait dans nos tomes IV, p. 5-7, VI, p. 262-263, et XIX, p. 383. Outre le portrait par de Troy que nous avons indiqué alors, on sait que Rigaud le peignit en 1693 ou 1695.

ment ridicule et rebutant. Il avoit l'écorce de hauteur d'un sot grand seigneur ; il en avoit aussi le langage, et le ton d'un courtisan qui se fait parade de l'être ; ces façons lui aliénèrent beaucoup de gens. Il étoit fort proche parent et ami intime du chancelier de Pontchartrain[1] ; il eut toute sa confiance tant qu'il fut contrôleur général ; toute la finance passoit par ses mains. C'est ce qui gâta encore ses façons. Le dedans étoit tout autre que le dehors : c'étoit un très bon homme, doux, sociable, serviable, et qui s'en faisoit un plaisir, qui aimoit la règle et l'équité, autant que les besoins et les lois financières le pouvoient permettre, et au fond honnête homme, fort instruit dans son métier de magistrature et dans celui de finance, avec beaucoup d'esprit, et d'un esprit accort, gai, agréable[2]. Il savoit infiniment d'histoire, de généalogie, d'anciens événements de la cour. Il n'avoit jamais lu que la plume ou un crayon à la main ; il avoit infiniment lu, et n'avoit jamais rien oublié de ce qu'il avoit lu, jusqu'à en citer le livre et la page. Son père, aussi conseiller d'État[3], avoit été l'ami le plus confident et le conseil du cardinal de Retz[4]. Le fils, dès sa première jeunesse, s'étoit mis par là dans les compagnies les plus

1. Tome VI, p. 262.

2. Saint-Simon écrit ici *accord* et *guay*.

3. Louis-François Lefèvre de Caumartin, né le 6 juillet 1624, eut à vingt ans (1644) une charge de conseiller au Parlement ; devenu maître des requêtes en juin 1653, il fut chargé de tenir les sceaux aux Grands jours d'Auvergne en 1655 ; puis, en 1665, il alla comme intendant en Lyonnais, et passa deux ans après à l'intendance de Champagne ; il la quitta en mars 1672 pour entrer au conseil d'État, et mourut d'apoplexie le 3 mars 1687. Le comte Édouard de Barthélemy lui a consacré une bonne notice dans l'Introduction des *Correspondants de la marquise de Balleroy*, sa fille, p. XV-XXXVIII. Van Schuppen grava son portrait en 1685 d'après Fr. de Troy.

4. Il lui avait en effet rendu de grands services pendant la Fronde, et c'est à la prière de sa seconde femme, Catherine-Madeleine de Verthamon, que le cardinal écrivit ses *Mémoires* ; Fléchier lui dédia aussi son récit des Grands jours d'Auvergne.

choisies et les plus à la mode de ces temps-là. Cela lui en avoit donné le goût et le ton, et de l'un à l'autre il passa sa vie avec tout ce qu'il y avoit de meilleur en ce genre. Il étoit lui-même d'excellente compagnie, et avoit beaucoup d'amis à la cour et à la ville. Il se piquoit de connoître, d'aimer, de servir les gens de qualité, avec lesquels il étoit à sa place, et point du tout glorieux, et parfaitement libre des chimères de la robe ; avec cela très honorable et même magnifique, point conteur, mais très amusant, et, quand on vouloit, un répertoire le plus instructif et le plus agréable[1]. Il aimoit et faisoit fort bonne chère, et il n'avoit pas été indifférent pour les dames. C'est le premier homme de robe qui ait hasardé de paroître en justaucorps et manteau de velours dans les dernières années du Roi[2]. Ce fut d'abord une huée à Versailles ; il la soutint ; on s'y accoutuma ; nul autre n'osa l'imiter de longtemps, et puis peu à peu ce n'est plus que velours pour les magistrats, qui d'eux a gagné les avocats, les médecins, les notaires, les marchands, les apothicaires, et jusqu'aux gros procureurs[3].

Époque du velours en habits ordinaires pour les gens de robe.

1. Voltaire, dans une épître datée du château de Saint-Ange (déjà citée dans notre tome IV, p. 6), faisait de M. de Caumartin un éloge dont plusieurs traits confirment les assertions de Saint-Simon :

> Caumartin porte en son cerveau
> De son temps l'histoire vivante;
> Caumartin est toujours nouveau
> A mon oreille qu'il enchante;
> Car dans sa tête sont écrits
> Et tous les faits et tous les dits
> Des grands hommes, des beaux esprits,
> Mille charmantes bagatelles,
> Mille chansons vieilles et nouvelles
> Et les annales immortelles
> Des ridicules de Paris.

C'est lui qui avait raconté à Voltaire l'anecdote de l'armoire de Mazarin pleine d'or (*Siècle de Louis XIV*, chapitre xxv).

2. Les six derniers mots ont été ajoutés en interligne.

3. Sur cette question, voyez l'*Intermédiaire des chercheurs et des curieux* du 25 juillet 1889, p. 442-443 et 467.

Le Parlement enregistre la déclaration pour recevoir la Constitution et revient à Paris.

L'abbé Dubois et M. le duc d'Orléans, celui-ci par foiblesse, l'autre pour son chapeau, avoient toujours en tête[1] leur déclaration pour faire recevoir la constitution *Unigenitus*. Ils ne furent pas longtemps à s'apercevoir de l'inutilité et du ridicule effet d'avoir, avec tant de pompe et de seigneurs bas et flatteurs, forcé le Grand Conseil à l'enregistrer[2]. Ils se mirent bientôt après à reprendre leurs négociations avec le Parlement ; elles durèrent trois mois, et ces trois mois furent une mine et une abondante veine d'or pour le premier président, qui vendoit le Régent à sa Compagnie pour s'y réaccréditer, et qui enfin la vendit au Régent. Quand il se crut au point qu'il desiroit avec le Parlement aux dépens du Régent, qui fournissoit à ses profusions et à ses brocards, et qu'il comprit qu'il étoit temps de finir l'affaire, pour ne pas tarir cette veine, et ne pas passer l'hiver à Pontoise, au hasard[3], s'il poussoit le Régent à bout, de lui fermer la main, de se voir forcé à mettre bas sa table[4], et à tomber de l'énorme splendeur qu'il avoit soutenue jusqu'alors, il se fit valoir à sa Compagnie, fort lasse de l'éloignement de ses foyers, qu'il la ramenoit[5] à Paris si elle vouloit enregistrer une déclaration qu'ils sauroient toujours bien expliquer dans la pratique, et qui au fond ne donneroit guères plus à la Constitution, qui avoit un si nombreux parti dans l'Église, et toute l'autorité du gouvernement pour elle[6]. Il en vint

1. *En teste* ajouté en interligne.

2. Ci-dessus, p. 5-10.

3. Après *hazard,* il a biffé *de se voir forcé,* qui se retrouvera plus loin.

4. La table ouverte qu'il tenait à Pontoise pour les membres de la Compagnie : tome XXXVII, p. 363.

5. Le manuscrit porte bien *ramenoit,* et non *ramèneroit.*

6. Le Régent employa, pour venir à bout du Parlement, un autre moyen dont ne parle pas Saint-Simon : ce fut de décider son transfert de Pontoise à Blois. Cet éloignement augmentait les charges des magistrats et pouvait être le présage de plus graves mesures, comme celle de sa suppression, à laquelle semblait préluder la création de la

à bout : le Parlement l'enregistra le 4 décembre[1], et deux jours après il eut son rappel à Paris[2], où il revint incontinent reprendre sa séance ordinaire, et se remettre tout de bon à écouter et à juger les procès.

Chambre établie aux Grands Augustins pour vuider force procès.

Quelque temps avant le retour du Parlement à Paris, on établit aux Grands-Augustins une chambre pour juger en dernier ressort quantité de procès restés depuis longtemps aux rôles, et divers autres encore restés en arrière[3].

chambre des Grands Augustins, dont il va être parlé plus loin. Des lettres de cachet furent envoyées en conséquence à tous les magistrats ; mais, après des négociations dans lesquelles le maréchal de Villars s'attribue un rôle important (*Mémoires*, tome IV, p. 144-151), M. de Mesmes ayant donné l'assurance que la déclaration sur la Constitution serait enregistrée, les ordres pour Blois furent révoqués, et le Parlement continué à Pontoise : voyez le Journal du greffier Delisle, Archives nationales, U 747, fol. 41 et suivants, les *Mémoires de Mathieu Marais*, tome I, p. 478-480, 485, etc., et le *Journal de Barbier*, tome I, p. 80-82.

1. La déclaration « touchant la conciliation des évêques du royaume à l'occasion de la constitution Unigenitus » fut apportée à Pontoise par les gens du Roi le 2 décembre, renvoyée immédiatement à l'examen de commissaires après un discours insinuant et habile du premier président dont le greffier Delisle nous a conservé le texte (reg. U 748, fol. 76-77), et enregistrée le 4 décembre (registres du Parlement, X[1A] 8438, 2 et 4 décembre, et 8724, fol. 163 v° ; voyez les *Mémoires de Mathieu Marais*, tome II, p. 3-5, et le *Journal de Barbier*, tome I, p. 88).

2. C'est seulement une déclaration du 16 décembre qui rappela le Parlement à Paris ; la cour s'empressa de l'enregistrer le 17, et dès le 20 elle reprit ses séances au Palais. La satisfaction des magistrats fut grande ; on peut en voir l'expression naïve dans le Journal du greffier Delisle (*Annuaire-Bulletin de la Société de l'histoire de France*, 1923, p. 287).

3. Notre *Gazette* ne parlant point de cette chambre, c'est dans la *Gazette d'Amsterdam*, n°s LXXXI, LXXXIII et LXXXIV que notre auteur en prend la mention ; de là le vague de ses indications. Elle fut créée par des « Lettres patentes en forme de commission » du 27 septembre, dont un exemplaire imprimé est dans le registre U 748, et elle commença ses fonctions le 7 octobre pour durer jusqu'à la Saint-Martin et remplacer ainsi l'ordinaire chambre des vacations du Parlement. Mathieu Marais (*Mémoires*, tome I, p. 460-461) et l'avocat Barbier

Armenonville fut choisi pour y présider, avec six autres conseillers d'État ses cadets, dix maîtres des requêtes, et un onzième pour servir de procureur général[1]. On douta si les parties s'y présenteroient volontiers dans la crainte que le Parlement de retour prétendît invalider tout ce qui y auroit été instruit et jugé. Néanmoins, peu à peu les affaires s'y portèrent. Le Parlement de retour consentit à cette jurisdiction extraordinaire, pour un temps, parce qu'il sentit qu'il étoit si chargé et si arriéré de procès, à force de s'être abandonné aux affaires publiques et à ne rien faire à Pontoise, qu'il étoit indispensable d'y pourvoir autrement. Ce nouveau tribunal, qui dura assez longtemps, se rendit recommandable par son équité, son travail et son expédition; il vuida tout ce qui y fut porté, et Armenonville en particulier s'y acquit beaucoup d'honneur[2].

Mariage du duc de Lorge avec Mlle de Mesmes.

Vers le milieu du séjour du Parlement à Pontoise, travaillant une après-dînée seul avec M. le duc d'Orléans, il m'apprit que le premier président lui avoit demandé son agrément pour le mariage de sa fille aînée arrêté avec le duc de Lorge[3]. Ma surprise et ma colère me firent lever

(*Journal,* tome I, p. 75-76 et 77) donnent divers renseignements sur son fonctionnement.

1. Elle était en réalité composée de neuf conseillers d'État et de vingt-cinq maîtres des requêtes; le procureur général était cet Aubry de Vatan, qui avait déjà rempli la même fonction l'année précédente à la chambre de justice de Nantes. Il fallait au moins huit membres présents pour juger; outre les jugements sur rapport, il devait y avoir deux fois par semaine des audiences à huis clos pour les affaires inscrites à un rôle spécial.

2. Nous ne savons jusqu'à quelle époque dura cette chambre extraordinaire, ni ce que sont devenus ses papiers.

3. Saint-Simon a déjà parlé de ce projet de mariage dans notre précédent volume, p. 252-253; il en avait été question dès le mois d'avril, et il fut déclaré officiellement au début de décembre (Journal du greffier Delisle dans l'*Annuaire-Bulletin de la Société de l'histoire de France,* 1923, p. 281); mais notre auteur, trouvant dans la *Gazette d'Amsterdam* la mention du mariage (notre *Gazette* n'en

brusquement et jeter mon tabouret à l'autre bout du petit cabinet d'hiver où nous étions. Il n'y avoit sorte de plaisirs essentiels que je n'eusse faits toute ma vie à ce beau-frère, non pour l'amour de lui, car je le connoissois bien, mais par rapport à Mme de Saint-Simon. On a vu en son lieu que je l'avois fait capitaine des gardes et ce qu'il m'en arriva[1], et comme j'obtins pour rien un régiment pour son fils aîné à qui il n'en eût jamais acheté, et combien peu il en fut touché[2]. J'ajouterai ici qu'à la mort de M. le maréchal de Lorge, je lui quittai près de dix mille écus qui, sans dispute ni difficulté, revenoient à Mme de Saint-Simon sur le brevet de retenue de la charge de capitaine des gardes qu'eut le maréchal d'Harcourt, et, malgré une conduite étrange et misérable, j'avois toujours très bien vécu avec lui. Je n'avois donc garde de m'attendre qu'il choisît la fille d'un homme que je traitois en ennemi déclaré, à qui je refusois publiquement le salut, duquel je parlois sans aucune mesure, et à qui je faisois des insultes publiques tout autant que l'occasion s'en présentoit, ce qui arrivoit le plus ordinairement au Palais-Royal, n'ayant guères ou point d'occasion de le rencontrer ailleurs. Je ne me contraignis donc pas avec M. le duc d'Orléans sur un mariage qui m'offensoit si vivement. M. le duc d'Orléans n'osa trop rire du torrent que je débondai[3], me voyant si outré ; il trouva pourtant que j'avois raison.

Je venois nouvellement de sauver une cruelle affaire

parle pas), s'est remis en mémoire la scène qu'il avait eue à cette occasion avec le Régent et l'a racontée à nouveau, sans se rappeler qu'il en avait déjà fait le récit.

1. Tome XXIX, p. 248-257.

2. Ceci n'a pas été raconté, et en effet Saint-Simon exagère. Il avait simplement obtenu pour le jeune comte de Lorge, au début de la présente année, d'être mis à la suite du régiment de cavalerie de son fils le duc de Ruffec avec le grade de mestre-de-camp réformé.

3. Verbe déjà rencontré, mais au sens absolu, dans le tome IX, p. 107.

au duc de Lorge. Il avoit une maison dans le village de Livry, où il se croyoit tout permis[1]. Non content de désoler Livry[2] sur les chasses, et Livry en étoit capitaine et seigneur du lieu, avec qui je le raccommodai bien des fois, il s'avisa d'ouvrir, devant une grille de son jardin, une route prodigieusement large tout à travers de la forêt de Livry, et de faire cette expédition avec tant d'ouvriers, qu'elle fut achevée avant qu'on s'en fût aperçu. On peut juger des cris des officiers des eaux et des forêts[3] et de l'intendant des finances qui les avoit dans son département[4], et des suites ruineuses et même personnelles de leurs procédures, si la bonté de M. le duc d'Orléans pour moi ne leur eût imposé silence tout aussitôt et fait rendre un arrêt du Conseil antidaté qui ordonnoit cette ouverture et cette coupe de bois du Roi[5]. De cela et de tant d'autres bottes que j'avois parées[6] au duc de Lorge, et de tant d'autres choses faites pour lui, tel fut le salaire. Je retournai à Meudon, où j'appris ce beau mariage à Mme de Saint-Simon, qui en fut consternée. Je lui déclarai qu'elle ni moi ne verrions jamais son frère ni celle qu'il alloit épouser, et qu'elle fît savoir à Mme la maréchale de Lorge et à M. et à Mme de Lauzun que, s'ils signoient le contrat de mariage ou s'ils assistoient à cette noce, nous ne les

1. Il a été parlé de cette maison dans nos tomes XXIX, p. 256, et XXXVII, p. 252.

2. Louis Sanguin, marquis de Livry, gendre du duc de Beauvillier : tome II, p. 84.

3. Le grand maître des eaux et forêts du département de Paris était M. de la Faluère.

4. C'était Fagon, avec qui Saint-Simon était lié.

5. Nous n'avons pu retrouver cet arrêt du Conseil, s'il a réellement existé. La maison de M. de Lorge, qu'il augmenta beaucoup par la suite, était à la sortie du village vers Meaux. Sur le plan 53 de l'atlas F^{14} 8443 des Archives nationales, on voit en effet une route assez large ouverte à travers un coin de la forêt de Bondy en face d'une grille du parc de M. de Lorge. C'est sans doute celle dont il s'agit ici.

6. *Botte* est ici dans le sens du terme d'escrime, comme dans le tome XXI, p. 374.

verrions de notre vie. Dans le public, je m'expliquai sans aucune sorte de ménagement ni en choses ni en termest Le contrat ne fut point signé de Mme la maréchale de Lorge ni de M. et de Mme de Lauzun, et ils n'allèren. point à ce mariage, qui se fit à Pontoise, avec toute la magnificence du premier président, qui y convia tout le Parlement, lequel il fit signer au contrat de mariage [1].

Parmi tout ce vacarme que je fis, rien n'échappa au premier président ni aux siens. Au contraire, force regrets de ma colère, force desirs de l'apaiser, force respects, malgré toute leur gloire. Il faut achever cet épisode tout de suite. Après quelque temps et qu'ils se flattèrent que leur conduite à mon égard, tandis que je ne me refusois rien, auroit pu émousser ma colère, ils me firent parler par plusieurs de mes amis dans les termes les plus propres à se faire écouter. Cela dura longtemps sans autre réponse que mes propos accoutumés sur le beau-père et le gendre. A la fin, ce fut quelque chose de plus intime et de plus cher qui m'abattit, plutôt qu'il ne me gagna. Mme de Saint-Simon ne cessoit de répandre des larmes en silence ; elle ne mangeoit et ne dormoit plus ; sa santé délicate s'altéroit visiblement. Cet état, qui ne pouvoit se changer que par une réconciliation, fit en moi un combat

1. Le mariage fut célébré à minuit le 14-15 décembre dans la chapelle de l'ancienne abbaye de Saint-Martin de Pontoise, où logeait alors le premier président (*Mercure* du mois, p. 163-165 ; *Mémoires de Mathieu Marais,* tome II, p. 11 ; *Journal de Barbier,* p. 91 ; *Mémoires du président Hénault,* édition Rousseau, p. 339-340 et 343). Le greffier Delisle a donné un récit très détaillé de la cérémonie dans son Journal du parlement de Pontoise (U 747), fol. 55 et 56 ; les parties principales en ont été publiées dans l'*Annuaire-Bulletin de la Société de l'histoire de France,* 1923, p. 283-286. Il confirme qu'aucun parent ni ami du côté du marié ne signèrent au contrat ni assistèrent à la cérémonie. Le Roi avait envoyé à la mariée le cadeau qu'il faisait habituellement aux filles des premiers présidents : une croix de diamants et un collier de perles.

intérieur, dont les fougues et les élans ne se peuvent décrire, entre ce que je respectois et que j'aimois le plus tendrement, entre une douleur continuelle qui la minoit et qui me perçoit le cœur, et de me réconcilier avec deux hommes qui, avec tant de raison, m'étoient si démesurément odieux, et qui ne m'étoient pas moins méprisables. Enfin, pour abréger, je fis à la conservation de Mme de Saint-Simon[1] un sacrifice vraiment sanglant, et, au bout de six ou sept mois, la réconciliation se fit en cette sorte[2] : je consentis que le contrat fût signé[3], et de voir la duchesse de Lorge à l'hôtel[4] de Lauzun, sans personne que la duchesse de Lauzun. Cela se passa debout en un moment, et fort cavalièrement de ma part. Le lendemain, le premier président vint chez moi en robe de cérémonie, où il m'accabla de compliments et de respects. Je fus sec, mais poli, comme je m'y étois engagé[5]. Les jours suivants, Mme de Fontenilles sa sœur, le bailli de Mesmes et leurs plus proches vinrent au logis, où je les reçus civilement,

1. Les mots *de Me de Simon (sic)*, oubliés, ont été remis en interligne.

2. Il en a déjà parlé, très brièvement, dans le tome XXV, p. 21-22.

3. Ce contrat avait été signé à Pontoise le 13 décembre, mais sans la participation d'aucun des parents du marié ; il est probable que Saint-Simon consentit à ce que leur signature fût apposée après coup.

4. Les mots *à l'hostel* sont en interligne, au-dessus de *chez Me*, biffé.

5. L'affaire du raccommodement se termina beaucoup plus vite que ne le dit Saint-Simon. Une lettre de Paris du 26 décembre 1720, insérée dans le nº I de la *Gazette d'Amsterdam* de 1721 dit en effet : « Le duc de Saint-Simon et M. de Mesmes, premier président du Parlement, qui avoient eu quelque différend depuis les démêlés des ducs et pairs, sont parfaitement réconciliés. » La même nouvelle est donnée par la *Gazette de Leyde* ou *Nouvelles extraordinaires de divers endroits*, nº I. D'autre part le greffier Delisle inscrit dans son journal au 28 décembre (Archives nationales, U 364) : « Raccommodement de M. le duc de Saint-Simon avec M. le premier président », et il raconte le repas dont il va être question à la page suivante. On voit que les « six ou sept mois » se réduisent à une dizaine de jours, à moins qu'on ne les compte depuis la première annonce du mariage en avril.

mais très froidement. Le premier président y revint encore, sur ce que j'avois déclaré que je ne voulois point voir son gendre. C'étoit lui pourtant qu'il falloit que je revisse pour essuyer les larmes de Mme de Saint-Simon, et enfin j'y consentis. Il vint chez moi, conduit par elle. Je le reçus fort mal, quoique le moins que je pus gagner sur moi. J'allai après chez le premier président, qui me reçut avec des empressements et des civilités extrêmes. Il n'épargna ni le terme de respect ni celui de reconnoissance ; en un mot, il continua d'oublier sa morgue, et se répandit en bien-dire.

Mme de Lorge et sa sœur[1] étoient venues chez moi, menées par Mme de Lauzun, dès que j'eus vu la duchesse de Lorge à l'hôtel de Lauzun[2] ; puis peu à peu j'allai voir la sœur, le frère[3] et la belle-mère du premier président[4]. Il desira avec grande ardeur donner une espèce de repas de noce où je voulusse bien être avec Mme de Saint-Simon, qu'il avoit visitée dans son appartement toutes les fois, et dès la première qu'il étoit venu chez moi, et mes enfants aussi. Enfin, j'y consentis encore. Le repas fut excellent et magnifique, et accompagné, de la part du

1. Henriette-Antoinette de Mesmes, sœur cadette de la jeune Mme de Lorge, avait épousé le 1er août 1715 Louis-Hector de Gelas de Voisins, marquis de Lautrec (notre tome XXVI, p. 239), qui se séparera d'elle et la renverra chez son père le 21 février 1721. Les deux sœurs cédèrent en 1731 à la Bibliothèque du Roi six cent quarante-deux volumes manuscrits provenant de leur père.

2. Cette nouvelle duchesse de Lorge devint dame d'honneur de la duchesse d'Orléans en janvier 1738 (*Mémoires de Luynes*, tome II, p. 12). Elle mourut le 23 mars 1767, âgée de soixante-dix ans et dix mois, au couvent de Chaillot, où elle s'était retirée après la mort de son mari.

3. Mme de Fontenilles et le bailli de Mesmes.

4. Le premier président avait épousé en 1695 Marie-Thérèse Feydeau de Brou (tome XIII, p. 419), morte depuis 1705, fille d'un président au Grand Conseil et de Marie-Anne Voysin. Celle-ci, d'une branche des Voysin différente de celle du chancelier, s'était mariée avec M. Feydeau de Brou en avril 1671 et était veuve depuis 1691.

premier président et des siens, de tout ce qui me pouvoit plaire en façons et en discours[1]. De l'un à l'autre on se laisse conduire à tout. Mme de Saint-Simon desira si fort que nous leur donnassions un repas aussi comme de noce, qu'il fallut bien y consentir. Le premier président ne l'osoit espérer, et en parut transporté de joie. Il fut des mêmes personnes qui avoient été de celui du premier président, et je m'y donnai la torture pour y faire médiocrement bien. Ainsi finit la division atroce qui me séparoit du premier président, avec tant d'éclat si continuellement soutenu depuis l'affaire du bonnet, et que ce mariage avoit comblée de nouveau[2]. Dans la suite, le premier président vint de temps en temps chez moi, puis plus souvent, moi quelquefois chez lui, jusqu'à la fin de sa vie ; on peut croire qu'il n'y eut que de la civilité, et que la conversation n'étoit pas intéressante[3]. Mais, pour Mme de Fontenilles, nous nous accommodâmes d'elle et elle de nous peu à peu, en telle sorte que nous sentîmes tous son

1. Ce repas eut lieu presque aussitôt : « Ce jourd'hui samedi 28 décembre [1720], fête des Saints-Innocents, M. le premier président a donné un magnifique dîner à toute la famille de Mme la duchesse de Lorge, sa fille, nouvellement mariée à Pontoise.... Y étoient entre autres M. le duc de Saint-Simon et Mme sa femme, et M. le duc de Lauzun et Mme sa femme, sœurs de M. le duc de Lorge, qui avoient quelques jours auparavant donné un pareil dîner à la famille, où étoit M. le premier président. Je marque ceci par rapport à M. le duc de Saint-Simon pour son raccommodement avec M. le premier président, qui fera ensuite celui du Parlement avec lui suivant toutes les apparences, après avoir été brouillés ensemble, ainsi qu'un grand nombre de Messieurs les pairs, depuis la mort du feu Roi. » (Journal du greffier Delisle, U 364).

2. Saint-Simon ne raconte pas qu'il essaya de profiter de la circonstance pour faire régler au profit des pairs les contestations qu'ils avaient avec le Parlement ; c'est un détail curieux que nous apprennent les *Mémoires du maréchal de Villars,* tome IV, p. 158 et suivantes. Notre auteur ne s'en est pas vanté, parce qu'il échoua.

3. Au contraire, si l'on s'en rapporte à ce qu'il a dit précédemment, dans le tome XXV, p. 22, il tira du premier président des renseignements utiles.

mérite, sa vertu, son esprit, les agréments et la sûreté de son commerce, et que la liaison et l'amitié se forma étroite et a toujours duré depuis[1].

Mariage du duc de Brissac avec Mlle Pécoil. Mort étrange du vieux Pécoil.

Le duc de Brissac épousa en même temps Mlle Pécoil, très riche héritière[2], dont le père étoit mort maître des requêtes, et la mère étoit la fille de le Gendre, très riche négociant de Rouen[3]. Le père de Pécoil étoit un bourgeois de Lyon, gros marchand, et d'une avarice extrême. Il avoit un grand coffre-fort rempli d'argent dans un fond de cave, fermé d'une porte de fer à secret, où on n'arrivoit qu'en passant d'autres portes. Il disparut un jour si longtemps que sa femme et deux ou trois valets ou servantes qu'ils avoient[4] le cherchèrent partout. Ils savoient bien qu'il avoit une cache[5], parce qu'ils l'avoient quelquefois surpris descendant dans sa cave un martinet[6] à la main ; mais jamais personne ne l'y avoit osé suivre. En peine de ce qu'il étoit devenu, ils y descendirent, enfoncèrent les dernières portes, et trouvèrent enfin celle de fer. Il fallut des ouvriers pour l'enfoncer ou l'ouvrir, en attaquant les côtés de la muraille où elle tenoit. Après un long travail ils entrèrent et trouvèrent le vieil avare mort auprès de son coffre-fort, qui apparemment n'avoit pu retrouver le secret de la serrure après s'être enfermé en dedans, et n'avoit pu

1. Déjà dit au même endroit.

2. Ce mariage a été annoncé dans le tome XXXVI, p. 213. Il fut célébré le 22 octobre (*Mercure* de décembre, p. 163 ; *les Correspondants de Balleroy*, tome II, p. 207 ; Bertin, *Les mariages dans l'ancienne société*, p. 561 et suivantes). Cette nouvelle mariée eut, l'année d'après, une dispute de poissarde avec Mmes de Polignac et de Sabran au bal de l'hôtel de ville (*Mathieu Marais*, tome II, p. 257-258 ; *Correspondance de Madame*, recueil Brunet, tome II, p. 368).

3. Tout cela, et l'histoire qui va suivre, a déjà été raconté, lors de la mort de Claude III Pécoil, dans le tome XXXVI, p. 210-212, et appendice VII, et on en a montré la fausseté.

4. Ces trois mots ont été ajoutés en interligne.

5. Mot déjà rencontré dans le tome XIX, p. 282.

6. « *Martinet*, espèce de petit chandelier de fer plat, qui a un manche » (*Académie*, 1718).

l'ouvrir : fin bien horrible en toutes manières. MM. de Brissac ne sont pas délicats depuis longtemps en alliances, et toutefois n'en paroissent pas plus riches ; les écus s'envolent, la crasse demeure[1].

Ambassadeur du Grand Seigneur en France.

Le Grand Seigneur avoit nommé et fait partir un ambassadeur pour venir complimenter le Roi sur son avènement à la couronne. Comme c'est une chose fort peu usitée à l'orgueil de la Porte, notre cour en fut extrêmement flattée. Outre l'honneur et la considération des lieux saints de la Palestine, l'intérêt du commerce et de la bannière de France dans la Méditerranée ne contribua pas moins à en être touché. Il débarqua à Toulon, et, à cause de la peste, on l'obligea à la quarantaine[2], et on le fit venir par Toulouse à Bordeaux, et de là à Paris[3].

Congrès de Cambray inutile. Saint-Contest

On étoit près d'ouvrir le congrès de Cambray, dont l'objet étoit de régler ce qui ne l'avoit pu être entre l'Empereur et l'Espagne, et quelques suites de ce qui l'avoit

1. Il est curieux de remarquer que Claude Pécoil avait acheté en 1701 le bel hôtel de Brissac dans la rue des Saints-Pères, qui revint, par le mariage de sa fille. à ses premiers possesseurs (Germain Brice, *Description de Paris*, édition 1752, tome IV, p. 58).

2. Il arriva à Toulon vers le 10 octobre avec une suite de soixante personnes ; mais il ne débarqua pas et alla faire la quarantaine dans l'île de Maguelonne, près Cette, où on lui envoya des troupes d'escorte et des carrosses pour l'amener à Paris. Partout on devait le recevoir avec de grands honneurs, et il était défrayé de tout aux dépens du Roi (*Gazette de Rotterdam*, n°s LXXXVI, XC, C et CV ; *Gazette d'Amsterdam*, n°s LXXXVI-LXXXVIII ; notre *Gazette* n'en parle pas). Il s'appelait Tchelébi Méhémet Effendi et avait été un des plénipotentiaires turcs au congrès de Passarowitz.

3. Il s'embarqua sur le canal du Languedoc à Béziers, gagna Toulouse par eau, puis Bordeaux ; son entrée dans cette ville, le 8 février 1721, est racontée dans une Chronique bordelaise publiée dans le tome LIV des *Archives historiques de la Gironde*, p. 114. De là il vint à Paris par les carrosses du Roi. Il arriva dans cette ville le 8 mars (*Gazette*, p. 136 ; *Les Correspondants de Balleroy*, tome II, p. 266 ; *Gazette d'Amsterdam*, 1721, n°s XIII-XXII et Extraordinaires, *passim* ; voyez la suite ci-après, p. 144 et suivantes).

et Morville y vont ambassadeurs plénipotentiaires. Sage pensée du cardinal Gualterio.

été à Baden[1]. Saint-Contest, qui, comme on l'a vu et pourquoi, avoit été troisième ambassadeur plénipotentiaire à la paix de Baden[2], le fut en premier à Cambray avec Morville, fils d'Armenonville, ambassadeur en Hollande. Toutes les puissances de l'Europe y envoyèrent. Cette assemblée dura longtemps, où les cuisiniers eurent plus d'affaires que leurs maîtres ; elle se sépara à la fin sans avoir rien fait[3]. Le cardinal Gualterio, avec qui j'étois en commerce réglé toutes les semaines[4], m'écrivit pendant ce congrès une chose très sensée : c'étoit de profiter de cette assemblée des ministres de toutes les grandes puissances de l'Europe pour convenir entre elles des entrées et de la suite de leurs ambassadeurs dans toutes les cours, dont la dépense toujours plus grande croissant toujours, à qui aura plus de carrosses et d'équipages les plus magnifiques, et le plus de gentilshommes de suite, de riche et nombreuse livrée de toutes façons, ruinent les ambassadeurs en coûtant fort cher à leurs maîtres ; de mettre ainsi des bornes à l'émulation et à la dépense.

Maulévrier-

L'abbé de Maulévrier, qui avoit été aumônier du Roi,

1. Dom Leclercq (*Histoire de la Régence*, tome III, p. 249-260) a très clairement exposé les motifs du congrès indiqué à Cambray, les raisons qui en firent retarder l'ouverture, enfin ses résultats négatifs jusqu'à la fin de la Régence. D'après des correspondants de la *Gazette d'Amsterdam*, 1720, Extraordinaire LXVIII et n° LXIX, l'ouverture en avait été primitivement fixée au 15 octobre. Saint-Simon avait dans sa bibliothèque les *Mémoires pour servir à l'histoire du congrès de Cambray*, 2 vol. in-12, parus en 1723. Voltaire, qui y alla, en parle dans sa Correspondance. Les volumes *France* 481-489 du Dépôt des affaires étrangères renferment les documents qui y ont rapport.

2. Tome XXIV, p. 202.

3. Le congrès de Cambray ne se termina qu'en mai 1727 ; les résultats en furent quasi nuls.

4. Voyez notre tome XIII, p. 112 ; on sait que cette précieuse correspondance a disparu en grande partie, et notamment pour l'époque qui nous occupe.

Langeron envoyé en Espagne.

dont il a été parlé plus d'une fois ici[1], fit tant[2] qu'il persuada à l'abbé Dubois d'envoyer en Espagne Maulévrier, son neveu, qui étoit lieutenant général[3]. Leur nom est Andrault, fort léger : ils sont de Bourbonnois, originaires d'autour de Lyon, très attachés de tout temps aux Villeroy, domestiques de l'hôtel de Condé[4], et celui qui étoit mort lieutenant général des armées navales[5] et sa famille tout à M. et à Mme du Maine. Ce n'étoit pas là des titres à faire valoir à M. le duc d'Orléans pour être envoyé du Roi en Espagne; néanmoins il le fut. On lui joignit, mais sans titre, une espèce de financier marchand qui s'appeloit Robin, pour les affaires du commerce[6]. On verra dans la suite, si j'ai le temps d'écrire mon ambassade en Espa-

1. Charles Andrault de Langeron : tomes XV, p. 367, XX, p. 82-88, et XXXI, p. 52.
2. Les mots *fit tant*, oubliés, ont été remis en interligne.
3. Jean-Baptiste-Louis Andrault, marquis de Maulévrier : tome IX, p. 236 ; il venait d'être fait lieutenant général au mois de mars précédent, et on l'avait désigné alors pour porter à l'infant don Philippe, nouvellement né, le cordon de l'ordre du Saint-Esprit (*Journal de Dangeau*, tome XVIII, p. 260-261). Il ne partit qu'en septembre et fut alors accrédité comme ambassadeur. Ses instructions et un résumé de ses négociations sont dans le *Recueil des instructions aux ambassadeurs : Espagne*, tome II, p. 331 et suivantes.
4. Il a déjà parlé des Andrault de Langeron dans le tome XX, p. 83-84.
5. Joseph Andrault, dit le comte de Langeron : tome XV, p. 221.
6. Jean-Baptiste Robin, d'abord subdélégué général à l'intendance de Metz, puis commissaire provincial des guerres, avait été pris par Dubois comme commis ; il fut adjoint à M. de Maulévrier sous le titre de commissaire du Roi chargé spécialement des questions commerciales avec douze mille livres d'appointements ; nous le verrons recevoir un titre de comte de Castille à l'occasion du mariage de l'Infante. Il revint à la fin de 1722, et fut envoyé plus tard comme secrétaire au congrès de Cambray. Sa fille épousa au début de 1723 un M. d'Oraison (*Les Correspondants de Balleroy*, tome II, p. 514). Très délié et habile, il était le conseiller écouté de l'ambassadeur, dont les talents n'étaient pas de premier ordre ; « M. Robin, disait Dubois (lettre du 16 décembre, ci-après, appendice VII), est l'Apollon sans lequel M. de Maulévrier ne sauroit faire de vers. »

gne, qu'il lui en auroit fallu encore un autre pour la négociation[1].

La maladie du Pape, qu'on crut trop tôt désespérée[2], attira l'ordre à nos cardinaux de se préparer diligemment à partir, et le retour du cardinal de Polignac de son abbaye d'Anchin en Flandres[3], où on a vu qu'il étoit exilé[4]. L'alarme cessée suspendit leur départ, et le cardinal de Polignac eut permission de saluer le Roi et[5] M. le duc d'Orléans, et de demeurer à Paris en attendant des nouvelles de Rome plus pressantes.

Law sort enfin du royaume. Son caractère.

L'année finit par le départ subit et secret de Law, qui n'avoit plus de ressources, et qu'il fallut enfin sacrifier au public[6]. On ne le sut que parce que le fils aîné d'Ar-

1. Nous retrouverons ces deux personnages dans la suite des *Mémoires* : ci-après, p. 372.

2. Le 3 novembre, Clément XI, ayant pris froid, fut obligé de se mettre au lit ; mais il se remit assez rapidement ; dès le 16, il put donner audience au secrétaire de la Propagande, et se leva le 17 ; mais il eut une petite rechute un peu plus tard (*Gazette*, p. 583-584, 596, 608 et 620). On ne connut la maladie à Paris qu'à la fin du mois ; la *Gazette d'Amsterdam* en parle le 29 novembre (Extraordinaire XCVI).

3. Saint-Simon prend cette nouvelle dans l'Extraordinaire ci de la *Gazette d'Amsterdam*. Parmi les autres cardinaux, plusieurs n'étaient pas en santé de partir ; d'autres ne tenaient pas à entreprendre le long voyage de Rome sans être certains que le conclave s'ouvrait ; ils tardèrent si bien que les nouvelles du rétablissement du Pape parvinrent à Paris avant qu'ils se fussent mis en route (*Mémoires de Mathieu Marais*, tome II, p. 9-11, 15, 18, 19 et 39).

4. Tome XXXVI, p. 57.

5. Les mots *le Roy et* ont été ajoutés en interligne.

6. La nomination de M. de la Houssaye comme contrôleur général indiquait bien la disgrâce prochaine de Law ; mais il était soutenu d'une façon indécente par Monsieur le Duc, auquel il avait fait gagner des sommes énormes, par le duc de la Force et par tous ceux qui avaient profité du Système. Dès le début de décembre, le bruit courut qu'il était exilé dans son château d'Effiat, en Auvergne, puis à sa terre de Guermantes, en Brie. C'est là en effet qu'il se retira ; puis il gagna secrètement le château de la Marche, près Saint-Cloud, qu'il avait acheté de M. Desmaretz. Il en partit le 20 décembre au soir, dans un carrosse et avec un écuyer de Monsieur le Duc et muni de

genson, intendant à Maubeuge, eut la bêtise de l'arrêter. Le courrier qu'il envoya pour en donner avis lui fut redépêché sur-le-champ, avec une forte réprimande de n'avoir pas déféré aux passeports que M. le duc d'Orléans lui avoit fait expédier[1]. Son fils étoit avec lui ; ils allèrent à Bruxelles, où le marquis de Prié, gouverneur des Pays-Bas impériaux, le reçut très bien, et le régala[2]. Il s'y arrêta peu, gagna Liége et l'Allemagne, où il alla offrir ses talents à quelques princes qui tous le remercièrent[3] ; après avoir ainsi rôdé, il passa par le Tyrol, vit[4] quelques cours d'Italie, dont pas une ne l'arrêta, et enfin se retira à Venise, où cette république n'en fit aucun usage[5]. Sa

sa fin, sa famille.

passeports du Régent. Il s'arrêta quatre heures à Paris pour prendre des papiers dans sa maison, et se dirigea vers les Pays-Bas (*Mémoires de Mathieu Marais*, tome II, p. 13, 17, 19-29 ; *Journal de Barbier*, p. 91-93 ; *Mémoires de Villars*, tome IV, p. 154 ; *Les Correspondants de Balleroy*, tome II, p. 216-217 et 219 ; *Mémoires du président Hénault*, p. 343-344 ; *Gazette d'Amsterdam*, nos CIV et CV). On trouvera ci-après, aux Additions et Corrections, des extraits de diverses lettres adressées au cardinal Gualterio et relatives à ce départ.

1. Le marquis d'Argenson (*Mémoires*, tome I, p. 43 et note) se vante de l'avoir arrêté pendant quarante-huit heures pour se venger de lui ; voyez aussi *Mathieu Marais*, p. 33.

2. *Gazette d'Amsterdam*, n° CIV, correspondance de Bruxelles, où Law arriva le 22 décembre au matin ; Mathieu Marais (p. 36) a reproduit l'article ; voyez les *Mémoires de Villars*, tome IV, p. 155.

3. C'est dans la *Gazette d'Amsterdam* que Saint-Simon prend l'itinéraire de Law. Il quitta Bruxelles dès le 24 décembre, passa par Louvain, Cologne, où il était le 28, et Bonn, gagna Augsbourg, où il arriva le 10 janvier. Il ne s'y arrêta pas ; mais le bruit courut à Vienne, qu'il allait venir dans cette ville et qu'il avait offert à l'Empereur de se charger du paiement de toutes ses dettes ; ce bruit était erroné (*Gazette d'Amsterdam* de 1720, n° CV, de 1721, Extraordinaire II et n° VIII ; voyez aussi sur ce voyage *Les Correspondants de Balleroy*, tome II, p. 219-229, 247 et 249).

4. Le mot *vit* est en interligne, au-dessus de *passa par*, biffé.

5. Law était le 16 janvier à Inspruck, et gagna Venise aussitôt. On crut d'abord que ce n'était qu'une étape pour aller à Rome ; mais il loua le palais Colloredo et s'y installa. En mars, un court voyage qu'il alla faire en Terre-ferme fit croire qu'il se rendait à Rome en passant

femme et sa fille le suivirent quelque temps après[1] ; je n'ai point su ce qu'elles sont devenues[2], ni même son fils[3]. Law étoit Écossois, fort douteusement gentilhomme, grand et fort bien fait, d'un visage et d'une physionomie agréables[4], galant et fort bien avec les dames de tous pays, où il avoit fort voyagé. Sa femme n'étoit point sa femme ;

par Ferrare ; mais il revint au bout de huit jours (*Gazette d'Amsterdam*, nos IX, XIV, XXVII et XXIX, et Extraordinaire XV).

1. Law, en partant, n'avait emporté qu'une somme médiocre, deux mille louis. Mme Law (tome XXXV, p. 42) resta à Paris pour vendre les meubles et payer les dettes criardes (*Les Correspondants de Balleroy*, tome II, p 219). Le gouvernement du Régent lui refusa des passeports, et elle continua à habiter avec sa fille dans l'hôtel de Langlée, rue Neuve-des-Petits-Champs, que son mari avait acheté ; mais, en mai 1721, les créanciers ayant fait saisir cette maison, elle dut se retirer dans un hôtel garni, rue du Colombier, au faubourg Saint-Germain, dans un état voisin de la misère (*Mémoires de Mathieu Marais*, tome II, p. 34 et 36 ; *Journal de Barbier*, tome I, p. 93 et 129 ; *Journal de Buvat*, tome II, p. 248). En janvier 1722 le Régent lui fit donner une pension de vingt-quatre mille livres sur les monnaies (*Gazette d'Amsterdam*, n° VII) ; Buvat (p. 427) dit plus tard douze mille livres. Voyez ci-après, à l'appendice II, la lettre d'elle au Régent, qui a trait à un arrêt de surséance pour ses dettes.

2. On ignore la destinée de Mme Law ; sa fille, Marie-Catherine, put se retirer en Angleterre ; elle y épousa en 1734 son cousin le vicomte Wallingford, et dut mourir peu après, sans enfants.

3. Nous avons dit dans le précédent volume, p. 133, que le fils de Law prit du service en Autriche et mourut en 1734. Law avait aussi un frère cadet, dont il a été parlé dans le même tome (p. 24) ; il fut arrêté le 8 mai 1721 à Versailles et mis à la Bastille, comme devant à la Banque trois millions et demi environ (Archives nationales, G7 1628 ; Funck-Brentano, *Les Lettres de cachet*, p. 198 ; *Journal de Barbier*, p. 127 ; *Mathieu Marais*, tome II, p. 132 ; *Les Correspondants de Balleroy*, tome II, p. 330).

4. Il n'y a pas moins de quinze portraits gravés de Law au département des Estampes, dont deux d'après des tableaux de Rigaud et de J. Hubert. Le portrait peint par Balthasar pour le musée de Versailles a été fait d'après l'un de ces derniers. Il ne faut pas tenir compte de ce que dit Madame (*Correspondance*, recueil Brunet, tome I, p. 439) qu'il était « horriblement laid », ce doit être une faute d'impression pour « haï » (voyez recueil Jæglé, tome II, p. 279).

elle étoit de bonne maison d'Angleterre et bien apparentée, qui avoit suivi Law par amour, en avoit eu un fils et une fille, et qui passoit pour sa femme et en portoit le nom sans l'avoir épousé[1]. On s'en doutoit sur les fins : après leur départ cela devint certain. Cette femme avoit un œil et le haut de la joue couverte d'une vilaine tache de vin, du reste bien faite, haute, altière, impertinente en ses discours et en ses manières, recevant les hommages, rendant peu ou point, et faisant rarement quelques visites choisies[2], et vivoit avec autorité dans sa maison. Je ne sais si son crédit étoit grand sur son mari ; mais il paroissoit plein d'égards, de soins et de respect pour elle. Tous deux avoient, lors de leur départ, entre quarante-cinq et cinquante ans[3]. Law laissa en partant sa procuration générale au grand prieur de Vendôme et à Bully[4], qui avoient bien gagné avec lui[5]. Il avoit fait force acquisitions de toutes sortes, et encore plus de dettes, de façon[6] que ce chaos n'est pas encore débrouillé par une commis-

1. Voyez notre tome XXXV, p. 42, note 2. Mathieu Marais (tome II, p. 33) dit aussi qu'ils n'étaient pas mariés.
2. Un correspondant de Mme de Balleroy confirme qu'elle était « fière et insolente » (tome II, p. 229). Elle fut très adulée, tant que son mari fut le dispensateur des richesses ; il y a à ce sujet un couplet grossier dans un noël de 1720 (É. Raunié, *Chansonnier historique du dix-huitième siècle,* tome III, p. 280).
3. Law allait avoir cinquante ans, étant né en 1671.
4. Nous avons déjà rencontré Jean-Louis Lestandart, marquis de Bully, qui avait quitté le service depuis 1706, après la reddition de Menin, dont il était gouverneur : tome XIV, p. 29. Il était un des syndics de la Compagnie des Indes, et très lancé dans les affaires de Law ; cela lui valut d'être mis à la Bastille le 17 mars 1721 ; mais il en sortit dès le 22. Plus tard, en juillet 1723, il tâcha d'acheter aux enchères l'ancien hôtel de Nevers, qui était celui de la Banque (*Journal de Buvat,* tome II, p. 222 et 447 ; Funck-Brentano, *Les Lettres de cachet,* p. 197). En juillet 1721, il se fit pourvoir de la charge de portier de la porte de Longchamp au bois de Boulogne (reg. O[1] 65, fol. 227).
5. Pour le Grand Prieur, voyez notre tome XXXVI, p. 313.
6. Les mots *de façon* sont en interligne, au-dessus d'*en sorte,* biffé.

sion du Conseil nommée pour régler ses affaires avec ses créanciers[1]. J'ai dit ici ailleurs, et je le répète, qu'il n'y eut ni avarice ni friponnerie en son fait[2]. C'étoit un homme doux, bon, respectueux, que l'excès du crédit et de la fortune n'avoit point gâté, et dont le maintien, l'équipage, la table et les meubles ne purent scandaliser personne. Il souffrit avec une patience et une suite singulière toutes les traverses qui furent suscitées à ses opérations, jusqu'à ce que, vers la fin, se voyant court de moyens, et toutefois en cherchant et voulant faire face, il devint sec, l'humeur le prit, et ses réponses furent souvent mal mesurées[3]. C'étoit un homme de système, de calcul, de comparaison, fort instruit et profond en ce genre, qui, sans jamais tromper, avoit partout gagné infiniment au jeu, à force de posséder, ce qui me semble incroyable, la combinaison des cartes[4]. Sa banque, comme je l'ai dit

1. La liquidation des affaires de Law fut en effet très longue et très compliquée. Les dossiers qui en subsistent aujourd'hui sont aux Archives nationales sous les cotes G[6] 1 à 11, G[7] 1628-1629, et V[7] 254 à 259.

2. Voyez les deux lettres écrites par Law au Régent dans le courant de 1721, que nous donnons dans l'appendice II du présent volume, et qui semblent d'un honnête homme. Mais ce n'était cependant pas l'opinion de Paris de la Montagne, si l'on en croit le fragment de ses Mémoires inédits donné dans l'appendice VIII de notre précédent volume. Des pamphlets prétendirent que, s'il avait ruiné la France, c'était par anglophilie ; Clairambault a recueilli (ms. 1092, fol. 167) une prétendue lettre de Law à un de ses amis de Londres, où on lui fait dire : « Vous savez que de tous temps les nations angloise et françoise ont été ennemies. Je n'ai pas cru pouvoir mieux servir la mienne qu'en ruinant celle-ci. De son Roi j'ai fait mon sujet, de son Régent mon camarade, des princes du sang et des ducs et pairs mes commis, et de leurs femmes mes p.... »

3. Comme Saint-Simon l'a déjà dit (tomes XXXIII, p. 2, et XXXVII, p. 179), Law venait causer avec lui des affaires de finances tous les mardis ; il a donc pu le bien connaître et l'apprécier. D'autre part, il n'a jamais participé à ses affaires ; son témoignage a donc des garanties d'impartialité qu'on ne trouverait pas chez ceux qui ont été soit les victimes, soit les bénéficiaires du Système.

4. Comme Dangeau (voyez ci-dessus, p. 20-21). On lit dans les

ailleurs[1], étoit une chose excellente dans une république ou dans un pays comme l'Angleterre, où la finance est en république. Son Missisipi, il en fut la dupe, et crut de bonne foi faire de grands et riches établissements en Amérique. Il raisonnoit comme un Anglois, et ignoroit combien est contraire au commerce et à ces sortes d'établissements la légèreté de la nation, son inexpérience, l'avidité de s'enrichir tout d'un coup, les inconvénients d'un gouvernement despotique, qui met la main sur tout, qui n'a que peu ou point de suite, et où ce que fait un ministre est toujours détruit et changé par son successeur. Sa proscription d'espèces, puis de pierreries, pour n'avoir que du papier en France[2], est un système que je n'ai jamais compris, ni personne, je pense, dans[3] tous les siècles qui se sont écoulés depuis celui d'Abraham, qui acheta un sépulcre en argent[4] pour Sara, quand il la perdit, pour lui et pour ses enfants[5]. Mais Law étoit un homme à système, et si profond qu'on n'y entendoit rien[6], quoique naturellement clair et d'une élocution facile, quoiqu'il y eût beaucoup d'anglois dans son françois[7]. Il vécut plusieurs années à Venise avec fort peu de bien[8], et y mourut catho-

Mémoires du marquis d'Argenson, édition Janet, tome I, p. 22 : « Law se croyoit adepte, et effectivement des gens dignes de foi, qui l'ont connu à Venise, m'ont assuré qu'il possédoit des secrets immanquables pour gagner au jeu. »

1. Tome XXX, p. 91-92.
2. Tome XXXVII, p. 180 et 350.
3. *Dans* en interligne, au-dessus de *depuis*, biffé pour éviter la répétition.
4. C'est-à-dire, en le payant avec de l'argent.
5. Déjà dit tome XXXVII, p. 180.
6. Pendant son exil, il écrivit une *Justification de son Système* qui a été publiée en 1913 par F.-K. Mann.
7. Voyez nos tomes XXX, p. 93, et XXXIII, p. 2 et 10.
8. Law ne resta pas tranquille à Venise jusqu'à la fin de sa vie. Dans l'été de 1721, les tracasseries de ses créanciers le forcèrent à quitter cette ville, et il résolut de passer en Angleterre. En même temps, le comte de Guldenstein l'engageait à venir réorganiser les

lique, ayant vécu honnêtement, quoique fort médiocrement, sagement et modestement[1], et reçut avec piété les sacrements de l'Église[2]. Ainsi se termina l'année 1720.

Année 1721. Chaos des finances.

Depuis le changement du ministère des finances et la disjonction de tous les droits et revenus royaux d'avec la Compagnie des Indes, excepté la ferme du tabac qui lui demeura unie, tout étoit resté dans l'inaction, qui, jointe au défaut de confiance, achevoit de perdre le crédit du Roi, et laissoit une incertitude extrême dans la fortune des particuliers. Tout en ce genre se passoit entre

finances du Danemark, et un envoyé du czar lui demandait d'aller en Russie. Il refusa, traversa à nouveau l'Allemagne, passa par le Danemark et gagna Londres par mer. Il y fut bien reçu, même à la cour (*Mémoires de Mathieu Marais*, tome II, p. 233) ; mais il n'y eut aucune influence. Ses créanciers l'y poursuivirent ; au bout de dix mois de séjour, il dut quitter Londres. Il s'arrêta sans doute en Allemagne ; il était encore à Munich en septembre 1726 ; mais il regagna peu après Venise, et y resta jusqu'à sa mort. Il existe à la Bibliothèque Méjanes à Aix-en-Provence (ms. 614) un recueil de cent soixante-trois lettres de Law, adressées entre décembre 1720 et mai 1722, à des correspondants variés : le Régent, Monsieur le Duc, le cardinal Dubois, Lassay, etc. ; ces minutes donnent de très curieux renseignements sur cette période de son existence : voyez *Bulletin historique et philologique du Comité des travaux historiques*, 1891, p. 155-156.

1. Paris de la Montagne, dans ses Mémoires inédits (Archives nationales, KK 1005^{D}, fol. 172 v°), prétend qu'il envoya au Régent en novembre 1923 un projet pour l'établissement d'un nouveau billet de banque, et qu'il s'apprêtait à repasser en France à cet effet, lorsque la mort subite du duc d'Orléans l'en empêcha.

2. Il mourut à Venise le 21 mars 1729 ; son testament, en italien, est dans le volume *France* 1263 du Dépôt des affaires étrangères. Après sa mort, l'ambassadeur Languet de Gergy réussit à se faire remettre ses papiers, et les envoya en treize paquets scellés au secrétaire d'État Chauvelin, qui lui en accusa réception le 21 juin (Armand Baschet, *Histoire du dépôt des affaires étrangères*, p. 204-209). Malheureusement Chauvelin les garda dans son cabinet, et on ne sait ce qu'ils sont devenus ; le volume de lettres de la bibliothèque d'Aix, dont il a été parlé ci-dessus, en est une épave ; peut-être les quelques mémoires financiers qui existent dans le fonds *France* en viennent-ils

le Régent et la Houssaye, nouveau contrôleur général, qui, outre le chaos des finances, n'y avoit trouvé ni registres, ni notions, ni qui que ce fût en aucune place, ni personne qui s'y présentât, parce qu'avec Law étoient tombés ceux qu'il y avoit mis[1]. Toute circulation se trouvoit arrêtée, enfin un épuisement et une confusion au delà de tout ce qu'il s'en [peut] imaginer. Le duc de Noailles, lorsqu'il étoit chargé des finances, avoit montré l'exemple d'en communiquer les affaires tout le moins qu'il le pouvoit au conseil de régence, quoique vrai conseil alors, surtout dans la fin de son administration, que ce conseil commençoit à tomber. Argenson, qui lui succéda avec l'autorité des sceaux, l'imita par une soustraction entière, qui fut incontinent suivie de celle de toutes les autres véritables matières. Law, qui dans la suite administra les finances en diverses façons, passa jusqu'à ne donner pas même connoissance au conseil de régence des édits, des déclarations ni des arrêts qui étoient affichés en foule par les rues. La Houssaye commença son administration de la même manière, et notamment pour disjoindre de la Compagnie des Indes tout ce qui y avoit été uni des droits et revenus royaux[2]. Résolu d'aller plus

aussi. Sur les dernières années de Law, la correspondance des ministres de France à Londres, en Danemark, à Munich, à Rome, et surtout à Venise, fournit des renseignements curieux. Il y aurait certainement matière à un travail intéressant sur les dernières années du célèbre financier. Nous donnons dans l'appendice III du présent volume différentes lettres de M. de Gergy sur sa dernière maladie, sa mort et l'envoi de ses papiers, ainsi que le texte de son testament.

1. Mathieu Marais dit (tome II, p. 34) que M. de la Houssaye alla conférer avec l'ancien contrôleur général Desmaretz, dont il fait l'éloge.

2. Dès le 26 décembre, un arrêt du Conseil avait supprimé les comptes en banque et les virements, auxquels le commerce répugnait. Le 5 janvier, les baux des fermes unies faits à la Compagnie des Indes étaient annulés et rendus au précédent adjudicataire; en même temps l'administration des recouvrements dépendant des recettes générales des finances était enlevée à ladite Compagnie et confiée de nouveau

avant, il crut apparemment devoir s'appuyer du nom du conseil de régence, quelque vain que ce conseil fût devenu, tellement que, la première fois qu'il y entra en qualité de contrôleur général des finances, ce fut un jour où il se passa des choses qui méritent bien d'être rapportées, que j'écrivis dès que j'en fus sorti pour n'en pas perdre une exacte mémoire. Le voici[1] :

CONSEIL DE RÉGENCE TENU AUX TUILERIES LE DIMANCHE 26 JANVIER[2] 1721, A QUATRE HEURES APRÈS-MIDI ; PRÉSENTS ET SÉANTS EN CETTE SORTE[3] :

LE ROI.

M. le duc d'Orléans, régent[4].	M. le duc de Chartres.
	M. le prince de Conti.

aux receveurs généraux, rétablis le 8 janvier dans les fonctions de leurs offices. Enfin le 21 du même mois, une déclaration royale rétablissait l'usage des lettres de change et des billets payables au porteur, qui avaient été supprimés en 1716 pour être remplacés par les billets de la Banque. Ces mesures furent bien reçues dans le public : *Mathieu Marais*, p. 35, 46 et 61.

1. Ces deux mots ont été ajoutés après coup.

2. Saint-Simon écrit par erreur *24 janvier ;* la date exacte est le 26.

3. Il existe aux Archives nationales, M 821, n° 7, un autre récit de ce conseil de régence, qui présente avec celui de nos Mémoires la plus grande ressemblance, quoique d'une rédaction différente et contenant quelques détails particuliers. Ce dernier récit circula comme nouvelle à la main ; car on le retrouve à peu près textuellement dans le *Journal de Buvat,* tome II, p. 197-202, dans les *Mémoires de Louville,* tome II, p. 317, dans le recueil de Delisle, U 364, dans le vol. Clairambault 284, et ailleurs, et il fut envoyé à Mme de Balleroy par un de ses correspondants (tome II, p. 250-255). Sur cette séance, qui fut plus agitée que ne le dit ce compte rendu quasi officiel, on peut voir les *Mémoires du maréchal de Villars,* témoin oculaire, tome IV, p. 163-164, ceux de *Mathieu Marais,* tome II, p. 60-61, le *Journal de Barbier,* tome I, p. 107, *les Correspondants de Balleroy,* tome II, p. 259-260. Chose extraordinaire, la *Gazette d'Amsterdam* n'en dit rien.

4. L'autre récit dont nous venons de parler n'indique pas, comme

Monsieur le Duc, chef du conseil de régence.
M. le comte de Toulouse.
M. le duc de Saint-Simon.
M. le maréchal-duc de Gramont[1].
M. le duc de Saint-Aignan.
M. le maréchal-duc de Villars.
M. le maréchal-duc de Tallard.
M. le maréchal d'Huxelles.
M. de Torcy.
M. le marquis de Canillac.
M. l'archevêque de Rouen, Bezons.
M. de la Houssaye, contrôleur général, mandé[3].

Monsieur le Chancelier.
M. le duc de la Force.
M. le maréchal-duc de Villeroy.
M. le duc de Noailles.
M. le duc d'Antin.
M. le maréchal d'Estrées.
M. le maréchal de Bezons étoit malade et absent[2].
M. l'ancien évêque de Troyes, Bouthillier.
M. de la Vrillière, secrétaire d'État.
M. l'archevêque de Cambray, Dubois, secrétaire d'État.
M. d'Armenonville, secrétaire d'État.
M. le Blanc, secrétaire d'État.

le fait Saint-Simon, les noms des présents selon leur place autour de la table du Conseil ; mais il les dispose dans l'ordre de préséance.

1. Saint-Simon anticipe en donnant à celui-ci le titre de maréchal : le duc de Guiche venait de prendre seulement le nom de duc de Gramont à la mort de son père (ci-dessus, p. 39), et ne fut maréchal de France qu'en 1724.

2. Cette mention du maréchal de Bezons a été ajoutée après coup en interligne sur le manuscrit. L'autre récit donne au contraire Bezons comme présent, et ajoute après lui le maréchal de Montesquiou, dont Saint-Simon ne parle pas et qui faisait en effet partie du conseil de régence. Ne pourrait-on penser que Saint-Simon avait négligé de relever les noms des présents, et qu'il les a mis de souvenir plus tard, peut-être seulement en écrivant ses Mémoires ? Cela expliquerait les différences signalées avec l'autre récit. D'autre part, une note de Louville dans ses *Mémoires* précise mieux cette question des présences : « M. le comte de Charolois, prévoyant qu'il pourroit être d'avis différent de Monsieur le Duc, s'abstint de s'y trouver ; M. le duc de Gramont étoit incommodé, M. le maréchal-duc de Berwick actuellement dans son commandement de Guyenne, M. le maréchal de Bezons et M. le maréchal de Montesquiou malades. »

3. Le mot *mandé* a été ajouté au-dessous de la ligne. Dans le

Retraite de Peletier Souzy.

M. le Peletier de Souzy, doyen du Conseil, qui étoit aussi du conseil de régence, avoit obtenu depuis quatre jours la permission de ne plus faire aucune fonction de ses emplois, à cause de son âge, qui passoit quatre-vingts [ans], mais avec la tête bonne et la santé aussi[1], chagrin contre des Forts, son [fils], avec qui il logeoit[2], et alla se retirer à Saint-Victor[3], où l'ennui le gagna bientôt et peut-être le repentir[4].

Conseil de régence curieux sur les finances et la sortie de Law du royaume.

Tout le monde assis, M. le duc d'Orléans dit au Roi qu'il y avoit une affaire fort importante à délibérer, qui regardoit la Compagnie des Indes, et qui concernoit les papiers royaux, laquelle méritoit toute l'attention du Conseil, dont M. de la Houssaye alloit rendre compte. Il ajouta vaguement deux périodes; après quoi, M. le comte de Toulouse rapporta une bagatelle concernant une augmentation à la ville de Saint-Malo[5], laquelle finie, le Régent donna la parole à la Houssaye.

En cet instant, Monsieur le Duc se leva, contre l'usage

récit des *Mémoires de Louville*, cette particularité s'applique à MM. d'Armenonville, le Blanc et de la Houssaye.

1. M. Caumartin de Boissy écrit à la marquise de Balleroy (tome II, p. 259) : « M. le Peletier de Souzy quitte le conseil de régence et tous les bureaux ; il garde cependant sa place de doyen du Conseil. C'est un fort honnête homme et qui faisoit tout le bon usage qu'il pouvoit de la portion d'esprit que Dieu lui avoit donnée. » Voyez aussi le même recueil, p. 265.

2. Il s'était fait bâtir par l'architecte Pierre Bullet une belle maison vers l'extrémité de la rue de la Couture-Sainte-Catherine, au Marais, qu'il habitait avec son fils (Piganiol de la Force, *Description de Paris*, édition 1742, tome IV, p. 306 ; Germain Brice, édition 1752, tome II, p. 205) ; elle figure sur le plan de Nicolas de Fer en 1697. Nous n'avons pas de renseignements sur ses dissentiments avec son fils.

3. L'abbaye de Saint-Victor (tome IV, p. 248) avait des logements pour les gens qui voulaient s'y retirer, comme les Oratoriens à l'Institution de la rue d'Enfer ; nous y avons déjà vu le président le Bailleul : tome IX, p. 12.

4. Il mourut en 1725.

5. Il n'est pas question de cela dans l'autre récit.

de ceux qui opinent ou qui veulent parler, fit signe à la Houssaye d'attendre, se rassit, et dit au Roi[1] qu'il n'étoit informé que de ce matin même de ce qui se devoit présentement proposer au Conseil ; qu'intéressé comme il l'étoit avec la Compagnie des Indes, il s'étoit d'abord proposé de ne point opiner, pour éviter que ce qu'il diroit pût être interprété d'intérêt particulier ; mais que, depuis, il avoit estimé plus convenable de se mettre en liberté pour pouvoir dire ce qu'il croyoit utile pour le bien de l'État ; qu'il avoit eu et déposé quinze cents actions ; qu'en outre il en[2] avoit encore quatre-vingt-quatre sous son nom, qui ne lui appartenoient pas ; que, si celui qui en étoit chargé se fût trouvé chez lui, il auroit déjà porté les siennes à M. le duc d'Orléans pour qu'il eût la bonté de les remettre à Sa Majesté ou à la Compagnie, ou bien de les brûler, comme il auroit voulu ; que ce qu'il n'avoit pu exécuter ce jour d'hui il le feroit le lendemain dans la matinée ; et que, le déclarant en si bonne compagnie, il se croyoit dès lors pouvoir compter hors d'intérêt et en état de pouvoir dire son sentiment sur la matière qu'on avoit à traiter, d'autant plus qu'il n'avoit jamais été pour la Compagnie qu'autant qu'il avoit cru le devoir pour le service de Sa Majesté et pour le bien de ses sujets.

M. le prince de Conti prit alors la parole, et dit que tout le monde savoit bien que, depuis longtemps, il n'avoit point d'actions, que ce qu'il en avoit eu il l'avoit rendu à Law, et qu'il offroit de remettre le duché de Mercœur, qui en étoit le bénéfice[3]. Monsieur le Duc

1. Dans le récit des Archives nationales, la plupart des discours sont au style direct.

2. Les mots *il en* sont répétés deux fois, à la fin de la page 2531 du manuscrit et au commencement de la page 2532.

3. On a vu dans le tome XXXVI, p. 368-369, que le prince de Conti avait, en vertu du droit de retrait lignager, repris ce duché au marquis de Lassay, qui l'avait acheté.

répondit assez bas que des offres vagues ne suffisoient pas, qu'il en falloit la réalité et l'exécution[1].

La Houssaye commença son discours sur les comptes de la Compagnie avec le Roi. Tout son rapport fut parfaitement beau[2]. Il conclut que la Compagnie fût déclarée redevable de tous les billets de banque, et que ceux qui ne seroient point éteints par les quinze cents millions de récépissés retirés par la Compagnie, elle devroit au Roi l'excédent, attendu que le Roi s'en charge; que c'étoit une suite naturelle de l'union qui avoit été faite de la Banque à la Compagnie des Indes au mois de février dernier, où le Roi avoit donné à la Compagnie le bénéfice et la charge de la Banque.

Monsieur le Duc prit alors la parole, et dit que, par la même assemblée de la Compagnie, il avoit été réglé qu'on ne feroit plus d'achats d'actions, et qu'il ne seroit point fait de billets de banque, sinon par une assemblée générale ; qu'il n'y en a point eu[3] ; que s'il a été fait des achats d'actions et de billets, que ç'a été par ordres du Roi et arrêts du Conseil du propre mouvement ; qu'ainsi c'est le Roi qui en doit être tenu.

M. le duc d'Orléans a répliqué que M. Law étoit l'homme de la Compagnie aussi bien que celui du Roi ; que ce qu'il avoit fait, il le croyoit du bien de la Compagnie ; que cela est si vrai que, dans l'arrêt qui ordonne l'achat des actions, il est dit que la dividende[4] accroîtra aux autres actionnaires ; que c'étoit aussi Law qui avoit fait faire des billets de banque pour cet emploi, afin de faire valoir les actions.

1. C'est ici que se placent, dans l'autre récit, les offres que firent le comte de Toulouse et le duc d'Antin de remettre leurs actions ; Saint-Simon les mentionnera ci-après, p. 89.

2. Cette phrase est spéciale à Saint-Simon.

3. D'assemblée générale.

4. Saint-Simon fait ce nom du féminin. *L'Académie* de 1718 ne le mentionne pas encore.

Monsieur le Duc a répondu que M. Law ne pouvoit pas engager la Compagnie, puisqu'il étoit l'homme du Roi comme contrôleur général ; qu'il n'y avoit d'arrêts que pour douze cents millions de billets de banque ; qu'il avoit même été dit dans l'assemblée générale qu'on supprimeroit les billets de banque de dix livres ; que, loin de cela, on en avoit fait pour plus de cent millions des mêmes, et qu'il y avoit dans le public pour plus de deux milliards sept cent millions de billets de banque ; que cela ne pouvoit jamais être regardé comme un fait de la Compagnie.

M. le duc d'Orléans expliqua que l'excédent[1] des billets de banque avoit été fait par des arrêts du Conseil rendus sous la cheminée[2] ; que le grand malheur venoit de ce que M. Law en avoit fait pour douze cents millions au delà de ce qu'il en falloit ; que les premiers six cents millions n'avoient pas fait grand mal, parce qu'on les avoit enfermés dans la Banque[3] ; mais qu'après l'arrêt du 21 mai dernier, lorsqu'on donna des commissaires à la Banque, il se trouva pour autres six cents millions de billets de banque que Law avoit fait faire et répandus dans le public, à son insu de lui Régent, et sans y être autorisé par aucun arrêt, pour quoi M. Law méritoit d'être pendu ; mais que, lui Régent l'ayant su, il l'avoit tiré d'embarras par un arrêt qu'il fit expédier et antidater, qui ordonnoit la confection de cette quantité de billets.

Là-dessus Monsieur le Duc dit à Monsieur le Régent : « Mais, Monsieur, comment, sachant cela, l'avez-vous laissé sortir du royaume ? — C'est vous, Monsieur, répliqua le Régent, qui lui en avez fourni les moyens. — Je ne vous ai jamais demandé, répondit Monsieur le Duc, de le faire sortir du royaume. — Mais, insista le Régent,

1. Ici et plus haut, Saint-Simon écrit *excédant.*
2. Locution notée dès le tome II, p. 68.
3. Ces deux phrases ne sont pas dans les autres récits.

c'est vous-même qui lui avez envoyé les passeports. — Il est vrai, Monsieur, répondit Monsieur le Duc ; mais c'est vous qui me les avez remis pour les lui envoyer ; mais je ne vous les ai jamais demandés, ni qu'il sortît du royaume. Je sais qu'on m'a voulu jeter le chat aux jambes[1] dans le public là-dessus, et je suis bien aise d'expliquer ici ce qui en est, puisque j'en ai l'occasion. Je me suis opposé qu'on mît M. Law à la Bastille, ou dans quelque autre prison, comme on le vouloit, parce que je ne croyois pas qu'il fût de votre intérêt de l'y laisser mettre après vous en être servi comme vous avez fait ; mais je ne vous ai jamais demandé qu'il sortît du royaume, et je vous prie, Monsieur, de vouloir bien dire en la présence du Roi, et devant tous ces messieurs, si je vous l'ai jamais demandé. — Il est vrai, répondit Monsieur le Régent, que vous ne me l'avez pas demandé ; je l'ai fait sortir parce que j'ai cru que sa présence en France nuiroit au crédit public et aux opérations qu'on vouloit faire. — Je suis, reprit Monsieur le Duc, si éloigné, Monsieur, de vous l'avoir demandé, que, si vous m'aviez fait l'honneur de m'en demander mon avis, je vous aurois conseillé de vous bien garder de le laisser sortir du royaume. »

La Houssaye continua ensuite son rapport. Il lut la requête de la Compagnie à ce que la Banque lui fût unie, et que tous les profits d'icelle lui fussent donnés. On lut aussi les deux articles de l'arrêt du Conseil qui intervint le lendemain de la requête qui faisoient à la question, et la Houssaye conclut que la Compagnie seroit débitrice envers le Roi des billets de banque.

Armenonville proposa là-dessus une opinion que la Compagnie fût entendue. Le maréchal d'Estrées appuya cet avis. Le Régent y fit des objections très fortes, et tout

1. « On dit *jeter le chat aux jambes à quelqu'un* pour dire, rejeter la faute sur lui » (*Académie*, 1718). On peut citer de cette locution un exemple de Racine.

le Conseil, excepté ces deux, furent de l'avis de M. de la Houssaye[1].

Ensuite il proposa que, comme il y avoit plusieurs particuliers qui avoient mis tout leur bien dans les actions sur la foi publique, il n'étoit pas juste que, par la dette immense de la Compagnie envers le Roi, ils se trouvassent ruinés, et que réciproquement que ceux qui étoient sortis de la Compagnie dans le bon temps, qui avoient converti leurs actions en billets, ou qui les avoient achetées à vil prix sur la place, ou employées en rentes perpétuelles ou viagères, ou en comptes en[2] banque, profitassent du malheur des actionnaires de bonne foi; qu'ainsi il falloit nommer des commissaires pour liquider tous ces papiers et parchemins, et annuler ceux qui ne procéderoient point de biens réels.

Monsieur le Duc dit à cela : « Il y a quatre-vingt mille familles au moins dont tout le bien consiste en ces effets : de quoi vivront-elles pendant cette liquidation? » La Houssaye répondit qu'on nommeroit tant de commissaires que cela seroit bientôt fait.

Monsieur le Duc dit ensuite que, s'il y avoit des gens à liquider, ce n'étoit pas ceux qui étoient anciens porteurs des effets publics; que le discrédit les ruineroit assez; mais qu'il falloit chercher ceux qui avoient réalisé en argent[3] ou en terres ou en maisons, ou qui avoient vendu leurs meubles[4] à des prix exorbitants, ou qui avoient arrangé leurs affaires aux dépens de leurs créanciers.

La Houssaye dit qu'on les taxeroit aussi par rapport à

1. Ce paragraphe n'est point dans les autres versions.

2. Les mots *ou en compte en* sont en interligne au-dessus de *actions en Banq.* biffé.

3. Après *argent,* Saint-Simon a biffé *c'estoit une chose fâcheuse par la peine qu'il y auroit à les reconnoistre,* écrit par erreur, et qui se retrouvera plus loin.

4. La version des Archives nationales dit « leurs immeubles ».

ceux qui avoient des immeubles[1], mais que, par rapport à ceux qui avoient réalisé en argent, c'étoit une chose fâcheuse par la peine qu'il y avoit à les connoître; qu'il arriveroit cependant un bien de l'arrangement qu'on proposoit aujourd'hui, parce que, le Roi reprenant un nouveau crédit par la liquidation, et absorbant une partie des dettes, les réaliseurs[2] en argent le mettroient au jour[3] pour le prêter au Roi, vu la facilité des billets payables au porteur.

M. de la Houssaye continua son discours. Après qu'il fut fini, il fut arrêté tout d'une voix qu'il seroit nommé des commissaires pour liquider les rentes sur le Roi tant perpétuelles que viagères, les actions rentières et intéressées[4], les comptes en banque et les billets de banque.

M. le duc d'Orléans dit qu'il falloit faire un règlement qui seroit porté au premier conseil de régence pour prescrire aux commissaires les règles qu'on devoit tenir, après quoi il ne s'en mêleroit en aucune façon, renvoyeroit tout aux commissaires, et ne feroit grâce à personne.

Monsieur le Duc lui dit là-dessus que ce seroit le moyen que tout se passât dans la règle; sur quoi le Régent, s'adressant au Roi, le supplia de lui permettre de dire qu'il lui avoit défendu de s'en mêler, et ordonné de laisser tout faire par les commissaires[5].

1. Ceci n'est pas clair, et les autres versions ne sont pas meilleures. Il semble qu'il faudrait : « La Houssaye dit qu'on les taxeroit aussi; *que ce seroit facile* par rapport à ceux qui avoient des immeubles, mais que, etc. »

2. Mot inventé pour la circonstance, mais qui n'est pas spécial à notre auteur; toutes les versions l'emploient.

3. Il y a *un jour*, par mégarde, dans le manuscrit.

4. La version des Archives dit « les actions rentières et intérêts »; le mot *intéressées* peut signifier ici portant intérêts.

5. Cette dernière phrase, adressée par le Régent au jeune Roi, n'est pas dans les autres versions, non plus que les paroles du maréchal de Villeroy qui vont suivre.

Le maréchal de Villeroy s'écria, en s'adressant à M. le duc d'Orléans : « N'êtes-vous pas revêtu de toute son autorité (parlant de celle du Roi), et n'en avez-vous pas aussi toute la confiance ? » et à l'instant on leva le Conseil.

On a omis plusieurs propos de ceux qui n'ont aucune importance ; mais il ne faut pas oublier que le comte de Toulouse offrit ses actions, que le Régent ne voulut pas accepter, comme provenant[1] effectivement des remboursements qu'il avoit reçus. Le duc d'Antin déclara aussi qu'il en avoit quatre cents, qu'il rapporteroit le lendemain[2].

L'étonnement fut grand dans tous ceux qui se trouvèrent à ce conseil. Personne n'ignoroit en gros le désordre des finances ; mais le détail de tant de millions factices, qui ruinoient le Roi ou les particuliers, ou pour mieux dire l'un et l'autre, effraya tout le monde. On vit alors à découvert où avoit conduit un jeu de gobelets[3] dont toute la France avoit été séduite, et quelle avoit été la prodigalité du Régent, par la facilité de battre monnoie avec du papier, et de tromper ainsi l'avidité publique. Il y falloit un remède, parce que les choses étoient arrivées à un dernier période, et ce remède, qui alloit au dernier détriment des actionnaires et des porteurs de billets de banque, ne se pouvoit trouver que par le dévoilement de tout le mal, si longtemps tenu caché autant qu'il avoit été possible, pour que chacun vît enfin où on en étoit au vrai, et la nécessité pressante aussi bien que les difficultés du remède.

Réflexions sur ce conseil de régence.

Depuis l'arrêt du 22 mai[4], qui fut l'époque de la déca-

1. Il y a *provenants* au manuscrit.

2. La version des Archives nationales ajoute que, le lendemain lundi 27, le comte de Toulouse envoya deux cents actions et le duc d'Antin deux cent soixante-dix.

3. Tome XXXVII, p. 256.

4. L'arrêt qui réduisait de mois en mois la valeur des billets et des

dence de ce qui étoit connu sous les noms de Mississipi et de Banque, et la perte de toute confiance par la triste découverte qu'il n'y avoit plus de quoi faire face au payement des billets, par leur excédent prodigieux au delà de l'argent, chaque pas n'avoit été qu'un trébuchement, chaque opération qu'un palliatif très foible. On n'avoit pu chercher qu'à gagner des jours et des semaines, dans des ténèbres qu'on épaississoit à dessein, dans l'horreur qu'on avoit de laisser voir au jour tant de séduction et de monstres de ruine publique. Law ne pouvoit se laver à la face du monde d'en avoir été l'inventeur et l'instrument, et il auroit couru grand risque au moment de ce terrible et public dévoilement, et M. le duc d'Orléans, qui, pour suffire à sa propre facilité et prodigalité, et satisfaire à l'avidité prodigieuse de chacun, avoit forcé la main à Law et l'avoit débanqué[1] de tant de millions, au delà de tous moyens d'y faire face, et l'avoit précipité dans cet abîme, ne pouvoit se mettre au hasard de l'y laisser périr, et moins encore, pour le sauver, se déclarer le vrai coupable. Ce fut donc pour se tirer de ce premier et si mauvais pas qu'il fit sortir Law du royaume, lorsqu'il se vit acculé et forcé de montrer à la lumière l'état des finances et de cette énorme gestion qui n'étoit que tromperie. Cette manifestation, qui intéressoit si fort les actionnaires et les porteurs de billets de banque en général, mais bien plus vivement ceux qui les tenoient de leur autorité ou de leur faveur, et qui n'en pouvoient montrer d'autre origine, les mit tous au désespoir. Les plus importants, comme les princes du sang, les plus avant dans ces affaires, comme d'Antin, le maréchal d'Estrées, Lassay, Madame la Duchesse, Mme de Verue et d'autres

actions et qu'il fallut rapporter, mais dont l'effet fut désastreux : tome XXXVII, p. 314 et suivantes.

1. D'après le *Littré*, *débanquer* se disait au pharaon et dans d'autres jeux quand on gagnait tout l'argent du banquier qui tenoit le jeu. Nous allons retrouver ce verbe dans la manchette qui va suivre.

en petit nombre, qui y avoient si gros, et dont les profits jusqu'alors avoient été immenses, avoient, de force ou d'industrie, arrêté cette manifestation tant qu'ils avoient pu, soutenu ce puissant mur, qui s'écrouloit malgré eux, et suspendu le moment si funeste pour eux. Comme ils savoient à peu près le fond des choses, ils voyoient que le moment qu'elles seroient connues finiroit ces gains prodigieux et mettroit à néant les papiers dont ils s'étoient farcis à toutes mains à pur profit[1], sans y avoir mis un sou du leur pour les acquérir. C'est ce qui engagea M. le duc d'Orléans à leur cacher le jour de cette manifestation, pour éviter d'être importuné d'eux pour différer ce qui ne pouvoit plus l'être, et pour, en les surprenant, leur ôter le temps de se préparer à former des difficultés et des réponses aux opérations que la Houssaye avoit à proposer à leurs dépens. C'est aussi ce qui mit Monsieur le Duc en fureur, et qui causa cette scène étrange entre lui et M. le duc d'Orléans, qui scandalisa et qui effraya tous ceux qui dans ce conseil en furent témoins ; tous deux y firent un mauvais personnage.

Monsieur le Duc débuta par une vaine parade de la remise de ses actions, qu'il ne pouvoit plus garder, parce qu'elles étoient sans origine, et il ne fit qu'en manifester l'énorme quantité. Il crut par là imposer et se mettre en liberté de protéger la Compagnie de toutes ses forces, parce qu'il y avoit le plus gros intérêt personnellement, ainsi que Madame la Duchesse sa mère. Personne ne l'ignoroit; aussi n'imposa-t-il à personne. Il haïssoit et méprisoit le prince de Conti au dernier point. Il est vrai qu'en cela il étoit du sentiment unanime. Aussi ne put-il pas s'empêcher de relever l'offre de la remise du duché de Mercœur, volé à Lassay par un retrait et un procès indigne[2], offre qu'il étoit bien sûr qui ne seroit pas

1. C'est-à-dire, en complet bénéfice, puisqu'ils n'y avaient rien mis. On avait imprimé jusqu'à présent *et pur profit*.

2. Tome XXXVI, p. 368, et ci-dessus, p. 83.

acceptée. Ce prince avoit raison d'avancer que tout le monde savoit bien qu'il n'avoit point d'actions. Mais un peu de jugement l'auroit retenu de faire une protestation qui faisoit souvenir tout le monde qu'il avoit porté le premier et le plus mortel coup à la Banque, en se faisant tout à coup rembourser en argent de tout son papier, dont Law ne s'est pu relever depuis[1]. On vit arriver publiquement[2] à l'hôtel de Conti quatre surtouts[3] chargés d'argent, et le prince de Conti pendu à ses fenêtres pour les voir entrer chez lui[4].

Prince de Conti débanque Law.

Continuation de réflexions sur ce* conseil de régence orageux entre le Régent et Monsieur le Duc à l'occasion de la retraite de Law.

M. le duc d'Orléans, qui de goût, et depuis par nécessité, vivoit de ruses et de finesses, crut avoir fait merveilles d'avoir chargé Monsieur le Duc des passeports de Law, et d'avoir caché ce qui se devoit traiter dans ce conseil de régence. Il vouloit affubler Monsieur le Duc de la retraite de Law hors du royaume et le prendre au dépourvu en ce conseil, pour lui ôter les moyens de contredire. Il en fut cruellement la dupe : la matière touchoit[5] à Monsieur le Duc d'un si grand intérêt, qu'il étoit, par lui et par d'autres principaux intéressés, continuellement alerte[6] sur ce qui devoit se proposer, et il arriva qu'il fut assez tôt averti pour bien apprendre sa leçon. La hardiesse et la fermeté ne lui manquoient pas ; il n'avoit rien à craindre ; il connoissoit d'ailleurs par une

1. Ceci a été raconté en son temps : tome XXXVII, p. 130-131.

2. Après cet adverbe, il a biffé *arriver*, répété par mégarde.

3. « On appelle *surtout* une espèce de petite charrette à deux roues fort légère, en forme de grande manne, qui sert à porter du bagage » (*Académie*, 1718). Dans le premier récit, il avait dit « trois fourgons ». Nous allons retrouver *surtout* plus loin, p. 138.

4. Les trois derniers mots remplacent *arriver*, biffé à cause de la répétition.

5. *Touchoit* est en interligne, au-dessus d'*estoit*, biffé.

6. Saint-Simon écrit *à l'erte* comme dans le tome X, p. 287. L'*Académie* l'écrivait déjà en un seul mot, avec le sens de vigilant, sur ses gardes.

* Les cinq premiers mots de la manchette ont été ajoutés après coup.

expérience continuelle l'extrême foiblesse de M. le duc d'Orléans; il en voulut profiter, et, puisque tout ce mystère d'iniquité se devoit enfin révéler en présence du Roi et du Conseil, et nombreux comme il étoit c'étoit dire au public, il se proposa de ne garder aucun ménagement pour tirer son épingle du jeu[1], faire retomber tout sur M. le duc d'Orléans, et se montrer soi comme le beau personnage, piqué de plus du secret qui lui avoit été fait de ce qui se devoit proposer en ce conseil, plus encore peut-être de la proposition même si contraire à la Compagnie et au grand intérêt qu'il y avoit; piqué de plus de ce que M. le duc d'Orléans avoit adroitement fait passer à Law ses passeports par lui, pour donner lieu au monde de se persuader que Monsieur le Duc les avoit demandés, conséquemment que c'étoit lui qui avoit obtenu de M. le duc d'Orléans sa sortie du royaume. Aussi fut-ce là-dessus qu'il pressa impitoyablement M. le duc d'Orléans, qu'il l'interpella, et qu'il le força d'avouer qu'il ne lui avoit jamais demandé cette sortie, qu'il protesta que, s'il en avoit été consulté, il n'en auroit jamais été d'avis, et qu'il reprocha si durement à M. le duc d'Orléans d'avoir laissé sortir Law du royaume, après avoir fait de son chef pour six cents millions de billets de banque contre les défenses si expresses de les multiplier davantage. Ce conseil donc nous apprit deux choses : que Law étoit mis à la Bastille sans Monsieur le Duc, et que, à l'insu du Régent, Law avoit fait et répandu dans le public pour six cents millions de billets de banque, non seulement sans y être autorisé par aucun arrêt, mais contre les défenses expresses.

Pour la première, je ne sais qui avoit pu donner un conseil si dangereux à M. le duc d'Orléans, qui, au ton

1. Locution déjà rencontrée dans le tome XXXIII, p. 71. — « On dit proverbialement et figurément *tirer son épingle du jeu*, pour dire se retirer, se dégager d'une mauvaise affaire, d'une partie périlleuse » (*Académie*, 1718).

qu'il avoit laissé prendre au Parlement, et que le Parlement ne quittoit point malgré le lit de justice et son voyage de Pontoise, auroit profité[1] du désordre connu des finances et de leur incroyable déprédation, et plus encore du mécontentement public, pour en prendre connoissance et se venger enfin de Law, qui depuis si longtemps étoit sa bête, et par lui de M. le duc d'Orléans, qui se seroit trouvé bien empêché, et peut-être hors d'état de le tirer de prison, après l'y avoir mis, et de l'arracher au Parlement, qui se seroit fait honneur et délice de le faire pendre malgré le Régent. Il y avoit bien de quoi, puisque le Régent, acculé par Monsieur le Duc, l'avoua en plein Conseil, et que, pour le tirer de péril, il avoit fait rendre un arrêt du Conseil antidaté, qui ordonnoit cette confection si prodigieuse de billets de banque faits et répandus par Law de sa propre autorité. Mais quel aveu d'un régent du royaume, en présence du Roi et d'un si nombreux conseil, dont la plupart ne lui étoient rien moins qu'attachés ! et à qui espéra-t-il avec quelque raison de persuader que Law eût fait un coup si hardi, et de cette importance, à l'insu de lui régent, son seul appui contre le public ruiné, et contre le Parlement, qui ne cherchoit qu'à le perdre, et cela, pour la première opération qu'il eût jamais faite sans l'aveu et l'approbation du Régent ? Voilà pourtant où les finesses dont ce prince se repaissoit le conduisirent, et où le dépit et la férocité de Monsieur le Duc le forcèrent à un si étonnant aveu[2], et si dangereux, en présence du Roi et d'une telle assemblée. J'en frémis en l'entendant faire, et il est incroyable que ce terrible aveu n'ait pas eu la moindre des suites que j'en craignis.

1. C'est le Parlement qui aurait profité, tandis que, grammaticalement, le *qui* sujet se rapporte au Régent ; la phrase est extraordinairement incorrecte.

2. Cette phrase est encore irrégulière, mais néanmoins compréhensible.

Pour la personne de Law, Monsieur le Duc, tout bouché qu'il fût de soi-même, étoit trop éclairé par le grand intérêt qu'il avoit au papier, et trop bien conseillé par les siens, qui n'y en avoient pas un moindre, qui étoient habiles et avoient les yeux bien ouverts, pour laisser mettre Law en prison, exposé à des suites aisément funestes, à tout le moins destructives de ce qu'ils comptoient bien sauver du naufrage, et que, par l'événement, ils en sauvèrent en effet. A l'égard de la sortie de Law hors du royaume, c'est une obscurité entre M. le duc d'Orléans et Monsieur le Duc, que je n'ai pu démêler. Bien ai-je expliqué ci-dessus les raisons qui m'ont paru celles qui engagèrent M. le duc d'Orléans à faire sortir Law du royaume, et sa petite finesse de lui en faire mettre les passeports entre les mains par Monsieur le Duc, pour se décharger sur lui de cette sortie; car de tout cela M. le duc d'Orléans ne m'en dit rien, et, la chose faite, je ne cherchai pas à en rien apprendre de lui. Mais que Monsieur le Duc, qui avoit pour ses trésors de lui et des siens le même intérêt de ne pas exposer Law, non seulement à sa perte, mais encore à la nécessité de répondre juridiquement, et de parler, comme on dit des criminels, fût contraire à sa sortie du royaume, j'avoue que c'est ce que je n'entends pas; moins encore que, y étant si contraire, il ne l'ait pas témoigné à M. le duc d'Orléans, et fait effort pour l'empêcher lorsqu'il reçut de lui les passeports pour les remettre à Law, dont l'occasion étoit si naturelle, puisqu'il savoit bien que ces passeports étoient pour sortir du royaume; qu'il ne l'ait pas fait alors, cela est clair, puisqu'il ne s'en seroit pas tu en ce conseil, et, d'autre part, que M. le duc d'Orléans, si malmené par lui sur cette sortie, ne lui ait pas reproché ce silence en lui remettant les passeports, c'est encore ce que je ne puis comprendre.

Autre chose encore difficile à entendre. Quelque bouché et peu préparé que pût être Monsieur le Duc à cette remise des passeports entre ses mains pour les donner à Law, comment voulut-il s'en charger, et comment ne sentit-il pas le but de ce passage par ses mains? Quelle autre raison de ce passage put-elle se présenter à lui[1]? et tout homme en place de finance, ou le Blanc ou un autre secrétaire d'État, n'étoient-ils pas aussi bons et bien plus naturels que non pas Monsieur le Duc pour remettre à Law ses passeports? En un mot ce sont des ténèbres que j'avoue que je n'ai pu percer. Du reste, Monsieur le Duc étoit venu bien préparé pour soutenir la Compagnie, en laquelle lui et les siens se trouvoient si grandement intéressés. Aussi faut-il convenir qu'il plaida bien cette cause, et qu'il n'omit rien de plausible de tout ce qu'il se pouvoit dire en sa faveur. Le rare est que, après une scène si forte, si poussée, si scandaleuse, si publique, il n'y parut pas entre Monsieur le Duc et M. le duc d'Orléans. Le Régent sentoit le poids énorme dont sa gestion étoit chargée par la confiance aveugle jusqu'au bout et la protection si déclarée qu'il avoit donnée à Law envers et contre tous. Il étoit foible, je le dis à regret; il craignoit Monsieur le Duc, ses fougues, sa férocité, son peu de mesure, quoique d'ailleurs il connût bien le peu qu'il étoit. Cette débonnaireté, que je lui ai si souvent reprochée, lui fit avaler ce calice comme du lait[2], et le porta à vivre à l'ordinaire avec Monsieur le Duc, pour ne le point aigrir davantage, et à ne l'aliéner pas de lui. A l'égard de Monsieur le Duc, ce n'étoit pas à lui à se fâcher; il avoit poussé M. le duc d'Orléans à bout sans le plus léger ménagement, toujours l'attaquant, toujours le faisant battre en retraite, jusqu'à lui avoir arraché l'aveu le plus étonnant et le plus dangereux. Il étoit donc content de l'issue de ce combat d'homme à homme; mais il n'avoit garde de l'être des résolutions prises au Conseil, quoi qu'il eût pu

1. Tel est bien le texte du manuscrit.

2. Nous avons rencontré plusieurs fois *boire* ou *avaler un calice*, et l'expression *cela passa doux comme lait* dans le tome XV, p. 113.

dire en faveur de la Compagnie, et par là il sentit le besoin qu'il auroit de M. le duc d'Orléans pour soi et pour les siens, pour n'être pas enveloppés dans la fortune commune des porteurs de papiers, et pour sauver les leurs du naufrage, comme il arriva en effet ; car ces quinze cents actions, de la remise desquelles il fit tant de parade, quelque énorme qu'en fût le nombre, n'étoient rien en comparaison de celles qui lui restoient sous d'autres formes, et pareillement à Madame la Duchesse, à Lassay, à Mme de Verue, et à d'autres des siens, et qui profitèrent depuis[1] si furieusement, et pour longtemps encore. Ce n'est donc pas merveilles si, après une si étrange scène où il avoit eu tout l'avantage sur M. le duc d'Orléans, il ne chercha depuis qu'à la lui faire oublier.

La fin de ce conseil ne fut pas plus heureuse pour M. le duc d'Orléans. Il s'y montra battu de l'oiseau[2], en protestant, je n'oserois dire bassement, qu'il laisseroit faire aux commissaires la liquidation dont ils seroient chargés, en pleine liberté, sans s'en mêler; encore pis, quand Monsieur le Duc lui fit comme une nouvelle[3] injure par la façon dont il l'approuva et l'y exhorta en deux mots si énergiques, de se tourner au Roi et lui demander permission de publier que Sa Majesté lui avoit défendu de se mêler des liquidations[4]. C'étoit avouer le peu de confiance que le public pouvoit prendre en lui et s'en moquer en même temps, en demandant cette permission ridicule à un roi sans pouvoir, par le défaut de son âge, d'ordonner ni de défendre rien d'important, et moins encore que quoi que ce fût, au dépositaire de toute son autorité. Aussi le maréchal de Villeroy ne put-il contenir

1. Les mots *profiterent depuis*, oubliés en passant de la page 2536 du manuscrit à la page 2537, ont été remis sur la marge à la fin de la première.
2. Désemparé, comme dans le tome VI, p. 88.
3. *Nouvelle* est en interligne.
4. Ci-dessus, p. 88.

cette exclamation, également ironique et satirique, qui marquoit combien il trouvoit l'autorité du Roi mal déposée, et le ridicule d'une confiance que le Roi n'étoit pas en état d'accorder ni de refuser[1].

M. le duc d'Orléans veut de nouveau ôter au maréchal de Villeroy la place de gouverneur du Roi et me la donner. Il s'y associe Monsieur le Duc. Je refuse. Le combat dure plus d'un mois. Je demeure si ferme que le maréchal de Villeroy conserve sa place auprès du Roi faute de qui la remplir. Sa misère là-dessus*.

Je ne sais si cette dérision du maréchal de Villeroy, si impertinente et si publique, réveilla dans M. le duc d'Orléans le desir de le déplacer ; mais, peu après, il me fit en général ses plaintes de la conduite du maréchal de Villeroy à son égard, de ses liaisons, de ses vues folles, mais dangereuses, et du péril pour lui Régent de laisser croître le Roi entre ses mains, et les conclut par me déclarer résolûment qu'il me vouloit mettre en sa place. Je lui opposai les mêmes raisons que je lui avois alléguées les autres fois que cette même tentation l'avoit surpris[2]. Je le fis souvenir combien il avoit approuvé le conseil que je lui avois donné vers la fin de la vie du feu Roi, que, au cas qu'avant sa mort, ou par testament, il ne disposât pas de la place de gouverneur de son successeur, lui, M. le duc d'Orléans, après toutes les horreurs qu'on avoit eu tant de soin de répandre partout, devoit se garder sur toutes choses de mettre en une place si immédiate à la personne du jeune Roi aucun de ceux qui étoient publiquement ses serviteurs particuliers, moi moins que pas un, qui, dans tous les temps, ne m'étois jamais caché de l'être, et le seul qui eût continué à le voir hardiment, publiquement et continuellement dans l'abandon général où il s'étoit trouvé. J'insistai que cette même raison, qui m'avoit engagé à le remercier avec opiniâtreté les autres fois qu'il m'avoit pressé d'accepter cette place, subsis-

1. Ci-dessus, p. 89. Le récit des *Correspondants de Balleroy*, p. 255, ajoute que, à un moment où la dispute devenait trop vive, le maréchal avait dit : « Souvenez-vous, Messieurs, je vous prie, que vous parlez devant le Roi votre maître. »

2. Tome XXXVII, p. 104 et suivantes, et 339 et suivantes.

* Après *remplir*, Saint-Simon avait d'abord écrit : *lequel le découvre et ne me pardonne pas d'avoir pu l'avoir ;* il a biffé cette phrase et l'a remplacée par *Sa misère là-dessus.*

toit toute[1] pour me la faire encore refuser. J'ajoutai que, convenant avec lui de tout sur le maréchal de Villeroy, ces mêmes raisons qui m'éloignoient de lui vouloir succéder militoient toutes pour l'y faire conserver; que de plus le désordre dévoilé des finances, et la sortie de Law du royaume, auquel le maréchal de Villeroy[2] s'étoit opposé dans tous les temps avec éclat, n'étoit pas le moment de l'ôter d'auprès du Roi, et qu'il seroit tôt ou tard trop dangereux, après avoir renvoyé le duc du Maine, de réunir en faveur du maréchal de Villeroy et contre Son Altesse Royale le renouvellement des plus affreux soupçons, et le spécieux martyre du bien public et de l'ennemi de Law et des ruines dont il avoit accablé l'État, mettre en furie Paris, qui croyoit la vie du Roi attachée à sa vigilance, le parti du duc du Maine caché sous la cendre, tout ce qui s'appeloit la vieille cour, c'est-à-dire presque tous les plus grands seigneurs, enfin le Parlement et toute la robe, que le maréchal de Villeroy avoit toujours bassement courtisée, et qui l'aimoit et le considéroit comme un protecteur.

Quelque fortes que fussent ces raisons, elles ne persuadèrent point M. le duc d'Orléans. Il ne sut trop que répondre, parce qu'elles étoient péremptoires; mais le maréchal de Villeroy étoit une guêpe qui l'infestoit et que la vue du futur auprès du Roi lui rendoit encore plus odieuse. Voir, par rapport à Son Altesse Royale, ce jeune monarque entre les mains du maréchal de Villeroy ou entre les miennes, étoit un contraste si puissant sur lui qu'il ne s'en put déprendre, et qui forma deux longues conversations fort vives entre lui et moi. Depuis le lit de justice des Tuileries, j'étois demeuré en grande familia-

1. Il y a *subsistoient touttes*, au pluriel, dans le manuscrit, comme si Saint-Simon avait écrit au début de la phrase *ces mêmes raisons*, comme plus loin.

2. Les mots *le M^l de Villeroy* sont en interligne, au-dessus d'*il*, biffé.

rité, et même fort en confiance avec Monsieur le Duc[1]. Le Régent en étoit bien aise, et tous deux se servoient de moi l'un envers l'autre assez souvent. M. le duc d'Orléans espéra apparemment plus de force sur moi en joignant Monsieur le Duc à lui; car je vis entrer Millain[2] chez moi un matin deux jours après[3], qui, à ma grande surprise, me dit que Monsieur le Duc l'avoit chargé de me dire que M. le duc d'Orléans ne lui avoit pas caché son desir de me faire gouverneur du Roi, et ma résistance; qu'il trouvoit que M. le duc d'Orléans avoit toutes sortes de raisons les plus solides d'ôter le maréchal de Villeroy d'auprès du Roi, et n'avoit pas un meilleur choix ni un autre choix à faire que de moi pour mettre en cette place, ni de qui que ce pût être que lui Monsieur le Duc desirât davantage. Là-dessus, Millain se mit sur son bien-dire, tant pour l'expulsion du maréchal de Villeroy que pour me cajoler, m'enivrer, s'il avoit pu, de louanges et de persuasions, sans avoir pu faire ni l'un ni l'autre. Je le priai d'abord de témoigner [à Monsieur le Duc combien j'étois sensible à une si grande marque de son estime et de sa bienveillance, et que, si quelque chose, après la volonté de M. le duc d'Orléans et son service, me pouvoit tenter d'accepter la place de gouverneur du Roi, [ce] seroit d'avoir à compter d'une éducation si importante avec un surintendant non bâtard, mais prince du sang, et tel que Monsieur le Duc; mais que je le suppliois de considérer toutes les raisons que j'avois alléguées à M. le duc d'Orléans, tant contre le déplacement du maréchal de Villeroy que contre le choix à faire de moi pour remplir sa place. Je les détaillai toutes à Millain, je n'y oubliai ni force ni étendue, et je conclus

1. Il va répéter cela plus loin, plus en détail.

2. Jean-François Millain, secrétaire du duc de Bourbon, que nous avons vu en si grandes relations avec Saint-Simon à l'époque du lit de justice : tome XXXV, p. 119, etc.

3. Les mots *deux jours après* sont en interligne.

par le prier de faire observer à Monsieur le Duc que je méritois d'autant plus d'être cru, qu'il n'ignoroit pas que, si je m'opposois au déplacement du maréchal de Villeroy, ce n'étoit ni par estime ni par amitié, et que, si je tenois ferme au refus, ce n'étoit pas que je ne sentisse tout l'honneur du choix des deux princes, et tout l'avantage et la considération que cette grande place, et si importante, apporteroit à moi et aux miens. Millain, bien instruit par Monsieur le Duc, qui[1] m'aimoit depuis que je l'avois connu chez le chancelier de Pontchartrain, et qui, depuis le lit de justice des Tuileries, étoit demeuré dans l'habitude de suppléer, tant que cela se pouvoit, aux conférences entre Monsieur le Duc et moi, contesta mes raisons plus de deux grosses heures sans me faire perdre une ligne de terrain. Les deux princes furent étonnés et fâchés de cette résistance ; tous deux me le témoignèrent. La dispute recommença. M. le duc d'Orléans s'y prit de toutes les façons et à force reprises; Millain m'assiégeoit sans cesse chez moi. Enfin, ils me déclarèrent qu'ils ne quitteroient point prise que je n'eusse accepté, et que cette lutte dureroit tant qu'il me plairoit, et jusqu'à ce que je la voulusse finir de la sorte. Elle dura ainsi cinq semaines. J'en étois excédé, et en même temps peiné de répondre si durement à l'amitié, à la confiance, et à leur sentiment intime de la nécessité, surtout pour l'avenir si délicat et si important pour M. le duc d'Orléans. Ces considérations toutefois, quelque fortes qu'elles fussent, n'ébranlèrent aucune de mes raisons ; elles ne faisoient qu'accroître mon malaise et l'importunité que je recevois d'entendre et de répéter les mêmes raisons presque tous les jours.

A la fin je voulus terminer[2] une contestation si journa-

1. C'est de Millain qu'il s'agit, et non de Monsieur le Duc.
2. *Terminer* en interligne, remplaçant *finir*, biffé à cause de la répétition.

lière et si longue, et finir par Millain pour finir avec plus de mesure et moins durement. Je dis donc à Millain que, sans me départir d'aucune des raisons que j'avois si souvent alléguées aux deux princes et à lui, tant contre le déplacement du maréchal de Villeroy que contre le choix à faire de moi pour remplir sa place auprès du Roi, que je croyois péremptoires et sans réplique devant tout homme éclairé et indifférent, je lui en dirois une autre, à moi plus personnelle et plus intime, que j'avois expliquée à M. le duc d'Orléans, et qu'il falloit donc aussi que Monsieur le Duc sût, puisqu'il me pressoit avec tant de force et de persévérance. C'étoit en deux mots que, quelque attaché que je fusse à M. le duc d'Orléans, et quelque serviteur que je fusse de Monsieur le Duc, mon honneur m'étoit plus cher que l'un ni l'autre et que tout ce que la plus grande fortune me pourroit présenter; qu'il savoit, lui Millain, que personne n'ignoroit ce que de tout temps j'étois à M. le duc d'Orléans; qu'il n'ignoroit pas aussi les horreurs si souvent renouvelées et répandues contre ce prince depuis leur première invention; que, mis par lui en la place du maréchal de Villeroy, l'effroi factice des joueurs de ressorts de ces horreurs éclateroit de plus belle contre le Régent, et le contre-coup sur moi; que nul ne pouvoit me garantir que le Roi fût exempt de tout accident et de toute maladie tant qu'il seroit entre mes mains; que cette garantie se pouvoit étendre aussi peu sur sa vie, puisqu'il étoit mortel comme tous les autres hommes de son âge; que, s'il lui arrivoit accident ou maladie, je me sentois incapable de soutenir tout ce qui se répandroit sur M. le duc d'Orléans, et qui en plein rejailliroit sur moi; que, si malheur arrivoit au Roi, je courois toutes sortes de risques d'entendre publier qu'il n'auroit été mis entre mes mains que pour avoir plus de liberté de s'en défaire, soit par ma négligence, soit par ma connivence, à quoi je me sentois radicalement incapable de survivre un moment, par conséquent, qu'il voyoit, et que Monsieur le Duc verroit à plein, par le compte qu'il alloit lui rendre, combien radicalement aussi j'étois incapable de me laisser vaincre par quoi que ce pût être pour accepter la place de gouverneur du Roi, même quand elle vaqueroit par mort.

Millain, tout consterné qu'il me parût d'une résistance si ferme et si bien causée, ne se tint point battu ; il se mit à tâcher de m'éblouir, à vanter ma réputation, qui ne pouvoit être attaquée ; à m'alléguer qu'elle étoit demeurée intacte à la mort de nos princes, lors de la plus grande fureur et des discours les plus horribles répandus contre M. le duc d'Orléans, et lorsqu'il avoit été si longtemps dans le décri et dans un abandon si général, que qui que ce soit, sans exception, n'osoit le voir ni même lui parler, tandis que moi, unique, n'avois jamais cessé un moment de le voir et de l'entretenir chez lui, et jusque sous les yeux du Roi, dans le salon et dans les jardins de Marly, à Versailles, et partout, sans que pas un de ceux qui m'aimoient le moins aient jamais ni dit ni laissé entendre quoi que ce pût être qui pût m'intéresser. Il pressa tant qu'il put cet argument, qu'il trouvoit si fort. En effet, ce qu'il disoit étoit vrai, et j'eus ce rare bonheur que les inventeurs, les instigateurs, les prôneurs de ces horreurs contre M. le duc d'Orléans, qui, d'ailleurs, et de plus par mon attachement pour lui, étoient mes ennemis, n'imaginèrent jamais de laisser tomber sur moi l'ombre de soupçon le plus léger, ni le public à qui ils donnoient l'impulsion. Je convins avec Millain de cette vérité ; mais je ne pus être persuadé que cette vérité, pour flatteuse qu'elle pût être, me mît à couvert sur ce qui pouvoit arriver du Roi entre mes mains. Raisonnant un moment comme les inventeurs et les semeurs des bruits horribles si étrangement répandus contre M. le duc d'Orléans à la mort de nos princes, M. le duc d'Orléans non seulement n'avoit aucun besoin de moi pour l'exécution de tels crimes, mais au contraire grand besoin de s'en cacher de moi. « Je laisse, dis-je à Millain, la religion, l'honneur, la probité ; je ne toucherai que l'intérêt. Monseigneur étoit mort ; le Roi avoit pris toute confiance dans le nouveau Dauphin ; il lui renvoyoit les ministres et les affaires ; il donnoit les plus grandes charges à son choix, témoin le duc de Charost[1]. Ce prince, par ses vertus, son application, l'autorité que le Roi lui faisoit prendre[2] ; la Dauphine, par ses charmes envers tout le monde, qu'elle animoit partout, étoit l'objet de la tendresse de son époux, de celle du Roi, de celle de tout le monde ; le duc de Beauvillier se trouvoit dans la plus grande splendeur par l'influence entière qu'il avoit conservée sur son ancien pupille ; personne n'ignoroit à la cour, et M. le duc d'Orléans moins qu'aucun, que le duc de Beauvillier m'aimoit plus qu'un fils, et me confioit presque toutes choses, depuis bien des années que sa confiance alloit toujours croissant ; il avoit transpiré, malgré toutes nos précautions, qu'il m'avoit initié dans celle du Dauphin[3], que la Dauphine vouloit que Mme de Saint-Simon succédât à la duchesse de Lude, fort âgée déjà, et accablée de goutte[4] ; la couronne ne pouvoit tarder longtemps à tomber sur la tête du Dauphin ; que n'avois-je donc point à perdre en le perdant, comme j'y ai tout perdu en effet, sans compter ce qui est mille fois plus cher que les fortunes ? C'étoit cette perspective charmante que le monde voyoit s'ouvrir devant moi, qui m'en attiroit l'envie et la jalousie, et qui étoit incompatible avec le partage ou la confidence des crimes dont on accabloit la réputation de M. le duc d'Orléans, dont le règne, s'il fût arrivé même sans trouble, quelque favorable qu'il me pût être, ne pouvoit jamais me dédommager du personnel incomparable du Dauphin,

1. Tomes XXI, p. 310-320, et XXII, p. 102-105.
2. Phrase restée incomplète.
3. Tome XXII, p. 9-29, 37-41, 60-64.
4. Tome XIX, p. 244, 331 et 336.

ni, pour la fortune, de ce que j'en pouvois attendre, sans compter ce que m'eût été de voir la couronne sur la tête d'une bâtarde de Mme de Montespan[1], au lieu de cette Dauphine si aimable, et de là sur les petits-fils de cette Montespan. Par conséquent quel rejaillissement sur ses frères, sur ses neveux[2], et quel éternel désespoir pour l'antipode si déclaré de la bâtardise[3] ! » Monsieur le Duc étoit trop éloigné de la couronne pour que ce propos fût déplacé, et M. le duc d'Orléans, trop frivole, trop peu touché par soi-même de la possibilité de régner, enfin trop accoutumé à moi, à mes sentiments, à mes manières, pour en être embarrassé avec lui. J'ajoutai à Millain qu'il prît garde à la différence des temps et des circonstances pour en faire la comparaison, et porter un jugement sain de mon refus; qu'il étoit clair que j'avois tout à perdre en perdant le Dauphin et la Dauphine ; qu'il ne l'étoit guères moins, pour continuer à ne traiter que l'intérêt et de faire abstraction de toute autre considération, [que] je n'avois rien à perdre que de commun avec toute la France, si le Roi lui étoit ravi, tandis qu'en mon particulier je ne perdrois que l'espérance très légère qu'un gouverneur nouveau venu pourroit fonder de s'acquérir auprès d'un enfant qui avant quatorze ans seroit son maître, environné de gens qui ne songeroient qu'à l'entraîner et à lui rendre son gouverneur odieux, tout au moins contraignant, importun et ridicule, tandis que j'avois tout à me promettre de M. le duc d'Orléans devenu roi. J'insistai avec raison et force sur cette si extrême différence des temps et des circonstances ; d'où je conclus que, si ma réputation étoit demeurée intacte à la mort de nos princes, j'avois tout lieu de craindre qu'elle ne la demeurât pas si, étant gouverneur du Roi, j'avois le

1. C'est de la duchesse d'Orléans dont il veut parler.

2. C'est-à-dire les duc du Maine et comte de Toulouse, prince de Dombes et comte d'Eu.

3. Lui, Saint-Simon.

malheur de le perdre, de quelque accident et de quelque maladie que ce pût être, pour palpablement naturelle qu'elle fût et qu'elle parût; enfin qu'il fit considérer à Monsieur le Duc une raison si touchante, que rien dans le monde ne me feroit passer par-dessus.

Millain, étourdi de la solidité de cette raison finale, ne laissa pas de se reprendre aux branches[1], et d'insister sur ma réputation, qui ne pouvoit jamais être tant soit peu attaquée. Je lui répondis que je m'en flattois, parce que je m'étois conduit toute ma vie principalement vers ce but, mais que le moyen le plus certain de la conserver entière, sans tache et sans rides, étoit de ne l'exposer pas à aucun des cas qui pouvoient la gâter, quelque injustement que ce pût être, et de n'être ni assez présomptueux à cet égard, ni assez ambitieux pour risquer quoi que ce pût être qui pût entraîner sur elle le doute le plus léger, quoique le plus visiblement mal fondé. Je finis une conversation qui consomma presque toute cette matinée, par l'assurer que je ne serois ébranlé par rien; que j'étois las de tant de redites sur une matière plus qu'épuisée; que je conjurois Monsieur le Duc que je n'en entendisse plus parler, et que je ferois la même déclaration à M. le duc d'Orléans. Je la lui fis en effet deux jours après, sur ce qu'il me pressa encore. Néanmoins, il se fonda encore en raisonnements, c'est-à-dire que les mêmes sur le maréchal de Villeroy et sur moi furent amplement rebattus, parce qu'il n'y avoit plus rien de nouveau à en dire. Il me demanda plusieurs fois si je le voulois livrer en proie au maréchal de Villeroy, et je vis combien il étoit touché et frappé de la différence, pour lui, de voir le Roi entre de telles mains ou entre les miennes. En cela il n'avoit pas tort; mais, comme je l'ai déjà dit, d'autres considérations, plus fortes par un grand malheur, devoient l'emporter pour conserver le maréchal de Villeroy dans sa place, et,

1. Locution figurée que ne donnait pas l'*Académie* de 1718.

quoique véritablement sensible à la peine de M. le duc d'Orléans de mon refus, ma réputation et mon honneur m'étoient trop chers pour les exposer le moins du monde, outre mes autres raisons, qui ont été expliquées[1].

Je comptai donc l'affaire finie à mon égard, et que faute de trouver quelque autre bien à point, le maréchal de Villeroy conserveroit sa place, comme en effet il arriva. Mais à mon égard, la persécution, si j'ose me servir de ce terme, n'étoit pas finie. Millain eut ordre de revenir encore à la charge, et il s'en acquitta si bien qu'il me mit enfin en colère. Je lui dis que c'étoit une tyrannie qu'exiger d'un serviteur sur qui on a raison de compter d'exposer son honneur et sa réputation au hasard d'un futur contingent, que j'espérois bien qui n'arriveroit pas, mais qui n'étoit que trop possible par les accidents communs à tous les hommes, et par la rougeole et la petite-vérole, que le Roi n'avoit point eues, et qui tourneroient la tête aux médecins; que, outre un si cher intérêt que celui de mon honneur et de ma réputation, j'avois allégué plusieurs fois à ces princes des raisons qui regardoient M. le duc d'Orléans, si péremptoires pour laisser le maréchal de Villeroy dans sa place, et pour, quoi qu'il arrivât de lui, ne me la jamais donner, que je ne pouvois attribuer cette opiniâtreté qu'à une espèce d'ensorcellement; mais qu'en un mot je l'avertissois, pour le rendre à Monsieur le Duc, et Monsieur le Duc à M. le duc d'Orléans, si bon lui sembloit, que je ne me défendrois plus; que de mon silence, ils en inféreroient tout ce qu'il leur plairoit; que, si le maréchal de Villeroy étoit ôté d'auprès du Roi, je ne dirois pas une parole, mais que, si j'étois nommé pour la remplir, je refuserois ferme et net; que ce refus m'attireroit les applaudissements de tout le

1. Tout ce long morceau est écrit, dans le manuscrit original des Mémoires, avec une grande netteté et presque sans aucunes corrections. Cela voudrait-il indiquer que Saint-Simon copiait une première rédaction? Il serait téméraire de l'affirmer.

monde aux dépens de M. le duc d'Orléans, et peut-être de Monsieur le Duc, qui pourroient bien m'envoyer à la Bastille et me retirer l'honneur de leurs bonnes grâces; que je serois au désespoir d'être loué à leurs dépens, mais que, ne me restant plus que ce moyen pour me garantir d'une place qui pouvoit devenir funeste à mon honneur et à ma réputation, quelque faussement et injustement que ce pût être, je l'embrasserois comme un fer rouge[1], plutôt que de m'y exposer; que je ne les trompois point en cela, puisque je le lui disois à lui pour qu'ils en fussent avertis, après quoi je n'ouvrirois plus la bouche sur une affaire si longuement rebattue, et qui auroit dû être finie et abandonnée depuis longtemps. Cela dit avec quelque force, je me levai, et, par ma contenance, je fis entendre à Millain que tout étoit épuisé, et civilement qu'il n'avoit qu'à s'en aller. Telle fut la fin finale de cette affaire, dont les deux princes ni Millain ne me parlèrent plus. M. le duc d'Orléans fut un peu fâché; mais, avec moi surtout, ses fâcheries étoient légères et courtes. Pour Monsieur le Duc, il me parut qu'il se paya, quoique à regret, de raison. Mon refus opéra la conservation du maréchal de Villeroy auprès du Roi, faute, comme je l'ai dit, de trouver de qui la remplir.

Le maréchal de Villeroy découvre le péril qu'il a couru pour sa place; il [ne] me pardonne pas d'avoir pu la remplir, si je l'avois voulu. Je le méprise.

M. le duc d'Orléans conta tout cela à l'abbé Dubois; je l'appelle toujours ainsi, quoique sacré archevêque de Cambray. On a vu ailleurs ici que souvent les choses intérieures les plus secrètes transpiroient du Palais-Royal et se savoient au dehors[2]. Le maréchal de Villeroy apprit le risque qu'il avoit couru, et qu'il n'avoit tenu qu'à moi d'avoir sa place. Tout autre que lui auroit pu en être piqué contre M. le duc d'Orléans et contre Monsieur le Duc, mais m'auroit su gré de mon refus et de ma conduite qui l'avoit conservé, d'autant que ce n'étoit pas pour

1. Locution rencontrée déjà dans le tome XXXV, p. 109.

2. Il y en a eu deux exemples cités précédemment : tomes XXXVI, p. 311, et XXXVII, p. 343-345.

la première fois, ni même pour la seconde, que pareil cas étoit arrivé, comme on l'a pu voir ici en son temps, quoi[que] avec moins de dispute et de longueur. Ce sentiment à mon égard ne fut pas celui du maréchal de Villeroy. Trop fâché pour se contenir, trop bas et trop timide pour s'en prendre au Régent, quoique si hardi en d'autres choses, mais qui alloient à ses projets, dont la cheville ouvrière[1] étoit sa place auprès du Roi, qu'il ne vouloit pas hasarder par une scène avec M. le duc d'Orléans, des intentions duquel et de celles de Monsieur le Duc il ne pouvoit douter, il s'en prit honteusement à la partie foible, dont pourtant l'opiniâtre refus l'avoit sauvé. Il renouvela donc ses anciennes plaintes là-dessus et son ancien dépit contre moi. Malheureusement pour lui il ne sut et ne put par où me prendre. Il eut recours à de misérables généralités et à aboyer à la lune[2]. Cela me revint bientôt, et de plusieurs côtés. Je ne voulois pas avouer, non plus que les précédentes fois, que la place de gouverneur du Roi m'avoit été offerte; je ne crus pas aussi devoir, comme la dernière fois, rassurer le maréchal de Villeroy, qui payoit si mal le service si essentiel que je lui avois rendu, et dont la basse jalousie allumoit l'ingratitude. Je pris le parti de mépriser ses discours, comme je faisois de tout temps sa personne, mais sans me lâcher sur lui en rien. Je me contentai d'en hausser les épaules, et de traiter de radotage[3] ce qu'on m'en contoit. Je n'avois jamais eu de commerce avec lui que de rare et légère bienséance pendant et depuis le dernier règne, excepté les derniers temps de la vie du feu

1. Le *Dictionnaire de l'Académie* de 1718 ne donne pas cette locution au sens figuré de principal agent ou moyen d'une affaire; il dit seulement au propre : « On appelle *cheville ouvrière* une grosse cheville de fer qui joint le train de devant d'un carrosse avec la flèche. »

2. Tome XV, p. 467.

3. L'Académie n'a admis *radotage* que dans l'édition de 1740 de son *Dictionnaire*; jusque-là elle ne connaissait que *radoterie*.

Roi, qu'on a vu en son lieu[1] qu'il se jeta à moi pour essayer de me pomper[2] avec une importunité extrême. J'allois peu chez le Roi, dont l'âge ne comportoit pas l'assiduité du mien, et où encore je ne le rencontrois presque point, tellement que je ne le voyois qu'au Conseil, où nous ne nous abordions guères, au plus que des moments, et où il étoit difficile, par l'ordre de la séance, que nous nous trouvassions l'un auprès de l'autre. Je n'eus donc rien à changer dans ma conduite à son égard, et je me contentai de piquer de plus en plus[3], par mon parfait silence, son orgueil et sa vanité blessée.

Forte conversation entre M. le duc d'Orléans et moi, qui ébranle l'abbé Dubois fortement, mais inutilement.

Quoique M. le duc d'Orléans ne me mît plus au fait de tout comme avant que l'abbé Dubois se fût entièrement et ouvertement rendu le maître de toutes les affaires du dehors et du dedans, et fût parvenu à tenir de court son maître et à le resserrer avec ses plus sûrs serviteurs, avec moi sur tous, dont il craignoit la liberté et l'ancienne habitude avec ce prince[4], il ne put néanmoins le tenir de si court à mon égard, que, quelque réservé que je me rendisse depuis que j'avois aperçu la réserve insolite de M. le duc d'Orléans avec moi, l'abbé Dubois, dis-je, ne put si bien faire qu'il n'échappât toujours quelque chose à l'habitude et à la confiance pour moi. Je l'ai déjà dit, et il faut le répéter ici, les petits chagrins que ce prince avoit quelquefois contre moi étoient légers et courts[5]. Ainsi celui qu'il avoit pris de mon opiniâtre refus de la place de gouverneur du Roi tomba incontinent après. Une après-dînée que je travaillois avec lui, seul à mon ordinaire, il me parla du traité entre l'Espagne et l'Angle-

1. Tome XXVI, p. 338 et suivantes.

2. Verbe rencontré dès le tome XVII, p. 162, et plusieurs fois depuis.

3. Ces quatre mots sont en interligne.

4. Saint-Simon avait d'abord écrit : *entre ce prince et moy* ; il a biffé *et moy* et écrit *avec* à la place d'*entre*. Deux lignes plus loin, *rendisse* est en interligne, au-dessus de *tinsse*, biffé.

5. Il vient de dire la même chose ci-dessus, p. 108.

terre, qui s'avançoit fort[1], et m'en apprit des détails qui donnoient les plus grands avantages au commerce d'Angleterre aux dépens de l'Espagne, qui avoit grand peine à y consentir, et qui ruinoit celui de France, en transportant aux Anglois tous les avantages que les François y avoient eus depuis l'avénement de Philippe V à la couronne, la plupart conservés de façon ou d'autre[2] depuis la paix d'Utrecht[3]. Nous y avions perdu, à la vérité, la traite des nègres; mais le vaisseau de permission[4] et beaucoup d'autres avantages nous étoient restés, que l'Angleterre prétendoit nous faire ôter et les obtenir, et desquels l'abbé Dubois ne leur faisoit pas moins litière qu'il ne pressoit l'Espagne de se couper la gorge à elle-même en faveur des Anglois.

Dès les commencements de la Régence, on a pu voir ici, et plusieurs fois depuis, combien ce joug anglois me pesoit; plus il s'appesantissoit, plus il me devenoit insupportable. Je ne pus donc tenir au récit que me fit M. le duc d'Orléans. Je lui fis sentir le préjudice extrême que le commerce de France alloit recevoir, et l'Espagne elle-même si elle se laissoit entraîner aux conditions qu'il m'exposoit, et combien lui-même seroit un jour comptable au Roi et à la nation d'avoir souffert que l'abbé Dubois vendît des intérêts si grands, et si chers à l'Angleterre, qui sauroit bien dans tous les temps se conserver ce qui lui seroit accordé. Je l'exhortai du moins à laisser traiter cette affaire au congrès de Cambray, qui s'alloit ouvrir, où presque tous les ministres des premières puissances étrangères étoient arrivés, duquel l'objet n'étoit pas

1. Le traité qui devait être signé à Madrid le 13 juin suivant et dont le texte, assez embrouillé, est donné par Du Mont, *Corps universel diplomatique*, tome VIII, deuxième partie, p. 33.

2. Les cinq derniers mots sont en interligne.

3. Il y a dans le carton G7 1707 des Archives nationales un mémoire de M. Amelot, d'avril 1720, sur la situation du commerce français en Espagne.

4. Tome XXX, p. 112.

moins de régler les difficultés entre l'Angleterre et l'Espagne sur le commerce et avec nous-mêmes, que de tâcher d'ajuster l'Espagne avec l'Empereur, et de parvenir à une paix entre eux[1]; que là, en présence de tant de ministres, des Hollandois surtout, quoique si liés à l'Angleterre par terre, mais jaloux et si las de leur progrès au delà des mers, l'Espagne trouveroit des secours, et l'Angleterre des embarras et des difficultés très profitables; à tout le moins, lui Régent éviteroit le blâme de s'être hâté d'égorger la France et l'Espagne sous la cheminée, en procurant à l'Angleterre toutes ses nouvelles et très-injustes prétentions. Le détail fut long sur les plaies qui étoient portées par les conditions demandées par les Anglois à l'Espagne, et au commerce de France qu'elles ruinoient, et à celui de toute l'Europe qu'elles attaquoient, et qui en demeureroit extrêmement affoibli si elles étoient accordées, et sur la certitude qu'elles demeureroient à toujours aux Anglois, si elles tomboient une fois entre les serres d'une nation si avide, si avantageuse, si puissante par mer, si fort née pour les colonies et pour le commerce, si jalouse d'y dominer, si suivie, si pénétrée de son intérêt, du commerce, dis-je, qui intéresse chaque particulier, et qui est tout entier et dans toutes ses parties entre les mains de la nation dans les parlements, et absolument hors de prise à leur roi et à ses ministres. J'insistai donc sur le grand intérêt de la France et de l'Espagne de laisser porter ces prétentions au congrès de Cambray, où l'intérêt palpable du commerce de toute l'Europe tiendroit les yeux de tous les ministres ouverts, et formeroit des obstacles et des entraves aux Anglois, dont le Régent n'auroit point le démérite, tout au plus ne feroit que le partager avec toutes les autres puissances, et sauveroit ainsi, en tout ou en la plus grande partie, le

1. Le mémoire dont il a été parlé ci-dessus suggère en effet le règlement des questions commerciales par le futur congrès de Cambray; notre auteur l'a-t-il connu et s'en est-il inspiré?

commerce de France, celui d'Espagne et le commerce de toute l'Europe, dont l'Angleterre se vouloit emparer, et deviendroit enfin la maîtresse de l'Europe, puisqu'elle en posséderoit seule tout l'argent, qui, par le commerce, s'est jusqu'ici distribué en toutes ses parties plus ou moins inégalement, à proportion du commerce de chacune.

Ce discours, plus fort et bien plus détaillé et plus long que je ne le rapporte, fit une grande impression à M. le duc d'Orléans. Il entra en discussion ; il convint avec moi de beaucoup de choses, et peu à peu que j'avois raison. Cela m'encouragea, de sorte que, après l'avoir battu sur ses objections par rapport à ses entraves avec l'Angleterre, je lui dis qu'il n'avoit qu'à voir où l'intérêt personnel de l'abbé Dubois l'avoit conduit ; que je lui avois souvent dit qu'il ne songeoit qu'à être cardinal, et que toujours, lui Régent, s'étoit récrié d'indignation, vraie ou feinte[1], et qu'il le feroit mettre dans un cul de basse-fosse[2], s'il le surprenoit dans une telle pensée ; que néanmoins rien n'étoit plus vrai ; que je ne lui enviois le cardinalat en aucune sorte ; qu'il ne seroit pas le premier cuistre[3] ni le centième qui le seroit devenu ; qu'un régent de France, tel qu'il l'étoit, devoit assez se sentir, et être en effet assez considérable, pour pouvoir récompenser d'un chapeau qui que ce fût, surtout un homme qui avoit le vernis[4] d'avoir été son précepteur, et acquis depuis le caractère épiscopal d'un grand siége et celui de ministre très principal ; mais qu'il étoit vrai que je ne pouvois souffrir que l'abbé Dubois se fît cardinal par l'autorité que l'Empereur exerçoit despo-

1. Voyez notre tome XXXVI, p. 5.

2. Le *Dictionnaire de l'Académie* de 1718 dit qu'on appelle *basse-fosse* « un cachot dans une prison », et *cul de basse-fosse* « un cachot creusé dans la basse-fosse même ».

3. Valet de collège : tome XX, p. 81.

4. Au sens de décoration, honneur superficiel, comme dans le tome II, p. 82.

tiquement à Rome, et par le crédit tout-puissant du roi d'Angleterre sur l'Empereur ; que, pour se rendre le roi d'Angleterre et ses ministres non-seulement favorables à Vienne, mais pour leur faire épouser son intérêt par le leur, il n'avoit songé qu'à lier, lui Régent, à l'Angleterre, à se rendre nécessaire pour serrer cette union, faire plusieurs voyages à Hanovre et à Londres, parce qu'on dit ce qu'on n'ose écrire, peu à peu engagé[1] la rupture, puis la guerre, entre la France et l'Espagne, sans autre[2] intérêt que le sien, pour flatter Londres et Vienne, non-seulement contre l'intérêt de la France, mais en exposant, lui Régent, personnellement aux derniers dangers, comme je le lui avois prédit dans le temps, comme il en [avoit[3]] éprouvé une partie dans l'affaire de Cellamare, et comme il a hasardé bien pis, si la guerre eût duré et se fût échauffée ; que lui seul n'avoit pas voulu voir ce qui fut clair alors à toute l'Europe : que cette guerre n'eut jamais d'autre objet que de satisfaire la jalousie des Anglois sur la marine renaissante[4] d'Espagne, dont le maréchal de Berwick eut l'ordre, qu'il exécuta, de brûler tous les vaisseaux, tous les chantiers, tous les magasins des ports du Ferrol[5] et des autres voisins, ce qui anéantit toute la marine d'Espagne ; tout aussitôt après quoi l'abbé Dubois termina cette déplorable guerre. « De là, ajoutai-je, il vous a fait entièrement passer sous le joug des Anglois, a été leur homme auprès de vous plus que ne le fut jamais l'impudent Stair, son bon ami ; et maintenant il vend, pour son chapeau, la France, l'Espagne, le commerce de toutes les nations de l'Europe à l'Angleterre sans le moindre retour[6] et se vend en même temps à eux, et s'applaudit de sa trahison et

1. Peu à peu il avait engagé.
2. *Autre* remplace *le plus* biffé.
3. Mot oublié.
4. Cet adjecti a été ajouté en interligne.
5. Non pas du Ferrol, mais du Passage : tome XXXVI, p. 203-205.
6. *Retour*, oublié, a été remis en interligne.

de sa ruse, qui lui va incessamment procurer le chapeau, auquel votre considération n'aura pas la moindre part, mais la seule autorité de l'Empereur, par la vive et pressante entremise du roi d'Angleterre, ou plutôt en vertu du traité secret de ses ministres avec l'abbé Dubois. »

L'impression de ce vif et trop vrai raccourci de la conduite de l'abbé Dubois, si pourpensée[1] et si bien suivie, frappa le Régent au delà de ce que je l'ai jamais vu[2]. Il s'appuya les coudes sur la table qui étoit entre lui et moi, se prit la tête entre ses deux mains et y demeura quelque peu en silence, le nez presque sur la table ; c'étoit sa façon quand il étoit assis et fort agité. Enfin il se leva tout à coup, fit quelques pas sans parler, puis se prit à se dire à soi-même : « Il faut chasser ce coquin. — Mieux trad que jamais, repris-je ; mais vous n'en ferez rien. » Il se promena un peu en silence avec moi. Je l'examinois cependant, et je lisois sur son visage et dans toute sa contenance la vive persuasion de son esprit, même de sa volonté, combattue par le sentiment de sa foiblesse, et de l'empire absolu qu'il avoit laissé prendre sur lui. Il répéta ensuite deux ou trois fois : « Il faut l'ôter, » et, comme l'habitude me le faisoit connoître très distinctement, je croyois à son ton et à son maintien entendre tout à la fois l'expression la plus forte d'une nécessité instante et de l'insurmontable embarras d'avoir la force de l'exécuter. Dans cet état, je vis clairement qu'il ne me restoit plus rien à dire pour arriver à la conviction parfaite de la nécessité urgente de chasser l'abbé Dubois, mais que, pour

1. Tome III, p. 232.

2. Ce n'était pas la première fois que Saint-Simon tâchait de renverser l'abbé Dubois, — si toutefois la scène racontée ici est bien du début de 1721. En juin 1720, il l'avait déjà violemment attaqué auprès du Régent : voyez dans le tome XIX de l'édition des *Mémoires* de 1873, p. 297, ce qu'il en dit dans une lettre dont le destinataire doit probablement être Millain.

lui en inspirer la force, mes paroles seroient inutiles, et ne feroient qu'affoiblir celles qui lui avoient fait une si forte impression, parce qu'elles ne feroient que le dépiter en lui faisant sentir plus fortement sa foiblesse, sans lui donner la force de la surmonter. Cela m'engagea à me retirer pour le laisser à lui-même, et le soulager de la peine et de la honte de me voir le témoin de ce combat intérieur. Je lui dis donc que je n'avois plus rien à ajouter à une matière si importante à l'État, à toute l'Europe, singulièrement à lui-même, que je le laissois à ses réflexions, et qu'il ne me restoit qu'à desirer qu'elles eussent sur lui tout le pouvoir qu'elles devoient avoir. Il étoit si occupé, qu'à peine me répondit-il je ne sais quoi, et me laissa aller sans peine, contre son ordinaire toutes les fois qu'il se trouvoit fort agité. Je m'en allai content d'avoir rempli mon devoir par une conversation si forte et si nécessaire, mais avec peu d'espérance du fruit qu'elle devoit si naturellement produire.

Foiblesse étrange de M. le duc d'Orléans, qui dit tout à l'abbé Dubois, se laisse irriter contre moi jusqu'à me faire de singuliers reproches, dont, à la fin, il demeure honteux, m'avoue sa foiblesse et défend à l'abbé Dubois de lui jamais parler de moi.

Achevons cette matière tout de suite, trop intéressante et trop curieuse pour être interrompue et en faire à deux fois. Trois semaines à peu près se passèrent sans que j'aperçusse rien que d'ordinaire en M. le duc d'Orléans avec moi. Dans mes jours de travail, il ne me parla ni d'affaires étrangères, ni de l'abbé Dubois; de mon côté, je me gardai bien de lui en ouvrir la bouche. Néanmoins, j'avois su que le lendemain de la conversation que je viens de raconter, il y avoit [eu] tant de bruit, et si long par reprises, entre M. le duc d'Orléans et l'abbé Dubois, que les chambres voisines s'en étoient fortement aperçues, malgré[1] des pièces vides entre-deux, et je fus informé aussi que M. le duc d'Orléans avoit paru longtemps occupé et de mauvaise humeur, lui qui n'en montroit et n'en avoit même comme jamais ; en même temps, que l'abbé

1. Avant *malgré*, il a biffé *quoyque*.

Dubois étoit plus furieux et plus intraitable qu'il ne l'avoit jamais paru. J'en conclus de plus en plus la volonté et la foiblesse; qu'il y avoit eu des reproches et des éclats qui ne menoient à rien ; car il n'y avoit qu'à le chasser sans le voir et sans donner prise à la foiblesse ; enfin, que cette foiblesse l'emporteroit sur les plus importantes considérations, et que l'abbé Dubois demeureroit le maître. Je ne me trompai pas.

Vers la fin des trois semaines depuis la conversation, allant travailler avec M. le duc d'Orléans, je le trouvai seul, qui se promenoit dans la pièce de son grand appartement la plus proche du passage de son petit appartement. Il me reçut, contre son ordinaire, d'un air si froid et si embarrassé, que, après quelque peu de mots indifférents, je lui demandai franchement à qui il en avoit, et que je voyois bien qu'il y avoit quelque chose sur mon compte. Il balança ; il tergiversa. Je le pressai; l'apostume[1] creva. Il me dit donc, puisque je voulois le savoir, qu'il étoit fort peiné contre moi, et tout de suite me débagoula[2] (car c'est le terme qui convient à la façon dont il se déchargea) que je voulois qu'il fît tout ce qu'il me plaisoit, et que je refusois de faire tout ce qui ne me plaisoit pas; que j'avois refusé les finances, la place de chef du conseil des affaires du dedans, depuis de me trouver avec lui et tous les pairs et les maréchaux de France au Grand Conseil[3], les sceaux après, et, trois fois, de le délivrer de la plus fâcheuse épine en refusant autant de[4] fois la place de gouverneur du Roi. « N'y a-t-il que cela, lui répondis-je, qui vous mette en cette humeur contre moi? — Non,

1. Mot déjà rencontré au figuré dans nos tomes XVIII, p. 4, XXII, p. 205, et XXVI, p. 270.

2. « *Débagouler*, dire indiscrètement tout ce qui vient à la bouche : il est très bas » (*Académie*, 1718; la dernière édition le conserve encore). Le *Littré* en cite un exemple de Brantôme et d'autres d'auteurs secondaires du dix-septième siècle, mais pas celui-ci.

3. Tome XXXVII, p. 130-131.

4. *Autant de* remplace en interligne *trois*, biffé.

reprit-il vivement; il me semble que c'est bien assez. — Or bien, Monsieur, lui dis-je, il faut commencer par les refus que vous me reprochez, parce que ce sont des faits; nous viendrons après à la plainte vague de vouloir vous faire faire tout ce qu'il me plaît. Des deux premiers refus, souvenez-vous, s'il vous plaît, qu'il n'y en a qu'un qui porte, qui est celui des finances[1]. Il est vrai que vous fûtes fâché; il est plus vrai encore que vous l'auriez été davantage, si je les avois acceptées. Ma raison de les refuser fut mon incapacité et mon dégoût naturel de ces matières; j'y aurois fait autant de fautes que de pas, et, en finances, il n'y a point de petites fautes. Si je n'entends rien aux finances ordinaires, comment aurois-je pu comprendre les diverses opérations de Law, et tenir ce timon qui a enfin rompu entre vos mains à vous-même; et, si la souplesse et la bassesse du duc de Noailles pour le Parlement, jusqu'à rendre compte des finances à ses commissaires, n'a pu émousser ses entreprises à cet égard, pensez-vous que ma conduite lui [eût] été plus agréable, avec l'affaire du bonnet et ma rupture sans nul ménagement avec le premier président? Voilà donc, Monsieur, pour les finances. A quoi on n'a jamais imputé à mal à personne le refus d'une place grande par son autorité, son importance et ce qu'elle vaut, ni l'aveu d'une incapacité véritable. J'oserois dire, s'il s'agissoit d'un autre, que ce refus mériteroit louange et estime, et qu'il n'est pas commun. La place de président du conseil des affaires du dedans, il est vrai que je la refusai, parce que la trouvois trop forte et trop laborieuse à me charger du détail de tout ce qui vient de procès, de disputes, de règlements au conseil de dépêches, et de les rapporter au conseil de régence. Souvenez-vous du peu d'ambition que je témoignai dans la formation des conseils, [que] vous me demandâtes sur ces deux refus ce que je voulois donc prendre, et que

1. Tome XXVII, p. 32-33 et 47-50.

j'eus l'honneur de vous répondre que c'étoit à moi à vous laisser disposer de moi, mais que, si vous vouliez m'employer à quelque chose, et me mettre à ce dont je croirois m'acquitter le moins mal, ce seroit de me donner une place dans ce même conseil des affaires du dedans, sur quoi vous vous moquâtes de moi, et me dites avec bonté que, ne voulant ni des finances ni de la place de chef[1] de ce conseil du dedans, il n'y en avoit point d'autre pour moi que dans le conseil où vous seriez vous-même[2]. J'ai donc raison de dire que ce refus-ci ne porte pas, puisque je me contentois de bien moins dans le même conseil, et que vous n'avez pas eu lieu de vous plaindre du travail, de l'onction, de la capacité de d'Antin, que je vous proposai pour chef de ce conseil, et que vous en chargeâtes. Quant au Grand Conseil, dites-moi, Monsieur, en avez-vous sitôt perdu la mémoire ? Si cela est, rappelez-vous, s'il vous plaît, que je ne savois pas un mot de cette belle séance, lorsque j'arrivai de Meudon pour travailler avec vous ; que je vous trouvai dans cette même pièce-ci, donnant vous-même des commissions à des garçons rouges et à d'autres de vos gens ; que je vous demandai ce que c'étoit que tout cela, que je n'entendois qu'à bâton rompu[3] ; que vous me l'expliquâtes, et tout de suite me dites en souriant qu'à mon égard ce seroit le contraire des autres pairs mandés ; que vous me priiez[4] de ne me pas trouver au Grand Conseil, parce que sûrement je ne serois pas de l'avis que vous vouliez qui y passât, et que je disputerois contre comme un diable ; à quoi j'eus l'honneur de vous répondre que je réputois à grâce très particulière cette défense, qui me délivroit de la nécessité de vous déplaire

1. Avant *chef* il a biffé *ce Cons[eil]*.
2. Tome XXVII, p. 50.
3. Locution qui ne s'emploie jamais au singulier, et que nous avons déjà rencontrée au pluriel dans les tomes XVIII, p. 9, et XXVII, p. 82.
4. Écrit *priyés*.

en public, et peut-être de vous embarrasser beaucoup, pour suivre le mouvement de ma conscience et de mon honneur pour le service de l'État, et en particulier de l'Église et de la vérité. Vous vous mîtes à rire de ma réponse, avec votre légèreté ordinaire là-dessus. La conversation se fit ensuite[1] sur cette séance du lendemain, que je ne pus approuver ; j'eus ensuite l'honneur de travailler avec vous[2]. Vous ne fûtes fâché ni alors ni depuis, et aujourd'hui es la première fois que vous vous en avisez. Franchement, Monsieur, pardonnez-moi si je vous le dis, cela est-il raisonnable ? Passons maintenant aux sceaux[3]. Permettez-moi de vous dire que je n'ai jamais compris quelle a été la fantaisie de me les vouloir donner, et une fantaisie aussi opiniâtre : faire une sorte d'insulte à toute la magistrature de les donner à un homme d'épée, à un homme entièrement ignorant du sceau et de tout ce qui y a rapport, à un homme pour être entre vous et le Parlement, répondre à ses remontrances et à ses entreprises, y présider, y parler, y prononcer en cas de lit de justice, toutes choses très difficiles à allier, pour ne pas dire incompatibles, avec la séance et la fonction de pair ; et, de tous les pairs, choisir l'ennemi déclaré du premier président, avec qui, en tant d'occasions, il faut conférer, et, de plus, des moins agréables au Parlement, et, par rapport à vous, montrer une légèreté singulière en ôtant les sceaux au Chancelier, à qui vous veniez si nouvellement de les rendre et de le rappeler de Fresnes où vous l'aviez exilé. Mon refus, que j'ose dire avoir été sage, fit laisser les sceaux au Chancelier, et vous avez vu qu'il ne vous en est pas arrivé le moindre inconvénient ni le moindre embarras[4].

1. *En suitte* a été remis en interligne.
2. Tout ceci a été raconté ci-dessus, p. 6-7.
3. Tome XXXVII, p. 320-330.
4. Saint-Simon ne parle pas de la première fois où il refusa les sceaux (tome XXXVII, p. 320 et suivantes) mais de la seconde offre qui lui en fut faite (*ibidem*, p. 356 et suivantes).

Reste donc la place de gouverneur du Roi ; mais cette place n'est-elle pas assez importante, assez brillante, ne tire-t-elle pas naturellement d'assez grandes suites, pour tenter un homme de mon âge, qui a une famille, qui n'est revêtu que de sa dignité de duc et pair, et qui n'a jamais été avec le maréchal de Villeroy sur aucun pied de sentir le moindre embarras de recevoir sa place, avec la satisfaction de ne l'avoir ni demandée ni desirée? Enfin, cette place, en honneur, en confiance, en considération, en[1] toutes sortes d'avantages réels, peut-elle [être] refusée, et refusée jusqu'à trois différentes fois, sans des considérations de contre-poids les plus fortes et les plus démontrées? Leur base est une suite d'horreurs dont il a fallu vous remettre trop souvent devant les yeux[2] pour vous les renouveler encore. Mais, au nom de Dieu, Monsieur, faites-y réflexion, et je m'assure que vous me rendrez justice. »

Jusqu'ici M. le duc d'Orléans m'avoit laissé parler sans m'interrompre[3]. Ou il n'avoit pas trouvé de réplique à mes réponses, ou ces refus ne l'avoient affecté que dans le moment que l'abbé Dubois l'avoit poussé, dont mes réponses effaçoient l'impression; mais l'importunité qu'il recevoit du maréchal de Villeroy, que rien de sa part n'avoit pu gagner, et ce qu'il en craignoit auprès du Roi dans les suites, lui tenoit au cœur. Il ne put donc se satisfaire de mes réponses sur mon refus si opiniâtre et si constant de la place de gouverneur du Roi. Il m'en fit des plaintes amères, et me contraignit de reprendre avec lui les raisons de mon refus, qu'on a vues ici, avec beaucoup plus d'étendue. Comme cette longue explication ne roula que sur les mêmes principes, tant à l'égard

1. Avant cet *en*, il a biffé *enfin*.

2. Phrase incorrecte : il faudrait *qu'il a fallu*, ou *vous remettre* [*le tableau*] *devant les yeux*.

3. Il y a *l'interrompre* dans le manuscrit, par erreur sans doute, à moins que Saint-Simon ne sous-entende *mon discours*.

des raisons de ne point ôter le maréchal de Villeroy de cette place, quelque mal qu'il s'en acquittât, quelque incapable qu'il en parût et qu'il en fût, quelque dangereux qu'il y pût être au Régent, et sur celles de ne m'y point mettre quand même elle deviendroit vacante par mort, je n'en allongerai pas ce récit. Je me contenterai de dire que je mis enfin M. le duc d'Orléans à bout sur cet article, après une longue et forte discussion, et que je le forçai de convenir que tous mes refus ne méritoient point de reproches, et que j'avois eu raison de les faire. De là, j'eus beau jeu sur le reproche général que je ne voulois rien faire que ce qui me plaisoit, et que je voulois lui faire faire tout ce que bon me sembloit.

Sur la première partie, je le fis souvenir de la façon dont je m'étois conduit chez le Chancelier dans ce comité de finances dont il voulut si absolument que je fusse, quoi que j'eusse pu dire et supplier au contraire plusieurs fois dans son cabinet de ma juste répugnance, par mon incapacité sur les finances où je n'entendois rien, de mon ignorance de la gestion du duc de Noailles qui en cachoit tout au conseil de régence, et sur le personnel du duc de Noailles, avec lequel j'étois hors de toute mesure, qui avoit apparemment ses raisons pour vouloir que je fusse de ce comité, et que je ne me rendis qu'au commandement inattendu et absolu qu'il m'en fit en nommant les commissaires de ce comité au conseil de régence, dans lequel je protestai de mon incapacité en cette matière, et de mon inutilité en choses où je n'entendois rien[1]. Je le priai encore de se souvenir de diverses autres choses qu'il avoit exigées de mon obéissance, à quoi je m'étois soumis malgré moi, et du commerce qu'il avoit si fortement voulu que j'eusse une fois au moins la semaine avec Law sur sa Banque et son Missisipi[2], aux-

1. Cela a été raconté dans le tome XXXI, p. 337-343.
2. Tome XXX, p. 93-96, XXXIII, p. 2, etc.

quels il savoit que je m'étois si fort opposé dans son cabinet, et en plein conseil de régence, lorsqu'il fut question de les établir. « Vous m'avez, malgré[1] tout ce que je pus faire, dire et prédire, forcé par une violence d'autorité absolue d'aller apprendre à Mme la duchesse d'Orléans la chute de son frère, au sortir du lit de justice des Tuileries, ce qui depuis m'a brouillé entièrement avec elle, comme je le prévis et ne pus vous en persuader[2]. Enfin, Monsieur, ajoutai-je[3], je n'ai refusé en rien de tout ce que vous avez desiré de moi, en choses générales et faisables[4], tant qu'il m'a été possible, et vous ne m'en sauriez citer une seule que j'aie refusée, sans que vous ayez trouvé que j'eusse raison. Voilà pour la première partie de votre reproche général. A l'égard de la seconde, vous savez si je vous ai importuné pour moi ou pour les miens. Pour ce qui est des autres, je ne vous ai jamais rien demandé que de juste, ou de convenable à votre réputation pour les choix, et à votre intérêt, très souvent sans égard à mon amitié pour les personnes, témoin les chefs des conseils et plusieurs membres que je vous ai proposés et que vous avez faits. Si vous et moi pouvions nous souvenir de quantité de grâces que j'ai procurées par les représentations que j'ai cru vous devoir faire, vous trouveriez que le même principe m'a conduit[5], et que vous en trouveriez fort peu, et encore de celles-là de conséquence indifférente, où mon amitié ou ma considération pour les gens aient eu toute la part. Si de là vous passez à vous rappeler les affaires, vous trouverez que celles que j'ai eues le plus à cœur ne sont pas celles

1. Avant *malgré*, il a biffé *forcé*, et, deux lignes plus loin, avant *d'aller*, il a de même biffé *lorsque v^e me forçastes*.
2. Tome XXXV, p. 237 et suivantes.
3. Les deux mots *ajoutay-je* sont en interligne.
4. *Possibles*, biffé et remplacé en interligne par *faisables*.
5. Saint-Simon, ayant oublié *m'a conduit*, a remis ces trois mots en interligne.

qui ont réussi, comme le rang des bâtards, l'affaire du bonnet, si criante et si souvent et solennellement promise, les autres querelles du Parlement, ses entreprises sur vous-même, les dangereuses et folles démarches de cette prétendue noblesse, toutes choses où vous vous êtes laissé abuser, dont vous vous êtes très mal tiré, qui en ont enfanté de pires, comme je vous l'avois prédit, et dont vous ne sauriez me nier que vous ne vous soyez repenti de la conduite que vous y avez tenue, puisque vous me l'avez avoué vous-même, et traité de fripons ceux qui vous y ont entraîné. Souvenez-vous donc, s'il vous plaît, que rien ne m'a jamais si vivement intéressé que ces choses-là, mais que, après vous avoir pressé à mesure sur chacune, et remontré tout ce que j'ai cru vous devoir être représenté, j'ai embrassé tellement le parti du silence, que je ne vous en ai depuis ouvert la bouche une seule fois, et que, quand vous avez voulu quelquefois me mettre sur ces chapitres, je n'y ai jamais pris, et toujours détourné la conversation à autre chose sur-le-champ. Est-ce donc là, Monsieur, vouloir vous faire faire tout ce qui me plaisoit, et quand [il] vous[1] a plu à vous de faire si souvent tout l'opposé de ce qui m'affectoit le plus, m'avez-vous vu après moins attaché à vous et moins occupé de votre intérêt et de votre avantage? Sur les affaires publiques, vous m'avez trouvé également fidèle à ce que j'ai cru de l'intérêt de l'État, à vous le représenter tout le plus fortement de raisons[2] qu'il m'a été possible, à demeurer inébranlable dans mon avis quand ce que vous ou vos ministres y ont opposé ne [m'a] pas paru[3] solide, à vous proposer de m'abstenir du Conseil quand vous y craindriez que mon opposition préjudiciât à ce que vous aviez à cœur d'y faire passer, et à

1. Il y a deux fois *vous* dans le manuscrit, une fois en abrégé, une fois en toutes lettres.
2. Tel est bien le texte du manuscrit.
3. Saint-Simon a écrit par inadvertance : *ne pas pas paru*.

m'en abstenir en effet, sous prétexte de quelque incommodité, toutes les fois que vous l'avez desiré[1]. Il me semble donc, Monsieur, que mes réponses à vos reproches, tant en gros qu'en détail, sont catégoriques, plus que suffisantes, et sans aucune sorte de réplique. J'attends la vôtre, si tant est que vous en trouviez, et cependant je n'en puis être en peine. »

M. le duc d'Orléans demeura quelque temps sans parler. Il étoit la tête basse comme quand il se sentoit embarrassé et peiné, tantôt marchant, tantôt nous arrêtant pendant cette conversation. Rompant enfin le silence, il se tourna à moi, et me dit en souriant que tout ce que j'avois dit étoit vrai, et qu'il ne falloit plus penser à tout cela; qu'il étoit vrai que ce groupe de refus s'étoit présenté à lui sous une autre face, et l'avoit fâché, et que je voyois qu'il n'avoit pas été longtemps sans me le dire franchement; mais qu'encore une fois il n'y falloit plus penser et parler d'autre chose. « Très volontiers, lui répondis-je, Monsieur, mais qu'il me soit permis aussi de vous parler franchement à mon tour. Vous avez été conter à l'abbé Dubois ce que je vous dis dernièrement du traité d'Angleterre et d'Espagne, et de sa conduite énorme pour obtenir un chapeau par le ricochet du roi d'Angleterre à l'Empereur et de l'Empereur au Pape[2], et de là cet honnête prêtre, et si désintéressé, vous a mis dans la tête tous ces potages réchauffés[3] que vous venez si bien de m'étaler et que j'ai encore mieux fait fondre? Avouez-moi la vérité. — Mais, me répondit-il d'un air honteux et embarrassé au dernier point, cela est vrai ; c'est l'abbé Dubois qui m'a rabâché[4] tous ces refus, qui m'a poussé et qui m'a fâché contre vous. — Hé bien ! Monsieur, lui

1. Tomes XXXI, p. 40-42, et XXXIII, p. 77-78.
2. Ci-dessus, p. 113-116.
3. Locution figurée que ne donnent pas les lexiques.
4. Ce verbe, d'origine inconnue, n'apparaît qu'au dix-huitième siècle; l'*Académie* ne l'admit que dans l'édition de 1762.

répliquai-je, mes réponses vous ont-elles pleinement satisfait? — Oui, me dit-il, il n'y a rien à y répondre. Je le savois bien ; mais il m'a embrouillé l'esprit. »

La même foiblesse qui lui avoit fait tout dire à l'abbé Dubois, et recevoir de lui, malgré toute sa connoissance, les impressions qu'il avoit voulu lui donner contre moi, fit le même effet lorsqu'à mon tour je le tins tête à tête[1], opéra le renouvellement de sa première conviction sur ma conduite, dès que je la lui justifiai ainsi en détail, enfin l'aveu implicite d'avoir révélé à l'abbé Dubois ce que je lui avois dit de lui, et l'aveu formel que c'étoit l'abbé Dubois qui lui avoit aigri l'esprit contre moi et fourni les reproches qu'il m'avoit faits. Alors je le suppliai de réfléchir en quelles mains il s'étoit livré, et si qui que ce soit leur pouvoit échapper, si son plus ancien et son plus assuré serviteur n'en étoit pas hors de prise, et sur choses hors de toute sorte de raison, et connues pour telles par Son Altesse Royale, et ce que pourroit devenir tout homme hors de portée de sa privance et d'explications avec elle, toutes les fois qu'il plairoit à l'abbé Dubois de l'écarter et de le perdre. « Vous avez raison, me répondit M. le duc d'Orléans, dans la dernière honte à ce qu'il me parut; je lui défendrai si bien et si sec de me parler de vous que cela ne lui arrivera plus. Allons, qu'avez-vous pour aujourd'hui? » J'eus pitié, si je l'ose dire, de l'état où je le vis. Je ne répondis rien, et je me mis à lui rendre compte de ce que j'avois pour ce jour-là. Peu après il entra dans son petit cabinet. J'y travaillai avec lui assez courtement, parce que l'entretien que je viens de rapporter avait été fort long, et, sans plus en rien remettre en avant, nous nous séparâmes le mieux du monde, sans qu'il y ait du tout paru depuis, et j'eus

1. Ce n'était pas la première fois que le Régent racontait à Dubois ce que Saint-Simon lui avait dit contre lui : voyez dans le tome XIX des *Mémoires*, édition 1873, p. 299, le passage d'une lettre écrite en juin 1720.

lieu de croire par la suite que M. le duc d'Orléans m'avoit tenu parole, et défendu à l'abbé Dubois de lui parler de moi. On peut juger des dispositions de ce bon ecclésiastique à mon égard, après une pareille confidence de son maître de ce que je lui avois dit de lui, entée sur tant d'autres choses qui m'avoient mis fort mal avec lui. Le récit simple, tel qu'on vient de le voir de cette dernière, supplée à toutes réflexions, et peint au naturel quels étoient le maître et le valet à l'égard l'un de l'autre.

Étrange trait sur le chapeau de Dubois entre M. le duc d'Orléans et Torcy.

Mais, pour achever le coup de pinceau, je joindrai ici ce qui arriva peu après à Torcy, et qu'il m'a conté lui-même. Quelques mesures que prît Dubois pour cacher ses machines à Rome, Torcy vit tant de choses par le secret de la poste, qu'il crut devoir avertir M. le duc d'Orléans des menées de l'abbé Dubois à Rome. Il lui dit donc, avec sa mesure accoutumée, que, si cet abbé y travailloit pour son chapeau de l'aveu de Son Altesse Royale, il n'avoit rien à dire, mais que, dans l'incertitude, il avoit cru de son devoir de l'avertir de ce qu'il en voyoit. M. le duc d'Orléans se mit à rire. « Cardinal! répondit-il, ce petit faquin! vous vous moquez de moi; il n'oseroit y avoir jamais songé. » Et sur ce que Torcy insista et montra les preuves, le Régent se mit en colère, et dit que, si ce petit impudent se mettoit cette folie dans la tête, il le feroit mettre dans un cul de basse-fosse[1]. Ce même propos fut répété à Torcy deux ou trois fois, c'est-à-dire toutes celles que Torcy lui rendoit un nouveau compte de ce qu'il trouvoit dans les lettres étrangères sur la continuation de l'intrigue pour ce chapeau. Enfin, la dernière fois, qui fut proche du temps que ce chapeau fut obtenu, Torcy reçut la même réponse avec la même colère; mais, le lendemain précis de cette réponse, Torcy étant allé au Palais-Royal, M. le duc d'Orléans l'appela, le tira dans un coin et lui dit: « A propos, Monsieur, il faut

1. Comme ci-dessus, p. 113.

écrire de ma part à Rome pour le chapeau de Monsieur de Cambray; voyez à cela, il n'y a pas de temps à perdre.» Torcy demeura sans parole comme une statue, et le Régent le quitta dès qu'il lui eut donné cet ordre avec le même sens froid[1] que s'il ne se fût pas emporté là-dessus avec Torcy la veille, et qu'il eût toujours été question entre lui et Torcy de favoriser l'abbé Dubois à Rome. C'est bien de ceci qu'on peut dire ce mauvais proverbe: Cela lève la paille[2]. Aussi Torcy n'en pouvoit-il revenir, non de la conduite actuelle de M. le duc d'Orléans sur ce chapeau, non qu'il n'eût toujours soupçonné de la comédie dans les réponses menaçantes de M. le duc d'Orléans là-dessus, mais de la transition en vingt-quatre [heures] de ces mêmes menaces de cul de basse-fosse, tout archevêque qu'il fût, à ordonner à Torcy, qui ne lui en donnoit aucune occasion et qu'il appela exprès, d'écrire à Rome en son nom, de lui Régent, pour favoriser le chapeau de l'abbé Dubois, avec la tranquillité la plus parfaite[3]. Tel étoit le terrain d'alors.

Naissance du

Rome me fait souvenir qu'on apprit alors la naissance du prince de Galles, le dernier décembre 1720[4]. Les cardi-

1. Nous avons déjà noté souvent que Saint-Simon écrit tantôt *sens froid* et tantôt *sang froid*; on trouvera un exemple de la seconde forme, ci-après p. 131.

2. « On dit de certaines choses qui excellent en leur genre que *cela lève la paille* » (*Académie*, 1718). Le *Littré* explique que « lever, enlever, emporter la paille se dit d'une chose excellente, singulière, décisive, par allusion à l'ambre qui a la vertu d'attirer la paille ». On trouve des exemples de cette locution dans Brantôme, Mme de Sévigné, la Fontaine, la *Muse historique* de Loret, etc.

3. Il serait intéressant de pouvoir contrôler cette anecdote; mais Torcy n'a rien laissé qui permette de le faire.

4. Charles-Édouard Stuart : tome XXXIV, p. 325. Saint-Simon prend tout ce qui va suivre dans les correspondances de Rome insérées dans la *Gazette*, p. 59-60, 72 et 107. La *Gazette d'Amsterdam*, Extraordinaire VIII et n° IX, donne des détails curieux, comme celui-ci : « La sage-femme, nommée Ghitta, le montra d'abord à tous les assistants, et reçut de chaque cardinal un présent de vingt pistoles, d'au-

naux Paulucci, secrétaire d'État, Barberin, chef de l'ordre des cardinaux-prêtres, Sacripanti, protecteur d'Écosse[1]. Gualterio, protecteur d'Angleterre, Imperiali, protecteur d'Irlande[2], Ottoboni, protecteur de France et vice-chancelier de l'Église, n'y ayant point de chancelier, et Albane, neveu du Pape et camerlingue de l'Église, tous cardinaux des plus distingués du sacré collége, se trouvèrent à ces couches, par ordre et de la part du Pape. Le sénat romain y fit assister de sa part les évêques de Segni[3] et de Montefiascone[4], Falconieri, gouverneur de Rome, depuis cardinal[5], Collicola et Ruspoli, protonotaires apostoliques[6].

prince de Galles à Rome.

res disent quarante; les princesses lui donnèrent aussi chacune dix pistoles, et le Chevalier de Saint-Georges l'honora du titre de comtesse, avec une pension de cinq cents écus, à condition qu'elle n'assisteroit plus à aucun accouchement, excepté à celui de la connétable Colonna. » Voyez aussi la *Gazette de Leyde*, nos 7 et Supplément, et 9.

1. On a déjà rencontré ces cardinaux : Paulucci et Sacripanti, mentionnés dans le tome XXX, p. 267 et 323, et François Barberini, dans le tome XXXII, p. 144.

2. Joseph-René Imperiali : tome XXII, p. 177.

3. Segni, ville des États romains, district de Velletri. L'évêque était anglais de naissance; il s'appelait Philippe-Michel Ellis, appartenait à l'ordre de Saint-Benoît et avait été de 1688 à 1708 vicaire apostolique du district oriental d'Angleterre avec le titre d'évêque *in partibus* d'Aureliopolis; en octobre 1708, il fut transféré à Segni et mourut dans cette ville le 11 novembre 1726.

4. Montefiascone, dans le district de Viterbe, était le siège d'un évêché uni depuis 1435 à celui de Corneto. L'évêque était Sébastien-Pompée Bonaventura, nommé en 1706, auparavant évêque de Gubbio; il mourut en 1734.

5. Alexandre Falconieri, cardinal en 1724 : tome XXXIII, p. 249.

6. Charles Collicola (Saint-Simon écrit *Colligola*, comme la *Gazette*), né à Spolète le 31 mai 1682, clerc de la Chambre apostolique, chargé en janvier 1715 de la présidence des vivres à Rome, devint secrétaire de la Propagande en janvier 1717, puis, un an plus tard, trésorier général de la Chambre apostolique; il exerçait ces fonctions lorsque, le 9 décembre 1726, Benoît XIII le nomma cardinal diacre, mais le réserva *in petto*; il ne fut déclaré que le 30 avril 1728; il mourut de maladie le 19 octobre 1730. — Barthélemy Ruspoli, dont le père avait

Les ambassadeurs de Bologne et de Ferrare s'y trouvèrent aussi; les princesses des Ursins, Piombino[1], Palestrine et Giustiniani[2], et les duchesses de Fiano et Salviati[3]. Le prince fut baptisé sur-le-champ par l'évêque de Montefiascone, et nommé Charles. Le Pape envoya complimenter ces Majestés Britanniques, et porter au roi d'Angleterre dix mille écus romains, un brevet à vie de jouissance de la maison de campagne jusqu'alors prêtée à Albano, et deux mille écus pour la meubler. On chanta un *Te Deum* dans la chapelle du Pape, en sa présence, et il y eut des réjouissances à Rome. Lorsque la reine d'Angleterre vit du monde, le cardinal Tanara[4] la fut complimenter en cérémonie de la part du sacré collége[5]. Le décanat vaquoit alors, contesté entre Tanara, qui l'em-

été créé prince romain en 1708 par Clément XI, était né le 25 août 1697 et n'était encore que prélat sans fonctions; Innocent XIII, son grand-oncle, le nomma secrétaire des mémoriaux en mai 1721; il devint secrétaire de la Propagande en novembre 1724, et fut créé cardinal diacre le 2 octobre 1730; chef de diverses congrégations, grand prieur de Rome de l'ordre de Malte, protecteur du collège germanique hongrois et de celui des Maronites, il semblait devoir fournir une brillante carrière, lorsqu'il mourut le 21 mai 1741 à quarante-trois ans.

1. Olympe Ludovisi : tome XXV, p. 95. C'était une amie particulière de la princesse des Ursins.

2. La princesse de Palestrina était Thérèse Buoncompagno, mariée le 20 mai 1714 à Urbain Barberini, prince de Palestrina, dont elle était la troisième femme. Nous ignorons le nom de la princesse Giustiniani.

3. Fiano est une petite ville des États romains, non loin de la rive droite du Tibre vers la Sabine, avec titre de duché, qui appartenait à Marc Ottoboni, marié en 1714, à Julie Buoncompagno, fille de la princesse de Piombino. — La duchesse Salviati était Marie-Lucrèce Rospigliosi, veuve depuis 1704 du duc Antoine-Marie Salviati.

4. Sébastien-Antoine Tanara, d'une famille bolonaise, était né à Rome le 20 avril 1650. Il était nonce à Vienne avec le titre d'archevêque de Damas lorsque Innocent XII le nomma cardinal le 21 décembre 1695. Légat d'Urbin en 1703, de Romagne en 1710, puis de la Marche d'Ancône, il devint évêque de Frascati en 1715, doyen du sacré collège et évêque d'Ostie en 1721, et mourut le 2 mai 1724.

5. *Gazette*, p. 107.

porta enfin, et Giudice, par un jugement contradictoire du Pape et du sacré collége[1].

Sentiments anglois sur cette naissance.

Cette naissance[2] fut très sensible à la cour d'Angleterre et aux papistes et jacobites de ce pays, en sentiments fort différents : non-seulement les catholiques, et les protestants ennemis du gouvernement, en furent ravis, mais presque tous les trois royaumes en marquèrent de la joie autant qu'ils osèrent, non par attachement pour la maison détrônée, mais par la satisfaction de voir continuer une lignée dont ils pussent toujours menacer leurs rois et leur famille, et la leur pouvoir opposer. On n'osa en France rien marquer là-dessus ; on y étoit trop sujet de l'Angleterre, et le Régent et Dubois trop grands serviteurs de la maison d'Hanovre, dans le point surtout où Dubois en étoit pour son chapeau.

Mort du comte de Stanhope et de Craggs, secrétaires d'État d'Angleterre, succédés par Townsend et

L'Angleterre perdit en ce même temps deux ministres, dont on a vu ci-devant beaucoup de choses en rapportant les affaires étrangères, le comte Stanhope[3] et Craggs[4], les deux secrétaires d'État, qui moururent à peu de jours l'un de l'autre. Craggs étoit violent et emporté ; Stanhope ne perdoit point le sang-froid, rarement la politesse, avoit

1. La *Gazette* parle de cette contestation à laquelle fut mêlé, outre Giudice, le cardinal Orsini (p. 84, 97, 107, 121, 132 et 156), et qui fut tranchée le 28 février en faveur de Tanara.

2. Après ce mot, il y a dans le manuscrit un *qui* inutile.

3. Jacques, comte Stanhope : tome XVIII, p. 49. Il mourut le 16 février, d'une congestion cérébrale (*Gazette*, p. 111 et 134). Il n'avait que quarante-neuf ans et était désigné comme premier plénipotentiaire d'Angleterre au congrès de Cambray. On lui éleva un mausolée dans l'église de Westminster (*Gazette* de 1732, p. 443). Madame raconte (*Correspondance*, recueil Brunet, tome II, p. 311) : « Lord Stanhope est mort d'une horrible orgie qu'il a faite avec quatre autres lords. Tous ont été à la mort ; deux ont été sauvés : l'un parce que le sang lui est sorti par les oreilles, l'autre parce qu'une veine s'est rompue pendant qu'il dormait. Je ne puis comprendre quel plaisir on trouve dans des excès qui tiennent vraiment de la bête. »

4. Jacques Craggs : tome XXXIII, p. 267. Il mourut le 26 février de la petite vérole (*Gazette*, p. 111 et 124).

Carteret. Leur caractère. Mort du docteur Sacheverell.

beaucoup d'esprit, de génie[1] et de ressources. Ils furent remplacés par Townshend[2] et Carteret[3], deux grands ennemis de la France, indépendamment de la raison d'État. Un autre personnage singulier, qui avoit fait grand bruit en son temps, les suivit de fort près, le docteur Sacheverell[4], qui, par ses sermons sous la reine Anne[5], commença à attaquer le ministère et le système d'alors,

1. Après *génie*, il a biffé *d'esprit*, répété par inadvertance.

2. Charles, vicomte Townshend : tome XXXI, p. 114.

3. John, baron Carteret, puis comte Granville, naquit le 22 avril 1690 et fit ses études à Oxford ; en mai 1711, il entra à la chambre des lords, en succédant à son père, fut pris, l'année suivante, par Georges Ier pour un de ses gentilshommes de la chambre, et nommé en 1715 bailli de Jersey. En janvier 1719, il fut envoyé en Suède comme ambassadeur extraordinaire et contribua puissamment à la conclusion de la paix entre ce pays et le Danemark (1720). Revenu en Angleterre, il fut désigné pour un des plénipotentiaires anglais au congrès de Cambray ; mais la mort de Craggs le fit entrer dans le ministère, 5 mars 1721. Dans ces fonctions de secrétaire d'État, il fut presque continuellement en mésintelligence avec Walpole, et accepta en avril 1724 le poste de lord lieutenant d'Irlande. Par la suite, il joua un grand rôle politique, tant sous Georges Ier que sous Georges II, qui l'eut en grande faveur. Il mourut à Bath le 2 janvier 1763, ayant hérité du titre de comte Granville en octobre 1744 et reçu l'ordre de la Jarretière en 1749.

4. Henri Sacheverell, fils d'un pauvre pasteur, né vers 1674, étudia à Oxford, et se fit remarquer de bonne heure par son éloquence âpre et vigoureuse. Dès 1701, il commence à prêcher contre les whigs et les fanatiques, et défend dans ses écrits les droits de la haute église. Sa violence de langage lui attira beaucoup d'ennemis, et les correspondances de Londres insérées dans les gazettes, à la fin du règne d'Anne et au début de celui de Georges Ier, mentionnent fréquemment ses attaques, ses procès et ses emprisonnements ; voyez aussi les *Mémoires de Sourches*, tome XII, p. 145, 176, 178 et 223. Le 7 janvier 1723, il fit une chute grave, où il se blessa grièvement ; mais il ne mourut que le 5 juin 1724, des suites de cet accident. C'est dans l'Extraordinaire XXII de la *Gazette d'Amsterdam*, correspondance de Londres du 11 mars 1721, que Saint-Simon prend la mention prématurée de son décès ; c'était une fausse nouvelle.

5. Le nom *Anne* a été ajouté en interligne, et, à la fin de la phrase, le mot *après* a été aussi remis après coup.

qui ne vouloit que la guerre, dont la reine se défit après.

En même temps, il y eut aussi en ce pays-ci plusieurs morts :

Mort et caractère de Huet, ancien évêque d'Avranches ;

Huet[1]; si connu de toutes sortes de savants, à quatre-vingt-huit ans, avec la tête encore entière et travaillant toujours[2]. Sa science vaste et nette, et sa sage et sûre critique, avec de très bonnes mœurs, l'avoient fait associer au célèbre Fléchier, depuis évêque de Nîmes, dans la place de sous-précepteur de Monseigneur[3]. Huet eut ensuite l'évêché de Soissons, qu'il troqua pour celui d'Avranches avec Sillery, frère de Puyzieulx, qui se vouloit rapprocher de la cour[4]. L'étude, qui étoit la passion dominante d'Huet, comme la fortune étoit celle de Sillery, le fit défaire enfin de son évêché d'Avranches pour une abbaye[5] ; il se retira à Paris dans un appartement

1. Pierre-Daniel Huet : tome IV, p. 92.

2. Il mourut le 25 janvier. C'est dans la *Gazette*, p. 64, que Saint-Simon trouve l'annonce de sa mort et de son âge. Il avait en réalité près de quatre-vingt-onze ans, étant né en 1630. Il fut enterré dans l'église des Jésuites. L'original de son testament est dans le manuscrit 539 de la bibliothèque de Caen ; le texte en a été imprimé dans le *Bulletin du comité de la langue de France*, tome I (1852), p. 105. Mathieu Marais (*Mémoires*, tome II, p. 70) a parlé de son caractère et de ses œuvres à l'occasion de sa mort, et d'Alembert a fait son éloge dans le tome III de son *Histoire de l'Académie française*.

3. Le texte des provisions, du 4 décembre 1670, est dans le registre O[1] 14, fol. 488 v°.

4. Il a été parlé de ce troc dans les tomes IV, p. 92, et XXV, p. 137-138. C'est seulement en 1685 que le Roi l'avait nommé à Soissons. Le 4 mai 1682, le P. Léonard écrivait dans son journal (Bibliothèque nationale, ms. Franç. 10265, fol. 15 v°) : « Il y a eu quelque parole entre Monsieur et Mme de Guise, cette princesse s'étant plainte à Monsieur de ce qu'il demandoit l'évêché de Sées, qui est le seul qui soit dans ses terres, et que c'étoit pour un sujet de fort grand mérite. Monsieur répliqua qu'il le demandoit pour l'abbé de Grancey, qui étoit de ce pays-là. Ce qui fait que le Roi donnera cet évêché à une autre personne ; ce pourra être à l'abbé Huet, qui a été sous-précepteur de Mgr le Dauphin. »

5. L'abbaye bénédictine de Saint-Étienne de Fontenay au diocèse

que lui donnèrent les jésuites dans leur Maison professe[1], pour y jouir à son aise de leur belle bibliothèque[2] et de la conversation de leurs savants. Il y mourut après y avoir passé un grand nombre d'années, toujours dans l'étude, sans presque sortir, et menant une vie très frugale[3]. Il y

de Bayeux, qui valait huit ou dix mille livres. C'est en avril 1699, que Huet, ayant donné sa démission de l'évêché d'Avranches, fut remplacé par M. de Coëtanfao mort en 1719 (tome XXXVI, p. 349).

1. Il habitait dans une petite maison de la rue des Prêtres-Saint-Paul, qui appartenait aux jésuites et qu'il louait pour quatre cent cinquante livres par an (Archives nationales, S* 7093, fol. 14, 7094, fol. 213 v°, 7097, fol. 148, et 7099, fol. 3 v°).

2. En 1691, les jésuites s'occupaient de constituer la bibliothèque de leur Maison professe, rue Saint-Antoine. Ayant appris que Huet, évêque d'Avranches, avait l'intention de donner la sienne, très bien composée, à une de leurs maisons de Paris, ils lui firent écrire par le P. de la Chaise, le 30 mars, pour solliciter le prélat en faveur de la Maison professe, dans la crainte qu'il ne fît don de ses livres au Noviciat, rue du Pot-de-fer. La lettre du P. de la Chaise a été publiée dans l'*Intermédiaire des chercheurs et des curieux*, 1891, p. 798. Huet consentit, et la cession se fit le 18 avril 1691, par acte authentique, qui spécifiait des conditions très sévères pour le local et pour le prêt des livres. Par son testament, Huet y joignit les ouvrages qu'il avait acquis depuis lors. Toute cette bibliothèque revint à la Bibliothèque royale après l'expulsion des jésuites.

3. C'était la maison des jésuites qui lui servait ses repas, et ce ne fut pas toujours sans difficultés avec les Pères, si l'on en croit une curieuse lettre de Huet du 26 septembre 1709, adressée au Père procureur, qui a passé en vente chez Étienne Charavay le 23 janvier 1891. En voici le résumé donné par le *Catalogue* : « Il proteste devant Dieu que c'est seulement ce matin qu'il a su que le Père procureur avait demandé quand il voudrait récompenser les RR. PP. jésuites. Il lui eût fait plaisir de dire quelle sorte de récompense il attend de lui. Il a une extrême confusion d'être obligé d'entrer dans des explications basses et honteuses sur le prix de sa nourriture. Il pensait les avoir prévenues en disant, il y a quatorze ou quinze ans, au P. de Linières, en pareil cas, que, s'il ne trouvait pas le prix qu'il donne suffisant, il consentait volontiers qu'on diminuât ce qu'on lui fournit et qu'on le proportionnât au prix qu'il donne. Il trouve cela plus commode que de changer tous les jours de prix, selon les cours du marché. Dans toutes les pensions, auberges et tables d'hôte où il s'est trouvé, jamais

voyoit beaucoup de savants, et n'avoit point d'autre plaisir ni de commerce.

La duchesse de Luynes, à vingt-quatre ans[1], dont ce fut grand dommage, qui laissa des enfants[2] et beaucoup de regrets. Elle étoit fille unique d'un bâtard obscur du dernier comte de Soissons, prince du sang, tué à la bataille de Sedan ou la Marfée. Mme de Nemours, irritée contre M. le prince de Conti et contre tous ses héritiers, fit légitimer ce bâtard, lui donna tout ce qu'elle put, qui fut immense, et lui fit épouser la fille du maréchal-duc de Luxembourg[3].

de la duchesse de Luynes;

La duchesse de Sully, à cinquante-six ans[4]. Elle étoit fille et nièce du duc et du cardinal de Coislin, la meilleure femme du monde[5], et qui seroit morte de faim sans son frère l'évêque de Metz[6]. Sa mort ne démentit point son nom[7] : il lui vint un abcès en lieu que la modestie ne lui permit pas de montrer à un chirurgien. Une femme de chambre la pansa quelque temps en cachette, puis

de la duchesse de Sully Coislin;

pareille proposition ne lui a été faite, et quand les vivres seraient venus à une extrême vileté, il serait plutôt mort que d'avoir jamais proposé aux RR. PP. une diminution. Si l'on insiste, il partira volontiers de la pension des jésuites et fera son petit ordinaire. Ajoutez à cela sa bibliothèque dont il a fait don à la Société! »

1. Louise-Léontine-Jacqueline de Bourbon-Soissons-Neuchâtel : tome XV, p. 119. Elle mourut le 11 janvier et fut inhumée le 14 à Saint-Sulpice (*Gazette*, p. 40; *Mémoires de Mathieu Marais*, tome II, p. 49, qui font son éloge et donnent des détails sur sa courte maladie; *Mémoires du duc de Luynes*, son mari, Introduction, tome I, p. 4). Son billet d'enterrement est dans le ms. Clairambault 644, fol. 28.

2. Un fils, Marie-Charles-Louis d'Albert (tome XV, p. 119), et deux filles qui moururent en bas âge en 1721 et 1722.

3. Tout cela a été raconté dans le tome II, p. 225-229.

4. Madeleine-Armande du Cambout de Coislin : tome IV, p. 302. Elle mourut le 30 janvier (*Gazette*, p. 76).

5. Le commentaire du Chansonnier, ms. Franç. 12692, p. 181, la traite de grande parleuse et complimenteuse sans esprit.

6. Henri-Charles du Cambout, qui avait hérité du duché.

7. Allusion, probablement, à la pureté de mœurs du cardinal son oncle et de l'évêque son frère : tomes X, p. 267, et XIII, p. 190-191.

expliqua le mal aux chirurgiens. Ce n'étoit rien s'ils eussent pu la traiter comme une autre[1]; mais jamais personne ne put gagner cela sur elle. La femme de chambre disoit l'état du mal à travers la porte aux chirurgiens, et faisoit ce qu'ils lui prescrivoient; mais cette manière de traiter par procureur la conduisit bientôt au tombeau[2]. Elle étoit veuve sans enfants[3].

de la duchesse de Brissac Verthamon.

La duchesse de Brissac, à soixante-trois ans[4]. C'étoit une petite bossue, sœur de Verthamon, premier président du Grand Conseil[5], extrêmement riche, que le duc de Brissac, frère de la dernière maréchale de Villeroy, veuf sans enfants de ma sœur, avoit épousée pour son bien, qu'il mangea. Devenue veuve et parfaitement ruinée, son frère la prit chez lui et lui donnoit jusqu'à des souliers. Elle avoit beaucoup de vertu, infiniment d'esprit, de conversation agréable et de lecture[6]. La duchesse de Lesdiguières Gondy, qui l'aimoit fort, lui avoit donné en mourant une pension assez honnête[7].

Embrasement de Rennes. Cailloux singuliers.

On n'a su par quel accident l'embrasement d'une maison d'artisan embrasa toute la ville de Rennes; le malheur fut complet pour la vie et les biens[8]. La ville a été

1. Saint-Simon a écrit *un autre*, inadvertance qui lui arrive quelquefois en cas analogue.
2. Nous n'avons aucune confirmation de cette anecdote.
3. Elle avait perdu son mari en 1712.
4. Élisabeth de Verthamon: tome II, p. 73. Elle mourut le 13 février, et fut enterrée aux Minimes de la place Royale (*Gazette*, p. 100; *Gazette d'Amsterdam*, n° XVI).
5. Michel-François de Verthamon: tome IV, p. 3.
6. Dans la notice du duché de Brissac (*Écrits inédits*, tome VIII, p. 344-345), il avait dit d'elle: « Très laide, très bossue, très riche, de beaucoup d'esprit, que son mari traita mal et la laissa sans pain, en sorte que, veuve, son frère la logea et la nourrit tant qu'elle vécut. »
7. « Six mille francs viagers »: tome XXIX, p. 338.
8. Le feu prit dans la nuit du dimanche 22 décembre 1720, dans la maison d'un menuisier, au centre de la ville, se communiqua avec une rapidité effrayante parmi les maisons de bois, à pignons surplom-

rebâtie depuis beaucoup mieux qu'elle ne l'étoit auparavant, et avec bien plus d'ordre et de commodités publiques[1]. Il se trouva parmi l'ancien pavé des cailloux précieux par leurs couleurs et leur vivacité et variété, dont on fit beaucoup de tabatières de différentes formes, qui égalèrent presque les plus belles, de ces sortes de beaux cailloux[2].

Affaire du duc de la Force.

En ce temps-ci commença une affaire si honteuse à la foiblesse de M. le duc d'Orléans, si fort ignominieuse à celle des pairs, si scandaleuse au Parlement, à son animosité et à ses entreprises, si scélérate au premier président, si abominable à l'avarice du prince de Conti, en un mot si infâme en toutes ses parties, que je crois devoir me contenter de l'énoncer, et tirer le rideau sur les horreurs qui s'y passèrent pendant le reste de cette année[3].

bants, qui bordaient les rues étroites et tortueuses. L'incendie dura six jours, et il semble que le désastre fut accru par l'incurie des autorités; les soldats du régiment d'Auvergne, appelés pour éteindre le feu, furent accusés de s'être surtout livrés au pillage. Huit cent cinquante maisons furent brûlées, et les pertes furent évaluées à huit ou dix millions. Ce n'est pas dans notre *Gazette* qu'on peut trouver quelques renseignements; elle ne mentionna même pas l'événement. Mais les gazettes étrangères, celle *d'Amsterdam* et celle *de Leyde* notamment, le racontèrent, avec des détails parfois très grossis, dans leurs premiers numéros de 1721. Voyez aussi B. Pocquet, *Histoire de Bretagne*, tome VI, p. 170-172, et les indications bibliographiques données à la suite de son récit.

1. L'histoire de la reconstruction de la ville serait à faire. L'architecte Robelin, commis par le Roi, établit un très beau plan, perçant de larges rues droites, des places spacieuses, des quais réguliers sur la rivière, sans tenir compte des intérêts des particuliers. Il se trouva aussitôt en conflit avec la municipalité, qui trouvait ce projet déraisonnable, et injuste pour les anciens propriétaires. Ce fut néanmoins celui sur lequel la ville se rebâtit peu à peu.

2. Notre auteur est seul à parler de ces tabatières.

3. Saint-Simon, ami du duc de la Force, va passer très légèrement sur cette affaire qui fit beaucoup de bruit alors, et où il semble bien qu'il y eut plus d'apparence que de réalité. On trouvera un récit détaillé du procès, d'après les documents judiciaires, qu'on possède

Les apparences très prochaines de la déroute de Law et de ses suites nécessaires hâtèrent ceux qui étoient le plus à portée de les prévoir de réaliser promptement leurs papiers. Le prince de Conti, qui en avoit amassé à toutes mains, et à qui il en restoit encore après avoir asséché Law du plus gros par les quatre surtouts d'argent en espèce qu'on a vu naguère qu'il se fit payer tout à la fois à la Banque et voiturer tout à la fois chez lui[1], cherchoit à employer encore des papiers qui lui restoient. Il sut que le duc de la Force étoit près d'acheter une terre obscure, mais considérable pour sa valeur ; il courut sur son marché déjà conclu. Il trouva de la résistance, et l'orgueil joint à l'avarice ne la put pardonner[2]. Il avoit toujours fait une cour basse au Parlement et au premier président de Mesmes, pour essayer de donner de l'ombrage à Monsieur le Duc et à M. le duc d'Orléans même, qui le méprisèrent trop pour en prendre jamais. Mesmes et le Parlement, bien aises d'avoir un client prince du sang, le cultivoient ; il se promettoit tout d'eux. Law parti et la Banque et la Compagnie en désarroi, le prince de Conti imagina de faire faire une insulte juridique au duc de la Force, sous prétexte de monopole, bien assuré que Mesmes et le Parlement se porteroient de grand cœur à faire cet affront à un duc et pair. Il ne se trouva à la fin que de la Chine[3], des paravents et quelques autres colifichets semblables[4], qui montrèrent en plein l'iniquité,

encore aujourd'hui dans leur entier, dans le travail que nous avons publié sur ce sujet dans la *Revue des Questions historiques,* livraison d'octobre 1925.

1. Ci-dessus, p. 92.

2. Nous n'avons rien trouvé qui confirme ceci. Cependant Saint-Simon devait être bien informé. Il est certain que le prince de Conti fut un des plus acharnés contre M. de la Force et entraîna les pairs qui prirent part au procès.

3. Des marchandises de Chine.

4. Voyez dans l'article indiqué ci-dessus, le détail et la valeur des marchandises, dont la saisie à la requête des marchands épiciers

l'excès et l'abus de la passion. Il ne s'en fallut rien dans le cours de l'affaire que le maréchal d'Estrées ne fût attaqué[1]; la prise y étoit toute entière, quoiqu'il n'y eût jamais pensé mal ; mais M. le duc d'Orléans imposa, et, comme il n'étoit pas duc et pair, et ne le fut qu'en juillet 1723, par la mort du dernier duc d'Estrées en directe[2], gendre du duc de Nevers[3], le Parlement ni le premier président ne se soucièrent pas de cette poursuite.

Saint-Contest et Morville plénipotentiaires au congrès de Cambray.

Saint-Contest, qui avoit été troisième ambassadeur plénipotentiaire à Baden, et Morville, ambassadeur à la Haye, furent nommés plénipotentiaires au congrès de Cambray[4], et partirent incontinent pour s'y rendre.

Mort, fortune et caractère de Foucault, conseiller d'État. Méliand, Harlay, Ormesson conseillers d'État.

La mort de Foucault[5], qui avoit été intendant de Caen et chargé des affaires de Madame, fit vaquer une troisième place de conseiller d'État. On a vu en son lieu[6] combien j'avois été content de Méliand, maître des requêtes, dans une grande affaire que je gagnai au Conseil, contre le duc de Brissac, la duchesse d'Aumont, etc., dont il étoit rapporteur, et que je gagnai depuis au fond au parlement de Rouen. Je desirois depuis longtemps qu'il fût conseiller d'État. Il avoit été intendant de l'armée

amena le procès ; on ne voit pas le prince de Conti intervenir dans ce début de l'affaire.

1. Le maréchal d'Estrées n'était pour rien dans l'affaire ; mais il avait formé avec M. de la Force et une vingtaine de seigneurs et de financiers une société pour l'exploitation d'une vaste concession à la Louisiane, dont il fut question incidemment dans le procès.

2. Victor-Marie, maréchal d'Estrées, succéda à son petit-neveu Louis-Armand (tome V, p. 341), qui mourut sans postérité le 16 juillet 1723 et qui fut le dernier duc d'Estrées en ligne directe. Nous verrons cela dans la suite des *Mémoires*, tome XIX de 1873, p. 132.

3. Louis-Armand avait épousé Diane-Adélaïde Mazarini-Mancini, fille de Philippe-Julien, duc de Nevers (tome XIV, p. 385).

4. Déjà dit ci-dessus, p. 69.

5. Nicolas-Joseph Foucault : tome XIII, p. 437. Il mourut le 8 février (*Gazette*, p. 88). Saint-Simon va revenir sur lui un peu plus loin, p. 142.

6. Tome XIII, p. 197-200.

en Espagne sous M. le duc d'Orléans, et l'étoit alors de Lille[1]. Cette place et son ancienneté l'y portoient naturellement. Il étoit, de plus, sans aucun reproche. Il avoit déplu en Espagne aux valets de M. le duc d'Orléans, qui lui en avoient donné de mauvaises impressions, en sorte que j'eus toutes les peines du monde à lui faire rendre cette justice[2]. Le maréchal de Villeroy, qui, dans le mécontentement extrême dont étoit M. le duc d'Orléans de lui, en obtenoit d'autorité tout ce qu'il vouloit, fit donner la seconde de ces trois places à Harlay, fils du premier ambassadeur plénipotentiaire à Ryswyk[3]. Celui-ci étoit un fou plein d'esprit, plaisant, dangereux, et peut-être la plus indécente créature qu'on pût rencontrer, de plus ivrogne crapuleux et d'une débauche débordée[4]. Il avoit été intendant de Metz, puis d'Alsace; la capacité ne lui manquoit pas; mais il ne prenoit pas la peine de rien faire; ses secrétaires faisoient tout[5]. Il lui étoit arrivé partout mille scandales publics, et il étoit si accoutumé et

1. Depuis 1718.

2. Méliand, qui avait une expectative de conseiller d'État, fut nommé conseiller semestre à la place de M. le Peletier des Forts, qui passa ordinaire en remplacement de Foucault (reg. O[1] 65, fol. 25 v°-26).

3. Louis-Auguste-Achille de Harlay, comte de Cély (tome IV, p. 143), fils de Nicolas-Auguste de Harlay-Bonneuil (tome II, p. 85).

4. Il avait déjà commis diverses extravagances à Delft, en 1697, pendant les négociations de Ryswyk (*Dangeau*, tome VI, p. 113), et, de mars à octobre 1702, son père l'avait fait enfermer à la Bastille pour libertinage (*ibidem*, tome VIII, p. 389; Ravaisson, *Archives de la Bastille*, tome XI, p. 1-2). Mathieu Marais (tome III, p. 206-207) dit qu'il était très léger et étourdi, et le duc de Luynes, lors de sa mort (*Mémoires*, tome I, p. 349-350), qu'il manquait de sagesse et de gravité. Il y a des récits de ses folies, de ses farces et de ses mots plaisants dans le *Journal de Pierre Narbonne*, p. 431-433, et dans les *Lettres du commissaire Dubuisson au marquis de Caumont*, p. 35, 213 et 472.

5. Sa correspondance comme intendant à Metz, en Alsace et à Paris, de 1714 à 1739, est maintenant à la Bibliothèque nationale, en deux séries: mss. Nouv. acq. franç. 2599-2608 et 2722-2733.

si heureux à s'en tirer, et[1] à monter toujours de place en place jusqu'à l'intendance de Paris, qu'il disoit : « Encore une sottise, et je serai secrétaire d'État. » Le maréchal de Villeroy le protégeoit hautement; il avoit été fort ami du premier président Harlay, et parent des Harlay, qui s'en faisoient honneur réciproquement. Alincourt, fils de Villeroy secrétaire d'État, avoit épousé la fille unique de Mandelot, gouverneur de Lyon, etc., et d'une Robertet. La Ligue avoit fait ce mariage, et Alincourt eut la survivance du gouvernement de son beau-père[2]. Il n'eut qu'une fille unique de ce mariage, qui épousa le marquis de Courtenvaux, chevalier du Saint-Esprit, premier gentilhomme de la chambre, fils du maréchal de Souvré[3], dont une fille unique, que le premier maréchal de Villeroy sacrifia à la faveur, et la maria, étant son tuteur, à M. de Louvois[4]. M. d'Alincourt, veuf de la Mandelot, épousa la fille aînée du célèbre Harlay Sancy[5], dont il eut le premier maréchal de Villeroy. Enfin le Chancelier, à qui les sceaux avoient pensé à être ôtés, comme on l'a vu, depuis si peu de temps[6], ne laissa pas d'avoir le crédit de faire donner la troisième place à d'Ormesson, intendant des finances, frère de sa femme[7].

Alliance des Neufville et des Harlay.

1. Avant *et,* il a biffé *qu'il disoit,* qui va venir plus loin.

2. Tout cela a été déjà raconté dans le tome XI, p. 194 et suivantes. Mme de Mandelot s'appelait Eléonore Robertet.

3. Catherine de Neufville avait épousé le 22 avril 1620 Jean II de Souvré, marquis de Courtenvaux (tome II, p. 18). Elle fut dame d'atour d'Anne d'Autriche, et mourut en 1657.

4. Saint-Simon saute un degré : Jean II de Souvré eut un fils, Charles (tome I, p. 83), qui mourut avant son père en 1646, laissant d'une Barentin, cette fille unique, Anne de Souvré, mariée à Louvois.

5. Jacqueline de Harlay-Sancy : tome XIII, p. 193.

6. Il n'a pas parlé de ce nouveau projet de disgracier le Chancelier.

7. Henri-François-de-Paule le Fèvre d'Ormesson : tome XXVI, p. 250. MM. de Harlay et d'Ormesson n'eurent que des lettres d'expectative, datées du 8 février (reg. O[1] 65, fol. 24-25). Ormesson passa semestre dès le 23 juillet suivant, à la mort de Trudaine (*ibidem,* fol. 164 v°), et Harlay seulement le 4 octobre 1723 (reg. O[1] 67, p. 590).

Foucault, conseiller d'État, qui venoit de mourir, étoit un honnête homme, savant en antiquités et en médailles, dont il avoit un beau cabinet. Ce goût commun avec le P. de la Chaise lui en acquit la connoissance, puis l'amitié, qui l'avança et le protégea toujours[1]. Il étoit père de ce Magny, dont il a été parlé en son lieu[2], et qui passa en Espagne, où je le trouvai.

Mort de Coëtanfao ;

Je perdis en ce temps-là Coëtanfao[3], brave gentilhomme et très galant homme, fort mon ami, lieutenant général, que j'avois fait chevalier d'honneur de Mme la duchesse de Berry[4]. Il n'étoit point vieux, et n'eut point d'enfants[5].

de Joffreville ; [*Add. St-S. 1689*]

Joffreville, lieutenant général distingué, mourut aussi[6]. Il étoit fort bien avec M. le duc d'Orléans et fort ami du maréchal de Berwick, sous qui il avoit servi en Espagne. Le feu Roi l'avoit nommé, par son testament, sous-gouverneur du Roi d'aujourd'hui ; il étoit aussi fort bien avec le duc du Maine ; il vit promptement la difficulté de ce double attachement dans cette place auprès du jeune Roi. C'étoit un honnête homme et sage ; il refusa sous

1. Déjà dit dans le tome XIII, p. 438.

2. Tomes XVIII, p. 115-116, XXIX, p. 120, XXXIII, p. 59-61, et XXXVI, p. 37.

3. François-Toussaint de Kerhoent, marquis de Coëtanfao : tome XVIII, p. 188. Il mourut le 25 février (*Gazette*, p. 124). Son testament, du 23, et son inventaire après décès, du 28, existent encore dans le minutier du successeur de son notaire Lauverjon.

4. Tome XX, p. 219-220.

5. Saint-Simon a parlé de sa liaison d'amitié avec les Coëtanfao à propos du legs par fidéi-commis que lui fit la marquise en 1715 : tome XXVI, p. 202 et suivantes. Il a raconté alors que ceux-ci lui envoyèrent aussitôt un beau présent de vaisselle d'argent. Nous n'avons pu rectifier à ce moment cette assertion erronée comme époque : en réalité, ce cadeau ne lui fut fait que par le testament du marquis : voyez les *Correspondants de Balleroy*, tome II, p. 236-237.

6. François le Danois, marquis de Joffreville : tome XXVIII, p. 313. La *Gazette* ne mentionne pas sa mort ; mais celle d'*Amsterdam* l'annonce au 17 févrie (n° XVIII).

prétexte de sa santé [1], et Ruffey [2], qui se disoit Damas et ne l'étoit point, eut cette place : il étoit du pays de Dombes, extrêmement attaché à M. du Maine [3].

Le marquis d'Ambres mourut en même temps à quatre-vingt-deux ans [4]. C'étoit un grand homme très bien fait, du nom de Gelas [5], très brave homme, qui avoit grand mine, de l'esprit, beaucoup de hauteur [6], qui quitta le service pour ne pas écrire *Monseigneur* à Louvois [7], qui ne lui pardonna jamais, ni le Roi non plus. Il avoit de grandes terres, où il fit le petit tyran de province comme autrefois, s'y fit des affaires désagréables [8], et eut force dégoûts dans sa charge de lieutenant général de Guyenne. Son père fut chevalier de l'Ordre en 1633 [9]. Il ennuyoit souvent le peu de monde qu'il voyoit à la cour, où,

d'Ambres ; son caractère ;

1. Tome XXVIII, p. 313-314.

2. Anne-Louis Damas, marquis de Ruffey : tome X, p. 56.

3. Cela a déjà été dit, et réfuté quant à la famille, dans le tome XXVIII, p. 314-315.

4. François de Gelas de Voisins, marquis d'Ambres (tome V, p. 146), mourut le 1er mars (*Gazette*, p. 136). Madame parle de lui avec éloge, à propos de sa mort (*Correspondance*, recueil Brunet, tome II, p. 306). Voyez à l'appendice IV la notice inédite de notre auteur sur lui-même, sur son père et sur ses enfants.

5. Famille de l'Agenais, sur laquelle on n'a guère de renseignements avant le seizième siècle.

6. Il en a cité un trait dans le tome XIV, p. 155.

7. Cette prétention de Louvois a été exposée dans nos tomes VI, p. 128-130, et XIV, p. 227-228. Walckenaer, *Mémoires sur Mme de Sévigné*, tome IV, p. 278 et suivantes, en faisant le portrait de M. d'Ambres, dit qu'il quitta le service à la suite d'une querelle d'étiquette avec le maréchal d'Albret.

8. L'intendant Foucault (*Mémoires*, p. 49 et 85-86) a rapporté divers excès auxquels il se livra, notamment à Moissac, à propos de de l'élection des consuls.

9. Hector de Gelas de Voisins, marquis d'Ambres, servit dès l'âge de dix-sept ans sous son père et eut un régiment d'infanterie en 1628. Louis XIII lui donna l'ordre du Saint-Esprit le 14 mai 1633, et il remplaça, au mois d'août suivant, le duc de Ventadour comme lieutenant général de Languedoc. Il eut le gouvernement de Carcassonne en 1638, et mourut le 12 février 1645, à cinquante-quatre ans.

quoique mal, il alloit souvent[1]. Après la mort du Roi, il tint chez lui, à Paris, quelques jours de la semaine, une petite assemblée de vieux ennuyeux comme lui, où se débitoient les nouvelles et la critique d'esprits chagrins[2].

de la comtesse de Matignon;

Le comte de Matignon, chevalier de l'Ordre, dont le fils épousa Mlle de Monaco avec de nouvelles lettres de duc et pair de Valentinois, comme on l'a vu en son lieu, promises par le feu Roi et depuis exécutées[3], perdit sa femme, fille aînée de son frère aîné[4], qui lui en avoit apporté tous les biens. C'étoit une femme peu propre au monde, et qui vécut toujours fort retirée.

Ambassadeur extraordinaire du Grand Seigneur à Paris.

Paris vit un spectacle peu accoutumé, le dimanche 16 mars[5], qui donna beaucoup de jalousie aux premières puissances de l'Europe. Le Grand Seigneur, qui ne leur envoie jamais d'ambassades, sinon si rarement à Vienne, à quelque grande occasion de traité de paix, en résolut une, sans en être sollicité, pour féliciter le Roi sur son avénement à la couronne, et fit aussitôt partir Méhémet Effendi[6], tefderdar c'est-à-dire grand trésorier de l'Empire, en qualité d'ambassadeur extraordinaire, avec une grande suite[7], qui s'embarquèrent sur des vaisseaux du

1. L'abbé de Choisy le traite de « vieux répertoire » des histoires de Henri IV (*Mémoires*, édition Lescure, tome I, p. 125). Voyez la notice donnée à l'appendice IV, ci-après.

2. Rien ne vient confirmer ceci. Des lettres de la marquise d'Huxelles au marquis de la Garde insérées dans le *Journal de Dangeau*, tome XIII, p. 40 et 51, montrent M. d'Ambres en relations suivies avec M. de Grignan et le duc de Lauzun. N'aurait-on pas parlé en mal de notre duc dans cette petite assemblée ?

3. Tomes XXVI, p. 188-193, XXIX, p. 230-231, et XXX, p. 197-198 et 315.

4. Charlotte Goyon, fille d'Henri, comte de Torigny (tomes VI, p. 425, note 5, et XI, p. 281). Elle mourut le 4 avril (*Gazette*, p. 196).

5. Saint-Simon a écrit par erreur *28 mars*; plus loin, il va donner la date exacte.

6. Voyez ci-dessus, p. 69.

7. La *Gazette d'Amsterdam*, nº XVII, donna la liste de sa suite.

Roi qui se trouvèrent fortuitement dans le port de Constantinople. Il débarqua au port de Cette[1], en Languedoc, parce que la peste étoit encore en Provence. Il fit même quarantaine et le détour par Bordeaux pour venir à Paris, défrayé de tout depuis son débarquement, où il fut reçu par un gentilhomme ordinaire du Roi et des interprètes de langues, qui l'accompagnèrent jusqu'à Paris. Il y arriva le 8 mars, au faubourg Saint-Antoine[2], où il demeura huit jours, complimenté de la part du Roi, etc., comme les ambassadeurs extraordinaires des monarques de l'Europe[3].

Son entrée,

Le dimanche 16 mars, le maréchal d'Estrées et Rémond, introducteur des ambassadeurs, l'allèrent prendre à une heure après midi[4]. Dès qu'ils furent arrivés, ils montèrent

1. Et non pas à Toulon, comme il l'avait dit par erreur à la page 69.

2. On le logea à l'hôtel de Rhodes, « appelé ci-devant la Maison du diable », disent le greffier Delisle (reg. U 364) et Buvat (p. 218), tout au bout de la rue de Charenton.

3. Sur cette ambassade et le séjour à Paris de l'ambassadeur, on trouvera des renseignements très abondants dans le *Mercure*, de février à août 1721, dans la *Gazette de France* et dans celle d'*Amsterdam*, dans les mémorialistes de l'époque : Buvat, Barbier, Marais, dans les *Correspondants de Balleroy*. Le greffier Delisle, dans son registre coté U 364, a noté beaucoup de détails curieux et recueilli des relations imprimées, gravures, portraits, etc. L'ambassadeur lui-même rédigea une relation, dont le texte turc, envoyé en France par M. de Bonnac en 1726, forme aujourd'hui le ms. Turc supplément 717 de la Bibliothèque nationale ; des traductions françaises en furent faites par Lenoir (1721), de Fiennes (1721) et Galland (1757) et publiées plusieurs fois, notamment dans le *Mercure* de décembre 1743, p. 2804-2861 (voyez la bonne note bibliographique de Dom H. Leclercq, *Histoire de la Régence*, tome III, p. 316) ; une de ces traductions est conservée dans le ms. Franç. 10777 de la Bibliothèque nationale, et celle de Lenoir avait paru, dès la fin de 1721, dans sa *Nouvelle description de la ville de Constantinople*. Il y a divers documents au Dépôt des affaires étrangères, vol. *Turquie*, Correspondance politique, 63, et Mémoires et documents, 10 et 12.

4. La relation imprimée de cette entrée avec l'ordre de la marche et

à cheval avec l'ambassadeur entre eux deux. Deux carrosses du maréchal[1], force valets de pied, pages, gentilshommes, chevaux de main, la Police avec trompettes et timbales[2], trois escadrons d'Orléans-dragons[3], douze chevaux de main des écuries du Roi, trente-six Turcs à cheval deux à deux, portant des fusils et des lances, Merlin, aide-introducteur[4], à cheval, puis les principaux officiers de l'ambassadeur, quatre trompettes de la chambre du Roi, six chevaux de main de l'ambassadeur, harnachés à la turque, et tout cela extrêmement magnifique; enfin l'interprète du Roi[5], précédant immédiatement l'ambas-

des gravures qui la représentent sont dans le registre U 364; on y note particulièrement les « janissaires » et le « porte-pipe » de l'ambassadeur. D'après Marais et Barbier, le jeune Roi aurait été incognito chez la maréchale de Boufflers à la place Royale, pour voir passer le cortège.

1. Saint-Simon résume la Relation de l'entrée, et de l'audience du Roi qui suivit, qui fut donnée comme supplément au nº 15 de la *Gazette*.

2. La compagnie des inspecteurs de police, dit la relation; mais nous ne savons de quoi se composait ce corps.

3. Ce régiment, à douze compagnies, n'avait été créé qu'en 1718, probablement pour replacer quelques-uns des nombreux officiers de dragons restés sans emploi à la suite des réformes de 1715. On y versa six compagnies franches de dragons levées pour combattre les faux-sauniers. Le premier mestre-de-camp lieutenant fut Antoine-Denis-Auguste, comte de la Fare-Tornac.

4. François-Raimond Merlin, sieur du Chelas, ancien capitaine de cavalerie et chevalier de Saint-Louis, avait remplacé Villeras mort en août 1709 (notre tome XVIII, p. 108); son titre officiel était « secrétaire à la conduite des ambassadeurs », et il avait douze cents livres de gages et dix-huit cents livres d'appointements. Il était de plus gentilhomme servant du Roi, ce qui, outre sept cents livres de gages, lui donnait bouche à cour à la table du serdeau. Il jouissait en outre d'une pension de neuf cents livres.

5. Le programme imprimé de l' « Entrée » qui se trouve dans le registre U 364 appelle cet interprète le sieur le Noir, et dit qu'il était accompagné de « Madame sa sœur », avec trois valets, et des sieurs de Fiennes et Yon, aussi interprètes. C'est en effet Étienne Lenoir, interprète de l'ambassade de Constantinople; il avait accompagné

sadeur, dont le cheval étoit harnaché à la turque. Il marchoit de front avec le maréchal et l'introducteur, environnés de leur livrée et de valets de pied turcs. L'écuyer de l'ambassadeur marchoit à cheval derrière lui portant son sabre, et vingt maîtres du Colonel-général[1] les côtoyoient à droit et à gauche. Venoient ensuite les Grenadiers à cheval[2], le régiment Colonel-général, puis les carrosses du Roi et les autres qui vont aux entrées[3], côtoyés par la Connétablie[4]. Le régiment d'infanterie du Roi, la compagnie de la Bastille[5], celle des Fusiliers[6], se trouvèrent en haie jusqu'à la place Royale. L'ambassadeur

l'ambassadeur en France et repartit avec lui. C'est lui qui fit la première traduction de la relation turque.

1. Le régiment du Colonel général de la cavalerie.

2. Cette compagnie, à l'effectif de cent trente hommes, avait été créée en 1676 pour marcher en tête de la Maison du Roi; dans le sièges, ces grenadiers servaient à pied et précédaient les mousquetaires dans les assauts. Elle était commandée par un capitaine-lieutenant, le Roi s'en étant déclaré capitaine.

3. C'est-à-dire ceux des princes et princesses et celui du secrétaire d'État des affaires étrangères, l'abbé Dubois.

4. Les gardes de la connétablie, affectés spécialement au service du tribunal des maréchaux de France et à la police des armées, formaient une compagnie de quarante-huit hommes commandés par le prévôt général de la connétablie, assisté de quatre lieutenants et de quatre exempts. Les gardes portaient le hoqueton d'orfèvrerie à fond bleu, marqué au chiffre du roi régnant, une L couronnée, accostée de deux mains armées de gantelets sortant d'une nuée et tenant l'épée nue du connétable.

5. La garde de la Bastille était assurée par une compagnie franche que recrutait le gouverneur. Vers 1700, elle comptait soixante hommes, qui devaient être tous français. A l'époque de la Régence, elle n'était plus que de trente-sept soldats avec trois sergents, trois caporaux et un tambour, commandés par trois officiers. C'est seulement en décembre 1749 que Louis XV créa la compagnie de bas-officiers invalides qui subsista jusqu'à la Révolution.

6. Les Fusiliers du Roi (Saint-Simon écrit *fuseliers*) étaient un régiment d'infanterie française créé en 1671, avec la destination de la garde de l'artillerie, qui était jusqu'alors confiée aux troupes suisses. En 1693, Louis XIV donna aux Fusiliers le nom de Régiment royal

fut conduit par de longs détours à la rue Saint-Denis, Saint-Honoré, etc.[1], et partout des pelotons des escouades du guet[2]. Il trouva la compagnie du prévôt de la Monnoie[3] en haie dans cette rue[4], le guet à cheval sur le Pont-Neuf bordé du régiment des gardes, et force trompettes et timbales autour de la statue d'Henri IV. La compagnie du lieutenant de robe courte[5] et celle du prévôt de l'Isle[6]

de l'Artillerie, et le composa de quatre-vingt-cinq compagnies, dont quatre d'ouvriers, dix-sept de canonniers, et soixante-quatre compagnies simples, qu'on continua d'appeler Fusiliers et qui fournissaient les auxiliaires nécessaires aux ouvriers et aux canonniers. La compagnie qui fit la haie sur le passage de l'ambassadeur était celle qui était casernée à l'Arsenal, tout voisin de la Bastille.

1. Les rues du parcours sont indiquées dans l' « Ordre de la marche » (U 364).

2. Le guet de Paris, chargé spécialement de la police de la ville, se composait de cinquante archers à cheval et de cent hommes de pied en été, portés à deux cents en hiver. Ils avaient la bandoulière de drap bleu semée d'étoiles d'argent et de fleurs de lys d'or. Leur commandant était le chevalier du guet, charge très ancienne qu'on trouve mentionnée sous le nom de *miles gueti* dans une ordonnance de saint Louis de 1254.

3. Le « prévôt général des monnoies et maréchaussées de France » était un officier de la connétablie chargé spécialement de la police des espèces monétaires; il commandait à quarante archers, qui avaient pouvoir d'instrumenter.

4. La rue de la Monnaie, seul débouché du Pont-Neuf sur la rive droite, commençait à la petite place des Trois-Maries et se continuait jusqu'à la rue Saint-Honoré sous le nom de rue du Roule. A droite, en face de la rue Baillet, se trouvait l'hôtel de la Monnaie, qui s'étendait par derrière jusqu'à la rue Thibautodé.

5. Le lieutenant criminel de robe courte était un lieutenant du prévôt de Paris dont les fonctions étaient la poursuite des criminels dans l'enceinte de la ville. Sa compétence comme magistrat portait sur certaines catégories de crimes et de délits, et il était fréquemment en conflit avec le lieutenant criminel, magistrat de robe longue, qui, en principe, présidait à tous les jugements criminels. Il commandait à une centaine d'archers, qui étaient en même temps huissiers au Châtelet.

6. Le prévôt de l'Ile-de-France qu'on appelait le « prévôt de l'Isle » était un officier de la connétablie qui était chargé de la sûreté des campagnes et des grands chemins dans l'étendue de la province, et qui

se trouvèrent dans les rues Dauphine[1] et de Vaugirard. Arrivés à l'hôtel des ambassadeurs extraordinaires, rue Tournon[2], ils mirent pied à terre dans la cour. Le maréchal accompagna l'ambassadeur jusque dans sa chambre, qui aussitôt après, lui donnant la main[3], le conduisit à son carrosse, et le vit sortir de sa cour. Tous les chevaux que montèrent l'ambassadeur et sa suite étoient des écuries du Roi, et les chevaux de main de l'ambassadeur aussi, menés par des Turcs à cheval.

Sa première audience.

Le vendredi 21 du même mois, le prince de Lambesc[4] et Rémond, introducteur des ambassadeurs[5], allèrent dans le carrosse du Roi prendre l'ambassadeur à l'hôtel des ambassadeurs extraordinaires, où il fut toujours logé et défrayé avec toute sa nombreuse suite, tant qu'il fut à Paris, et aussitôt ils se mirent en marche pour aller à l'audience du Roi[6] : la compagnie de la Police avec ses timbales et ses trompettes à cheval, le carrosse de l'intro-

connaissait en première instance des délits qui s'y commettaient. Sa compagnie de cent archers (dont trente-cinq à cheval), distribués en sept brigades, était répartie dans les principales localités.

1. La rue Dauphine, ouverte par arrêt du conseil du 24 septembre 1607 en face du Pont-Neuf sur la rive gauche, avait reçu ce nom en l'honneur du Dauphin, fils de Henri IV.

2. Tome XII, p. 100.

3. C'est-à dire, le faisant marcher à sa droite.

4. Louis de Lorraine-Armagnac : tome VIII, p. 130. Les princes de la maison de Lorraine étaient en possession du privilège de conduire les ambassadeurs à leur première audience : tome IX, p. 268 et 271-272.

5. Il y avait deux introducteurs, exerçant leurs fonctions par semestre ; Rémond avait celui de janvier ; l'autre introducteur était Nicolas-Sixte de Sainctot ; voyez ci-après, p. 199.

6. La relation de l'audience royale est dans le supplément à la *Gazette* dont il a été parlé ci-dessus, et c'est ce récit que Saint-Simon abrège ; il y a des gravures de la réception dans le registre U 364. Voyez aussi la *Gazette d'Amsterdam*, n^os^ xxv, xxvi et xxix, le *Mercure* d'avril, p. 166-174, les *Mémoires de Mathieu Marais*, p. 108-109, le *Journal de Buvat*, p. 223-228, celui *de Barbier*, p. 120-121, *les Correspondants de Balleroy*, p. 297-298 et 300-302.

ducteur, celui du prince de Lambesc entouré de leur livrée, précédés de six chevaux en main et de huit gentilshommes à cheval ; trois escadrons de dragons d'Orléans, douze chevaux de main menés par des palefreniers du Roi à cheval, trente-quatre Turcs à cheval, deux à deux, sans armes, puis Merlin, aide-introducteur, et huit des principaux Turcs à cheval ; le fils de l'ambassadeur à cheval, seul, portant sur ses mains la lettre du Grand Seigneur dans une étoffe de soie, six chevaux de main harnachés à la turque, menés par six Turcs à cheval, quatre trompettes du Roi à cheval ; l'ambassadeur entre le prince de Lambesc et l'introducteur, tous trois de front à cheval, environnés de valets de pied turcs et de leur livrée, côtoyés de vingt maîtres du régiment Colonel-général. Ce même régiment, précédé des Grenadiers à cheval, suivoit ; puis le carrosse du Roi et la Connétablie. Les mêmes escouades et compagnies ci-devant nommées à l'entrée se trouvèrent postées dans les rues du passage, dans la rue Dauphine, sur le Pont-Neuf, dans les rues de la Monnoie et Saint-Honoré, à la place de Vendôme, devant le Palais-Royal, à la porte Saint-Honoré, avec leurs trompettes et timbales ; depuis cette porte en dehors jusqu'à l'esplanade [1], le régiment d'infanterie du Roi en haie des deux côtés, et dans l'esplanade les détachements des gardes du corps, des gendarmes, des chevau-légers, et les deux compagnies entières des mousquetaires. Arrivés en cet endroit, les troupes de la marche et les carrosses allèrent se ranger sur le quai, sous la terrasse des Tuileries : l'ambassadeur, avec tout ce qui l'accompagnoit et toute sa suite à cheval, entra par le Pont-Tournant [2] dans le jardin des Tuileries, depuis lequel jusqu'au palais des Tuileries, les régiments des gardes françoises et suisses étoient en haie des

1. L'esplanade du Pont-Tournant, aujourd'hui place de la Concorde.
2. Tome XXXI, p. 373.

deux côtés, les tambours rappelant et les drapeaux déployés. L'ambassadeur et tout ce qui l'accompagnoit passa ainsi à cheval le long de la grande allée, entre ces deux haies, jusqu'au pied de la terrasse, où il mit pied à terre[1], et fut conduit dans un appartement en bas, préparé pour l'y faire reposer en attendant l'heure de l'audience[2].

A midi, l'ambassadeur, accompagné du prince de Lambesc et de l'introducteur, sortit de cet appartement avec tout son cortège, précédé de son fils, qui portoit la lettre du Grand Seigneur sur ses mains élevées, et suivoit l'aide-introducteur. Il trouva, comme les autres ambassadeurs extraordinaires, le grand maître et le maître des cérémonies[3] au bas de l'escalier, bordé jusqu'au haut par les cent-suisses ; il en trouva d'autres en haie dans leur salle, leur drapeau déployé, et Courtenvaux[4] à l'entrée pour le recevoir, qui faisoit la charge de leur capitaine pour son neveu enfant[5]. Le duc de Noailles, capitaine des gardes en quartier, le reçut à l'entrée de la salle des gardes, en haie et sous les armes. Il traversa le grand appartement jusqu'à la galerie. Elle étoit tendue des plus belles tapisseries de la couronne[6] ; les dames, fort parées, remplissoient les gradins magnifiquement

1. Il y a au musée de Versailles deux tableaux de Charles Parrocel représentant l'arrivée de l'ambassadeur aux Tuileries et son départ.

2. D'après la *Gazette d'Amsterdam,* ce fut dans l'appartement de Monsieur le Duc, où on lui présenta du café, et où il resta trois quarts d'heure.

3. Le marquis de Dreux et M. Desgranges.

4. Michel-François le Tellier, marquis de Courtenvaux, fils de Louvois.

5. Il aurait dû dire *son petit-fils.* Nous avons vu dans le tome XXXVI, p. 347-348, cet enfant « à la mamelle » recevoir la charge de capitaine des cent-suisses à la mort de son père, sous la condition qu'elle serait exercée par son grand-père, jusqu'à ce qu'il eût l'âge requis.

6. Les tapisseries des Gobelins qui représentaient l'histoire de Louis XIV, dit Buvat.

ornés, et la galerie, couverte de beaux tapis de pied, étoit fort remplie d'hommes. Au fond, elle étoit traversée de trois marches, et au bout de quelque espace, de deux autres sur lesquelles étoit le trône du Roi ; à ses côtés étoient, à droit et à gauche, M. le duc d'Orléans et les princes du sang, debout et toujours découverts. Le grand chambellan, le premier gentilhomme de la chambre, le grand maître de la garde-robe[1] et le maréchal de Villeroy, étoient tous quatre derrière le Roi ; l'archevêque de Cambray au bas des deux premières marches ; à droit et plus reculés, les trois autres secrétaires d'État[2] sur le même plain pied.

Dès que l'ambassadeur put être aperçu du Roi[3], il s'inclina très profondément à l'orientale, sa main droite sur sa poitrine. Alors le Roi se leva sans se découvrir, et l'ambassadeur s'avança au pied des trois premières marches, où il fit sa seconde révérence. Il monta ensuite ces trois degrés, ayant à sa droite le prince de Lambesc et le duc de Noailles ensemble de front, à gauche l'introducteur et l'interprète, derrière lui son fils, portant la lettre du Grand Seigneur en la manière qu'on a dit ; l'ambassadeur fit là sa troisième révérence, prit des mains de son fils la lettre du Grand Seigneur[4], qu'il éleva sur sa tête, puis la remit à l'archevêque de Cambray, comme secrétaire d'État des affaires étrangères, lequel la posa sur une table près et à la droite du trône, couverte de brocard d'or. L'ambassadeur fit au Roi son compliment de très bonne grâce, d'un air fort respectueux, mais

1. Les ducs d'Albret, de Mortemart et de la Rochefoucauld.

2. MM. de la Vrillière, d'Armenonville et le Blanc.

3. Saint-Simon va copier presque textuellement la relation de la *Gazette*.

4. Le sultan régnant alors à Constantinople était Achmet III, fils de Mahomet IV, mais seulement son quatrième successeur. La traduction de sa lettre est dans le volume *Turquie* 63, aux Affaires étrangères.

point timide ni embarrassé. L'interprète l'expliqua. Le Roi ne parla point, ni M. le duc d'Orléans ; le maréchal de Villeroy fit une courte réponse, que l'interprète rendit à l'ambassadeur[1]. Alors il fit sa révérence, et se retira à reculons, sans tourner le dos tant qu'il put être vu du Roi, fit ses deux autres révérences où il les avoit faites en venant, puis s'en alla lentement, regardant fort et d'un air très assuré tout ce qui s'offroit à sa vue. Le prince de Lambesc le conduisit à l'appartement où il étoit entré d'abord, et y prit congé de lui. L'ambassadeur s'y reposa un peu ; puis, l'introducteur à côté de lui à sa gauche, il traversa la terrasse du palais des Tuileries, monta à cheval avec tout ce qui l'accompagnoit, trouva dans la grande allée, au Pont-Tournant, à l'esplanade, les mêmes troupes dans les mêmes postes et les mêmes honneurs qu'en venant, le régiment du Roi d'infanterie en haie jusqu'à la porte de la Conférence[2], les troupes qui l'avoient accompagné rangées sur le quai des Tuileries, et les carrosses, qui se remirent en marche dans le même ordre qu'en venant. Il passa sur le Pont-Royal, le quai des Théatins[3], devant le collége Mazarin[4], la rue Dauphine, et trouva partout, jusqu'à la porte de l'hôtel des ambassadeurs extraordinaires, les mêmes troupes et détachements, instruments de guerres, qu'il avoit trouvés allant à l'audience, pendant laquelle elles s'étoient postées sur les lieux de son retour. La singularité de la cérémonie m'a engagé à l'insérer ici, quoiqu'elle se trouve dans les gazettes.

On approuva fort le chemin qu'[on] fit prendre à cet

1. On imprima en placard une traduction du discours de l'ambassadeur, et la réponse du maréchal de Villeroy (reg. U 364) ; la *Gazette d'Amsterdam*, n° XXVI, les reproduisit.

2. Tome XXIII, p. 328.

3. Le quai des Théatins, ainsi appelé du couvent des religieux de ce nom que le cardinal Mazarin y avait établi en 1644, s'étendait de la rue du Bac à la rue des Saints-Pères.

4. Ou des Quatre-Nations : tome VI, p. 238.

ambassadeur, surtout celui du jardin des Tuileries, avec tout cet air si martial de ce grand nombre des plus belles troupes, et de l'avoir fait retourner par le quai des Tuileries et par celui des Théatins, qui sont les endroits où Paris paroît le mieux. Que seroit-ce si on dépouilloit le Pont-Neuf de ces misérables échopes, et tous les autres ponts de maisons, et les quais de celles qui sont du côté de la rivière ? Peu de jours après, l'ambassadeur turc fut au Palais-Royal[1], à l'audience de M. le duc d'Orléans, mais tout simplement, et[2] reçu comme les ambassadeurs extraordinaires, et conduit sans troupes et avec peu de cortége par l'introducteur de M. le duc d'Orléans[3].

Vienne en Autriche archevêché.

L'Empereur obtint enfin l'érection de l'évêché de Vienne en archevêché[4], avec un petit démembrement des diocèses de Passau et de Salzbourg[5]. Ces deux prélats[6] et leurs chapitres s'y étoient longuement opposés à Vienne et à Rome.

Mort de la reine de Danemark

La reine de Danemark mourut à Copenhague d'une longue maladie, à cinquante-quatre ans[7]. Elle étoit fille

1. Ce fut le surlendemain 23 mars ; le *Journal de Buvat*, p. 228-229, donne des détails sur la cérémonie.

2. Avant *et*, Saint-Simon a biffé les mots *conduit dans la ville*.

3. François-Joseph David, sieur de Marpré.

4. Vienne n'était jusqu'alors qu'un évêché suffragant de Salzbourg. C'est dans une commission consistoriale tenue le 6 mars 1721 (*Gazette*, p. 180) que le Pape décida de l'ériger en métropole ; mais la décision officielle ne fut publiée que dans le consistoire du 1er juin 1722 (*Gazette*, p. 330), et la bulle d'érection ne fut lue dans la cathédrale de Vienne que le 24 février 1723. Le nouvel archevêque, Sigismond de Kollonitsch, qui devait devenir cardinal en 1727, reçut alors le pallium des mains de son unique suffragant, l'évêque de Neustadt (*Gazette* de 1723, p. 135).

5. Passau était suffragant de Salzbourg (notre tome VII, p. 151) ; quant à l'archevêché de Salzbourg, il formait une principauté relevant directement de l'Empereur et comprise dans le cercle de Bavière.

6. L'archevêque de Salzbourg était François-Antoine de Harrach, et l'évêque de Passau Raimond-Ferdinand de Rabatta.

7. Louise de Mecklembourg-Gustraw : tome XVII, p. 22. La *Gazette* annonça cette mort dans son numéro du 5 avril, p. 174, et c'est

de Gustave-Adolphe de Mecklembourg-Gustraw et d'une Holstein-Gottorp[1]. Elle avoit épousé, en décembre 1695, Frédéric IV, roi de Danemark, le même qui voyagea et vint en France étant prince royal[2]. Elle mourut le 15 mars de cette année 1721. Elle ne laissa que le feu roi de Danemark, Christian-Frédéric, mort en 1746[3], père du régnant, gendre du roi d'Angleterre[4], et Charlotte-Amélie, encore vivante sans alliance[5]. Frédéric, amoureux depuis longtemps de la fille du comte de Rewentlaw, chancelier de Danemark[6], dont il avoit eu une bâtarde en 1709[7], donna en 1712 le titre de duchesse de Sleswig à cette maîtresse, et n'eut pas honte de déclarer son mariage avec elle le 4 avril, c'est-à-dire dix-huit jours après la mort de la reine sa femme, et l'épousa en effet publiquement à Copenhague le même jour[8]. Le 7 du même mois, c'est-à-dire trois jours après, le prince et la princesse ses enfants[9] se retirèrent à Jarespries en Jutland[10]. Tels sont les funestes

Meckelbourg. Dix-huit jours après, le roi épouse la Rewentlaw sa maîtresse.

là où Saint-Simon prend les détails qu'il va donner; voyez aussi la *Gazette d'Amsterdam*, n° XXVI.

1. Ce duc, né en 1633, avait succédé à son père dès 1636, et était mort le 26 octobre 1695. Il avait épousé le 28 novembre 1654 Madeleine-Sybille de Holstein-Gottorp.

2. Voyage raconté dans le tome XVII, p. 21-25.

3. Christian ou Christiern-Frédéric V (tome XV, p. 310) mourut le 6 août 1746. Ce passage des *Mémoires* a donc été rédigé après cette date.

4. Frédéric V, roi de Danemark, né le 31 mars 1723, succéda à son père en août 1746, étant marié depuis le 9 novembre 1743 à la princesse Louise d'Angleterre, fille du roi Georges II. Devenu veuf en décembre 1751, il épousa en secondes noces le 26 juin 1752 Julie-Marie de Brunswick-Wolfenbuttel, et mourut le 14 janvier 1766.

5. Ou Charlotte-Émilie; née le 6 octobre 1706, elle mourut vers 1775.

6. Anne-Sophie, fille de Conrad, comte de Rewentlaw; elle fut couronnée reine par son mari quelques semaines plus tard, et mourut le 7 janvier 1743.

7. D'après le *Moréri*, elle se nommait Frédérique-Sophie.

8. *Gazette*, p. 211 et 222.

9. Les sept mots qui précèdent ont été ajoutés en interligne.

10. *Gazette*, p. 223; *Gazette d'Amsterdam*, n° XXXII, qui dit *Jägerspries*. La *Gazette de Leyde*, n° 31, mieux informée, dit « le

effets des amours des rois ; plût à Dieu que ceux-ci fussent les plus grands !

Duperie étrange du cardinal de Rohan par Dubois. Mort de Clément XI Albano. Innocent XIII Conti élu. Condition étrange de son exaltation. Alberoni à Rome et rétabli. Intérêt des cardinaux.

Il y avoit déjà quelque temps que l'abbé Dubois avoit persuadé au cardinal de Rohan qu'il le feroit premier ministre, s'il vouloit aller à Rome presser son chapeau[1], et Rohan se préparoit au départ avec de grandes sommes que Dubois lui faisoit donner par M. le duc d'Orléans, pour le défrai[2] de son voyage, lorsqu'on apprit par un courrier du jésuite Lafitau, évêque de Sisteron, que Dubois tenoit à Rome avec d'autres agents encore, la mort du pape Clément XI, le 19 mars[3], n'ayant guère été que vingt-quatre heures malade, à soixante et onze ans, près d'onze ans de cardinalat et un peu plus de vingt ans de pontificat. Il étoit de Pesaro[4], où les Albani étoient peu de chose[5]. La manière dont il a gouverné se voit si bien dans ce qui a été rapporté ici des affaires étrangères par Torcy[6], qu'il seroit superflu de s'étendre sur son caractère. Nos cardinaux se pressèrent d'arriver à Rome, où

prince Charles et la princesse Sophie-Edwige » (frère et sœur du roi); en effet la *Gazette*, p. 235, note la présence du prince royal et de sa sœur auprès du roi et de sa nouvelle femme le 16 avril. Nous n'avons pu identifier la localité indiquée ; ne serait-ce Jägersburg, maison de chasse à quatre lieues Nord de Copenhague ?

1. Affirmation bien hasardée, que rien ne vient confirmer ; mais Saint-Simon la répétera plusieurs fois par la suite. Le cardinal de Rohan recommandait depuis longtemps à Rome la candidature de Dubois : voyez plus loin aux Additions et Corrections une lettre de lui du 15 août 1720.

2. Mot inusité, déjà rencontré dans le tome XXXI, p. 379.

3. *Mars* est en interligne, au-dessus d'*avril*, biffé ; l'erreur primitive venait de ce que c'est seulement la *Gazette* du 5 avril qui annonçait la nouvelle (p. 184) ; on l'avait sue dès le 28 mars par le courrier de Lafitau. C'est aussi dans la *Gazette* que Saint-Simon prend les détails biographiques qu'il va donner. Sur cette mort, voyez les *Mémoires de Mathieu Marais*, tome II, p. 112, qui dit que le Pape n'eut pas le temps de se confesser, le *Journal de Barbier*, p. 121, celui *de Buvat*, p. 230, et *les Correspondants de Balleroy*, p. 302.

4. Pesaro, sur la mer Adriatique au nord d'Ancône, dans le duché d'Urbin ; Saint-Simon écrit *Pezaro*.

5. Tome XXVI, p. 230. — 6. Voyez nos tomes XXX à XXXIV.

Rohan trouva le Pape fait[1]. Tencin[2] et Lafitau avoient fait leur cabale et tiré un billet de la main du cardinal Conti[3], par lequel il promettoit, s'il étoit élu pape, de faire incontinent après Dubois cardinal[4]; ce billet fut donné assez longtemps avant la maladie du Pape pour avoir le loisir de former la cabale[5].

Clément XI, qui avoit plusieurs descentes[6], menaçoit d'une fin prochaine et prompte. Il étoif fort gros, rompu aussi au nombril, relié de partout et soutenu par une espèce de ventre d'argent, en sorte que l'accident le plus léger et le plus imprévu suffisoit pour l'emporter brusquement, comme il arriva en effet[7]. Dubois, informé du

1. Ici on lit sur la marge du manuscrit, de la même écriture que les rectifications du même genre que nous avons déjà notées dans nos tomes XXXI, p. 255, XXXIII, p. 80, XXXV, p. 11 et 267, note 3 : « Cela n'est pas vrai. Le cardinal de Rohan fit une telle diligence qu'il entra au conclave les premiers jours d'avril. » En effet la lettre de Rome du 5 avril insérée dans la *Gazette* (p. 227) dit qu'il arriva à Rome le 31 mars et entra au conclave dès le 2 avril. Il avait quitté Paris le 26 février (P. Bliard, *Dubois cardinal,* tome II, p. 217).

2. L'abbé de Tencin n'était pas à Rome; il ne partit de Paris que le 1er avril, avec le cardinal de Bissy, qui l'emmenait comme conclaviste à la demande du Régent. Voyez notre tome XXXVII, p. 15, note 2.

3. Michel-Ange Conti, pape sous le nom d'Innocent XIII : tome XIII, p. 249.

4. Sur cette affaire de l'engagement du cardinal Conti, il faut lire le récit documenté du P. Bliard, *Dubois cardinal,* tome II, p. 216-225, et surtout celui, plus exact encore, de Dom Henri Leclercq, *Histoire de la Régence,* tome III, p. 187 et suivantes.

5. Saint-Simon se trompe : l'engagement ne fut pris que dans les derniers jours du conclave et détermina l'élection ; mais il doit faire confusion avec l'engagement que le pape Clément XI avait pris, dès le 14 janvier précédent, par une lettre assez ambiguë adressée au Prétendant et sous certaines réserves, de nommer Dubois cardinal dans la première « pleine promotion » qu'il ferait (Lémontey, *Histoire de la Régence,* tome II, p. 460-462).

6. On a vu dans le tome VI, p. 29, que c'était ainsi qu'on appelait la hernie.

7. Le correspondant de Mme de Balleroy qui lui annonce la mort du Pape, dit qu'il mourut d'un transport au cerveau (p. 303).

billet et du succès de la cabale, fut si transporté de joie de la mort du Pape, qu'il ne la put contenir ni l'imprudence de dire qu'il ne falloit point d'autre pape que Conti. M. le duc d'Orléans m'en parla aussi comme d'un sujet qu'il desiroit passionnément, sur lequel il pouvoit compter, et qui, selon toutes les mesures et les apparences, seroit élu, mais sans me rien dire de la convention du cardinalat[1]. Conti fut élu en effet le 8 mai au matin, le trente-huitième jour du conclave[2]. La joie de M. le duc d'Orléans parut grande à cette nouvelle ; Dubois ne se possédoit pas, et ne fut pas trois mois sans recevoir cette calotte si ardemment desirée et si monstrueusement procurée[3].

La mort de Clément XI termina les affaires d'Alberoni à Rome, où on travailloit à le priver juridiquement du chapeau[4]. Il fut mandé au conclave errant encore et caché en Italie[5]. La voix au conclave, qui fait la base de

1. Bien avant la mort du Pape, les intrigues de Dubois visaient le cardinal Conti, qu'on espérait amener plus facilement qu'un autre à souscrire aux deux points qu'exigeait la France pour lui assurer les voix des factions française et espagnole : ne rien décider sur la question de la constitution Unigenitus tant que Louis XV serait mineur, et donner le chapeau à Dubois au premier consistoire. Voyez les deux ouvrages du P. Bliard et de Dom H. Leclercq.

2. Le conclave avait commencé le 1er avril. Les gazettes donnent beaucoup de détails sur les formalités de l'élection des papes et sur le conclave lui-même, dont les nouvelles transpiraient au dehors : voyez la *Gazette de France*, p. 225-227, 239-240, 251-252, 263, 275 et 285-289, et celle *d'Amsterdam*, n°s XXXI à XLIII et Extraordinaires.

3. Voyez plus loin, p. 207.

4. Notre tome XXXVII, p. 96 et note 1.

5. Depuis son retour d'Espagne, le cardinal Alberoni se tenait caché en Suisse ou en Italie ; on le croyait alors dans la république de Gênes (*Gazette d'Amsterdam*, n° XXX, de Florence). Le 29 mars, on écrivait de Rome à la même gazette (n° XXXI) : « M. Blasio Ferrari a pris, avec la permission du sacré collège, le caractère d'agent du cardinal Alberoni. Entre les commissions de Son Éminence, il y en a une pour demander au sacré collège un sauf-conduit pour trois mois, en vertu

la grandeur et de l'importance des cardinaux, leur est trop chère pour souffrir qu'aucun en soit privé pour quelque cause que ce puisse être. Alberoni étoit l'opprobre du sacré collége, qui le sentoit vivement; il étoit actuellement *in reatu*[1], puisqu'à Rome son procès s'instruisoit juridiquement pour le dépouiller de la pourpre. Le roi et la reine d'Espagne poursuivoient publiquement et ardemment cette affaire[2]. Le Pape, indignement outragé par Alberoni dès qu'il eut son chapeau et qu'il n'eut plus besoin de lui, le poussoit sous main de toutes ses forces; il n'étoit protégé d'aucune couronne ni d'aucune puissance, qu'il avoit toutes insultées; mais il avoit le chapeau, et ses collègues, devant qui son procès s'instruisoit, quelque indignés qu'ils fussent de sa promotion, contre laquelle devant et depuis ils avoient tous si fortement et si unanimement crié, excepté les Espagnols et les François par la crainte de leurs maîtres, mais qui sous main l'avoient éloignée tant qu'ils avoient pu, ne s'accommodoient point du dépouillement d'un cardinal de la pourpre. Ils en regardoient l'exemple comme très funeste, qui les rendoit trop dépendants de leurs rois et des papes. L'indépendance est leur point capital; ils y étoient peu à peu parvenus; ils n'avoient garde de contribuer à en déchoir pour quelque considération que ce pût être. Qu'un cardinal prince ou fort grand seigneur remette le chapeau pour se marier quand l'état de sa maison l'exige[3], à la bonne heure; mais de voir un cardinal se priver du chapeau par pénitence et comme mal acquis, comme le voulut faire le cardinal de Retz quand Dieu l'eut touché et qu'il se retira[4], c'est ce que les cardinaux ne veulent pas

des bulles pontificales, ce qui a été renvoyé à la congrégation des cardinaux chefs d'ordre. »

1. En accusation, terme juridique emprunté au droit canon.
2. Tome XXXVII, p. 211.
3. Comme le cardinal de Médicis : tome XIII, p. 354.
4. Claude Cochin (*Œuvres du cardinal de Retz : supplément à la*

souffrir, comme il arriva au même cardinal de Retz, dont la demande fut rejetée, et qui demeura cardinal malgré lui, beaucoup moins par privation du chapeau. C'est ce qui fit marcher si lentement la congrégation établie pour le jugement d'Alberoni, qui, malgré tous les efforts de l'Espagne, secondés de toute la volonté et de tout ce que le Pape put faire, prolongea ce procès dans l'espérance des futurs contingents, de la mort du Pape surtout, comme il arriva. Question se mut alors si Alberoni fugitif, caché, actuellement, bien qu'absent, sur la sellette devant cette congrégation établie pour le juger, le procès fort avancé, il pouvoit être admis ou exclus du conclave. Ce même intérêt des cardinaux les engagea tout aussitôt à déclarer que la situation en laquelle il se trouvoit ne pouvoit l'exclure du conclave ; que, s'il en étoit déclaré exclus, il seroit en droit d'en appeler, et cependant de protester[1] contre toute élection de pape faite sans lui ; que cet acte rendroit l'élection irrégulière et douteuse, et pouvoit conduire à un schisme, tellement qu'il fut invité à deux reprises de venir au conclave, et d'y donner sa voix[2]. Il différa pour éviter l'air d'empressement, et montrer la prétendue justice de sa cause, en ne venant

correspondance, 1920, p. 151-163 et 298-306) a publié des documents inédits sur cette démission ; voyez aussi A. Gazier, *Les dernières années du cardinal de Retz*, et une lettre de Pellisson dans ses *Lettres historiques* (tome II, p. 353), relative au refus du Pape d'accepter qu'il remît son chapeau.

1. *Procéder* corrigé en *protester*.

2. Saint-Simon put connaître ces détails par les lettres envoyées à Dubois par Lafitau, évêque de Sisteron, ou par le cardinal de Rohan. On lit dans notre *Gazette* (p. 215), lettre de Rome : « On a envoyé au cardinal Alberoni la lettre du sacré collège par laquelle il est invité de se trouver à l'élection du nouveau pape, avec un sauf conduit pour tout le temps du conclave et pendant dix jours qu'on lui accorde pour sortir de l'État ecclésiastique après l'élection et le couronnement du nouveau pontife. » Et elle ajoute ce détail curieux : « Lorsque le cardinal Olivieri, dernier diacre, tira au sort les cellules du conclave, la première de ces cellules échut au cardinal Alberoni. »

au conclave qu'après une invitation réitérée de ceux-là même qui étoient naguère ses juges en privation du chapeau [1]. Il arriva donc à Rome, mais sans entrée, dans son propre carrosse [2], et fut reçu dans le conclave avec les mêmes honneurs que tous les autres cardinaux, où il fit toutes les fonctions de sa dignité. Peu de jours après l'élection, il s'absenta de Rome comme pour voir s'il seroit encore question de son affaire [3]; mais elle tomba d'elle-même [4]. Le nouveau pape n'y avoit nul intérêt; celui des cardinaux étoit tout entier qu'il ne s'en parlât plus. L'Espagne comprit enfin [5] l'inutilité désormais de

1. Alberoni passa par Bologne dans les premiers jours d'avril et logea chez ses amis Monti (*Gazette d'Amsterdam*, Extraordinaire XXXIII).

2. Il arriva à Rome le 7 avril au soir et entra le lendemain au conclave (*Gazette*, p. 239).

3. Il n'assista pas au couronnement du Pape, le 18 mai, étant allé à la campagne, dit notre *Gazette*, p. 300. D'après la *Gazette d'Amsterdam*, Extraordinaire XLVIII, il était retiré au Mont-Cassin, « après avoir demandé avec instance au sacré collège de vouloir prononcer un jugement définitif sur son affaire et le déclarer innocent ou coupable; mais, comme on attend le procès de l'inquisition d'Espagne, on suspendra jusqu'alors d'y procéder. » Alberoni envoya alors au cardinal Paulucci, secrétaire d'État, une nouvelle lettre justificative, suivie peu après d'une troisième, dont la *Gazette d'Amsterdam* donna d'amples extraits, Extraordinaires LXVII et LXVIII.

4. Dès le milieu de mai, avant même le couronnement du Pape, la congrégation cardinalice chargée de cette affaire s'était réunie, et il en est question dans les correspondances de Rome. Quoique se tenant à l'écart, Alberoni recevait des visites, notamment celle du Prétendant, et il eut une audience d'Innocent XIII au début d'août (*Gazette d'Amsterdam*, Extraordinaire XLV, n°s LI, LIII, LV, LVII, et Extraordinaire LXIX). A la fin de septembre, on écrivait de Rome à notre *Gazette*, p. 528 : « La congrégation particulière des cardinaux qui ont été nommés pour l'affaire du cardinal Alberoni s'assembla le même jour chez le cardinal Tanara, doyen du sacré collège; on ne sait point encore ce qui y a été décidé. » Il n'en fut plus parlé par la suite, malgré les réclamations du cardinal Belluga (*Gazette d'Amsterdam*, n° LXXXIII et Extraordinaire LXXXV).

5. Les mots *comprit enfin* sont en interligne au-dessus de *sentit*, biffé.

ses cris. Dubois, [qui] sentoit qu'il n'alloit pas moins déshonorer le sacré collége et le pape qui l'y alloit mettre qu'avoit fait Alberoni, avoit intérêt que le rideau fût tiré sur ce confrère, tellement qu'après une courte absence Alberoni loua dans Rome un magnifique palais, et y revint pour toujours avec une suite, une dépense et une hauteur que lui fournissoient les dépouilles de l'Espagne[1]. Il s'y trouva donc vis-à-vis du cardinal del Giudice, et tous deux vis-à-vis de la princesse des Ursins, triangle rare qui fit souvent à Rome un spectacle singulier. Dans les suites, Alberoni, qui les vit mourir tous deux, parvint à être légat de Ferrare[2], et s'y faire continuer longtemps, toutefois peu compté et peu considéré à Rome[3], où il est encore vivant et sain de tête et de corps à quatre-vingt-six ans[4].

Quant au nouveau pape, il avoit soixante-six ans et quatorze de cardinalat[5], avoit été nonce en Suisse, puis

1. Alberoni était revenu à Rome avant le 3 juin. On crut alors qu'il s'apprêtait à repartir ; mais, au contraire, il se mit à chercher une demeure et augmenta beaucoup son train ; en septembre, il loua au Champ-de-Mars un palais qui appartenait aux religieuses bénédictines et acheta les équipages du cardinal de Bissy (*Gazette*, p. 325, 337, 480 et 528 ; *Gazette d'Amsterdam*, n° LXVII et Extraordinaire LXXIX).

2. Non de Ferrare, mais la Romagne en 1734, puis de Bologne.

3. Le cardinal de Fleury appréciait peu Alberoni : il écrivait en 1739 au cardinal de Tencin alors à Rome : « Le cardinal Alberoni est un homme sans suite et sur lequel je crois qu'il seroit difficile de compter, » et un peu plus tard : « Il y a peu de fond à faire sur le cardinal Alberoni, qui aime à *far rumore* et ne cherche qu'à jouer un personnage. Il m'écrivoit de fréquentes lettres ; mais il a entièrement cessé pendant trois ou quatre ans. » (Lettres données à la suite de l'édition des *Mémoires du président Hénault* par le baron de Vigan, 1855.)

4. Comme Alberoni était né en 1664, cette indication de son âge de quatre-vingt-six ans pourrait faire croire que Saint-Simon écrivait le présent passage en 1750. Mais notre auteur a dû se tromper sur l'âge ; car d'autres indices établissent que la rédaction de cette partie des Mémoires est antérieure à cette année d'au moins trois ans, et la phrase n'est pas, sur le manuscrit, une addition postérieure.

5. La *Gazette* du 7 juin donna (p. 285-287) une notice sur le nou-

en Portugal, pour lequel il avoit conservé un grand attachement. Il étoit d'une des quatre premières maisons romaines[1], allant de pair sans difficulté avec les Ursins, les Colonnes et les Savelli[2] (ces derniers sont éteints), et ayant donné beaucoup de papes et de cardinaux[3]. Sa naissance avoit un peu suppléé à ses talents. C'étoit un homme doux, bon, timide, qui aimoit fort sa maison, et qui parut peu sur le siége apostolique. Tencin dès lors pensoit au cardinalat. Trop petit compagnon pour oser montrer y prétendre, il se renferma dans les basses ruses qui l'avoient porté jusqu'où il se trouvoit. Il agit donc sous terre ; il fut amusé ; il s'en aperçut enfin, et menaça le Pape, s'il ne le contentoit, de rendre public l'écrit qu'il avoit de sa main, qui l'avoit fait pape, par lequel il s'engageoit, s'il le devenoit, de faire incontinent après Dubois cardinal. Le Pape se trouva donc dans de doubles horreurs, ou de faire Tencin cardinal *motu proprio* sans qu'aucune puissance s'y intéressât, sur l'autorité de laquelle il pût excuser une promotion de tous points si indigne, ou de se voir déshonoré en plein par la publicité de ce billet de sa main. L'embarras, le dépit, la douleur de se voir réduit en de si cruelles extrémités, altérèrent tellement sa santé, qu'il en mourut, et finit ainsi sa vie sans être tombé dans aucune des deux infa-

veau pape et sur sa famille ; c'est là où Saint-Simon prend les renseignements qui vont suivre.

1. On ignore l'origine de la maison Conti ; mais elle existait à Rome avant le onzième siècle. Sa branche aînée possédait la charge héréditaire de grand maître du palais apostolique.

2. Nous connaissons déjà les Orsini et les Colonna. Les Savelli, qui avaient donné à l'Église au treizième siècle les papes Honoré III et Honoré IV, s'étaient éteints en 1712, par la mort sans enfants du dernier Savelli, prince d'Albano et duc de Marsi. Ils étaient maréchaux héréditaires de la cour de Rome.

3. On prétendait que les papes Jean XX, Benoît VIII et Benoît IX, Innocent III et Grégoire IX étaient issus de la famille Conti, mais sans preuves certaines ; il y avait eu un cardinal Conti dès le onzième siècle, et plusieurs autres depuis.

mies dont la juste frayeur et horreur le précipita dans le tombeau un peu plus de deux ans après qu'il[1] fut monté sur la chaire de saint Pierre[2].

Robert Walpole comme grand trésorier d'Angleterre.

Ce fut vers ce temps-ci que Robert Walpole[3] fut fait premier commissaire de la trésorerie d'Angleterre et chancelier de l'Échiquier[4], c'est-à-dire, grand trésorier sans en avoir le titre, et n'y en ayant point[5]. Ce ministre l'a été si longtemps, et a fait tant de bruit dans le monde par sa capacité, que j'ai cru devoir marquer cette époque.

M. le duc de Chartres colonel général de l'infanterie*.

Le maréchal de Villeroy fit, en ce temps-ci, un tour de courtisan supérieur à lui. Je ne sais qui lui en donna le conseil, trop fort pour que je l'aie cru pris de lui-même. Dans la situation où il se voyoit avec M. le duc d'Orléans et dans le mépris qu'il faisoit de la timidité et de la foiblesse de ce prince, qui, en même temps qu'il mouroit d'envie et d'impatience de le chasser, ne savoit lui refuser aucune chose et le recevoit avec ouverture et respect, il l'entraîna dans la plus grande faute qu'il pût faire, pour, du même coup, lui persuader son attachement et le rendre odieux au Roi et suspect à toute la France. Il proposa à M. le duc d'Orléans de ressusciter le puissant office de la couronne de colonel général de l'infanterie[6] en faveur de M. le duc de Chartres, et l'assomma de tant

1. Toute la fin de la phrase, depuis *qu'il*, a été ajoutée dans le blanc resté à la fin du paragraphe, et sur la marge, et il y a *fust*, au subjonctif, dans le manuscrit.

2. Il mourut le 7 mars 1724. — 3. Tome XV, p. 199.

4. La *Gazette* annonce cette nouvelle le 17 avril (p. 217) ; son frère Horace fut fait secrétaire de la Trésorerie.

5. L'échiquier (ainsi appelé du tapis à carreaux noirs et blancs qui couvrait la table des séances) était, en Angleterre, la cour de justice en matière financière. Le grand trésorier en était le chef ou chancelier, et, lorsque la charge de grand trésorier fut supprimée, le titre de chancelier de l'échiquier passa au premier lord de la trésorerie.

6. Sur cette charge, voyez notre tome XVI, p. 28. Le dernier titulaire avait été le duc d'Épernon, mort en 1661.

* Avant cette manchette, Saint-Simon a biffé *Perfidie du Mal de Villeroy à Torcy et à moy*, qui va se retrouver plus loin.

d'autorité et d'exclamations qu'il en vint à bout sur-le-champ, et dans le plus grand secret, pour éviter que quelqu'un n'ouvrît les yeux au Régent si, avant que cette affaire fût faite, il venoit à en parler à qui que ce fût[1]. Parler au Roi et l'obtenir ne fut, comme on peut le croire, que l'affaire d'un instant[2]. Le Blanc eut ordre d'en dresser l'édit et les patentes[3] dans le même secret et avec la même diligence. Personne ne le sut donc que par le remerciement que M. le duc de Chartres en fit publiquement au Roi, mené par M. le duc d'Orléans, en même temps que le Parlement l'enregistroit[4]. Cette compagnie, conduite par le premier président, à qui sans doute le maréchal de Villeroy avoit parlé à l'oreille, n'eut

1. On ne sut en effet cette grâce que le 11 mai, jour même de la date des provisions : voyez *Mathieu Marais*, p. 130-132, *Buvat*, p. 246-247, *Barbier*, p. 129. L'impression générale fut mauvaise : le greffier Delisle (reg. U 364) note que cela « a beaucoup fait parler et avec raison », parce que cette charge avait été « supprimée à jamais et ne pouvoit être rétablie en quelque manière et sous quelque prétexte que ce pût être ». Il note encore que, les jours suivants, on vit « de grands mouvements par les princes, les pairs, maréchaux de France et plusieurs des principaux officiers des troupes, soit vers le Roi, soit vers M. le Régent, au sujet de la charge de colonel général de l'infanterie de France rétablie en faveur de M. le duc de Chartres, qui fera grand tort à tous les officiers et qui ne peut avoir que de méchantes suites ».

2. Le même greffier ajoute : « L'on m'a dit que, lorsque M. le duc de Chartres avoit été faire ses remerciements au Roi, il ne lui avoit pas répondu un seul mot, ce qui marque que, sur ce qu'on peut lui avoir dit et représenté à ce sujet, il en est très mécontent » (reg. U 364).

3. Il n'y eut pas d'édit, mais simplement des lettres patentes de provisions, qui furent imprimées ; il y en a deux exemplaires différents aux Archives nationales, U 364 et AD + 765, avec une ordonnance explicative du 30 mai.

4. C'est une erreur ; il n'y eut pas d'enregistrement au Parlement, pas plus que pour les autres provisions de charges de la couronne. Saint-Simon dit cela sans preuve ; il ne parle d'ailleurs de cette nomination que parce qu'il trouve dans la *Gazette*, p. 256, la mention du serment prêté au Roi le 15 mai par le nouveau colonel général.

garde de faire la moindre difficulté, et de ne pas faire sa cour au Régent d'une chose qui pouvoit si aisément servir dans la suite de matière à l'étrangler. En effet, on a vu quelle importante figure a su faire le fameux duc d'Épernon[1], par cette charge qui dispose de tous les emplois de l'infanterie et des états-majors des places, et des régiments d'infanterie seuls alternativement avec le Roi[2], même de celui des gardes, qui décide souverainement de tous les détails des corps et des garnisons et avec qui il faut que la cour compte sur tout ce qui regarde l'infanterie. On laisse à penser ce qu'une telle charge pouvoit devenir entre les mains d'un premier prince du sang, fils unique du Régent, et à l'âge de l'un et de l'autre, avec le gouvernement de Dauphiné et la parenté si proche de Savoie. Il est vrai que le régiment des gardes et celui du Roi furent soustraits à cet office par sa réérection[3]; mais cela marquoit plus la foiblesse du Régent que la diminution d'un pouvoir énorme sans cela, et que M. de Chartres seroit toujours en état de reprendre dans la suite sur ces deux corps exceptés sans droit de leur part. La surprise générale fut grande, et les réflexions peu avantageuses, qui ne furent ni tues ni épargnées[4]. Le maréchal de Villeroy n'avoit pas l'esprit d'en cacher sa maligne joie, et M. le duc d'Orléans fut longtemps à s'apercevoir du tort extrême qu'il s'étoit fait. Il ne me parla point de l'affaire avant qu'elle fût faite, parce qu'elle la fut dans un tourne-main[5]. Peut-être attendit-il

1. Jean-Louis de Nogaret, mort en 1642 : tome II, p. 22.

2. Si cette prérogative de nomination alternée existait pour les anciens colonels généraux, elle n'était pas rétablie en faveur du duc de Chartres, qui avait seulement le droit de mettre son « attache » ou visa sur toutes les nominations d'officiers d'infanterie, même des colonels, faites par le Roi.

3. Le régiment des gardes françaises fut seul excepté ; ni les provisions ni l'ordonnance ne parlent du régiment du Roi.

4. Voyez ci-dessus, p. 166, note 1.

5. Nos tomes V, p. 9, et XXV, p. 254.

après que je lui en fisse mon compliment comme tout le monde; s'il l'attendit, il se trompa : je ne lui en dis jamais une parole, et je n'allai point chez Monsieur son fils. On a pu voir ici en plusieurs endroits que j'avois pour maxime de ne lui parler jamais des choses qu'il avoit mal faites, quand il ne m'en parloit pas le premier[1]. Je me contentai donc sur celle-ci de lui montrer par mon silence combien je la désapprouvois. Ainsi nous ne nous en sommes jamais parlé l'un à l'autre.

Survivance de premier écuyer et de gouverneur de Marseille au fils de Beringhen, et des Bâtiments au fils de d'Antin.

Ce prince donna en même temps à Beringhen la survivance de sa charge de premier écuyer et de son gouvernement des forts et citadelle de Marseille pour son fils[2]. D'Antin obtint en même temps pour le sien sa survivance des Bâtiments[3].

L'autorité de Dubois devenoit tous les jours plus extrême. C'étoit un premier ministre en plein, qui gardoit même peu de bienséance pour son maître. Tout le monde en souffroit et en gémissoit; ceux qui voyoient les choses de plus près, ceux qui aimoient l'État, ceux qui étoient vraiment attachés à M. le duc d'Orléans, plus que les autres. Ce trait de malice du maréchal de Villeroy, et d'autorité sur M. le duc d'Orléans, frappa Torcy. Peu de jours après sortant du conseil de régence, il me

Perfidie du maréchal de Villeroy à Torcy et à moi.

1. Notamment, tome XXXV, p. 25.

2. *Gazette*, p. 231. Ce fils était Jacques-Louis II (tome XXIX, p. 184), qui ne devait survivre que sept mois à son père. Les provisions, du 10 avril 1721, accompagnées d'un brevet d'assurance de quatre cent mille livres, d'un brevet d'affaires et du droit de porter le justaucorps bleu brodé, sont dans le registre O[1] 65, fol. 80 v°-82. Le gouvernement de la citadelle de Marseille rapportait sept mille livres, celui du fort Saint-Vincent six mille cinq cents livres et celui du fort de Notre-Dame-de-la-Garde deux mille.

3. Les provisions de surintendant des Bâtiments en survivance, en faveur du marquis de Gondrin, sont du 18 avril (reg. O[1] 65, fol. 85); sur les appointements, dix mille livres étaient attribués spécialement à la marquise de Gondrin, sa mère, à titre de pension (fol. 87 v°). Ce jeune homme, Louis II de Pardaillan, connu plus tard sous le nom de duc d'Épernon (tome XXII, p. 263), était petit-fils et non fils du duc d'Antin.

demanda une conversation particulière et prompte. J'allai chez lui le lendemain, pour être moins interrompu que chez moi, ou que[1], fermant ma porte, ce tête-à-tête pût faire bruit. Torcy me parla sur l'excès de l'abandon de M. le duc d'Orléans à Dubois avec cette sagesse, cette lumière, cette précision qui lui étoient si naturelles, et m'en exposa tous les dangers pour les dehors et pour les dedans. Je ne m'arrêterai point à ce qu'il m'en dit ; cent endroits de ces *Mémoires* marquent assez ce qu'il m'en put dire. Nous ne nous apprenions rien l'un à l'autre là-dessus, et nos avis étoient très uniformes ; mais la question fut du remède. Nous nous contâmes réciproquement ce qui nous étoit arrivé avec[2] M. le duc d'Orléans à l'égard de Dubois, et nous conclûmes aisément qu'il n'y avoit que quelque chose de fort qui frappât M. le duc d'Orléans, non quant aux choses, après toutes celles que je lui avois dites, mais quant au poids des personnes réunies à lui en parler. Torcy s'étendit sur la foiblesse du Régent pour le maréchal de Villeroy, dont les preuves se voyoient sans cesse, et nouvellement par cette charge de l'infanterie, dont la plus légère réflexion lui auroit fait sentir le piége, et sur la crainte qu'il prenoit si aisément de Monsieur le Duc, témoin nouvellement l'étrange scène qui se passa entre eux à ce conseil de régence, que j'ai rapportée ci-dessus[3]. M. de Torcy me proposa donc de nous concerter avec Monsieur le Duc et avec le maréchal de Villeroy pour parler tous quatre ensemble à M. le duc d'Orléans[4] sur l'abbé Dubois, pour essayer en dernier remède l'impression que ce groupe ainsi réuni pourroit faire. Lui et moi étions lors à portée de tout avec Monsieur le Duc, lui anciennement par les liaisons intimes et de tout temps de Mme de Bouzols, sa sœur, avec

1. Ou dans la crainte que.
2. Avant *avec*, Saint-Simon a biffé *là-dessus*.
3. Ci-dessus, p. 85-88.
4. Les six derniers mots ont été ajoutés en interligne.

Madame la Duchesse mère et avec les Lassay[1], moi par les raisons qu'on a vues[2]. Monsieur le Duc ne pouvoit souffrir le grand vol que prenoit Dubois, et d'être obligé lui-même de compter sur toutes choses avec lui, et le maréchal de Villeroy le haïssoit à mort, et ne s'en cachoit à personne. On a vu que de tout temps j'étois peu à portée de lui, et nouvellement moins que jamais, par le travers que son orgueil lui avoit fait prendre, au lieu de me savoir gré de n'avoir jamais voulu le déplacer ni être gouverneur du Roi[3]. Je le dis alors à Torcy, pour éviter de fausses mesures. Cela ne l'arrêta point; il trouvoit le maréchal si frivole, qu'il étoit persuadé que cette aventure de gouverneur du Roi ne feroit aucun obstacle quand il s'agiroit de servir sa haine contre Dubois, étayé du poids de Monsieur le Duc sur M. le duc d'Orléans, de ma privance avec ce prince et de la confiance qu'il avoit en moi, et[4] de lui, Torcy, fondé sur les lettres étrangères[5]. Je ne pouvois me rendre à cette pensée; je lui représentai fortement que je gâterois tout, et que le récent dépit de cette place de gouverneur, qu'il rageoit de devoir à mes refus, l'emporteroit chez lui sur toute autre considération. Je voulois donc qu'ils parlassent tous trois, et n'en être pas avec eux; mais Torcy s'opiniâtra à contester que tout échoueroit sans moi, parce que M. le duc d'Orléans regarderoit cet effort comme venant de mains ennemies, et Torcy entraîné par elles, bien de tout temps avec Monsieur le Duc et avec le maréchal de Villeroy, ce qui n'arriveroit pas s'il me voyoit avec eux, parce qu'il ne présumeroit jamais que j'eusse

1. Tomes XIII, p. 234, XVIII, p. 18, XIX, p. 260, et XXVII, p. 58.
2. A l'occasion du lit de justice, dans le tome XXXV.
3. Ci-dessus, p. 98 et suivantes.
4. La fin de cette phrase a été ajoutée en interligne.
5. Torcy avait encore la surintendance des postes, et par conséquent le secret du cabinet noir.

agi de concert avec eux à mauvaise intention ni par entraînement[1], et qu'il ne pourroit méconnoître ce que je lui avois dit souvent tête à tête, et récemment cette dernière fois si forte que j'ai rapportée[2] ; qu'il ne pourroit dire méconnoître ces mêmes choses dans ce que nous lui dirions ensemble, et qu'il verroit, au contraire, l'homme du monde en moi duquel il se pouvoit le moins méfier, s'unir à eux pour lui tenir le même langage, qui appuyeroit si fortement ce que le secret de la poste avoit fourni, à lui Torcy, de raisons qui lui seroient alors étalées avec plus de force et moins de ménagement que Torcy n'avoit osé employer avec lui tête à tête. Après un long débat, je me rendis, malgré moi, à l'autorité de Torcy, l'homme du monde le plus sage, le plus prudent, le plus modéré, le plus éloigné des partis forts tant qu'il en pouvoit prendre d'autres, et par lui-même naturellement fort retenu et timide ; bref, je ne me rendis point, mais je cédai. Il voulut commencer par le maréchal de Villeroy, pour entraîner plus aisément Monsieur le Duc, dont la férocité n'empêchoit pas toujours la timidité, surtout dans un intérêt d'État général et non un intérêt particulier fort grand. Nous convînmes donc que nous irions, Torcy et moi, parler au maréchal de Villeroy au sortir du premier conseil de régence, parce qu'il logeoit aux Tuileries, et que cette visite ensemble seroit moins remarquée en y allant ainsi de plain pied, et nous trouvant tous deux naturellement ensemble. Nous nous amusâmes donc tous deux exprès, après le conseil de régence pour laisser écouler le monde, et donner le temps au maréchal de rentrer dans son appartement, avec convention que Torcy porteroit la parole. Le hasard fit que nous trouvâmes le maréchal de Villeroy seul dans sa chambre. Dès qu'il nous vit, il se douta de quelque

1. Ces trois derniers mots sont en interligne.
2. Ci-dessus, p. 110 et suivantes.

chose d'extraordinaire, et nous demanda ce qui nous amenoit ainsi tous deux. Nous avancions cependant vers lui. Il répéta sa demande ; le valet de chambre qui nous avoit ouvert la porte sortit, et, avant de nous asseoir, Torcy, comme pour lui répondre, commença à lui faire entendre le sujet de notre visite. Au premier mot que le maréchal en sentit : « Messieurs, dit-il, je suis votre serviteur, mais point de cabale ; vous ferez sans moi tout ce que bon vous semblera. Mais d'aller ainsi en cohorte, c'est ce que vous ne me persuaderez point, et je ne sais d'où cette idée vous est entrée dans la tête. Je vois sur l'abbé Dubois tout ce qu'il y a à voir ; j'en parle peut-être autant et plus fortement que vous au Régent, mais tête à tête ; car autrement ce sont cabales, que je n'entends point, et où vous ne me ferez jamais entrer. » De là, il se met en colère, balbutie, interrompt, ne veut rien écouter, et nous éconduit avec hauteur. Hors de sa chambre, nous nous regardâmes, Torcy et moi, confondus de la sottise et de l'impertinence de l'homme, et Torcy découragé ne jugea pas à propos de voir Monsieur le Duc, ni d'aller plus loin ; il convint que j'avois mieux jugé du maréchal que lui. « Mais après tout, me dit-il, il n'y a rien de gâté ; c'est un coup d'épée dans l'eau. » Pour moi, je n'avois été qu'acolyte, sans qu'il me fût sorti un seul mot de la bouche. Trois jours après, allant travailler avec M. le duc d'Orléans, je le trouvai d'abordée instruit par le maréchal de Villeroy, qui, en vil courtisan qu'il étoit avec toute son arrogance et sa morgue, étoit allé se faire un mérite de son refus, et sacrifier son ancien ami Torcy, qui toutefois le connoissoit bien et ne l'estimoit guères, pour me nuire et me perdre, s'il avoit pu. Quelque surpris que je fusse d'une si basse et si noire trahison, je dis à M. le duc d'Orléans que, après tout ce que je lui avois si souvent fait toucher au doigt de l'abbé Dubois, sans aucun fruit qu'une conviction inutile, et pénétré du tort extrême que cet homme faisoit à Son Altesse Royale et aux affaires pour son unique intérêt, il étoit vrai que je m'en étois ouvert à Torcy, qui, par ce qu'il voyoit du secret de la poste, en étoit encore plus touché et plus convaincu que moi ; que la raison d'État si manifeste, et notre attachement particulier pour sa personne, nous avoit fait chercher quelque moyen de lui faire enfin une impression utile dont il nous devoit savoir gré, et sentir la différence de gens qui, comme Torcy et moi, lui disions ce que nous voyions sur l'abbé Dubois, sans jamais crier contre l'autorité dont il abusoit, et qui, uniquement poussés par l'intérêt pressant de l'État et le sien, voulions lui faire une impression plus forte, d'avec un chien enragé[1] comme le maréchal de Villeroy, qui crioit à tout le monde contre le maître et le valet, ravi du mécontentement public qu'il ne cherchoit qu'à augmenter, et qui, au lieu de chercher comme nous à y apporter un remède respectueux, secret, utile, venoit à lui faire le bon valet, et un infâme et misérable rapport pour l'éloigner de ses vrais serviteurs, et en profiter, s'il pouvoit, à sa ruine. Cette réponse ferme et sans balancer fit une si grande impression sur M. le duc d'Orléans qu'il se rasséréna tout d'un coup, et me parla du maréchal de Villeroy avec le dernier mépris, qui fut tout ce qu'il remporta d'une délation si misérable. M. le duc d'Orléans n'en conserva aucune mauvaise impression contre moi ni contre Torcy, à qui il parla la première fois qu'il le vit en mêmes termes du maréchal de Villeroy. Je ne fis jamais depuis aucun semblant au maréchal de sa perfidie, ni Torcy non plus, et il ne nous a jamais aussi reparlé de notre proposition. Au sortir d'avec le Régent, j'allai trouver Torcy ; je lui rendis ce qui se venoit de passer entre ce prince et moi, et, quoi que je lui pusse dire pour le

1. Qualificatif déjà appliqué à divers personnages, notamment au comte de Gramont, à Feuquières, au nonce Bentivoglio (tomes XIV, p. 264, XX, p. 247, XXVI, p. 231, etc.).

rassurer, il en demeura fort en peine, et s'exclama fort, tout sage et tout mesuré qu'il fût, sur la trahison du maréchal de Villeroy. A son tour, dès qu'il eut vu M. le duc d'Orléans, il me vint dire combien cela s'étoit passé à souhait, et à cette fois il demeura parfaitement rassuré. Il faut convenir que voilà une étrange et bien vilaine aventure, et qui ne se pouvoit pas imaginer; mais ce qu'elle eut de triste, c'est que Dubois, contre qui elle devoit porter en plein, même manquée comme elle le fut, n'en diminua pas d'une ligne, et fut sans doute instruit du fait par le Régent, qui lui disoit tout. Aussi verrons-nous bientôt qu'il la garda bonne à Torcy, que jusque-là il avoit fait profession d'estimer et de considérer, apparemment pour se faire honneur à lui-même. Quant à moi, on a pu voir que j'étois avec lui de manière que cette façon de plus n'y pouvoit guères ajouter[1].

Le duc de Sully déclare son mariage secret avec Mme de Vaux; leur caractère.

Le chevalier de Sully[2], devenu duc et pair par la mort, sans enfants, de son frère aîné[3], dont la veuve venoit de mourir[4], étoit depuis bien des années amoureux de la fille de la fameuse Guyon, dont il a été parlé ici en son temps, qu'elle avoit mariée à de Vaux, fils aîné de l'infortuné surintendant Foucquet, dont elle était veuve sans enfants depuis plusieurs années[5]. Il y avoit longtemps que la

1. Dubois n'ignorait pas que Saint-Simon ne fût pour lui un adversaire secret. Dans une lettre au cardinal de Rohan, à propos de ceux qui s'opposaient à ce qu'il obtînt le chapeau, il écrivait (Sévelinges, *Mémoires secrets de Dubois,* tome II, p. 137) : « M. le duc de Saint-Simon peut y être mêlé ; .... s'il continue à être en commerce avec le cardinal Gualterio, Votre Éminence pourra s'en apercevoir. »

2. Maximilien-Henri de Béthune : tome II, p. 135.

3. Tome XXIII, p. 217.

4. Ci-dessus, p. 135.

5. Saint-Simon a parlé plusieurs fois du double mariage de Jeanne-Marie Guyon, particulièrement dans nos tomes XXIX, p. 144, et XXXVI, p. 69. Son premier mari, le comte de Vaux, était mort en 1705.

duchesse du Lude, veuve, riche, sans enfants, qui avoit été dame d'honneur de Mme la duchesse de Bourgogne, pressoit et faisoit presser le duc de Sully, fils de son frère, de se marier. Son attachement pour Mme de Vaux la désoloit; elle en craignoit la vile alliance, qui, par l'âge, plus encore par l'excessif embonpoint, ne promettoit pas d'enfants, qu'elle souhaitoit passionnément de voir à son neveu. Elle lui promettoit de lui donner tout son bien par un mariage sortable, et le menaçoit de l'en priver, s'il poussoit à bout un attachement si disproportionné et apparemment stérile; mais l'affaire en étoit faite dans le plus grand secret[1], pour ne pas révolter la duchesse du Lude, et couler ainsi le temps en écartant tous les mariages jusqu'à sa mort, que l'âge et une goutte continuelle laissoient voir peu éloignée. Ce manége dura si longtemps, qu'il les ennuya tous trois. Sully, plus attaché que jamais à celle qu'il avoit épousée, ne pouvoit plus user sa vie dans la contrainte de ce secret. L'épouse aimée l'y poussoit, dans l'extrême desir du rang et de l'état qui seroit la suite nécessaire et immédiate de la déclaration du mariage. Enfin la duchesse du Lude, excédée de la fermeté de son neveu à esquiver et à rejeter tous les mariages, aima mieux savoir enfin où elle en étoit là-dessus. Il fallut employer bien des amis, des préparations, des motifs de conscience pour disposer la duchesse du Lude à souffrir un aveu si amer. Toutefois on y parvint : elle prit la chose en pénitence, reçut froidement son neveu, lui permit de déclarer son mariage et ne lui fit point de mal[2]. On eut plus de peine à la

1. Le contrat de mariage avait été signé le 14 février 1719.

2. M. de Caumartin de Boissy écrivait le 16 avril 1721 (*Les Correspondants de Balleroy*, tome II, p. 314-315) : « Le mariage du duc de Sully avec la comtesse de Vaux, qui est fait il y a deux ans, fut enfin déclaré hier. La princesse de Conti fille du Roi la mena le matin à Mme la duchesse du Lude, qui avoit été toujours très éloignée d'y consentir ; elle a couché dès hier à l'hôtel de Sully. » Voyez aussi les

résoudre de voir la nouvelle duchesse de Sully, qui se hâta de prendre son tabouret, et qui prit sans peine tout le maintien d'une grande dame, avec assez d'esprit pour ne blesser personne par un si grand changement. Elle en avoit en effet beaucoup, beaucoup de monde, de la lecture et de l'ornement, une beauté romaine, de beaux traits, un beau teint, et la conversation très aimable, avec beaucoup d'amis de tous les genres, et assez choisis en hommes et en femmes[1]. Sa réputation fut toujours sans reproche ; elle n'eut jamais d'autre attachement que celui qui fut couronné par la persévérance, et, depuis même que le mariage secret leur avoit tout permis, les bienséances et les dehors furent si exactement observés qu'il ne se put rien apercevoir entre eux. Le commerce de l'un et de l'autre avec leurs amis étoit honnête et sûr; le duc de Sully en avoit beaucoup, et avoit toujours été fort au goût du monde, mais jamais de celui du Roi. Quoique gros, c'étoit le meilleur danseur de son temps[2] ; son visage et sa figure étoient agréables, avec beaucoup de grâce et de douceur. Toujours pauvre, toujours rangé, et se soutenant de peu avec honneur ; peu d'esprit, mais sage[3], et avoit servi toute sa vie avec beaucoup de valeur et peu de fortune. Je n'ai jamais su pourquoi le Roi l'avoit pris en une sorte d'aversion, si ce n'est qu'il ne fut jamais

Mémoires de Mathieu Marais, tome II, p. 132-133, et Faugère, *Écrits inédits de Saint-Simon*, tome VIII, p. 250-251. Le président Hénault (*Mémoires*, édition Rousseau, p. 102) prétend que M. de Sully, d'abord très amoureux de Mme de Vaux, s'en dégoûta plus tard.

1. « Belle, sage, spirituelle, avec beaucoup d'amis, » avait-il dit dans sa notice sur le duché de Sully (*Écrits inédits*, tome VIII, p. 250). Liée avec Voltaire, qui fréquentait l'hôtel de Sully, la nouvelle duchesse lui fit des récits qu'il utilisa pour le *Siècle de Louis XIV*.

2. Voyez notre tome X, p. 8.

3. M. de Sully, dit le président Hénault (*Mémoires*, p. 102) est « un homme aimable qui se ressent d'avoir vécu avec des gens d'esprit et de goût, comme un flacon où il y a eu de l'eau de Luce s'en ressent ».

fort assidu à la cour, et qu'il étoit fort des amis de M. le prince de Conti. A la fin, les respects, les mesures, la patience de la duchesse de Sully, gagnèrent la duchesse du Lude, qui s'accoutuma à elle, et la vit chez elle avec une sorte d'amitié.

Mort de Chamillart. Raccourci de sa fortune et de son caractère.

Plusieurs personnages et quelques autres moururent cette année. Chamillart commença, à soixante-dix ans[1]. On a vu ailleurs sa fortune et sa chute, et en plusieurs endroits son caractère. Il succéda à Pontchartrain aux finances, lorsque ce dernier devint chancelier par la mort de Boucherat, en septembre 1699; ministre d'État, septembre 1700, par la mort de Pomponne; secrétaire d'État au département de la guerre sans quitter les finances, en janvier 1701, par la mort de Barbezieux; cinq ans après grand trésorier de l'Ordre; remit les finances, en juin 1708[2], à Desmaretz; fut congédié un an après, et sa charge de secrétaire d'État donnée à Voysin. On a vu aussi avec quel courage et quelle tranquillité il soutint sa disgrâce[3], et il la soutint également jusqu'à sa

1. Il mourut le 14 avril, et ses obsèques se firent le 15 au soir à Saint-Eustache (*Gazette*, p. 220; *Mémoires de Mathieu Marais*, p. 119; *Journal de Barbier*, p. 125; *Journal de Buvat*, p. 238, qui prétend qu'il mourut à sa maison de campagne). Par son testament, du 20 février 1721, publié par l'abbé Esnault (*Michel Chamillart*, tome II, p. 316 et suivantes), il avait demandé à être enterré dans le tombeau de sa famille, à Saint-Nicolas-du-Chardonnet. Sur la pension de soixante mille livres qu'il touchait, sa veuve avait un brevet d'assurance de vingt-sept mille livres (notre tome XVII, p. 439, note 4) et sa fille Mme de Dreux un de six mille livres, qui lui fut confirmé le 25 mai 1721 (reg. O[1] 65, fol. 109 v°). Dès la mort de Louis XIV, le Régent lui avait fait dire par Saint-Simon qu'il lui continuait ses pensions (lettre de remerciement du 6 octobre 1715 : vente Étienne Charavay du 4 juillet 1881, n° 68), et ces bonnes dispositions avaient été régularisées par des lettres patentes enregistrées à la Chambre des comptes le 28 novembre 1719; voyez aussi une note du volume *France* 480 au Dépôt des Affaires étrangères.

2. Saint-Simon a mis par erreur *en juin 1709*.

3. Tome XVII, p. 441-444, et XVIII, p. 286-288.

mort. C'étoit un homme aimable[1], obligeant, modeste, compatissant, doux dans le commerce et sûr[2], jamais enflé, encore moins gâté par la faveur et l'autorité, d'abord facile et honnête à tous, mais à la vérité *impar oneri*, peu d'esprit et de lumière, peu de discernement, aisé à prévenir, à s'entêter, à croire tout voir et savoir, du plus parfait désintéressement, tenant au Roi par attachement de cœur en tous les temps, et point du tout à ses places. Depuis son retour à Paris, il y vécut toujours en la meilleure compagnie de la cour et de la ville ; donnoit tous les jours à dîner et à souper sans faste[3], mais bonne chère ; ne sortoit presque point de chez lui[4], sinon quelquefois pour venir chez moi, et chez un nombre fort étroit d'amis particuliers; passoit deux mois à Courcelles, où toute la province abondoit[5], et, sans rien montrer, pensoit solidement à son salut[6]. Toutes les fois que je venois

1. La peinture de son caractère a été faite bien des fois ; voyez nos tomes VI, p. 300-301, VIII, p. 17-19, XVI, p. 445-446, XVII, p. 428-430, 447-450, XVIII, p. 287-288.

2. Les mots *et seur* ont été ajoutés sur la marge à la fin d'une ligne.

3. Déjà, pendant son ministère, il avait l'habitude de souper tous les soirs avec un petit nombre d'amis et de familiers (notre tome XIV, p. 305-306).

4. Il demeurait rue Coq-Héron, dans un hôtel qui avait appartenu à Pennautier.

5. La terre voisine de la Flèche qu'il avait achetée après sa disgrâce (notre tome XVI, p. 62-63).

6. Dans notre tome XVIII, p. 287, Saint-Simon, parlant de la retraite de Chamillart à Courcelles et d'un séjour qu'il fit lui-même chez l'ancien ministre, avait dit : « Il m'y montra de bien curieuses choses du temps de son ministère. » De cette simple phrase, M. l'abbé Langlois, qui prétend, sur de pures suppositions et sans preuves, attribuer à Chamillart la paternité des *Mémoires du marquis de Sourches* (voyez *Annuaire-Bulletin de la Société de l'histoire de France*, année 1924), a inféré que Chamillart montra à Saint-Simon le manuscrit de ses prétendus Mémoires. Sans s'arrêter au peu de solidité de cette déduction en elle-même, il convient de faire remarquer que, si Chamillart avait tenu un journal des événements de son temps et l'avait montré à Saint-Simon, celui-ci n'aurait pas manqué, ne parlant de la mort du ministre, de rappeler cette particularité

à Paris, je mangeois une fois chez lui, et le voyois tous les jours que j'y demeurois, qui étoient toujours rares et courts[1]. J'étois à la Ferté lorsqu'il mourut à Paris, et je le regrettai beaucoup[2].

de Desmaretz ; abrégé de son caractère.

Le 4 mai suivant, mourut à Paris Desmaretz, à soixante-treize ans, dix-huit jours après Chamillart[3]. On a vu ailleurs ses revers et sa fortune. Bon Dieu ! dans quel étonnement seroit-il de celle de son fils[4] ! Je le vis toujours jusqu'à sa mort depuis que nous nous étions raccommodés, comme on l'a vu en son lieu[5]. C'étoit un homme qui avoit plus de sens que d'esprit, et qui montroit plus de sens qu'il n'en avoit en effet ; quelque chose de lourd et de lent, parlant bien et avec agrément, dur, emporté,

et d'insister sur la valeur historique d'un tel document, dont il n'aurait pu oublier l'existence, s'il l'avait vu. De ce qu'il n'en dit rien, malgré son intimité avec Chamillart, on ne peut conclure qu'une chose c'est que celui-ci ne lui a pas montré son prétendu journal, et cela pour la bonne raison qu'il n'en avait pas écrit. L'attribution des *Mémoires de Sourches* à Chamillart n'est qu'un effet de l'imagination trop ingénieuse de M. l'abbé Langlois.

1. Cette incidence ne peut se rapporter au temps de la Régence, où au contraire Saint-Simon demeura habituellement à Paris.

2. Cette dernière phrase semble avoir été ajoutée après coup dans le blanc resté à la fin du paragraphe. — Nous savons en effet que Saint-Simon allait toujours à la Ferté au moment de Pâques.

3. Il mourut dans son bel hôtel de la rue de Richelieu, avec entrée sur la rue Saint-Marc, qu'il avait acheté en 1710 et qui passa ensuite aux Montmorency-Luxembourg ; il fut enterré le 6 mai à Saint-Eustache (*Gazette*, p. 244 ; *Journal de Barbier*, p. 126 ; *Journal de Buvat*, tome II, p. 238, qui dit par erreur, le 22 avril ; *Gazette de Leyde*, n° 39). M. de Caumartin de Boissy prétend qu'il était très mal dans ses affaires (*Les Correspondants de Balleroy*, tome II, p. 322). Sur sa pension de vingt mille livres, dix mille furent laissées à son fils Maillebois, et deux mille à son autre fils Châteauneuf (O^1 65, fol. 156-157, 17 juillet). Ses livres et ses manuscrits furent vendus après sa mort (*Mercure* d'octobre 1721, p. 209).

4. M. de Maillebois est maréchal de France depuis 1741 ; mais, à l'époque où Saint-Simon écrit, il vient de perdre en Italie en juin 1746 la bataille de Plaisance et a été forcé à la retraite au delà des Alpes.

5. Tome XXIX, p. 316-320.

dominé par une humeur intraitable, et l'antipode de Chamillart en ce que ce dernier avoit une qualité bien rare, d'être excellent ami, et point du tout ennemi. Desmaretz n'étoit ami que par intérêt, et souvent beaucoup moins que son intérêt le vouloit. On a vu ici son caractère en plusieurs endroits[1].

d'Argenson : abrégé de son caractère.

Deux jours après, le 6 mai, mourut d'Argenson dans sa singulière retraite[2], au dehors de la maison des Filles de la Croix, au faubourg Saint-Antoine[3]. C'étoit un homme de beaucoup d'esprit, de connoissance du monde, de nulle d'affaires d'État[4], de finances, de magistrature, qui pensoit noblement et honnêtement, et qui auroit été bon

1. Tomes VII, p. 129-131, XIV, p. 333-334, XXV, p. 77-79, XXIX, p. 317, etc.

2. C'est la *Gazette* (p. 256) qui donne la date du 6 ; Buvat, Marais, la *Gazette d'Amsterdam* (n° XXXIX) et celle *de Leyde* (n° 39) disent le 8 ; d'autre part, son inscription funéraire rapportée par Piganiol de la Force (édition 1765, tome V, p. 317) dit le 6 des ides de mai, ce qui équivaut au 10 mai. Il semble que la date réelle est le 8 : le greffier Delisle écrit en effet dans son recueil (Archives nationales, U 364) : « Ce jourd'huy jeudi 8 mai 1721 sur les cinq à six heures du matin est décédé en cette ville de Paris, en sa maison ou hôtel, faubourg Saint-Antoine, attenant le couvent des religieuses bénédictines du Traînel, dont il étoit sacristain, ainsi que l'on l'appeloit dans le public, le sieur d'Argenson, ... ci-devant garde des sceaux de France ... » Il est longuement parlé de son testament, fait en novembre 1720, dans *les Correspondants de Balleroy*, tome II, p. 328-330 ; voyez aussi les *Mémoires de Mathieu Marais*, tome II, p. 163-164. A sa mort ses deux fils eurent chacun une pension de neuf mille livres et sa fille Mme de Collandre une de sept mille (reg. O[1] 65, fol. 117 v°).

3. Saint-Simon confond ici le couvent des Filles de la Croix (notre tome XVI, p. 96) avec le prieuré de la Madeleine de Traînel ; sur ce dernier, sur les relations de M. d'Argenson avec l'abbesse, et sur la maison qu'il s'était fait bâtir auprès du couvent, nous avons donné tous les renseignements utiles dans notre tome XXXIII, p. 114. Lors de son convoi à Saint-Nicolas-du-Chardonnet, la populace hua son cercueil, et l'on imprima diverses estampes satiriques (*Journal de Barbier*, p. 127 ; *Mathieu Marais*, tome II, p. 128 et 155 ; registre du greffier Delisle, U 364, au 10 mai).

4. Tel est bien le texte du manuscrit.

en grand s'il y avoit été élevé. Mais son esprit s'étoit rétréci et tellement accoutumé au petit, qu'il ne put jamais s'étendre ni s'élever. Il avoit passé sa jeunesse dans le chétif exercice de la charge de lieutenant général d'Angoulême qu'avoit eu son père[1]. Il étoit pauvre et de meilleure condition que la plupart des gens de robe[2] ; aussi s'en piquoit-il, aussi respectoit-[il] et aimoit à obliger les gens de qualité et la noblesse, dont il se prétendoit avant que ses pères eussent pris la robe. Devenu maître des requêtes, il épousa une sœur de Caumartin[3], qui s'en fit honneur, et qui, par le chancelier de Pontchartrain, alors contrôleur général, le fit lieutenant de police. C'est où il excella, et où il sauva bien des gens de qualité et des enfants de famille. Il étoit obligeant, poli, respectueux, sous une écorce quelquefois brusque et dure, et une figure de Rhadamante[4], mais dont les yeux pétilloient d'esprit et réparoient tout le reste. Il ne put soutenir sa chute, et ne sortit plus de sa chambre ou du parloir. On a suffisamment parlé de lui ailleurs. Il commença sur les fins à signer *de* Voyer au lieu de *le* Voyer, qui est son nom[5].

1. Le père du garde des sceaux était René II de Voyer de Paulmy, seigneur d'Argenson, né le 13 décembre 1623, d'abord conseiller au parlement de Rouen en 1642, puis en 1644 subdélégué de l'intendant, qui était son père, dans les élections de Saintes et de Cognac. En 1649, il acheta une charge de maître des requêtes, et passa conseiller d'État ordinaire en avril 1651. Son père étant mort pendant son ambassade de Venise (juillet 1651), le fils fut désigné pour le remplacer et resta dans cette ville jusqu'en novembre 1655 ; il se retira alors dans ses terres et mourut en mai 1700. Il n'avait jamais été lieutenant général au présidial d'Angoulême ; le jeune Marc-René eut cette charge de son aïeul maternel Élie Houllier de la Poyade de Rouffiac.

2. Déjà dit dans le tome XXXIII, p. 34.

3. Marguerite Lefèvre de Caumartin, sœur de Louis-Urbain : tome VI, p. 321.

4. L'un des trois juges des enfers : voyez le portrait déjà donné dans le tome XXXIII, p. 34-36.

5. Carré de Busserolle, *Dictionnaire de Touraine*, au mot *Place-au-Voyer* a cité un aveu du 1er mars 1474 par lequel Pierre Voyer

Ses enfants, qui ont depuis fait une si grande fortune, et qui veulent pousser leurs enfants dans une d'un autre genre, imitent soigneusement la dernière façon de signer de leur père et de faire appeler leurs enfants.

Maupertuis, des bâtards de Melun, mourut à quatre-vingt-sept ans, jusqu'alors dans une santé parfaite[1]. Il étoit lieutenant général, grand croix de Saint-Louis, gouverneur de Toul, et avoit été longtemps capitaine de la première compagnie des mousquetaires, où il étoit parvenu rapidement de maréchal des logis. C'étoit un homme dont j'ai parlé tout au commencement de ces *Mémoires*[2], plein d'honneur, de valeur et de vertu[3], de petitesses aussi d'exactitude et de pédanterie, fort court d'esprit, par conséquent fort au goût du feu Roi[4]. Il ne laissa point d'enfants[5].

de Maupertuis; abrégé de son caractère.

Mézières, lieutenant général[6] et gouverneur d'Amiens et de Corbie[7]. C'étoit un petit bossu devant et derrière à faire

de Mézières; son caractère;

rend hommage pour son fief de la Voirie de la Haye-Descartes. Leur nom vient sans contredit de la possession héréditaire de la charge de voyer de cette seigneurie.

1. Louis de Melun, marquis de Maupertuis, mourut le 18 avril (*Gazette*, p. 220).

2. Tome I, p. 30.

3. « Un des plus vertueux hommes de son siècle », disent aussi les *Mémoires de Sourches*, tome X, p. 136, qui avaient déjà fait son éloge en 1690, lorqu'il avait eu le gouvernement de Saint-Quentin (tome III, p. 273).

4. Nous donnerons ci-après, à l'appendice V, une courte notice inédite de notre auteur sur M. de Maupertuis.

5. Il avait épousé par contrat du 18 mai 1683 (Archives nationales, reg. Y 244, fol. 126 v°) Marie-Madeleine-Michelle Parfait des Tournelles. En 1725, nous trouvons cette dame louant, de concert avec le comte d'Artagnan, Joseph de Montesquiou, une maison de la rue Saint-Dominique au coin de la rue du Bac, appartenant aux Jacobins (Archives nationales, S 4221).

6. Eugène-Marie de Béthisy, marquis de Mézières (tome XIV, p. 319) mourut le 24 avril (*Gazette*, p. 232).

7. Le gouvernement de Corbie, depuis le démantèlement de cette place en 1675, avait été réuni à celui d'Amiens ; Dangeau évalue à

peur[1], avec un visage très livide, qui ressembloit fort à une grenouille. De la valeur, assez[2] d'esprit, encore plus d'effronterie, de hardiesse, de confiance, d'impudence, l'avoient poussé. Il s'ajustoit et se regardoit avec complaisance dans les miroirs, étoit galand, attaquoit les femmes, se croyoit digne et prétendoit à toutes les fortunes de la guerre, de la cour, même de la galanterie. Il étoit frère de la mère du marquis, depuis duc de Lévis[3], et n'étoit pas éloigné de prétendre que cette alliance honoroit ce neveu. Boulainvilliers[4] m'a pourtant dit que ces Béthisy, c'étoit le nom de Mézières, étoient anoblis pas trop anciennement[5]. Lui et sa femme, maîtresse et dangereuse intrigante, dont j'ai parlé lors de son mariage[6], s'étoient bien nantis au Mississipi. Il laissa des fils et des filles, lesquelles n'ont pas été moins intrigantes ni moins dangereuses que leur mère[7]. Canillac, lieutenant général et capitaine de la seconde

plus de vingt mille livres le rapport de l'un et de l'autre (*Journal*, tome V, p. 127) ; au dix-huitième siècle, le duc de Luynes disait seulement quatorze mille (*Mémoires*, tome IV, p. 301). M. de Mézières l'avait eu en 1706, à la mort de M. de Bar ; voyez au sujet du payement du prix la *Correspondance des contrôleurs généraux*, tome III, nº 132.

1. Portrait déjà fait dans le tome XIV, p. 322.

2. Les quatre mots qui précèdent sont en interligne au-dessus de *de l'esprit beaucoup*, biffé.

3. Marie-Françoise-de-Paule de Béthisy, mère de Charles-Eugène, marquis puis duc de Lévis : tome XIV, p. 322.

4. Henri de Boulainvilliers (tome XXVI, p. 245), l'économiste qui s'occupait aussi de généalogie.

5. Aux renseignements donnés dans le tome XIV, p. 321-322 sur la généalogie des Béthisy, on peut ajouter que les preuves de noblesse d'une fille de cette maison pour être reçue chanoinesse de Poussay au dix-septième siècle, sont dans le ms. Franç. 32367 à la Bibliothèque nationale.

6. Éléonore-Marie-Thérèse Sutton d'Oglethorpe : tome XIV, p. 320.

7. Voyez *ibidem*, p. 321 et notes, où l'énumération des uns et des autres a été faite ; la fille que vise surtout notre auteur est la princesse de Montauban : tome XXXVII, p. 299 et suivantes.

compagnie des mousquetaires, eut le gouvernement d'Amiens[1].

de Sérignan;

Sérignan, gouverneur de Ham, qui avoit passé la plupart de sa vie aide-major des gardes du corps[2], et qui, fort au goût du Roi, avoit eu le secret de bien des choses[3], mourut à quatre-vingt-quatorze ans, depuis longtemps retiré, ayant jusqu'au bout conservé sa tête et sa santé[4].

de l'abbé de Mornay; son caractère et sa fortune.

L'abbé de Mornay, passant à Madrid, revenant de Lisbonne, où il étoit ambassadeur depuis longtemps[5]. Il étoit fils de M. et de Mme de Montchevreuil, l'un et l'autre si favoris de Mme de Maintenon et du Roi, desquels j'ai parlé en leur temps[6]. Toutefois cette faveur si grande ne put faire leur fils évêque; c'étoit pourtant un homme

1. Notre auteur prend cela dans la *Gazette*, p. 232.

2. Guillaume de Lort de Sérignan, né en 1628, fut d'abord enseigne aux gardes du premier prince de Conti et son gentilhomme ordinaire, puis lieutenant et capitaine (1667) dans le régiment de cavalerie du duc de Ventadour, entra comme exempt aux gardes du corps en 1668 et y devint aide-major en 1672. On le nomma grand bailli d'Ypres en 1679 ; il eut le grade de mestre-de-camp en septembre 1688 et prit part à toutes les campagnes du maréchal de Luxembourg. Nommé brigadier de cavalerie en mars 1693, chevalier de Saint-Louis en février 1694, et maréchal de camp en janvier 1702, il quitta alors les gardes du corps, en conservant le gouvernement de Ham, qu'il avait eu en avril 1697. Il mourut le 8 mai 1721 (*Gazette*, p. 268).

3. Nous ne savons à quoi notre auteur fait allusion. — Il y a aux Archives nationales, E 1714, n° 153, un curieux arrêt du Conseil rendu en faveur de Guillaume de Sérignan, à propos d'une rixe dans laquelle il aurait tué l'assassin de son frère, 18 novembre 1661.

4. Le participe *conservé* est écrit à la suite de *recouvré*, biffé. — M. de Sérignan avait épousé à soixante-treize ans, le 1er février 1702, en quittant les gardes du corps, Claude Dolet, veuve d'Hubert de Champy, sieur des Clouzeaux, intendant de la marine à Brest. Cette dame mourut en janvier 1711, et son mari eut des difficultés avec ses héritiers (*Mémoires de Sourches*, tomes VII, p. 201, et XIII, p. 6 ; Archives nationales, E 1959, fol. 224, et 1964, fol. 355). M. de Sérignan était cousin-germain de Cavoye et très lié avec lui.

5. René de Mornay : tome XXIII, p. 384.

6. Voyez notamment tomes I, p. 103-110, et VI, p. 370-372.

d'esprit et de mérite, sage et capable, et qui n'avoit point fait parler de ses mœurs; mais sa figure le perdit, et le commerce ordinaire et tout simple des dames de la cour comme des hommes. C'étoit un grand homme blond, fort bien fait, de visage agréable, qui capriça[1] le Roi et que rien ne put vaincre[2]. Cette opiniâtreté d'une part, et la considération du père et de la mère de l'autre, lui firent donner l'ambassade de Portugal, où il réussit très bien et s'y fit fort estimer[3]. M. le duc d'Orléans lui avoit donné l'archevêché de Besançon[4]. Peu avant de partir de Lisbonne, il perdit presque les yeux d'une fluxion, et en chemin il les perdit tout à fait[5]. Arrivant à Madrid il se trouva mal, et en peu de jours y mourut, dont ce fut grand dommage[6]. Son archevêché fut donné au frère du

1. Aucun lexique n'indique le verbe *capricer* au sens actif; dans nos tomes IV, p. 351, et XIII, p. 153, notre auteur l'avait employé au mode réfléchi.

2. La construction est incorrecte: c'est le visage de l'abbé qui capriça le Roi, et c'est ce caprice que rien ne put vaincre.

3. En 1713: tome XXIII, p. 384. Dangeau dit qu'on était fort content de ses dépêches et de sa conduite (tome XV, p. 244).

4. En 1717: tome XXXII, p. 118-119.

5. Sur son audience de congé, son départ de Lisbonne et son arrivée à Madrid au milieu d'octobre, on peut voir les correspondances de la *Gazette* de 1720, p. 498, 523 et 534. C'est à Madrid qu'il eut cette fluxion sur les yeux et qu'il commença à perdre la vue (*ibidem*, p. 582). Il devait séjourner quelque temps à la cour d'Espagne pour aider Maulévrier dans les négociations du traité en cours, et aussi dans celles du double mariage. Il y a dans le volume *Espagne* 298 aux Affaires étrangères une consultation du médecin oculiste Saint-Yves sur sa maladie (18 novembre), et on trouve dans le volume 304 une lettre de lui à Dubois du 14 avril 1721; il ne quitta Madrid qu'après cette date.

6. Il mourut le 17 mai, non à Madrid, mais à Bagnères-de-Bigorre (lettre de l'abbé Batteau, son secrétaire, et déclaration du médecin Dumont, 19 mai, dans le volume *Espagne* 310). Dans notre tome XXIII, p. 384, note 1, nous avons à tort dit à Bourges, nous fiant à la notice que lui avait consacrée le P. Armand Jean, *Évêques et archevêques de France depuis 1682*.

prince de Monaco, qui avoit été prêtre de l'Oratoire, puis jésuite, qui en étoit sorti béat fort glorieux et très ignorant, qui n'étoit propre ni au monde ni à l'Église[1].

L'abbé de Lionne peu après[2], fils du célèbre ministre et secrétaire d'État, auquel il ne ressembla en rien. Il avoit les abbayes de Marmoutier, de Châlis et de Cercamp[3], avec le prieuré de Saint-Martin des Champs dans Paris, où il avoit passé sa vie[4] sans voir presque personne, et où il mourut aussi obscurément qu'il avoit vécu[5]. Il avoit été débauché et accusé de vendre ses collations[6]. J'en ai parlé ailleurs. Il buvoit tous les matins plus de vingt pintes d'eau de la Seine depuis fort longtemps. — de l'abbé de Lionne;

Bullion, duquel j'ai parlé ailleurs[7]. Il avoit fait plusieurs — de Bullion.

1. Honoré-François Grimaldi, abbé de Monaco : tome XXIV, p. 43. Il était né le 31 décembre 1669. Lorsqu'il avait quitté l'Oratoire (car il ne fut pas jésuite), il avait eu un canonicat de Strasbourg (1696), puis avait été nommé archidiacre de Besançon. C'est seulement en octobre 1723 que le Régent lui donna la succession de l'abbé de Mornay. Il démissionna en novembre 1731 (et non 1735) et reçut en compensation l'abbaye de Vauluisant.

2. Jules-Paul, abbé de Lionne : tome XII, p. 41 et 594. Il mourut le 5 juin : *Gazette*, p. 304. Notre auteur a annoncé par erreur sa mort en 1715 (tome XXVI, p. 92-95) et en a fait alors un portrait développé.

3. Pour l'abbaye de Marmoutier, voyez notre tome XXVI, p. 308. Celle de Châlis ou Chaalis avait été fondée en 1136 par Louis-le-Gros au diocèse de Senlis, et celle de Cercamp au diocèse d'Amiens par Hugues, comte de Saint-Pol vers la même époque ; toutes deux appartenaient aux bénédictins de la réforme de Cîteaux dits Bernardins. Le produit de la première était d'environ vingt-cinq mille livres, et celui de la seconde de vingt mille.

4. Les mots *sa vie*, oubliés, ont été remis en interligne.

5. Nous avons vu, en 1717 (tome XXXII, p. 198-200), l'abbé de Saint-Albin obtenir la coadjutorerie avec future succession de ce riche prieuré.

6. Sur les bénéfices qui étaient à la collation du prieur de Saint-Martin-des-Champs, voyez notre tome XXXII, p. 199, note 1.

7. Charles-Denis de Bullion (tome V, p. 133-139). Il mourut le 20 mai.

folies à Versailles, où on sut qu'il en étoit attaqué depuis longtemps. Il étoit enfermé depuis quelques années dans une de ses maisons en Beauce, où personne ne le voyoit[1]. Son fils aîné[2] obtint, par la duchesse de Ventadour, leur proche parente, son gouvernement du Perche et du Maine[3], Un de ses cadets étoit dès lors prévôt de Paris sur sa démission[4].

Le grand écuyer se sépare pour toujours de sa femme, qu'il renvoie au duc de Noailles, son père.

Le grand écuyer, qui, dédaignant de s'appeler Monsieur le Grand, comme son père l'avoit toujours été, se faisoit nommer le prince Charles et sa femme Mme d'Armagnac[5], se brouilla avec elle sur quelque jalousie qu'il en prit à Saint-Germain, chez le duc de Noailles son père, à qui, un beau matin, il la renvoya sans autre façon[6], sans en

1. Voyez notre tome XXVI, p. 116, note 5.

2. Anne-Jacques de Bullion, marquis de Bonnelles : tome XI, p. 203, note 4.

3. La duchesse de Ventadour était la cousine germaine de son père ; il semble que M. de Bonnelles avait la survivance de ce gouvernement depuis 1706.

4. Gabriel-Jérôme de Bullion, titré comte d'Esclimont, fut colonel du régiment de Provence, prévôt de Paris, et mourut le 31 décembre 1752, à cinquante-sept ans. Son père avait gardé sa charge de prévôt de Paris, quoique ne l'exerçant pas ; il ne donna sa démission que peu de temps avant sa mort, et Gabriel-Jérôme n'en fut pourvu que le 16 mai 1721 (Archives nationales, reg. O¹ 65, fol. 100 v°) ; il ne fut reçu au Parlement que le 30 janvier 1723 (voyez la Relation imprimée dans le registre U 366).

5. On a vu en 1717 (tome XXXI, p. 185-187) le mariage de Charles de Lorraine-Armagnac avec Françoise-Adélaïde de Noailles. On a omis alors d'indiquer que le contrat de mariage, du 11 mai, se trouve dans le registre Y 299 des Archives nationales, fol. 191 v°. La lettre de compliment que la princesse de Conti écrivit à cette occasion au duc de Noailles est en original dans le volume *France* 141 des Affaires étrangères.

6. Tous les mémoires du temps sont remplis de détails sur cet incident, qui se produisit au milieu de février. Tous donnent tort au mari ; seul l'avocat Mathieu Marais, qui fut consulté par le prince Charles, présente un récit moins défavorable : voyez ses *Mémoires*, tome II, p. 79-81 et 84-89, le *Journal de Barbier*, tome I, p. 112-113, celui *de Buvat*, tome II, p. 212-213, *les Correspondants de Mme de Balleroy*,

avoir voulu ouïr parler depuis ni d'aucun Noailles. On prétendit que le duc d'Elbeuf, à qui la soif de l'argent avoit fait faire ce mariage[1], en voyant la source tarie par le déplacement du duc de Noailles, contribua fort à cet éclat[2]. Il n'y avoit guères qu'un an qu'elle étoit chez son mari, parce qu'elle étoit fort jeune[3]; personne ne la crut coupable, et sa conduite y a fort bien répondu depuis. Elle voulut se retirer auprès de sa tante[4], fille de Sainte-Marie au faubourg Saint-Germain, où elle est demeurée, sans en vouloir sortir, plusieurs années[5]. Toute la mai-

tome II, p. 275-277 et 279, les *Lettres de Madame*, recueil Brunet, tome II, p. 299-301, et aussi les *Mémoires du duc de Luynes*, tome I, p. 108-109, qui en parlent rétrospectivement. Les gazettes étrangères ne manquèrent pas de relater l'aventure : *Gazette d'Amsterdam*, nos XVII et XVIII. M. Amelot écrivait le 24 février au cardinal Gualterio (British Museum, ms. Addit. 20366, fol. 98, communication de M. Gaucheron) : « M. le prince Charles de Lorraine, grand écuyer, qui a épousé la fille de M. le duc de Noailles, a jugé à propos de la remettre entre les mains de Monsieur son père, sous prétexte du dérangement de ses affaires, qui ne lui permettroit pas de soutenir la dépense du ménage. M. de Noailles lui ayant demandé vingt-quatre heures pour y songer, M. le prince Charles s'en expliqua en droiture avec sa femme, qui, n'ayant pu le faire changer de résolution, s'est retirée sur le champ en un couvent de la Visitation Sainte-Marie, où elle a été élevée. Elle n'a que seize ans. Cette affaire fait grand bruit, et vous jugez bien qu'elle afflige fort la maison de Noailles. »

1. Voyez notre tome XXXI, p. 186.

2. En général, on crut que des raisons d'intérêt avaient déterminé l'éclat, le duc de Noailles ayant payé la dot de sa fille en billets de banque, qui avaient perdu toute valeur. Une séparation de corps et de biens à l'amiable intervint par la suite et fut homologuée par arrêt du Parlement du 30 juin 1721 ; en décembre, tout fut terminé, et le mari rendit toute la dot, même les pierreries (*Balleroy*, tome II, p. 401 ; *Mathieu Marais*, tome II, p. 154-155 et 202-204).

3. Née le 1er septembre 1704, elle avait seize ans et demi ; elle avait eu la petite vérole en janvier 1720 (*Dangeau*, tome XVIII, p. 204).

4. *Tante* est en interligne, au-dessus de *sœur*, biffé. — C'était Marie-Uranie de Noailles : tome XXXI, p. 187.

5. Nous avons donné précédemment (*ibidem*, p. 188) divers renseignements sur la suite de sa vie.

son de Lorraine, jusqu'à Mlle d'Armagnac, sœur du prince Charles[1], et ses autres proches, le blâmèrent publiquement, et virent toujours sa femme, excepté le duc d'Elbeuf, ce qui les brouilla avec lui, en sorte qu'il n'a pas vu depuis Mlle d'Armagnac, avec qui il avoit toujours été fort uni. Il faut pourtant dire que, sans esprit du tout, le prince Charles est un très honnête homme, et dont partout ailleurs les procédés ont toujours été fort bons, et surtout fort nobles, dans sa charge[2].

Breteuil, maître des requêtes, prévôt et maître des cérémonies de l'Ordre; la Houssaye, contrôleur général en a le râpé. Breteuil, frère du précédent, tué en duel par Gravel.

Le Camus, premier président de la Cour des aides[3], qui avoit acheté en 1709[4], de Pontchartrain fils, la charge de prévôt et maître des cérémonies de l'Ordre, eut permission en ce temps-ci de la vendre à Breteuil, maître des requêtes[5], et de conserver le cordon bleu. La Houssaye, contrôleur général des finances et surintendant des maison, affaires et finances de M. le duc d'Orléans, en eut le râpé[6]. Breteuil est celui qui fut depuis secrétaire d'État de la guerre à deux reprises[7]. Il avoit un frère dans le régiment des gardes[8], avec qui Gravel, autre officier aux gardes[9], querelleur et fort en

1. Charlotte de Lorraine : tome II, p. 260.

2. L'appréciation de Saint-Simon sur le caractère du prince Charles n'avait pas été aussi favorable lorsqu'il a raconté ses entreprises contre Beringhen : tome XXIX, p. 144-145.

3. Nicolas V le Camus : tome XXVI, p. 194.

4. Non pas en 1709, mais en 1715.

5. François-Victor le Tonnellier, marquis de Breteuil : tome XII, p. 422.

6. Notre auteur note cette nouvelle, parce qu'il trouve dans la *Gazette* au 25 mai (p. 280) la prestation de serment de la Houssaye, et au 13 juillet (p. 364) celle de Breteuil, par démission de la Houssaye.

7. En 1723 et en 1740.

8. Claude-Alexandre le Tonnellier, chevalier de Breteuil, entré de bonne heure dans l'ordre de Malte, d'abord mousquetaire, puis sous-lieutenant aux gardes françaises (février 1709), passa à une lieutenance en mars 1711, et acheta une compagnie en novembre 1717.

9. Maximilien-Henri, chevalier puis marquis de Gravel, avait eu

gueule[1], eut des paroles. Breteuil en seroit demeuré là sans ses camarades et sans sa famille, qui le forcèrent à se battre. Ils n'y firent pas grand façon : le combat se fit en plein midi, dans la rue de Richelieu ; en un tournemain Breteuil fut tué[2], et il n'en fut pas autre chose[3]. M. le duc d'Orléans, pour le dire foiblement, ne haïssoit pas les duels. Gravel étoit capitaine aux gardes[4] ; Breteuil, qui l'étoit aussi, venoit de vendre sa compagnie[5].

Traité d'Angleterre à son mot* avec l'Espagne.

Enfin l'Espagne, non seulement abandonnée par la France, mais pressée à l'excès de signer son accommodement avec l'Angleterre, y consentit, ne pouvant mieux, par lequel les Anglois obtinrent tous les avantages qu'ils s'étoient proposés pour leur commerce et la ruine de celui de toutes les autres nations, singulièrement de celui de France, et au grand détriment de l'Espagne[6]. Les Anglois,

une enseigne aux gardes en janvier 1704, après avoir passé par les mousquetaires ; il devint sous-lieutenant en juillet 1707, sous-aide-major en avril 1716, et lieutenant en octobre 1719. Après le duel qui va être raconté, il passa aide-major en mars 1730 et capitaine en octobre 1742 ; il était alors envoyé du Roi en Würtemberg. Il fut nommé brigadier en février 1743, maréchal de camp et commandant à Givet en 1745. Il quitta le service en 1747 et mourut le 6 janvier 1753, à soixante-sept ans. Saint-Simon, comme la plupart des contemporains, écrit *Gravelle*.

1. Saint-Simon a déjà appliqué cette qualification à la princesse d'Harcourt : tome IX, p. 326.

2. C'est le vendredi 30 mai qu'eut lieu le duel : *Mémoires de Mathieu Marais*, tome II, p. 152-153 ; *Journal de Barbier*, tome I, p. 133 ; *Journal de Buvat*, tome II, p. 252 ; *Gazette d'Amsterdam*, n° XLVI.

3. Le Châtelet fit cependant une information, et le Parlement voulait poursuivre (Archives nationales, reg. U 364, au 11 juin) ; mais le Régent fit arrêter les procédures.

4. Lieutenant seulement, comme on l'a vu plus haut.

5. Il avait en effet cédé sa compagnie à la fin d'avril, devant l'hostilité de ses camarades, qui lui reprochaient sa lâcheté.

6. Traité signé à Madrid le 13 juin par Grimaldo et le colonel Stanhope : Du Mont, *Corps universel diplomatique*, tome VIII, deuxième partie, p. 33. Le même jour fut signé un traité d'alliance défensive

* Les mots *à son mot* ont été remis après coup.

en outre[1], eurent l'*assiento* à leur mot, un vaisseau de permission[2], conservèrent Port-Mahon, et toute l'île avec Gibraltar. Véritablement ils restituèrent quelques vaisseaux nouvellement pris à l'Espagne[3], et la gratifièrent d'autres bagatelles. Moyennant ce traité, l'Empereur, à l'ardente prière du roi d'Angleterre, redoubla ses instances à Rome, qui, aidées de l'étrange engagement qu'on vient de voir qu'avoit pris le Pape pour son exaltation[4], mirent enfin les choses au point où Dubois les desiroit pour recevoir incessamment la pourpre.

M. le duc d'Orléans me confie le traité fait du mariage du Roi avec l'infante d'Espagne et de sa fille avec le prince

Ayant mis ainsi le couteau à la gorge de l'Espagne pour l'entière et l'énorme satisfaction des Anglois, ou plutôt pour celle de Dubois, j'avoue que je ne comprends pas comment le traité du double mariage entre la France et l'Espagne put suivre si brusquement[5]. Le secret en fut si entier, qu'aucune puissance ni aucun particulier ne s'en douta. Depuis longtemps l'abbé Dubois avoit fermé la

entre l'Espagne, la France et la Grande-Bretagne, auquel on devait inviter la Hollande à se joindre : *ibidem*, p. 34-35. Sur l'ensemble des négociations, voyez Baudrillart, *Philippe V et la cour de France*, tome II, p. 433-468.

1. Les mots *en outre* ont été ajoutés en interligne.

2. On a vu dans le tome XXX, p. 23 et 112, ce que c'était que l'assiento et le vaisseau de permission. Sur ce dernier point, les Anglais obtenaient le commerce libre pour leurs vaisseaux dans les ports de l'Amérique espagnole.

3. Par l'article V, les Anglais s'engageaient à rendre à l'Espagne les vaisseaux pris à la bataille du cap Spartaro, avec leur canon et leur gréement, ou leur valeur s'ils avaient été vendus.

4. Ci-dessus, p. 157.

5. Ce qui était une énigme pour Saint-Simon n'en est plus une pour nous depuis la publication d'Édouard Drumont, *Papiers inédits de Saint-Simon, lettres et dépêches sur l'ambassade d'Espagne* (1880); voyez, p. 83 et suivantes, le chapitre intitulé « Introduction à l'ambassade ». Dix ans plus tard (1890), Mgr Baudrillart, *Philippe V et la cour de France*, tome II, p. 469 et suivantes, confirmait et complétait le récit de Drumont, en utilisant les documents espagnols; voyez aussi Dom H. Leclercq, *Histoire de la Régence*, tome III, p. 207 et suivantes, qui a éclairci les dessous de cette négociation.

des Asturies. Conversation curieuse entre lui et moi là-dessus.

bouche à mon égard à son maître sur les affaires étrangères, et plus étroitement encore depuis ce que j'ai raconté ici il n'y a pas longtemps[1]. Cela n'empêchoit pourtant pas qu'il n'en échappât toujours à M. le duc d'Orléans quelque bribe avec moi, mais avec peu de détail et de suite, et, de mon côté, je demeurois fort réservé. Étant[2] allé, les premiers jours de juin[3], pour travailler avec M. le duc d'Orléans, je le trouvai qui se promenoit seul dans son grand appartement. Dès qu'il me vit : « Ho çà ! me dit-il me prenant par la main, je ne puis vous faire un secret de la chose du monde que je desirois et qui m'importoit le plus, et qui vous fera la même joie ; mais je vous demande le plus grand secret. » Puis, se mettant à rire : « Si Monsieur de Cambray savoit que je vous l'ai dit, il ne me le pardonneroit pas. » Tout de suite il m'apprit sa réconciliation faite avec le roi et la reine d'Espagne ; le mariage du Roi et de l'Infante, dès qu'elle seroit nubile, arrêté, et celui du prince des Asturies conclu avec Mlle de Chartres[4].

Si ma joie fut grande, mon étonnement la surpassa. M. le duc d'Orléans m'embrassa, et, après les premières réflexions des avantages personnels pour lui d'une si grande affaire, et sur l'extrême convenance du mariage du Roi, je lui demandai comment il avoit pu faire pour la faire réussir, surtout le mariage de sa fille. Il me dit que tout cela s'étoit fait en un tournemain, que l'abbé Dubois

1. Ci-dessus, p. 110 et suivantes.

2. Avant *Estant*, il a biffé *Travaillant*.

3. Cette date est inexacte ; car c'est seulement dans les premiers jours d'août, le 3 ou le 4, qu'arrivèrent à Paris les dépêches d'Espagne dans lesquelles Philippe V proposait le double mariage.

4. Louise-Élisabeth d'Orléans (tome IX, p. 177), appelée Mlle de Montpensier depuis sa naissance, ou Mademoiselle depuis le mariage de sa sœur aînée avec le prince de Modène en 1720. Il est curieux que Saint-Simon l'appelle Mlle de Chartres, nom qu'elle n'a jamais porté (voyez ci-après à la page 193, note 1) ; plus loin, p. 280, il répétera *Chartres*, mais corrigera aussitôt en *Montpensier*.

avoit le diable au corps[1] pour les choses qu'il vouloit absolument; que le roi d'Espagne avoit été transporté que le Roi son neveu demandât l'Infante, et que le mariage du prince des Asturies avoit été la condition *sine qua non* du mariage de l'Infante, qui avoit fait sauter le bâton au roi d'Espagne[2]. Après nous être bien étendus et bien éjouis[3] là-dessus, je lui dis qu'il falloit que le secret du mariage de sa fille fût entièrement gardé jusqu'au moment de son départ, et celui du mariage du Roi jusqu'au moment où les années permettroient son exécution, pour empêcher la jalousie de toute l'Europe de cette réunion si grande et si étroite des deux branches de la maison royale, dont l'union avoit toujours été leur terreur[4], et la désunion l'objet de toute leur politique, à laquelle ils n'étoient que trop et trop longtemps parvenus, et dans la confiance de laquelle il les falloit laisser aussi longtemps qu'il seroit possible, l'Infante surtout n'ayant que trois ans, car elle est née à Madrid le 30 mars 1718 au matin[5], ce qui donnoit des années devant soi à laisser calmer les inquiétudes de l'Europe sur le mariage de sa fille avec le prince des Asturies, qui même par rapport à l'âge se pouvoit un peu différer, le prince étant de 1707 en août, ce qui ne

1. Locution déjà rencontrée dans le tome XXXI, p. 41.

2. Les documents publiés par Drumont et par Mgr Baudrillart incli-neraient à penser que Dubois ne fut pour rien dans l'affaire, dont l'initiative reviendrait toute entière à Philippe V et à la reine sa femme ; mais Dom H. Leclercq (*Histoire de la Régence*, tome III, p. 218-221) a montré par des preuves évidentes que l'abbé eut la suprême habileté de décider le roi d'Espagne à proposer le double mariage, en lui faisant revenir que le Régent avait l'intention de marier Mlle de Montpensier à Louis XV. L' « intrigue des mariages espagnols », beaucoup plus compliquée qu'elle ne semble, est bien au fond l'œuvre de Dubois, quoique le P. Bliard (*Dubois cardinal*, tome II, p. 356-359) n'ait pas cru pouvoir lui en attribuer l'honneur.

3. Saint-Simon a déja employé le verbe *s'éjouir* dans nos tomes XXI, p. 291, et XXII, p. 290.

4. Il veut dire : la terreur de l'Europe.

5. Notre tome XXXIV, p. 90.

faisoit que quatorze ans, et Mlle de Chartres, car elle avoit pris ce nom depuis la profession de Madame de Chelles[1], n'en ayant pas douze, étant de décembre 1709. « Vous avez bien raison, me répondit M. le duc d'Orléans ; mais il n'y a pas moyen, parce qu'ils veulent en Espagne la déclaration tout à l'heure, et envoyer ici l'Infante, dès que la demande sera faite et le contrat de mariage signé. — Quelle folie ! m'écriai-je, et à quoi ce tocsin peut-il être bon qu'à mettre toute l'Europe en cervelle[2] et en mouvement ? Il leur faut faire entendre cela, et y tenir ferme ; rien n'est si important. — Tout cela est vrai, répliqua M. le duc d'Orléans ; je le pense tout comme vous ; mais ils sont têtus en Espagne ; ils l'ont voulu de la sorte ; on l'a accordé ; c'est une chose faite, convenue et arrêtée. L'affaire est si grande pour moi à tous égards que vous ne m'auriez pas conseillé de rompre sur cette fantaisie. » J'en convins en haussant les épaules sur une impatience si à contretemps.

Après quelques raisonnements là-dessus, je lui demandai ce qu'il prétendoit faire de cette enfant, quand elle seroit ici. Il me dit qu'il la mettroit au Louvre. Je lui répondis qu'à mon sens il falloit en faire toute autre chose ; qu'au Louvre, table, suite, etc., seroient d'une grande

1. Voyez la note 4 de la page 191. Dussieux (*Généalogie de la maison de Bourbon*) a établi que le nom de *Mlle de Chartres* fut porté : 1° de 1695 à 1698 par la future duchesse de Berry, qu'on appela *Mademoiselle* tout court lorsque sa tante épousa le duc de Lorraine ; 2° de 1698 à 1716 par la future abbesse de Chelles, Louise-Adélaïde, qui prit le nom de *Mlle d'Orléans*, lorsque, le 26 juin 1716, naquit sa dernière sœur, Louise-Diane, à laquelle on donna aussitôt le nom de *Mlle de Chartres*. La princesse de Modène s'appelait *Mlle de Valois*, et la fiancée du prince des Asturies *Mlle de Montpensier* ; c'est d'ailleurs ainsi qu'elle est désignée dans les correspondances officielles.

2. « On dit proverbialement et figurément *mettre quelqu'un en cervelle, le tenir en cervelle*, pour dire le mettre en inquiétude, le tenir en suspens » (*Académie*, 1718). On en peut citer des exemples de Scarron, Regnard, la Fontaine.

dépense, et très inutile ; qu'en croissant la dépense croîtroit, et qu'elle verroit nécessairement des compagnies à éviter le plus longtemps qu'il seroit possible. Pis que tout cela, il faudroit que le Roi lui rendît des soins ; qu'il en verroit des enfances[1] ; elle, en croissant, en remarqueroit de lui ; qu'il y auroit entre eux ou trop de familiarité, ou trop de contrainte ; qu'ils se rebuteroient l'un de l'autre, s'ennuyeroient, se dégoûteroient, le Roi surtout, qui seroit le souverain malheur ; qu'il seroit de plus impossible que la petite princesse, croissant au milieu du monde et de la cour, ne fût gâtée ; qu'il étoit bien difficile que tout cela ne causât de grands maux ; que, pour moi, mon avis seroit, puisque le sort en étoit jeté, et qu'il falloit qu'elle arrivât bientôt, qu'on la mît au Val-de-Grâce, dans le bel et grand appartement de la Reine-mère[2], qu'il connoissoit, et moi aussi, pour y être entré allant y voir Madame de Chelles ; que le dedans et le dehors de ce monastère étoient magnifiques, le monastère royal[3], fondé par la Reine-mère, et bâti par elle à plaisir ; que le jardin étoit beau, très grand, en très-bon air ; qu'il falloit mettre auprès d'elle la duchesse de Beauvillier, veuve et sans famille, dont le mari avoit été gouverneur du roi d'Espagne ; que sa vertu, sa piété, son esprit, sa connoissance de la cour et du monde, où elle avoit passé sa vie dans la plus haute considération et réputation, la rendoient l'unique personne à choisir ; que je croyois bien qu'elle s'en défendroit tant qu'elle pour-

1. Tome XXI, p. 57.

2. Les descriptions anciennes de Paris n'ont point parlé de cet appartement, et les notices qu'ont consacrées au Val-de-Grâce l'abbé Bertrand de Beuvron (1865), Ruprich-Robert (1875) et Servier (1888) se sont attachées presque exclusivement à l'église. Sur un plan donné par Ruprich-Robert on peut voir l'indication du « salon de la reine » à un angle du cloître.

3. Ce sont des lettres patentes de février 1631 qui avaient déclaré le monastère comme étant de fondation royale (Blanchard, *Compilation chronologique*, col. 1576).

roit, mais qu'elle ne résisteroit pas aux instances du roi d'Espagne, à qui il falloit représenter toutes ces choses ; ne mettre personne en dames ni en officiers principaux, et laisser la duchesse de Beauvillier[1] mettre et ôter les femmes de chambre, et celles-ci en petit nombre, être seule maîtresse de l'éducation en tout genre, même de la cuisine ; ni chevaux, ni carrosses, ni gardes, ni quoi que ce soit ; une ou deux fois l'année une visite du Roi d'un quart d'heure, autant d'elle au Roi, et alors lui envoyer des carrosses et des gardes du Roi, et lui faire faire quelques tours dans Paris, ou au Cours, en allant ou revenant, et, lorsque peu à peu elle sera en âge de commencer à voir quelques dames, qu'elles soient du choix de la duchesse de Beauvillier, ainsi que pour le nombre et le temps ; que de cette manière elle recevra une éducation à souhait, en lieu digne et décent, à couvert des mauvaises compagnies, sans dépense, en un lieu de s'amuser, se promener, et faire des enfances qui ne porteront aucun coup, et le Roi et elle hors de portée de se familiariser ou de s'ennuyer l'un de l'autre, de se mépriser par leurs enfances, de se dégoûter ; et ne la sortir du Val-de-Grâce que la veille de la célébration de son mariage, où elle trouveroit toute sa maison faite, et toute, quant aux dames et aux femmes, de l'avis de la duchesse de Beauvillier.

M. le duc d'Orléans écouta tout fort tranquillement, me dit que j'avois raison, que ce seroit bien le mieux, mais que cette place ne se pouvoit ôter à la duchesse de Ventadour, gouvernante des enfants de France. « Mais elle ne l'est pas des enfants d'Espagne ! repris-je vivement. — Non, me dit-il ; mais elle l'a été du Roi, et l'Infante élevée ici pour l'épouser ne sauroit être mise en d'autres mains, et Mme de Ventadour n'est pas femme à s'enfermer au Val-de-Grâce. — C'est donc à dire, répli-

1. On lit ici le mot *de* dans le manuscrit.

quai-je, qu'il faut sacrifier l'Infante, et tout ce qui en peut arriver, que je vous viens de représenter, avec toute la dépense, à Mme de Ventadour, à sa charge, à ses complexions[1], qui la gâtera et en fera tout ce que l'enfant et les femmes qui l'obséderont en voudront être, Mme de Ventadour votre ennemie, elle et tous ses entours, et son maréchal de Villeroy, qui, de votre aveu à moi et du su de chacun, vous ont fait et vous font encore tout du pis qu'ils ont pu et qu'ils peuvent, et sûrement qu'ils pourront. » Je contestai encore un peu, et fort inutilement; puis je me tus, sentant bien que ce choix venoit de l'abbé Dubois, par rapport aux Rohans et à ce qu'il espéroit du cardinal de Rohan pour accélérer son chapeau, et qui lors étoit tout porté à Rome[2].

J'obtiens l'ambassade d'Espagne, pour faire mon second fils grand d'Espagne.

Pendant tous ces raisonnements divers, je ne laissois pas de penser à moi, et à l'occasion si naturelle de faire la fortune de mon second fils. Je lui dis donc que, puisque les choses en étoient nécessairement au point qu'il me les apprenoit, il devenoit donc instant d'envoyer faire la demande solennelle de l'Infante, et en signer le contrat de mariage; qu'il y falloit un seigneur de marque et titré, et que je le suppliois de me donner cette ambassade avec sa protection et sa recommandation auprès du roi d'Espagne pour faire grand d'Espagne le marquis de

[*Add. St-S. 1690*] Ruffec; qu'il avoit fait pair la Feuillade[3], son plus grand et son plus insolent ennemi, parce qu'il l'avoit plu ainsi à son ami Canillac, au grand scandale de tout le monde, le

1. « *Complexion* signifie aussi humeur, inclination; en ce sens, il se dit souvent au pluriel » (*Académie*, 1718).

2. Il y était resté quelque temps après le conclave.

3. Saint-Simon n'a pas relaté en 1716 la permission donnée par le Régent à M. de la Feuillade de requérir l'enregistrement des lettres patentes d'érection en pairie du duché de Roannez de 1667, que son père avait négligé de faire enregistrer. Le Parlement accueillit la requête le 2 novembre 1716, et M. de la Feuillade fut reçu comme pair le 26 du même mois : voir les pièces au tome V de l'*Histoire généalogique*.

seul homme contre qui je l'avois jamais vu outré jusqu'à lui vouloir faire donner des coups de bâtons, dont il pouvoit se souvenir que je l'avois empêché avec peine[1], et de plus lui avoit donné beaucoup d'argent sous le frivole prétexte de l'ambassade de Rome, où il ne fut jamais question de l'envoyer[2]; qu'en même temps il avoit aussi fait pair le duc de Brancas[3]; que je lui avouois que ni du côté du monde ni par rapport à lui je n'avois pas l'humilité de m'estimer de niveau ni du père ni du fils; que tout à l'heure il venoit de faire duc et pair M. de Nevers[4], à côté duquel je ne croyois pas être; que j'omettois les grâces sans nombre qu'il avoit répandues à pleines mains, en particulier la capitainerie de Saint-Germain et de Versailles, qu'avoit eue[5] mon père, au duc de Noailles et à ses enfants[6]; que, revêtu de rien que de petits gouvernements dont j'avois eu la survivance comme tout l'univers en avoit obtenu[7], je ne voyois pas ce qu'il me pourroit donner; que je ne lui avois pas demandé de faire mon second fils duc, quoiqu'il ne l'eût pas offensé en cent façons éclatantes comme la Feuillade, quoique M[M]. de Brancas et de Nevers n'eussent que point ou peu, et comment, servi, ce qui ne se pouvoit reprocher à l'âge de mon fils: « Mais je vous demande pour lui une chose sans conséquence pour qui que ce soit, qui lui donne le rang

1. Tome XXII, p. 399.
2. Tome XXXVI, p. 292-293.
3. Aussi en 1716: tome XXX, p. 202 et suivantes.
4. Philippe-Jules-François Mazzarini-Mancini : tome IX, p. 282. Saint-Simon n'a pas parlé non plus de cette affaire. L'enregistrement des lettres patentes de 1676 avait eu lieu le 31 décembre 1720 et la réception le 14 janvier 1721 (*Histoire généalogique,* tome V, p. 451-455; Archives nationales, K 617, n° 12, et U 364, aux dates ci-dessus).
5. Il y a *eues,* au pluriel dans le manuscrit; les deux capitaineries étaient en effet distinctes.
6. On a vu M. de Noailles avoir la capitainerie de Saint-Germain en 1717: tome XXXII, p. 201-202.
7. Dès 1715: tome XXIX, p. 121.

et les honneurs de duc, qui est une suite naturelle d'une ambassade pour faire le mariage du Roi, et que personne ne peut qu'approuver que vous me la donniez, et en vue de cette grandesse. » M. le duc d'Orléans eut peine à me laisser achever, me l'accorda tout de suite et tout ce qu'il falloit de sa part pour obtenir la grandesse pour le marquis de Ruffec, l'assaisonna de beaucoup d'amitié, et m'en demanda un secret sans réserve[1] et de ne rien montrer par aucun préparatif qu'il ne m'avertît d'en faire.

J'entendis bien que, outre le secret de l'affaire même, il vouloit avoir le temps de tourner son Dubois et de lui en faire avaler la pilule. Mes remerciements faits, je lui demandai deux grâces, l'une de ne me point donner d'appointements d'ambassadeur, mais de quoi en gros en faire la dépense sans m'y ruiner[2], l'autre de ne me charger d'aucune affaire, ne voulant pas le quitter, et d'une affaire à l'autre prendre racine[3] en Espagne, d'autant que je n'y voulois aller que pour avoir la grandesse pour mon

1. Voyez ci-après, p. 214, note 1.

2. On prétendit que l'ambassade d'Espagne avait rapporté à notre duc des sommes considérables, et ce bruit s'accrédita si bien que le duc de Luynes s'en faisait encore l'écho vingt-cinq ans plus tard (*Mémoires*, tome VI, p. 428) : « On m'assuroit hier, dit-il, que, lorsque M. de Saint-Simon fut en Espagne, du temps de la Régence, il demanda à M. le duc d'Orléans des sommes que l'Espagne devoit à la France, et que, M. le duc d'Orléans les lui ayant abandonnées, M. de Saint-Simon en toucha quatorze cent mille francs, et que l'on crut alors qu'il n'en avoit touché que cent trente mille livres. J'avois toujours ouï dire que le voyage d'Espagne avoit valu beaucoup à M. de Saint-Simon ; mais j'ai peine à croire que cela aille à quatorze cent mille livres ». Aujourd'hui, mieux renseignés, nous pouvons dire que l'ambassade, loin d'être profitable à Saint-Simon, le força à s'endetter et qu'il en revint dans une situation plus embarrassée qu'auparavant. Et cependant, au dire du maréchal de Villars (*Mémoires*, tome IV, p. 206), son ambassade coûta au Roi huit cent quarante mille livres.

3. « On dit figurément d'un homme qui demeure longtemps en visite dans une maison, qu'on croit qu'*il y veut prendre racine* » (*Académie*, 1718).

second fils et revenir tout court après. C'est que je craignis que Dubois, ne pouvant empêcher l'ambassade, m'y retînt en exil pour se défaire de moi ici, sous prétexte d'affaires en Espagne, et je vis bien par l'événement que la précaution n'avoit pas été inutile. M. le duc d'Orléans m'accorda l'un et l'autre avec force propos obligeants, sur ce qu'il ne desiroit pas que mon absence fût longue. Je crus ainsi avoir fait une grande affaire pour ma maison, et me retirai chez moi fort content. Mais, bon Dieu, qu'est-ce des projets et des succès des hommes?

J'obtiens pour ma dernière belle-sœur l'abbaye de Saint-Amand de Rouen.

Peu de jours après il m'accorda l'abbaye de Saint-Amand dans Rouen[1] pour la dernière sœur de Mme de Saint-Simon[2], religieuse du même ordre à Conflans[3], très bonne religieuse, qui eut bien de la peine à se résoudre à l'accepter, et qui, tant qu'elle a eu quelque santé, a été une excellente abbesse, fille d'esprit et de sens, parfaitement bien faite et d'un visage fort agréable[4].

Audience de congé, caractère et traitement

Le 12 juillet, l'ambassadeur turc eut son audience de congé[5]. L'après-dînée le prince de Lambesc et le chevalier Sainctot, introducteur des ambassadeurs[6], l'allèrent

1. Abbaye de bénédictines fondée au onzième siècle par Gosselin, vicomte de Rouen, et sa femme Emmeline. Elle avait été complètement détruite par un incendie en décembre 1708, et l'abbesse qui venait de mourir, Élisabeth Barentin, avait beaucoup fait pour sa reconstruction.

2. Claude-Thérèse-Suzanne de Durfort de Lorge; elle reçut la bénédiction abbatiale des mains de M. le Blanc, évêque d'Avranches. le 20 septembre 1721 ; elle mourut le 20 novembre 1745.

3. Conflans près Charenton, ou sur Marne.

4. Au moment où Saint-Simon écrit, elle est morte depuis dix-huit mois environ.

5. Voyez les relations de la *Gazette*, p. 361-364, et du *Mercure* de juillet, p. 116-121 ; comparez ci-dessus, p. 149 et suivantes, le récit de son audience d'arrivée.

6. Nicolas-Sixte, chevalier de Sainctot (tome XXIV, p. 12) était titulaire de la seconde charge d'introducteur, dont le service se faisait pendant le semestre de juillet. Lors de l'entrée, nous avons vu Rémond, titulaire de la première charge, remplir cet office.

de l'ambassadeur turc.

prendre chez lui dans le carrosse du Roi, dans lequel il monta, ayant le prince de Lambesc à sa gauche, l'introducteur vis-à-vis de lui, le fils de l'ambassadeur vis-à-vis du prince de Lambesc, et l'interprète[1] à la portière du côté de l'ambassadeur. L'accompagnement fut comme à la première audience, mais sans troupes qu'un détachement des dragons d'Orléans devant et derrière le carrosse du Roi, entouré de la livrée de l'introducteur à droit, et de celle du prince de Lambesc à gauche. Le carrosse de l'ambassadeur suivoit, puis la Connétablie. La marche gagna le quai de Conti[2] jusqu'au Pont-Royal, puis le long des Galeries du Louvre, passa par le premier guichet et par la rue Saint-Nicaise aux Tuileries. Les mêmes pelotons qui avoient garni les rues de son passage pour sa première audience les garnirent de même pour celle-ci : les régiments des gardes françoises et suisses tenoient le Pont-Royal, le quai des Galeries du Louvre, la rue Saint-Nicaise, la garde du Roi à l'ordinaire sous les armes, les tambours rappelant, les deux compagnies des mousquetaires en bataille dans la place du Carrousel[3]. L'ambassadeur se reposa dans un appartement bas qu'on lui avoit préparé, jusqu'à quatre heures et demie qu'il fut conduit à l'audience comme la première fois. Il y fut reçu de même partout, et la galerie et le trône du Roi disposés comme ils l'avoient été, et environné de même des princes du sang, etc. ; et, comme la première fois, le Roi se leva sans se découvrir et personne ne se couvrit. L'am-

1. Étienne Lenoir : ci-dessus, p. 146, note 5.

2. Ce quai, construit au débouché du Pont-Neuf vers 1662, s'appela d'abord quai de Nesle, quai de Nevers ou quai Guénegaud. Il prit le nom de quai Conti vers 1675, lorsque les princes de ce nom vinrent demeurer dans l'ancien hôtel de Guénegaud, acheté par Anne-Marie Martinozzi.

3. Cette place, établie en 1661 devant le palais des Tuileries, entre la grille centrale et la rue Saint-Nicaise, tira son nom du carrousel que le jeune Louis XIV y donna à sa mère en juin 1662. Dans l'audience d'arrivée, l'ambassadeur était entré aux Tuileries par le jardin.

bassadeur marcha, salua, se plaça comme à sa première audience, fit son compliment, le maréchal de Villeroy la réponse, le Roi mot. Après quoi, le maréchal de Villeroy prit, sur une table couverte de brocart d'or, la lettre du Roi au Grand-Seigneur[1], enveloppée dans une étoffe d'or, et la présenta au Roi, qui la donna à l'archevêque de Cambray, et celui-ci à l'ambassadeur, qui la porta sur sa tête, la baisa et la donna à son fils à porter, qui étoit derrière lui. Puis l'ambassadeur se retira à reculons, comme la première fois, et retourna dans l'appartement où il étoit descendu, où le prince de Lambesc prit congé de lui; un peu après l'ambassadeur monta dans le carrosse du Roi, l'introducteur à sa gauche, le fils de l'ambassadeur et l'interprète sur le devant. Il retourna chez lui par le même chemin qu'il étoit venu, avec le même cortège, et trouva dans tous les lieux de son passage les mêmes troupes et les mêmes pelotons qu'il y avoit trouvés en venant. Il fut encore un mois à Paris[2].

Pendant ces quatre mois de séjour il vit avec goût et discernement tout ce que Paris lui put offrir de curieux, et les maisons royales d'alentour[3], où il fut magnifiquement traité et reçu. Il parut entendre les machines, les manufactures, surtout les médailles et l'imprimerie; il vit aussi[4] avec grand plaisir les plans en relief des places du Roi[5],

1. Dans le volume *Turquie* 63, aux Affaires étrangères, il n'y a pas le texte de cette réponse au sultan, mais seulement celle du Roi à la lettre du grand visir.

2. Il ne partit que le 3 août: *Mercure*, p. 165-169. L'énumération des présents que le Roi lui fit à son départ est donnée dans *les Correspondants de la marquise de Balleroy*, tome II, p. 347; voyez aussi le *Journal de Buvat*, tome II, p. 286.

3. Il alla voir Versailles et Meudon et visita les Invalides (*Buvat*, p. 250 et 254-255). En partant, il passa par Fontainebleau (*Gazette de Leyde*, n° 65). La *Gazette d'Amsterdam* note les incidents de son séjour au fur et à mesure.

4. *Aussy* est en interligne, à la place de *surtout*, biffé.

5. Il a été parlé de ces plans dans le tome XXXI, p. 372.

et sa bibliothèque[1], où il parut savoir et avoir beaucoup de connoissance de l'histoire et des bons livres. Il étoit ami particulier du grand vizir, et se proposoit, à son retour, d'établir à Constantinople une imprimerie et une bibliothèque, malgré l'aversion des Turcs, et il y réussit. Les dames de la cour et de la ville se familiarisèrent à l'aller voir ; il les régala souvent de café et de confitures, et, moyennant l'interprète, fournissoit très galamment à la conversation[2]. Il en visita aussi quelques-unes[3]. M. de Lauzun, qui aimoit les choses singulières et tous les étrangers, lui donna chez lui, à Paris, une grande collation avec un biribi[4]. Ce fut là où je le vis à mon aise. Il me parut au plus de moyenne taille, gros et d'environ soixante ans, un beau visage et majestueux, la démarche fière, le regard haut et perçant. Il entra où étoit la compagnie comme le maître du monde ; de la politesse, mais plus encore de grandeur, et se mit sans façon à la première place, au milieu des dames, qu'il sut fort bien entretenir, sans le moindre embarras et l'air fort à son aise. Il ne savoit ce que c'étoit que le biribi et n'en avoit jamais vu. Ces tableaux l'amusèrent fort ; il se divertit à voir jouer ; on lui fit entendre ce jeu comme [on] put ; il voulut jouer

1. *Buvat*, p. 269 : il ne parut s'intéresser qu'aux manuscrits orientaux ; voyez aussi *Balleroy*, tome II, p. 343.

2. Le *Journal de Buvat*, p. 239, mentionne une collation qu'il offrit aux dames peu après son arrivée ; voyez aussi un passage d'une lettre mal datée des *Correspondants de Balleroy*, tome II, p. 388.

3. Le même *Journal* raconte la réception à la turque que lui fit chez elle Mme de Canillac, veuve de Girardin, ancien ambassadeur à Constantinople ; il parut très sensible à cette attention (p. 248).

4. Le jeu de biribi consistait essentiellement en un grand tableau partagé en soixante-dix cases numérotées sur lesquelles les joueurs plaçaient leurs enjeux. Le banquier tirait alors d'un sac un numéro. Les joueurs qui avaient mis sur ce numéro gagnaient soixante-quatre fois leur mise ; tous les autres perdaient. Il y avait en outre diverses modifications et combinaisons. Voyez un passage curieux des *Mémoires du marquis d'Argenson*, édition Rathery, tome I, p. 33-34, et aussi *les Correspondants de Balleroy*, tome II, p. 8.

après ; il gagna deux ou trois pleins, et en parut ravi. On lui avoit préparé un cabinet avec un tapis pour l'heure de sa prière. Nous la lui vîmes faire très dévotement avec leurs prostrations et toutes leurs façons ; elle fut courte. Il but et mangea très bien, et toute sa suite fut magnifiquement régalée. Tout cela dura bien deux heures. Il s'en alla fort content de la réception et de la compagnie, et la laissa très satisfaite de lui[1]. Il fut très exact à ne boire ni vin ni liqueur ; mais, retiré dans sa chambre, on dit qu'il ne se faisoit faute de bien avaler du vin en secret ; son fils et sa suite en usoient avec moins de réserve. Sa suite ne commit pas le plus léger désordre, et il se comporta en tout très décemment et en homme d'esprit ; quelques ministres le régalèrent. La procession de la petite Fête-Dieu de Saint-Sulpice passa devant sa porte. Il ne fit aucune difficulté de tendre tout le devant de sa maison, et d'orner ses fenêtres de tapis, d'où il vit passer la procession[2]. Pendant toute cette matinée, il tint tout son monde enfermé chez lui et sa grande porte à la clef. Il eut, peu de jours après son audience de congé du Roi, celle de M. le duc d'Orléans, qui se passa comme la première. Il ne vit point Madame, ni Mme la duchesse d'Orléans, ni pas un prince ni princesse du sang. Comme il n'avoit vu le Roi qu'à ses audiences, il eut grande envie de le voir plus à son plaisir[3]. On lui proposa d'aller voir les pierreries de la couronne chez le maréchal de Villeroy. Il y alla, et sur la fin le Roi y vint et y demeura quelque

1. Buvat, qui raconte une collation et un dîner chez le maréchal de Villeroy et une réception à Chantilly pendant deux jours chez le duc de Bourbon (p. 239, 250 et 273), n'a pas parlé de cette collation chez le duc de Lauzun.

2. C'était le 19 juin (*Mémoires de Mathieu Marais*, tome II, p. 162). Le Roi était venu au Luxembourg pour voir aussi passer cette procession (*Gazette*, p. 316).

3. Cependant le *Journal de Buvat* note (p. 237, 245 et 259-260) qu'il avait assisté à la chasse du Roi à Vincennes, au ballet dansé par lui et au feu de la Saint-Jean à l'hôtel de ville.

temps, dont l'ambassadeur fut charmé[1]. Il fut reconduit à son embarquement comme il en avoit été amené. On lui donna des fêtes dans les villes les plus considérables. Lyon s'y surpassa, où il alla droit de Paris[2]. Des vaisseaux du Roi le portèrent avec sa suite à Constantinople[3], où il ne sut quelle chère faire et procurer à tous les officiers de son passage et à tous les autres François. La fortune lui rit tant que son ami demeura grand vizir; il eut part à sa disgrâce; mais il se raccrocha, et a vécu plusieurs années depuis en place et en considération, toujours ami des François[4].

Prince de Lixin fait grand maître

Le chevalier de Lorraine, frère du prince de Pons[5], quitta la croix de Malte pour épouser Mlle de Beauvau[6],

1. Le 21 juin, il y avait eu en l'honneur de l'ambassadeur une grande représentation à l'Opéra; il avait aussi visité le jardin des plantes et le cabinet de curiosités de M. Pajot d'Ons-en-Bray (*Journal de Buvat*, p. 252, 258 et 259).

2. Il passa par la Bourgogne (voyez aux Archives nationales, K 139, n° 10), et il était le 20 août à Lyon, où il séjourna une huitaine de jours (*Gazette*, p. 448; *Mercure* de septembre, p. 214-216). Il alla s'embarquer à Cette.

3. Le vaisseau qui le reconduisit à Constantinople était commandé par le chevalier de Nangis (*Buvat*, p. 265).

4. Le grand vizir Ibrahim Pacha fut disgracié en 1730; la *Biographie universelle* de Michaud dit que Méhemet Effendi mourut en exil à Chypre.

5. Saint-Simon a mentionné ces deux frères dès notre tome XVI, p. 400, à propos de leur père le comte de Marsan (leur notice biographique est à la page 685), et nous avons retrouvé le prince de Pons, Charles-Louis de Lorraine, dans le tome XXIV, p. 172, à propos de son mariage avec Mlle de Roquelaure, et aussi dans le tome XXXVII, p. 264. Le cadet était Jacques-Henri de Lorraine-Marsan; il prit en se mariant le nom de prince de Lixin, comme il va être dit.

6. Anne-Marguerite-Gabrielle de Beauvau-Craon, née le 28 avril 1707, épousa à Lunéville le 19 août 1721 le prince de Lixin (C. Denis, *Inventaire des registres de l'état civil de Lunéville*, 1900, p. 84, avec fac-similé des signatures; voyez G. Maugras, *La Cour de Lunéville au dix-huitième siècle*, p. 31 et 33). Veuve en 1734, Mme de Lixin se remaria, le 3 janvier 1739, avec Pierre-Louis de Lévis, marquis de Mirepoix, plus tard maréchal-duc de Mirepoix, qui la laissa veuve une

fille de M. et de Mme de Craon, qui pouvoient tout en Lorraine, moyennant quoi M. de Lorraine le fit grand maître de sa maison, comme l'avoit été le feu prince Camille, son cousin germain, fils de Monsieur le Grand[1]. Il prit le nom de prince de Lixin[2], et continua de servir en France. C'étoit un homme très poli et fort brave, mais haut et pointilleux à l'excès. Sur une dispute d'un point d'histoire fort indifférent qu'il eut avec M. de Lignéville, frère de Mme de Craon, sa belle-mère, aussi peu endurant que lui, ils se battirent, et le prince de Lixin le tua[3]. Il fut payé en même monnoie pour s'être avisé, seul et dernier cadet de sa maison, de trouver mauvais que le duc de Richelieu, sur la naissance duquel il s'espaça, eût épousé une fille de M. de Guise, sœur de la duchesse de Bouillon[4]. M. de Richelieu, après avoir fait tout ce qu'il avoit pu pour le ramener, se lassa enfin de ces procédés, se battit avec lui, et le tua tout au commencement du siège de

de Lorraine en épousant une fille de M. et de Mme de Craon; son caractère et sa fin*.

seconde fois le 25 septembre 1757. Elle dut mourir à l'étranger pendant l'émigration. L'auteur de l'*Histoire de la maison de Lévis*, tome III (1909), p. 603-611, lui a consacré une assez longue notice, spécialement anecdotique. Saint-Simon prend la nouvelle du mariage dans la *Gazette d'Amsterdam*, n° LIX; les *Mémoires de Marais*, tome II, p. 175-176, et la *Correspondance de Madame*, recueil Brunet, tome II, p. 334-335, en parlent aussi.

1. On a vu la mort de celui-ci en 1715 : tome XXIX, p. 308-309.

2. Le prince signait LIXIN, et on écrivait généralement ainsi. C'est Lixheim, petite ville située entre Sarrebourg et Phalsbourg, que le duc de Lorraine avait érigée en principauté en 1622.

3. Ce doit être Henri-Gaspard, comte de Lignéville, chambellan et enseigne des gardes du duc de Lorraine, que les généalogies disent mort jeune et sans alliance; mais nous n'avons pas rencontré mention de ce duel.

4. Marie-Élisabeth-Sophie de Lorraine-Harcourt (tome XXIX, p. 147), fille d'Anne-Marie-Joseph, prince d'Harcourt, puis comte de Guise, et sœur de Louise-Henriette-Françoise, duchesse de Bouillon (tome XIV, p. 231), épousa le duc de Richelieu le 7 avril 1734.

*Cette manchette a été écrite par mégarde sur la marge intérieure du manuscrit.

Philipsbourg[1] par le maréchal de Berwick, qui y fut tué lui-même[2].

Mariage du marquis de Villars avec une fille du duc de Noailles. Caractère de cette dame.

Le maréchal de Villars maria son fils unique[3] à une fille du duc de Noailles, extrêmement jolie, et depuis dame du palais[4], et après dame d'atour de la Reine[5], femme de beaucoup d'esprit et d'agrément, devenue dévote à ravir, et dans tous les temps intriguant et cheminant à merveilles[6].

1. Cette mort fut d'abord donnée comme un accident de guerre; mais le récit du duel et sa cause furent bientôt connus : voyez le *Journal de Barbier*, tome II, p. 462-464, et les *Mémoires du président Hénault*, édition Rousseau, p. 123 et 230.

2. Sur la mort du maréchal de Berwick devant Philipsbourg le 12 juin 1734 à sept heures du matin, voyez la *Gazette*, p. 299, 307 et 375.

3. Armand-Honoré, marquis puis duc de Villars : tome XIX, p. 3.

4. Amable-Gabrielle de Noailles, demoiselle d'Ayen, née le 18 février 1706, mariée le 5 août 1721, succéda à sa belle-mère la maréchale comme dame du palais de la Reine en septembre 1727, devint dame d'atour en 1742, et mourut le 16 septembre 1771. Saint-Simon prend cette nouvelle dans la *Gazette d'Amsterdam*, n° LXV. Une expédition sur parchemin du contrat de mariage est à la Bibliothèque nationale, Cabinet des titres, vol. 3003 des Pièces originales, fol. 43-61. Voyez les *Correspondants de Balleroy*, tome II, p. 343, et les *Mémoires de Mathieu Marais*, tome II, p. 186-187, qui placent le mariage par erreur au 29 août.

5. Le duc de Luynes (*Mémoires*, tome IV, p. 226 et 229) raconte que, vivant très retirée depuis quinze ans, elle ne voulait pas accepter cette place de dame d'atour, et qu'elle dut céder aux instances de la Reine.

6. L'avocat Barbier (*Journal*, tome III, p. 386) lui reconnaît infiniment d'esprit, et ajoute que, après avoir vécu comme toutes les femmes de la cour, elle se mit dans la dévotion avec sa sœur d'Armagnac, ce qui ne l'empêcha pas de devenir dame d'atour. En 1743, elle tenait un salon de beaux esprits (*Luynes*, tome VIII, p. 328). Dussieux (*Généalogie de la maison de Bourbon*, p. 137, note) prétend, d'après les Souvenirs de Mme du Hausset, que, peu après son mariage, elle devint la maîtresse du chevalier d'Orléans et qu'elle en eut une fille, née en 1723, qui épousa le comte d'Egmont en 1744. C'est par repentir de cette faute qu'elle se serait mise dans la dévotion. Mais il y a peut-être là-dedans beaucoup de roman.

Mariage du duc de Boufflers avec une fille du duc de Villeroy.

Le duc de Boufflers[1] épousa en même temps une fille du duc de Villeroy[2], dont le maréchal de Villeroy fit magnifiquement la noce[3].

Dubois enfin cardinal; sa conduite en cette occasion. Conduite réciproque entre lui et moi. Il sort à merveille de ses audiences.

A mesure que le temps s'écouloit depuis l'exaltation du Pape, et qu'il étoit vivement pressé de tenir à l'abbé Dubois la parole qu'il lui avoit donnée par écrit au cas qu'il fût élu pape[4], l'impatience de Dubois croissoit avec ses espérances, et ne lui laissoit[5] plus de repos. Il se trouva bien étourdi quand il apprit que le Pape avoit fait cardinal tout seul, le 16 juin, son frère, évêque de Terracine depuis dix ans[6], moine bénédictin du Mont-Cassin[7]. Dubois s'attendoit qu'il ne se feroit point de promotion sans qu'il en fût, et jeta feu et flammes. Son attente ne fut pas longue : un mois après, le 16 juillet, le Pape le fit cardinal avec don Alexandre Albane, neveu du feu Pape et frère du cardinal camerlingue[8]. Il en reçut la nouvelle

1. Joseph-Marie : tome XX, p. 329. Il avait été question pour lui de la fille du prince d'Auvergne (*Mathieu Marais*, p. 186).

2. Madeleine-Angélique de Neufville-Villeroy : ci-dessus, p. 4, où le mariage, qui n'eut lieu que le 15 septembre, a été annoncé alors prématurément.

3. *Gazette d'Amsterdam*, n° LXXVI; *Journal de Barbier*, tome I, p. 158-159.

4. Ci-dessus, p. 157.

5. Il y a *laissoient*, par erreur dans le manuscrit.

6. Bernard-Marie Conti, né le 29 mars 1664, religieux au Mont-Cassin, avait été nommé évêque de Terracine en décembre 1710, mais résigna son évêché en juin 1720. Son frère le nomma cardinal dans un consistoire inopiné du 16 juin 1721 et lui donna la charge de grand pénitencier; il mourut le 23 avril 1730; voyez la *Gazette* de 1721, p. 349, 356 et 407.

7. L'abbaye du Mont-Cassin, fondée par saint Benoît lui-même vers 530, était située dans la terre de Labour, au royaume de Naples; on la considérait comme le premier monastère de l'ordre bénédictin.

8. *Gazette*, p. 388 et 407. Mathieu Marais (p. 180-181) et l'avocat Barbier (p. 142-144) commentent cette nouvelle, qui donna lieu à de nombreuses chansons. L'une félicitait le pape d'avoir *par un miracle nouveau Fait un rouget d'un maquereau;* une autre admirait *Sa Sainteté Qui transforme en écrevisse Ce vilain crapeau crotté.* Ma-

et les compliments avec une joie extrême, mais qu'il sut contenir dans quelque décence, et en donner tout l'honneur à la protection de M. le duc d'Orléans, qui, comme on l'a vu, y eut peu ou point de part ; mais il ne se put empêcher de débiter à tout le monde que ce qui l'honoroit plus que la pourpre romaine étoit le vœu unanime et l'empressement de toutes les puissances à la lui procurer, à en presser le Pape, et à desirer que sa promotion fût avancée sans attendre leur nomination ni la promotion[1] des couronnes. Il s'éventoit[2] là-dessus, et ne pouvoit finir sur ce chapitre, qu'il recommençoit à tout moment, et dont personne ne fut la dupe.

Quoique nous fussions au point où on l'a vu ici[3], je crus devoir mettre M. le duc d'Orléans à son aise entre Dubois et moi, avec lequel j'allois avoir un commerce nécessaire et forcé dans mon ambassade. J'allai donc chez lui, où il me combla de respects, de compliments, de protestations, de reconnoissance de l'honneur que je lui faisois, sans parler du passé. Quoi[que], à la façon dont nous étions

dame (recueil Brunet, tome II, p. 335) disait : « Alberoni a ainsi un camarade. » Les historiens modernes ont raconté, et apprécié différemment, cette nomination : comte de Seilhac, *L'abbé Dubois*, tome II, p. 145-151 ; P. Bliard, *Dubois cardinal et premier ministre*, t. II, p. 237-239 ; Dom H. Leclercq, *Histoire de la Régence*, t. III, p. 201-203 ; voyez aussi Lémontey, tome II, p. 46-47. Louis Veuillot, dans sa brochure *Deux commensaux du cardinal Dubois* (1861), p. 20-23, a donné le récit de l'arrivée de la nouvelle à Paris par Joseph Dubois, frère du nouveau cardinal. L'Extraordinaire LXIII de la *Gazette d'Amsterdam* est intéressant.

1. Les deux derniers mots remplacent *celle* en interligne.

2. Verbe déjà rencontré dans le tome XXVI, p. 367. — Voyez aux Additions et Corrections la lettre que Dubois écrivit à cette occasion au marquis Scotti.

3. Voyez ci-dessus, p. 110-127. Une lettre de Dubois au cardinal de Rohan, citée par le P. Bliard (p. 235) fait allusion à une lettre de Saint-Simon au cardinal Gualterio, probablement du début de juin et dont nous ne connaissons pas le texte, qui semble hostile à la promotion de Dubois et qui est « un léger crayon de ses discours ».

ensemble et à l'occasion qui m'amenoit chez lui, la visite fût de cérémonie, et qu'il y eût un monde infini, il en usa avec sa calotte rouge, qu'il venoit de recevoir des mains du Roi, comme si elle eût été encore noire[1], me fit litière[2] de la main[3], de termes de respect, de conduite jusque tout au bout de son appartement, et à la petite cour où il aboutissoit. M. le duc d'Orléans me témoigna beaucoup de gré de cette démarche de ma part, et je ne rencontrai plus le nouveau[4] cardinal chez ce prince qu'il ne vînt à moi, se reculât aux portes et ne me fît merveilles, auxquelles je n'avois garde de me fier. En recevant sa calotte des mains du Roi[5], il détacha de son col sa croix épiscopale, la présenta à l'évêque de Fréjus, lui dit qu'elle portoit bonheur, et que c'étoit pour cela qu'il le prioit de la porter pour l'amour de lui. Fréjus rougit, et la reçut avec beaucoup d'embarras[6]. Cette croix, quoique faite comme toutes les autres, avoit pourtant une façon très remarquable, et qui la faisoit parfaitement distinguer. Fréjus, exposé à rencontrer très fréquemment le cardinal nouveau chez le Roi, n'osa ne pas porter cette croix assez souvent. Dînant dans ces premiers jours, ayant

Croix pectorale. Embarras de Monsieur de Fréjus. Imprudence de Mme de Torcy.

1. Les cardinaux prétendaient l'égalité avec les princes du sang, et par conséquent la supériorité sur les ducs.

2. Locution déjà employée dans le tome VI, p. 231, et ailleurs. L'*Académie* la définissait : « prodiguer et répandre quelque chose comme une chose vile. »

3. C'est-à-dire, qu'il le mît à sa main droite.

4. Avant les mots *le nouveau*, Saint-Simon a biffé *l'Abb*; plus loin, *ce prince* est en interligne, au-dessus de *luy*, biffé.

5. Cette cérémonie se passa le dimanche 27 juillet dans la matinée (*Gazette de Leyde*, n° 62).

6. On lit dans les *Correspondants de Balleroy*, p. 344 : « Le cardinal Dubois reçut la calotte des mains du Roi le 27 de ce mois ; ensuite de quoi, il détacha sa croix d'archevêque, dont il fit présent à M. l'évêque de Fréjus, qui ne l'accepta que sur la condition d'en distribuer le prix aux pauvres. » Voyez dans *Deux commensaux du cardinal Dubois*, par Louis Veuillot, p. 24, la lettre de Joseph Dubois à sa femme.

cette croix à son col, chez la duchesse du Lude, avec M. et Mme de Torcy et bonne compagnie, Mme de Torcy, qui n'aimoit pas Dubois, et qui, fort Arnauld, étoit fort mécontente de l'ardente conduite de Fréjus sur la Constitution et contre ce qu'on taxoit de jansénisme, et accoutumée à l'avoir vu si longtemps poirier [1], commensal et complaisant de sa maison, l'entreprit sur cette croix à table avec beaucoup d'esprit, de licence et d'aigreur, tombant sur tous les deux avec une finesse aiguë, et mit Fréjus dans un tel désordre qu'il ne savoit plus où il en étoit, sans que la compagnie, qui s'en aperçut et qui souffroit de cette scène en pleine table, pût rompre les chiens de cette chasse [2], qui dura fort longtemps, et que Fréjus n'a jamais pardonnée à Mme de Torcy, ni même à son mari, quoiqu'il n'y eût rien [3] mis du sien. Il étoit trop sage et trop mesuré pour n'en avoir pas été très embarrassé lui-même, et à la vérité ce fut une grande imprudence à Mme de Torcy [4].

L'abbé Passarini, camérier d'honneur du Pape [5], étant

1. A propos de cette locution, le *Dictionnaire de l'Académie* de 1718 disait : « En parlant d'un homme élevé en fortune, mais pour qui on n'a pas tant de considération, parce qu'on l'a vu autrefois dans un état méprisable, on dit proverbialement *je l'ai vu poirier*, pour donner à entendre qu'on se souvient de ce qu'il étoit autrefois ; et cela se dit par allusion à un conte qu'on fait d'un paysan qui ne vouloit pas saluer la figure du saint de son village, parce qu'elle avoit été faite d'un poirier de son jardin. » Les lexiques anciens de Richelet, Furetière, Ménage, ne donnent pas cette expression, non plus que celui, moderne, d'Hatzfeld. Le *Littré*, comme *Trévoux*, adopte l'origine ci-dessus, sans citer d'exemple, et l'*Académie* a supprimé l'article dans sa dernière édition. Notre auteur avait déjà employé l'expression dans l'Appendice de notre tome XI, p. 422, à propos de Chamillart. La marquise d'Huxelles disait « un poirier » pour dire un parvenu (Éd. de Barthélemy, *La marquise d'Huxelles*, p. 254).

2. Voyez tome XIX, p. 383.

3. Avant *rien*, il y a un premier *mis*, biffé.

4. Nous ne connaissons cette anecdote que par Saint-Simon.

5. Cet abbé était arrivé de Rome le 12 septembre.

arrivé avec le bonnet, le nouveau cardinal le reçut des mains du Roi[1], et fit ses visites au sang royal avec les cérémonies accoutumées[2]. Il avoit eu près de deux mois à s'y préparer, et il faut avouer qu'il en profita bien. Il avoit un compliment à faire à Madame et à M. et à Mme la duchesse d'Orléans, dans l'audience de cérémonie qu'il en eut; car, pour les visites aux princes et princesses du sang, ce ne sont que visites et compliments en cérémonie, mais ce ne sont pas des audiences avec un compliment en forme, qui est une petite harangue. Il devoit bien s'attendre à ce que Madame souffriroit de le recevoir en cérémonie, de le saluer[3] et de lui donner un tabouret, et Mme la duchesse d'Orléans de lui donner un siége à dos, après l'avoir vu si longuement si petit compagnon, et Madame, qui ne lui avoit jamais pardonné le mariage de son fils, qui l'avoit traité toujours avec le plus grand mépris, parlé de lui sans mesure, et demandé, comme on l'a vu[4], pour toute grâce à M. le duc d'Orléans, le jour de sa régence, de n'employer à rien ce petit fripon-là, qui le vendroit et le déshonoreroit. Le cardinal Dubois se composa, parut devant Madame pénétré de respect et d'embarras. Il se prosterna comme elle s'avança pour le saluer, s'assit au milieu du cercle, se couvrit un instant de son bonnet rouge qu'il ôta aussitôt[5], et fit son compliment. Il commença par sa propre surprise de se trouver en cet état devant Madame, parla de la bassesse de sa naissance et de ses premiers emplois, les employa avec beaucoup d'esprit, et en termes fort choisis, à relever d'autant plus la bonté,

1. La cérémonie eut lieu le 21 septembre : *Gazette*, p. 483-484 ; *Journal de Buvat*, p. 293 ; *les Correspondants de Balleroy*, p. 357.

2. Il alla le 25 à Saint-Cloud chez Madame, le 26 chez le Régent, le 27 chez la duchesse d'Orléans (*Gazette*, p. 484 et 496).

3. Ces trois mots ont été ajoutés en interligne ; on verra plus loin, dans l'extrait que nous donnerons d'une lettre de Madame, que celle-ci insiste sur cette particularité du cérémonial.

4. Tome XXIX, p. 34.

5. *Aussy tost* est en interligne, au-dessus d'*à l'instant*, biffé.

le cœur et la puissance de M. le duc d'Orléans, qui de si bas l'avoit élevé où il se voyoit, se fit une leçon de n'oublier jamais ce qu'il avoit été, pour sentir toujours plus vivement ce qu'il devoit à ce prince, et y employer tout ce qui pouvoit être en lui, sans se louer ni s'applaudir le moins du monde, pour le servir, car la modestie surnagea toujours dans ses discours d'audiences, donna un encens délicat à Madame, enfin se confondit en respects les plus profonds et en reconnoissance. Il parla si judicieusement et si bien, que, quelque indignation qu'on eût contre sa personne et sa fortune, tous ceux qui l'entendirent en furent charmés, et Madame elle-même ne put s'empêcher, après qu'il fut sorti, de louer son discours et sa contenance, tout en ajoutant qu'elle enrageoit de le voir où il étoit[1]. Ses audiences de M. le duc d'Orléans et de Mme la duchesse d'Orléans se passèrent avec le même succès ; ce fut le même fond en d'autres termes[2]. Je me suis étendu sur celle de Madame comme la plus difficile et la plus curieuse, et j'ai voulu rapporter tout de suite ce qui regarde cette réception du cardinalat.

Dubois, informé de mon ambassade,

Il ne fut pas longtemps sans que M. le duc d'Orléans lui apprît qu'il m'avoit promis l'ambassade d'Espagne et de me protéger pour une grandesse pour mon second fils.

1. Madame écrivait le jour même, 25 septembre, à sa tante de Hanovre (*Correspondance*, recueil Jæglé, tome III, p. 106) : « Tout le monde ici est en grand habit ; car j'ai une cérémonie à trois heures, savoir la réception de ce maudit cardinal Dubois. Le pape lui a envoyé la barrette, et il faut que je le *salue*, que je l'invite à prendre place et l'entretienne pendant quelque temps. Ce me sera une corvée ; mais les corvées et les désagréments, c'est là mon pain quotidien. Mais voici notre cardinal qui s'avance ; il faut donc que je fasse une pause. — Le cardinal m'a priée d'oublier le passé ; il m'a fait la plus belle harangue qu'il soit possible d'entendre. Il est certain que cet homme a bien de l'esprit ; s'il était aussi bon qu'intelligent, il ne laisserait rien à desirer. »

2. On en envoya à Mme de Balleroy un récit sommaire : *Les Correspondants de Balleroy*, p. 361.

me rapproche par Belle-Isle pour me tromper et me nuire.
Je le sens, et ne puis l'éviter.
Liaison plus qu'intime de Belle-Isle avec le Blanc; leur servitude sous Dubois.

A chose faite point de remède. Le cardinal Dubois le comprit bien. Il en fut outré, et résolut bien de me faire du pis qu'il pourroit en tous genres. Pour cela il fallut couvrir son jeu, ne point montrer de mécontentement à M. le duc d'Orléans et me combler de gentillesses pour me mieux tromper. Il n'étoit pas encore cardinal lorsque cela arriva; mais il le fut tôt après[1]. Il avoit fait de le Blanc comme son secrétaire, pour ne pas dire comme son valet, l'avoit rendu assidu auprès de lui jusqu'à l'esclavage, tout secrétaire d'État de la guerre qu'il étoit, et s'en servoit à toutes mains, surtout depuis l'affaire de M. et de Mme du Maine, dont il eut seul tout le secret parce qu'il fut l'instrument dont il [se] servit uniquement[2]. Belle-Isle étoit ami de le Blanc[3]. Le commerce des femmes et leur attachement commun au char de Mme de Pléneuf les avoit liés. Le Blanc étoit un esprit doux, fort inférieur à celui de Belle-Isle, qui s'attacha de plus en plus à lui pour le gouverner et en tirer, dès qu'il le vit en place, et qui en serra les liens à mesure qu'il le vit dans tout ce qu'il étoit en Dubois de donner de confiance. Par le Blanc, il s'approcha de Dubois, et si bien que Dubois ne les regarda plus que comme ne faisant qu'un et qu'il eut part à la même confiance, jusque-là que tous les soirs ils entroient tous deux seuls chez Dubois, et qu'entre eux trois il se disoit et se passoit bien des choses. Dubois, qui n'ignoroit rien en matière de commerce et de liaisons, connoissoit les miennes avec Mme de Lévis et le duc de Charost, conséquemment avec Belle-Isle, tellement que ce fut de lui qu'il se servit pour me rapprocher.

Je ne savois point encore que M. le duc d'Orléans eût parlé de mon ambassade à Dubois, et je n'en avois moi-

1. Ceci se serait donc passé dans le courant de juillet; mais, comme nous avons vu que les lettres d'Espagne pour les mariages n'arrivèrent qu'en août, Saint-Simon doit faire erreur.

2. Voyez tome XXXVI, p. 20-22.

3. *Ibidem*, p. 77.

même ouvert la bouche à qui que ce soit[1], lorsque je vis entrer Belle-Isle chez moi, qui, après un court préambule, me parla de mon ambassade en homme qui n'en ignoroit rien. Ma surprise fut grande; elle ne m'empêcha pas de demeurer ignorant et boutonné[2]. Alors Belle-Isle me dit que je pouvois lui en parler franchement, parce qu'il savoit tout par l'abbé Dubois, à qui M. le duc d'Orléans l'avoit dit, et tout de suite me demanda comment j'entendois me conduire là-dessus avec l'abbé Dubois, qui avoit seul les affaires étrangères, qui n'attendoit que le moment de sa promotion, dont je ne pouvois me dissimuler le crédit et l'ascendant entier sur M. le duc d'Orléans, qui, après mon départ, demeureroit sans contrepoids le maître de son maître, et qui me pouvoit servir ou nuire infiniment; qu'au demeurant il ne me dissimuleroit pas qu'il m'apportoit le choix de la paix ou de la guerre; que Dubois étoit infiniment ulcéré de tout ce que j'avois dit tant de fois à M. le duc d'Orléans contre lui; que, malgré cela, il ne s'éloigneroit pas de revenir à moi, et de se raccommoder[3], d'y vivre sur l'ancien pied, mais à de certaines conditions, et de me servir utilement et franchement dans le cours de mon ambassade, et pour l'objet qui me l'avoit fait desirer. L'exhortation amicale suivit, et ce pendant je faisois mes réflexions.

Je connoissois trop le terrain pour ne pas sentir que Belle-Isle disoit vrai en tout, excepté sur la sincérité d'une âme si double et offensée; mais que ne me pas prêter à

1. Il semble en effet que le secret de cette ambassade fut très bien gardé, comme celui des négociations du mariage : la *Gazette d'Amsterdam* n'en parle que dans une lettre de Paris du 26 septembre (n° LXXIX), Buvat vers la même époque (p. 296) et le *Journal de Barbier* au début d'octobre (p. 160). Il y eut même d'autres noms mis en avant, comme Tessé et Tallard (*Gazette d'Amsterdam*, n° LXXVII; *Gazette de Leyde*, n° 78).

2. « On dit d'un homme extrêmement circonspect dans sa conduite que c'est *un homme boutonné* » (*Académie*, 1718).

3. Après ce verbe, il y a au manuscrit *avec moy*, biffé.

un raccommodement offert donneroit beau jeu à Dubois auprès de M. le duc d'Orléans, qui seroit également embarrassé et importuné de ce contraste, et qui, surtout en mon absence, je veux dire Dubois[1], sauroit bien profiter. De plus, comment éviter le commerce réglé de lettres avec l'homme chargé seul des affaires étrangères, et comment le soutenir avec un homme avec qui on est brouillé et avec qui on n'a pas voulu se raccommoder? Ces considérations si évidentes ployèrent ma roideur; mais je voulus savoir ce que c'étoit que les conditions dont il m'avoit parlé. Belle-Isle me dit qu'elles n'étoient pas difficiles: d'oublier de part et d'autre tout ce qui s'étoit passé, ne nous en jamais parler, promesse de ne plus rien dire en public contre lui, ni en particulier à M. le duc d'Orléans, nous revoir et traiter ensemble à l'avenir avec ouverture et liberté, et que je verrois que Dubois, ravi de n'avoir plus à me compter au nombre de ses ennemis, iroit au-devant de tout ce qui me pourroit plaire. Belle-Isle, tout de suite, sans me laisser le temps de parler, me fit l'analyse de ces conditions telle que je la sentois moi-même: la nécessité du raccommodement avec un homme qui me l'offroit, avec qui il falloit concerter tout ce qui pouvoit regarder mon ambassade, et avoir avec lui un commerce de lettres réglé toutes les semaines, tant qu'elle dureroit, sans possibilité de le faire passer par un autre; le raccommodement fait, l'indécence de parler mal en public d'un homme avec qui on s'est raccommodé, enfin d'en mal parler à M. le duc d'Orléans en particulier; l'expérience de l'inutilité, même du danger, me devoit convaincre là-dessus, et la raison me démontrer qu'il étoit déjà le maître des affaires, des grâces, de tout l'intérieur; combien plus l'alloit-il devenir quand il seroit élevé à la pourpre, qui peut-être étoit déjà en chemin par un courrier! A l'égard de la bonne foi, quelque difficulté que

1. Cette parenthèse de quatre mots a été ajoutée en interligne.

je pusse avoir d'y prendre confiance, je lui liois les bras[1] par ce raccommodement, quitte à marcher avec les précautions raisonnables, et à voir de jour à autre comment il se conduiroit avec moi, parti sage en tous ses points, dont je ne pourrois jamais me faire de reproche dans ma position présente, et bien différent d'une brouillerie ouverte dans la situation où je me trouvois.

Ces mêmes raisons m'avoient déjà sauté aux yeux, de sorte que je renvoyai Belle-Isle content de sa négociation, qui, deux jours après, me vint dire merveilles de la part de Dubois. Là-dessus sa calotte arriva. Je fus le voir comme je l'ai dit[2], et le surlendemain il vint chez moi. Sa barrette arrivée, il ne tarda pas à y revenir encore en habit long et rouge. On peut juger quelle put être notre confiance réciproque : aussi n'eûmes-nous pas sitôt entamé les propos de l'ambassade, et ils le furent dès lors, que je vis clairement son venin et sa duplicité. Aussi me crus-je dispensé à son égard de tout ce que la prudence me pouvoit permettre[3]. Pour ne point interrompre ce qui se passa sur mon ambassade avant mon départ, je le remettrai tout de suite au temps de mon départ même, quoique les propos et la tyrannie en aient commencé dès ce temps-ci, presque aussitôt que nous nous fûmes vus[4]. Passons à un événement qui fut court, mais qui effraya beaucoup.

Maladie du Roi.

Le dernier juillet[5], le Roi, jusqu'alors dans une santé parfaite, se réveilla avec mal à la tête et à la gorge ; un

1. Locution figurée que ne donnait pas le *Dictionnaire de l'Académie.*

2. Ci-dessus, p. 208-209.

3. Voyez plus loin la note 5 de la page 231.

4. D'après ce qu'il vient de dire, ceci se serait passé après le 21 septembre, jour de la remise de la barrette à Dubois, et alors que la désignation de Saint-Simon était publique.

5. Le manuscrit porte *aoust,* et c'est une erreur de notre auteur ; à la fin du dix-huitième siècle probablement, un correcteur a biffé *aoust* et écrit *juillet* au-dessus.

frisson survint, et, sur l'après-midi, le mal de tête et de gorge ayant augmenté, il se mit au lit[1]. J'allai le lendemain, sur le midi, savoir de ses nouvelles. Je trouvai que la nuit avoit été mauvaise, et qu'il y avoit depuis deux heures un redoublement assez fort. Je vis partout une grande consternation[2]. J'avois les grandes entrées; ainsi, j'entrai dans sa chambre. Je la trouvai fort vide, M. le duc d'Orléans, assis au coin de la cheminée, fort esseulé et fort triste[3]. Je m'approchai de lui un moment; puis j'allai au lit du Roi. Dans ce moment, Boulduc, un de ses apothicaires[4], lui présentoit quelque chose à prendre. La duchesse de la Ferté[5], qui, par la duchesse de Ventadour, sa sœur, avoit toutes les entrées comme marraine

Audace pestilentielle

1. Sur cette indisposition, « qui effraya beaucoup », on peut voir les chroniqueurs habituels, Barbier (p. 146-147), Buvat (p. 279-280), Marais (p. 182-183), la *Gazette*, p. 399, et le *Mercure* d'août, p. 174 et suivantes; ils s'accordent tous assez bien sur les détails. Un correspondant de Mme de Balleroy s'empressa de lui en envoyer une relation (p. 345-346), et la *Gazette d'Amsterdam* mentionna en deux mots la nouvelle dans l'Extraordinaire du 8 août; le récit est plus complet dans les nos LXIV et LXV; mais celui de la *Gazette de Leyde*, n° 64, est beaucoup plus intéressant. Le jeune Roi assistait à la chapelle à une messe célébrée par le chapitre de Saint-Germain-l'Auxerrois, lorsqu'il se sentit indisposé, et on dut l'emmener; des courriers partirent aussitôt prévenir le Régent et Monsieur le Duc, qui étaient à Saint-Cloud et à Chantilly. Voyez aux Additions et Corrections une lettre d'Amelot au cardinal Gualterio.

2. « L'éminent danger où Sa Majesté a été, écrivait le correspondant de la *Gazette de Leyde*, avoit causé une consternation inexprimable à tous les habitants de cette capitale, tant grands que petits. » Le Parlement et le cardinal de Noailles ordonnèrent l'exposition de la châsse de sainte Geneviève et les prières des quarante heures; le greffier Delisle, U 364, donne l'arrêt rendu le 2 août à cet effet.

3. Peut-être se remémorait-il l'odieuse strophe de la première Philippique de la Grange-Chancel : tome XXXVI, p. 121.

4. Gilles-François Boulduc : tome XXII, p. 302. Saint-Simon était avec lui en relations particulières.

5. Marie-Isabelle-Gabrielle-Angélique de la Motte-Houdancourt : tome I, p. 128.

de la duchesse de la Ferté.

du Roi[1], étoit sur les épaules de Boulduc, et, s'étant tournée pour voir qui approchoit, elle me vit, et tout aussitôt me dit entre haut et bas : « Il est empoisonné ; il est empoisonné[2]. — Taisez-vous donc, Madame, lui répondis-je ; cela est horrible. » Elle redoubla, et si bien et si haut, que j'eus peur que le Roi l'entendît. Boulduc et moi, nous nous regardâmes[3], et je me retirai aussitôt d'auprès du lit et de cette enragée[4], avec qui je n'avois nul commerce. Pendant cette maladie, qui ne dura que cinq jours[5], mais dont les trois premiers furent violents, j'étois fort fâché et fort en peine, mais en même temps si aise d'avoir opiniâtrément refusé d'être gouverneur du Roi[6], et si agité en me représentant l'être, et en quel état je serois, que je m'en réveillois la nuit en sursaut, et ces réveils étoient pour moi de la joie la plus sensible de ne l'être pas. La maladie ne fut pas longue, et la convalescence fut prompte, qui rendit la tranquillité et la joie, et causa un débordement de *Te Deum* et de réjouissances[7].

1. On a vu ce marrainage par raccroc dans le tome XXII, p. 350.

2. Dans le peuple on prétendit que c'était au moyen d'un mouchoir (*Marais*, p. 184).

3. En 1712 et 1714 (nos tomes XXII, p. 302, et XXIV, p. 348), Boulduc avait déjà été persuadé de l'empoisonnement du duc de Bourgogne et du duc de Berry.

4. Il l'a qualifiée d' « égueulée » dans le tome II, p. 280.

5. Le jeune Roi se leva dès le troisième jour, et le premier médecin Dodart fit imprimer aussitôt une relation de la maladie (Bibliothèque nationale, Lb[38], n° 179).

6. Ci-dessus, p. 98 et suivantes.

7. Les Mémoires du temps, et en premier lieu la *Gazette*, p. 400, 412 et 421-424, et le *Mercure* d'août, p. 174-208, sont remplis des manifestations, parfois extravagantes, de la joie populaire : danses, feux de joie et illuminations dans les rues, députations et présents des harengères, bateliers, confituriers, tailleurs et perruquiers, charbonniers, portefaix, etc., tous en habits de gala, représentations gratuites à l'Opéra et à la Comédie, messes et Te Deum solennels par les cours supérieures, les paroisses, les communautés, les collèges, tant à Paris que dans les provinces. Au Parlement, le premier président ayant annoncé le lundi 4 août que le Roi semblait tiré d'affaire, la cour décida

Helvétius en eut tout l'honneur[1] : les médecins avoient perdu la tête ; il conserva seul la sienne ; il opiniâtra une saignée au pied dans une consultation où M. le duc d'Orléans fut présent ; il l'emporta : le mieux très marqué suivit incontinent, et la guérison bientôt après[2].

Le maréchal de Villeroy ne manqua pas cette occasion de signaler tout son venin et sa bassesse ; il n'oublia rien pour afficher des soupçons, des soins, des inquiétudes extrêmes, et pour faire sa cour à la robe[3]. Il ne vint point si petit magistrat aux Tuileries qu'il ne se fît avertir pour lui aller dire lui-même des nouvelles du Roi et le caresser, tandis qu'il étoit inaccessible aux premiers seigneurs. Les magistrats plus considérables, j'entends toujours du Parlement, ou les chefs des autres Compagnies, ou leurs gens du parquet, il les faisoit entrer à toute heure dans la chambre du Roi, et tout auprès de son lit[4], pour qu'ils le vissent, tandis qu'à peine ceux qui

Conduite étrange du maréchal de Villeroy.

de faire chanter séance tenante un *Te Deum* dans la grande salle ; on envoya quérir le trésorier, les chanoines et les musiciens de la Sainte-Chapelle, qui finissaient leur office ; on amena un petit orgue, et l'on chanta le *Te Deum* et le *Domine salvum fac regem* dans le plus grand silence, malgré la multitude de peuple qui se pressait alentour (récit du greffier Delisle, U 364) ; le 27 août, le greffier en chef paya trois cents livres comme rémunération au maître de musique de la Sainte-Chapelle (*ibidem*) ; voyez à la page suivante, note 2.

1. C'est Jean-Claude-Adrien (tome XVII, p. 183), le fils du premier Helvétius ; il n'avait que trente-trois ans et était un des médecins ordinaires du Roi.

2. Barbier (p. 147) et le correspondant de la *Gazette de Leyde* (nos 64 et 65) font, comme Saint-Simon, honneur à Helvétius de la guérison du petit Roi ; M. de Maltot, en écrivant à la marquise de Balleroy (tome II, p. 346), cite plusieurs médecins appelés en consultation, mais ne parle pas de lui.

3. Le greffier Delisle (U 364) raconte que, tous les jours de la maladie, le maréchal de Villeroy envoya un gentilhomme au Parlement pour apporter des nouvelles.

4. Le même greffier dit que les députés du Parlement furent admis deux fois dans la chambre du malade, et que M. de Nicolay, premier

avoient les grandes entrées jouissoient de la même privance. Il en usa de même dans la première convalescence, qu'il prolongea le plus qu'il put pour donner la même distinction aux magistrats à quelque heure qu'il en vînt, et privativement aux plus grands de la cour et aux ambassadeurs : il se croyoit tribun du peuple, et aspiroit à leur faveur et à leur dangereuse puissance. De là il se tourna à une autre affectation, qui avoit le même but contre M. le duc d'Orléans. Il multiplia les *Te Deum*, qu'il incita les divers états des petits officiers du Roi de faire chanter en différents jours et en différentes églises, assista à tous, y mena tout ce qu'il put, et courut encore plus de six semaines les *Te Deum* qui se chantèrent dans toutes les églises de Paris[1]. Il ne parloit d'autre chose, et, sur sa joie véritable de la guérison, il en entoit une fausse qui puoit le parti et le dessein à ne s'y pouvoir méprendre. Il fit faire force fêtes à Lyon et à son fils l'archevêque, dont il eut soin de faire répandre les relations[2].

Affectation de Te Deum sans fin.

président de la Chambre des comptes, put entrer dans le balustre et se mit à genoux auprès du lit en pleurant.

1. La malveillance de notre auteur pour le maréchal l'entraîne à quelque exagération, au moins pour sa présence personnelle à tous ces *Te Deum* ; la *Gazette d'Amsterdam* (n° LXVII) cite les trésoriers de France, l'université et les quatre facultés, les académies, les secrétaires du Roi, les fermiers généraux, les receveurs généraux des finances, et ajoute : « Il n'y a point de jours que l'on ne continue de chanter des *Te Deum* et de faire des réjouissances. » Le maréchal de Villeroy fit chanter lui-même un *Te Deum* spécial le 10 août dans l'église des religieuses du Calvaire (*ibidem*). Le greffier Delisle note dans son journal « plusieurs Te Deum chantés » à presque toutes les dates du mois d'août (reg. U 364).

2. La *Gazette*, p. 423-424, raconte longuement ce qui fut fait à Lyon ; mais nous n'en connaissons pas de relation spéciale ; le *Catalogue de la Bibliothèque nationale*, Lb[38] 184, relève seulement la Relation des réjouissances faites à Toulouse par la confrérie des pénitents bleus. A Péronne, la maîtresse de poste voulut se distinguer et donna un repas suivi d'un feu de joie, d'un bal et d'une « belle symphonie » (*Gazette d'Amsterdam*, n° LXVIII) ; à la foire de Guibray, près

Le Roi alla en cérémonie remercier Dieu à Notre-Dame[1] et à Sainte-Geneviève[2]. Ces momeries, ainsi allongées, gagnèrent la fin du mois d'août et la Saint-Louis. Il y a tous les ans ce jour-là un concert le soir dans le jardin. Le maréchal de Villeroy prit soin que ce concert devînt une manière de fête, à laquelle il fit ajouter un feu d'artifice[3]. Il n'en faut pas tant pour attirer la foule ; elle fut telle, qu'une épingle ne seroit pas tombée à terre dans tout le parterre. Les fenêtres des Tuileries étoient parées et remplies, et tous les toits du Carrousel pleins de tout ce qui put y tenir, ainsi que la place. Le maréchal de Villeroy se baignoit dans cette affluence, qui

Falaise, les marchands firent chanter le *Te Deum* en plein air (*Buvat*, p. 287). De nombreux poètes célébrèrent l'heureuse issue de la maladie en latin et en français ; plusieurs chansons nous ont été conservées par le greffier Delisle.

1. Le 16 août : *Gazette*, p. 421 ; *Gazette de Leyde*, n° 68. Le Roi n'alla à Notre-Dame qu'avec sa maison. Le *Te Deum* officiel avait été chanté le 6 en présence du Régent, des princes, des cours supérieures et de tous les corps constitués ; les lettres de convocation sont dans le registre O[1] 65, fol. 175 v° et 176, et le greffier Delisle (reg. U 364) nous a conservé des renseignements sur la cérémonie. Certains membres du Parlement voulaient soulever un incident sur ce que les princes du sang les avaient précédés en sortant ; mais le premier président les calma.

2. La visite à l'abbaye de Sainte-Geneviève eut lieu le 22 : *Gazette*, p. 434. En remerciement des témoignages d'affection que sa bonne ville lui avait donnés, le Roi fit expédier le 8 septembre le brevet d'un don de six mille livres au prévôt des marchands et aux échevins « pour leurs robes de velours à cause des devoirs qu'ils ont été rendre au Roi pour le rétablissement de sa santé » (reg. O[1] 65, fol. 201).

3. Voyez la *Gazette*, p. 435 ; la *Gazette de Leyde*, n°s 71 et supplément, et 72 ; *Buvat*, p. 289 ; le greffier Delisle a recueilli des Explications imprimées du feu d'artifice et un bouquet en vers offert au Roi. On écrivait à Mme de Balleroy (tome II, p. 353) : « Le feu qui se tira le jour de la fête du Roi ne réussit pas comme on l'avoit souhaité ; la pluie en fut cause.... Entre les bouquets présentés au Roi celui du prince de Conti passe pour un des plus splendides ; il consistoit en cent dix perdreaux rouges vivants que ce prince avoit fait porter dans des cages et que le Roi a fait lâcher dans le parc de la Muette. »

importunoit le Roi[1], qui se cachoit dans des coins à tous moments[2]; le maréchal l'en tiroit par le bras, et le menoit tantôt aux fenêtres d'où il voyoit la cour et la place du Carrousel toute pleine et tous les toits jonchés de monde, tantôt à celles qui donnoient sur le jardin et sur cette innombrable foule qui y attendoit la fête. Tout cela crioit *Vive le Roi!* à mesure qu'il en étoit aperçu, et le maréchal retenant le Roi, qui se vouloit toujours aller cacher : « Voyez donc, mon maître, tout ce monde et tout ce peuple; tout cela est à vous; tout cela vous appartient; vous en êtes le maître. Regardez-les donc un peu pour les contenter; car ils sont tous à vous; vous êtes le maître de tout cela. » Belle leçon pour un gouverneur, qu'il ne se lassoit point de lui inculquer à chaque fois qu'il le menoit aux fenêtres, tant il avoit peur qu'il l'oubliât[3]! Aussi l'a-t-il très pleinement retenue. Je ne sais s'il en a reçu d'autres de ceux qui ont eu la charge de son éducation. Enfin le maréchal le mena sur sa terrasse, où, de sous un dais, il entendit la fin du concert, et vit après le feu d'artifice. La leçon du maréchal de Villeroy, si souvent et si publiquement répétée, fit grand bruit, et à lui peu d'honneur. Lui-même a éprouvé le premier effet de ses belles instructions.

Instruction abominable et publique du maréchal de Villeroy au Roi.

M. le duc d'Orléans se conduisit[4] d'une manière si simple et si sage, qu'il y gagna beaucoup. Des soins et une inquiétude raisonnable, mais mesurée, une grande réserve dans ses discours, une attention exacte et soutenue en propos et en contenance, qui laissât rien échapper qui sentît le moins du monde qu'il étoit le succes-

Excellente conduite de M. le duc d'Orléans et des siens dans la maladie du Roi.

1. Les mots *le Roy*, oubliés, ont été remis en interligne par Saint-Simon. — Tout ce récit sur le maréchal de Villeroy et sa conduite vis-à-vis de Louis XV en cette occasion est spécial à notre auteur.

2. Le maréchal de Villars (*Mémoires*, tome IV, p. 209) insiste aussi sur la timidité de Louis XV.

3. Il a déjà raconté la même chose dans une occasion analogue : tome XXXII, p. 88.

4. Les mots *se conduisit*, oubliés, ont été remis en interligne.

seur, surtout à ne jamais montrer croire le Roi trop bien ni trop mal, et laisser aucun lieu qu'il le craignît[1] trop bien et qu'il le souhaitât mal. Il ne pouvoit douter qu'une conjoncture si critique pour lui ne fixât sur lui les regards les plus perçants et l'attention de tout le monde, et, comme dans la vérité il ne souhaita jamais la couronne[2], quelque peu vraisemblable que cela paroisse, il n'eut besoin que de s'observer et point du tout de se contraindre; aussi n'eut-il besoin d'aucun conseil là-dessus, et son intérieur le plus libre et le plus familier, moi par exemple, le vit toujours là-dessus tel que le public le vit. Cela fut aussi fort remarqué, et la cabale opposée fut entièrement réduite au silence, qui se préparoit bien à faire valoir jusqu'aux riens qu'elle auroit aperçus. Il fut heureux que ceux qui lui étoient le plus particulièrement attachés, et qui auroient pu se flatter le plus d'un événement sinistre, aient tous gardé toute la même conduite que lui, sans qu'aucun d'eux, jusqu'aux valets, et c'est une merveille, aient laissé échapper de quoi faire naître le plus léger soupçon.

Mort de Trudaine;

Trudaine, conseiller d'État, à qui M. le duc d'Orléans avoit fort mal à propos ôté la prévôté des marchands, dont il a été parlé ici en son lieu[3], mourut à soixante-deux ans[4]. Ce n'étoit pas un aigle, mais un très honnête homme, intègre, désintéressé, vertueux[5].

du duc de Bouillon; son caractère; [*Add. St-S. 1691*]

Le duc de Bouillon mourut en même temps, à quatre-vingt-deux ans[6], s'étant démis, depuis la Régence, de sa

1. La correction de la phrase exigerait : *aucun lieu de penser*.
2. Déjà dit dans le tome XXX, p. 8-9 et 281-282.
3. Tome XXXVII, p. 342.
4. Le 21 juillet : *Gazette*, p. 376; voyez ce que dit Mathieu Marais (tome II, p. 179) de sa maladie et de sa famille.
5. Le portrait fait dans le tome XXXVII, p. 338, est moins favorable.
6. Godefroy-Maurice : tome II, p. 18. Il mourut le 25 juillet (*Gazette*, p. 388), après une assez longue maladie pendant laquelle sa fille Mlle de Bouillon le soigna avec un dévouement inusité, remarqué

charge de grand chambellan et de son gouverment d'Auvergne en faveur du duc d'Albret, son fils aîné[1], qui prit le nom de duc de Bouillon, à qui le feu Roi ne les auroit jamais laissé passer, et qui, comme on l'a vu ici en son temps[2], avoit eu de grands procès contre son père et avoit été fort mal avec lui. Le père étoit fort bon homme, prince tant qu'il pouvoit, du reste fort valet, mais du Roi seulement, et d'une assiduité qui, jointe avec un esprit extrêmement court, lui avoit entièrement gagné le Roi, quoique des aventures de sa femme et du cardinal son frère l'eussent fait éloigner plus d'une fois de la cour[3]. On a vu ici en son lieu que beaucoup d'art, quelque chose de pis de la part du procureur général Daguesseau, depuis chancelier, l'habitude et l'affection du Roi, sauvèrent sa prétendue principauté, à l'évasion du cardinal de Bouillon du royaume[4].

de Thury; son caractère; [*Add. StS. 1692*]

Thury mourut aussi à soixante-deux ans[5], sans avoir été marié, ayant donné ou plutôt trafiqué tout ce qu'il avoit avec le maréchal d'Harcourt. Ils étoient fils des deux frères[6], mais totalement différents. Thury étoit

par Mathieu Marais (p. 179). Son billet d'enterrement est dans le ms. Clairambault 915, fol. 479. Une lettre inédite à la marquise de Balleroy donne des détails sur son testament : « Il donne quarante mille livres une fois payées à M. le comte d'Auvergne, second fils de M. le duc d'Albret, et quarante autres mille au fils de M. le prince d'Auvergne, ci-devant le chevalier de Bouillon, qui n'est âgé que de six mois. »

1. Tomes XXIX, p. 46, et XXXII, p. 84.

2. Voyez particulièrement nos tomes V, p. 324-327, VI, p. 231-232, et XIV, p. 361-362.

3. Comparez tome XX, p. 49. — 4. *Ibidem*, p. 62-66.

5. Henri d'Harcourt, marquis de Thury, né en 1659, avait été colonel du régiment du Maine-infanterie de 1679 à 1700, et avait reçu le grade de brigadier en mars 1693; il mourut le 5 août 1721, et fut enterré aux Carmes de la rue de Vaugirard.

6. Son père, Louis, marquis de Thury, capitaine-lieutenant des chevaux-légers d'Anne d'Autriche, mort en 1719 à cent quatre ans, était frère cadet de François III, marquis de Beuvron (tome II, p. 34).

noir[1], méchant, cynique, atrabilaire, avec beaucoup d'esprit, insolent et dangereux, et, quoique avec méchante réputation à la guerre et dans le monde, reçu en de bonnes compagnies. Il est pourtant vrai qu'un soufflet que le duc d'Elbeuf lui appliqua à table, avec une épaule de mouton, dont il ne fut autre chose, étoit resté imprimé sur sa mauvaise physionomie[2].

Ils furent suivis du P. le Long, prêtre de l'Oratoire, bibliothécaire de leur maison de Saint-Honoré, à Paris, où il mourut, à cinquante-six ans[3], regretté de tous les gens de bien, des savants et des hommes de lettres[4]. Il avoit donné, sous le nom de *Bibliothèque historique*, contenant, avec une grande exactitude, une liste en différentes classes de tous les ouvrages qui ont rapport à l'histoire de France[5], du P. le Long, de l'Oratoire.

1. On l'appelait « le noir Thury », avait-il dit dans l'Addition ci-contre.

2. Méchant, puant, poltron, si méprisé et si couard qu'il se laissa un jour frapper d'une épaule de mouton à la figure par le prince d'Elbeuf, qui fut mis à la Bastille ; fut depuis appelé Thury l'Épaule, d'après une note de Gaignières au Chansonnier, ms. Franç. 12690, p. 341. Ceci devait se passer en décembre 1681, puisque c'est l'époque de l'emprisonnement de M. d'Elbeuf (Funck-Brentano, *Les Lettres de cachet, etc.*, p. 71, n° 914).

3. Jacques le Long, né à Paris le 19 avril 1665, alla de bonne heure à Malte pour entrer dans les clercs de l'ordre ; mais il y renonça bientôt et revint en France, où il s'agrégea à la congrégation de l'Oratoire en 1686. Après avoir professé dans diverses maisons, et notamment à Juilly, il fut nommé bibliothécaire du couvent de la rue Saint-Honoré. Il mourut le 13 août 1721, chez M. Ogier, son ami, dans l'île Saint-Louis.

4. Saint-Simon parle de lui parce qu'il trouve sa mort dans la *Gazette*, p. 448. Il était appelant de la bulle *Unigenitus*. Il y a des détails curieux sur ses derniers moments dans l'Extraordinaire LIX de la *Gazette d'Amsterdam*.

5. Les mots *de France* ont été ajoutés en interligne. — Cette *Bibliothèque historique de la France*, qui commença à s'imprimer en 1716 (*Gazette d'Amsterdam*, Extraordinaire LIX) parut en un volume in-folio en 1719. Fevret de Fontette et Barbeau de la Bruyère en donnèrent une autre édition très augmentée en cinq volumes in-folio, de 1768 à 1778 ; c'est un recueil bibliographique extrêmement précieux.

sacrée ou profane[1], et un autre sous le titre latin de *Bibliotheca sacra*, où il a donné le catalogue des manuscrits et des éditions des textes originaux de la Bible, et des versions en toutes sortes de langues, et des auteurs qui ont écrit sur la Bible[2].

Armenonville obtient la survivance de sa charge de secrétaire d'État pour son fils ; la duchesse [de Ventadour] celle de gouvernante des enfants de France pour Mme de Soubise, sa petite-fille ; Saumery de la sienne de sous-gouverneur

Armenonville obtint pour son fils Morville la survivance de sa charge de secrétaire d'État[3], et Mme de Ventadour celle de sa charge de gouvernante des enfants de France, pour Mme de Soubise, femme de son petit-fils[4], quoique très jeune, mais très sage et très convenable à cette place. Saumery, l'un des sous-gouverneurs du Roi, dont il a été parlé ici en plus d'un endroit, comblé déjà de grâces, avec tout ce qu'il falloit pour n'en obtenir aucune en aucun temps, et qui en celui-ci étoit lié avec toute la cabale opposée à M. le duc d'Orléans, en obtint de lui une sans exemple : ce fut la survivance de sa place de sous-gouverneur du Roi pour son fils aîné[5], qui valoit en tout mieux que lui : car il étoit fort honnête homme, avec du sens, avoit bien servi, et été envoyé du Roi quelque

1. La phrase est incomplète ; il faut suppléer *un ouvrage* avant *contenant*.

2. Elle parut en 1709 en deux volumes in-8° ; une nouvelle édition fut donnée en 1723, 2 vol. in-folio.

3. Saint-Simon prend cette nouvelle dans la *Gazette d'Amsterdam* du 5 septembre, la nôtre n'en disant rien. Les lettres de survivance sont du 25 août ; on y joignit pour M. de Morville la permission de signer les expéditions, quoique n'étant pas secrétaire du Roi, des lettres de conseiller d'État et un brevet de retenue de quatre cent mille livres (reg. O[1] 65, fol. 188-191).

4. Saint-Simon a déjà nommé cette jeune femme, Anne-Julie-Adélaïde de Melun-Espinoy (tomes XII, p. 259, et XXV, p. 96), et il avait annoncé par avance cette survivance dans le tome XVII, p. 11-12. Ici notre auteur anticipe encore : car les provisions ne sont que du 9 avril 1722 (original aux Archives nationales, K 139^{A}, n° 15, et reg. O[1] 66, fol. 109) ; mais il prend la nouvelle de la survivance promise à Mme de Ventadour pour sa petite-fille dans la *Gazette d'Amsterdam* du 30 septembre.

5. Cette survivance a été annoncée déjà précédemment presque dans les mêmes termes : voyez notre tome XXXVII, p. 307.

temps à Munich[1]. C'étoit grossièrement lui faire passer les entrées et les appointements de sous-gouverneur, parce que le père étoit de santé à n'y avoir pas besoin d'aide, et à achever, et bien au delà, comme il fit, le temps que le Roi avoit à être[2] sous des gouverneurs.

du Roi pour son fils aîné ; chose sans exemple. Leur caractère.

Mort et caractère, vie et conduite de Madame la Grande-Duchesse.

Madame la Grande-Duchesse[3] mourut à soixante-dix-sept ans, après plusieurs apoplexies[4], et fut enterrée, comme elle l'avoit ordonné, parmi les religieuses de Picpus, dans leur cloître[5]. Elle étoit fille aînée du second mariage de Gaston, frère de Louis XIII, et de son second mariage[6] avec la sœur de Charles IV, duc de Lorraine. Madame la Grande-Duchesse avoit été fort belle, et très-bien faite et grande ; on le voyoit bien encore[7] ; bonne et peu d'esprit, mais arrêtée en son sens sans pouvoir être persuadée. Elle épousa, en 1661, Côme de Médicis, grand-duc de Toscane[8], avec un esprit de retour que

1. Nommé en janvier 1715, il demanda à revenir en 1718.

2. Le verbe *estre* est en interligne, au-dessus d'*achever*, biffé.

3. Marguerite-Louise d'Orléans : tome III, p. 59.

4. Elle mourut le 17 septembre : *Gazette*, p. 472 ; *Mercure* du mois, p. 168-169. Aussitôt après sa mort, les conseillers au Parlement Roujault et Brayer apposèrent les scellés dans son appartement (reg. U 364, au 17 septembre). La *Gazette de Leyde*, n° 78, parle d'un conflit religieux à ses obsèques.

5. Ce couvent de chanoinesses régulières de l'ordre de Saint-Augustin avait été fondé en 1640 par Jean-François de Gondy, archevêque de Paris, à l'extrémité de la rue de Picpus. Émile Raunié, *Épitaphier du vieux Paris*, tome I, p. 149, a reproduit, d'après Piganiol, la double épitaphe latine et française de la princesse. — Saint-Simon écrit *Picpus* et *Picqucpus*.

6. Ainsi répété dans le manuscrit.

7. Mme de Sévigné la comparait à la « Diane d'Arles » (*Lettres*, tome IV, p. 70), et elle figure dans la *Galerie de Mademoiselle*, p. 25-28. Son portrait est à Versailles, n° 2069 ; voyez aussi ceux qu'a reproduits E. Rodocanachi, *Les Infortunes d'une petite-fille de Henri IV*, 1902.

8. Mazarin avait, dès 1658, entamé les pourparlers de cette union avec le prince héritier du grand-duché de Toscane, et il l'imposa à la princesse sous menace d'un couvent. Le mariage fut célébré au Louvre

rien ne put amortir[1]. Elle vécut fort mal avec le Grand-Duc[2], dont la patience et les soins pour la ramener furent continuels, plus mal encore avec la grande-duchesse sa belle-mère, qui étoit la Rovère-Urbin, morte en 1694, à soixante-douze ans[3]. Elle vouloit vivre en liberté à la françoise, et se moquoit de toutes les manières italiennes. Elle eut assez promptement trois enfants : l'aîné, qui mourut longtemps avant son père, sans enfants de la sœur de Madame la Dauphine de Bavière[4] ; Jean-Gaston, marié à une fille du dernier duc de Saxe-Lauenbourg, et dernière elle-même de cette grande et si ancienne maison, avec qui il se brouilla, n'en eut point d'enfants[5], succéda au grand-duc son père, mort à quatre-vingt-deux ans en 1723, et mourut sans postérité en [1737[6]], et finit les Médicis grands-ducs de Toscane, après avoir vu souvent et diversement disposer, pour après lui, de ses États de son vivant ; enfin l'électrice Palatine, veuve

le 19 avril 1661 et à Florence le 22 juin ; les articles du contrat sont dans le carton K 541, n° 9, aux Archives nationales. Elle partit dès le 20 pour l'Italie, en passant par Fontainebleau ; sur son voyage jusqu'à Florence, outre ce qu'en dit la *Gazette*, il faut voir les volumes 102 des Mélanges Colbert, à la Bibliothèque nationale, fol. 507-508 et 793-795, et 103, fol. 3-5 et 12, et l'ouvrage de Rodocanachi.

1. Elle eut toujours, dit l'abbé de Choisy (*Mémoires*, tome I, p. 118) l'intention de faire enrager mari et belle-mère. Une lettre de M. de Bonsy, publiée par Chéruel, *Mémoires sur Foucquet*, tome II, p. 148-156, raconte les premiers temps de sa vie en Toscane. Spanheim (*Relation*, édition Bourgeois, p. 169-173) expose les raisons d'incompatibilité d'humeur qu'il pouvait y avoir entre les deux époux et donne de curieux détails sur la princesse.

2. S'agit-il de son beau-père Ferdinand II, né en 1610, grand-duc en 1621, mort le 24 mai 1670, ou de son mari Côme III ? Probablement des deux.

3. Julie-Victoire della Rovere, fille du dernier duc d'Urbin, avait épousé le 26 septembre 1633 Ferdinand II ; elle mourut le 6 mars 1694.

4. Ferdinand de Médicis et Yolande-Béatrix de Bavière : tome X, p. 164 et 170.

5. Tomes V, p. 73 et 74, et XXIV, p. 131-132.

6. Cette date est restée en blanc dans le manuscrit.

sans enfants, et depuis son veuvage retirée à Florence[1]. Après avoir eu ces enfants, la Grande-Duchesse redoubla d'humeur exprès, et de conduite étrange en Italie, avec tant d'éclat, que le Roi y mit la main[2] par ses envoyés diverses fois, et par les cardinaux d'Estrées et Bonsy[3] allant et revenant de Rome, sans pouvoir lui rien persuader. Elle en fit tant[4], que le Grand-Duc consentit enfin à son retour en France, mais sous des conditions qui lui donnèrent plus de contrainte qu'elle n'en auroit eu à Florence en vivant bien avec son mari et sa belle-mère, et que le Roi lui fit scrupuleusement observer toujours[5], parce qu'il étoit informé de sa conduite et très content de toute celle que le Grand-Duc avoit eue avec elle. Il lui assigna une pension telle qu'il plut au Roi, voulut qu'elle fût dans un couvent hors de Paris, qu'elle ne couchât jamais à Paris et qu'elle y vînt rarement, qu'elle n'allât jamais à la cour que mandée ou pour quelque devoir très nécessaire[6] de famille, dont à chaque fois le Roi décideroit[7], et sans y coucher, à moins que cela ne fût indispensable, au jugement du Roi, et encore pour une seule nuit. Elle revint donc de la sorte, vers

1. Anne-Marie-Louise de Médicis : tome XXX, p. 106. Saint-Simon trouve cette énumération dans la *Gazette*.

2. Il lui écrivit lui-même en 1664, 1665, 1669 : *Œuvres de Louis XIV*, tome V, p. 172, 333 et 458.

3. M. de Bonsy, n'étant encore qu'évêque de Pamiers, était resté à Florence pendant quelque temps après le mariage.

4. Voyez les *Mémoires de Mademoiselle*, tome IV, p. 348-349 et 351-355.

5. Il y eut des actes précis passés à Castello le 26 décembre 1674 pour son retour en France et pour stipuler les conditions de son séjour (Galluzzi, *Histoire du grand-duché de Toscane*, tome VIII, p. 29-30).

6. Les mots *très necessaire* sont en interligne, au-dessus d'*indispensable*, biffé à cause de la répétition.

7. Il y a dans les *Œuvres de Louis XIV*, tome V, p. 540, une lettre du Roi de 1675 à l'abbesse de Montmartre à propos de visites de famille.

1669[1], fort peu accueillie, confinée au couvent de Picpus[2], où elle vit très peu de monde. Après bien des années, elle se mit à venir souvent à Paris, chez qui[3] elle pouvoit passer quelques heures, ou à quelques dévotions, sans crédit et avec peu ou point de considération[4]. Sur la fin de la vie de Monsieur, qui en avoit pitié, elle obtint la liberté de passer à Saint-Cloud le temps qu'il y étoit. Madame et M. et Mme la duchesse d'Orléans lui firent toujours fort bien. Mademoiselle[5], sa sœur de père, la méprisa toujours parfaitement, et Mme de Guise, sa sœur de père et de mère, n'en fit jamais grand cas[6]; elle jouit de son rang de petite-fille de France et de tous les honneurs qui y sont attachés[7]. Sur les fins, elle quitta Picpus pour le couvent de Saint-Mandé[8], et, après la mort du Roi, le Grand-Duc[9] son

1. Elle quitta Florence le 8 juin 1675 (et non 1669) et arriva à Paris le 21 juillet (*Gazette*, p. 497, 514, 541 et 565; *Mémoires de Mademoiselle*, tome IV, p. 376-378 et 520-523; *Lettres de Mme de Sévigné*, tome III, p. 503 et 529; *Relation de Spanheim*, édition Bourgeois, p. 171-172; et l'ouvrage de Rodocanachi).

2. C'est à l'abbaye de Montmartre qu'elle fut confinée; elle n'alla habiter à Picpus qu'en 1692; *Dangeau*, tome IV, p. 127, dit *Saint-Mandé*; mais c'est par confusion à cause de la proximité des deux localités; il n'y avait pas alors de couvent à Saint-Mandé.

3. Chez les gens chez qui elle pouvoit, etc.

4. Voyez un passage curieux des *Mémoires de Mademoiselle*, tome IV, p. 527, sur sa conversation de « maquignon » et sa toilette de « demoiselle de campagne ».

5. La grande Mademoiselle.

6. C'est surtout après avoir hérité de cette dernière (l'arrêt d'envoi en possession, daté du 22 janvier 1697, est aux Archives nationales dans le registre X^{1A} 8691, fol. 105), qu'elle commença à venir plus facilement à la cour.

7. Elle assista toujours en ce rang aux mariages de la famille royale, notamment à celui du duc de Berry : tome XIX, p. 353.

8. Ce doit être une erreur; car Dangeau la dit habitant encore à Picpus en juillet 1713 (tome XIV, p. 443). Il n'y avait à Saint-Mandé qu'un petit couvent d'Hospitalières venues de Gentilly, qui s'étaient établies en 1705 dans l'ancienne maison de Foucquet.

9. Saint-Simon avait d'abord écrit : *après la mort du G. Duc*; il a ajouté en interligne les mots *Roy le*.

mari accorda à M. le duc d'Orléans qu'elle pût loger à Paris. Elle y loua en très simple particulière une maison à la place Royale[1], où elle mourut, dans une grande dévotion à sa manière depuis longtemps, et, quoique avare, fort appliquée aux bonnes œuvres ; elle étoit fort polie et bonne à tout le monde[2].

La conduite avec moi du cardinal Dubois m'affranchit des conditions de notre raccommodement.

J'étois alors aux prises avec le cardinal Dubois sur ce qui regardoit mon ambassade, et je voyois en plein ses bonnes intentions, qui n'alloient à rien moins qu'à me ruiner et me perdre, en me suscitant des embarras en Espagne les plus ridicules, les plus fous, et les plus difficiles à m'en tirer. Je ne dis que ce mot à cause de ce qui va suivre, pour en raconter le détail de suite lors de mon départ, et ne plus interrompre la matière de l'ambassade[3]. Le cardinal, depuis fort peu après que nous nous fûmes revus, comme je l'ai dit plus haut[4], me montra à découvert ce que j'en devois attendre, et me délivra ainsi des conditions de notre raccommodement, sur quoi néanmoins il fallut me conduire avec la prudence que demandoit la nécessité de passer sans cesse par lui jusqu'à mon départ, et dans tout le cours de mon ambassade, et l'incroyable ascendant dont il étoit en pleine possession sur M. le duc d'Orléans[5].

1. Dès 1716, elle vint en effet s'installer à la Place Royale ; mais, en décembre 1719, elle acheta à vie du duc de Richelieu pour quatre-vingt mille francs son hôtel de la même place (*Dangeau*, tomes XVI, p. 484, et XVIII, p. 170 ; *les Correspondants de Balleroy*, tome II, p. 356), et c'est dans cet hôtel qu'elle mourut.

2. Sur son testament, voyez le *Journal de Buvat*, tome II, p. 296, et *les Correspondants de Balleroy*, p. 356-357. La levée des scellés mis chez elle se fit le 4 octobre (reg. U 364), et l'inventaire après décès qui fut dressé est dans le ms. Franç. 11426 de la Bibliothèque nationale. Sa succession donna lieu à un procès (*Mathieu Marais*, tome II, p. 454 ; *Gazette d'Amsterdam*, n° LXXVIII), et le Parlement rendit le 8 mai 1723 un arrêt en faveur du grand-duc de Toscane contre la princesse d'Espinoy ; cet arrêt fut imprimé (reg. U 366).

3. Voyez plus loin, p. 285. — 4. Ci-dessus, p. 208-209.

5. Au sujet de la nature réelle des rapports qui existèrent entre

Familiarité, liberté, confiance conservée entre Monsieur le Duc et moi depuis le lit de justice des Tuileries. Conversation importante et très curieuse entre Monsieur le Duc et moi.

Depuis le commerce étroit et plein de confiance que l'affaire du lit de justice des Tuileries m'avoit procuré avec Monsieur le Duc, il avoit toujours duré le même. M. le duc d'Orléans et Monsieur le Duc l'avoient tous deux desiré, et j'étois souvent entre eux deux pour conserver leur union nécessaire. Un jour que je causois fort librement avec Monsieur le Duc, il me parla fort librement aussi de beaucoup de choses de sa famille. Nous avions souvent traité ensemble le fameux chapitre de l'enfant de treize mois[1], dans les temps que la duchesse du Maine ne se faisoit faute d'en parler dans ses grands éclats du procès de la succession de Monsieur le Prince et des disputes sur la qualité de prince du sang que la maison de Condé fit rayer au duc du Maine, et lorsque les bâtards perdirent leur prétendue habilité de succéder à la

Saint-Simon et Dubois avant et pendant l'ambassade d'Espagne, il y a antinomie complète entre ce que disent les *Mémoires*, d'une part, et, d'autre part, les lettres écrites à l'époque, tant par notre auteur que par le cardinal. Autant les premiers se plaignent de la duplicité de Dubois, autant les lettres des deux côtés sont remplies de protestations d'amitié, de confiance, de reconnaissance, de bonne volonté, des sentiments les plus tendres et qui paraissent les plus sincères. Quels étaient en réalité les sentiments de Saint-Simon pour le ministre à cette époque ? Faut-il croire les *Mémoires*, ou les lettres ? Un passage d'une lettre chiffrée et intime de notre duc au cardinal Gualterio, et par conséquent dans laquelle il ne dissimule pas sa pensée, va, nous semble-t-il, trancher la question. Elle est datée de Villalmanzo près Lerma le 20 janvier 1722 et a été publiée dans le tome XIX de l'édition de nos *Mémoires* de 1873. Il y est dit (p. 321) : « Il n'est pas compréhensible avec quelle franchise, quelle amitié et quelle chaleur, il (Dubois) s'est porté pour moi jusqu'à cette heure depuis notre réconciliation, depuis les choses les plus importantes jusqu'aux plus petits soins, et je serai à jamais ami sincère de sa personne. » Il faut conclure de cela sans hésitation que Saint-Simon était alors persuadé de la bonne volonté du cardinal Dubois pour lui, et qu'il ne croyait pas à ce moment à la duplicité de sa part dont il fait si grand étalage dans ses *Mémoires*, lorsqu'il les écrivait vingt-cinq ans plus tard. C'est ce qu'ont relevé d'ailleurs tous les historiens modernes.

1. Voyez tome XXXVI, p. 85.

couronne, que le duc du Maine et Mme de Maintenon avoient arrachée à la mourante foiblesse du feu Roi. Monsieur le Duc, à la mort de Madame sa femme, arrivée dans les premiers mois de l'année précédente, avoit retenu des actions et force pierreries de sa succession, malgré les plaintes de Mlle de la Roche-sur-Yon, sa belle-sœur, qui avoient fait et faisoient encore grand bruit dans le monde, et qu'il lui rendit longtemps après quand il commença à songer à sa manière sérieusement à son salut[1]. Ce chapitre avoit été effleuré entre lui et moi, et j'étois peiné qu'il se fît ce tort dans le monde. Je lui proposai donc la nécessité de se remarier pour avoir des enfants, puisque Messieurs ses frères n'y vouloient point entendre, et, pour couper court à toute cette affaire de la succession de Madame sa femme, d'épouser Mlle de la Roche-sur-Yon. Il se mit à sourire, et me répondit que, pour des Conti, il en avoit sa suffisance, et me parla de la conduite de feu Madame la Duchesse, qui en effet ne s'étoit pas contrainte sur les mesures, et qu'il avoit soufferte avec une patience qu'on n'auroit pas attendue de lui, et qu'il n'étendit pas depuis à celle de sa seconde femme[2]. De propos en propos, il me fit des plaintes du peu de confiance de M. le duc d'Orléans, qui d'ordinaire ne lui disoit les choses que lorsqu'elles ne se pouvoient plus cacher. J'excusai cela comme je pus, tant qu'enfin, acculé par les faits qu'il m'allégua, je me mis à sourire, et lui dis que, s'il me promettoit de ne le point trouver mauvais, je lui en dirois bien la raison, et le moyen d'établir la plus entière confiance. Après quelques propos généraux et réciproques là-dessus, et qu'il m'eut fort pressé de lui parler en ami, et avec une franchise dont il n'auroit garde de se déplaire, je lui dis que, s'il vouloit en user comme faisoit M. le duc d'Orléans, ils seroient bientôt contents l'un de l'autre. Après l'avoir un peu

1. Il a été parlé de ces contestations dans le tome XXXVII, p. 221.
2. Charlotte de Hesse-Rheinfels : tome VII, p. 91.

tenu là-dessus, je lui dis qu'il avoit une maîtresse la plus parfaitement choisie pour les charmes du corps et de l'esprit[1] ; qu'à cela je n'avois rien à lui dire, que c'étoit l'affaire de son confesseur, mais que M. le duc d'Orléans étoit persuadé qu'il n'avoit point de secrets pour elle ; que cela faisoit qu'il en avoit pour lui ; que, s'il pouvoit être comme M. le duc d'Orléans, qui s'amusoit avec ses maîtresses, avec qui il ne lui échappoit jamais rien de sérieux, je lui répondois qu'il seroit content de la confiance de ce prince. Il se défendit de ce soupçon du Régent assez mal, et avec un air peiné, dit que c'étoit excuse et prétexte, en sorte que je lui dis que, si je m'étois expliqué si ouvertement avec lui, ce n'étoit que par le desir que j'avois de voir leur union parfaite, si utile au bien de l'État, mais qui, au fond, lui étoit bien plus nécessaire qu'à M. le duc d'Orléans. On verra dans la suite qu'il rapporta ce point jaloux de notre conversation à Mme de Prye, sa maîtresse, qui ne me le pardonna pas[2]. Revenu bien à lui de ce petit nuage, il jeta tout ce défaut de confiance sur le cardinal Dubois, qui, tant qu'il pouvoit, n'en permettoit que pour soi à son maître, et se mit à déplorer l'aveuglement et la foiblesse de M. le duc d'Orléans pour ce valet indigne, qui en abusoit sans cesse si énormément. Ces propos me firent naître la pensée de revenir par un autre biais à ce que Torcy avoit pensé, et que la sottise du maréchal de Villeroy avoit fait manquer, comme je l'ai expliqué il n'y a pas longtemps[3]. Il paroissoit dans ce temps-là que le Roi aimoit Monsieur le Duc. Je lui en parlai comme en étant fort aise, et tout de suite je lui dis qu'il devroit bien profiter de cette affection du Roi pour le bonheur de l'État et de M. le duc d'Orléans lui-même, en faisant bien connoître au Roi le danger de cette autorité que le cardinal Dubois avoit usurpée, la facilité

1. Mme de Prye.
2. Saint-Simon ne reparlera pas de cet incident.
3. Ci-dessus, p. 167-173.

que Sa Majesté avoit de montrer de l'aversion pour lui, et d'engager M. le duc d'Orléans, qui avoit si grandement fait pour lui, de l'envoyer à Cambray avec sa calotte rouge, et gorgé d'abbayes, pour ne plus revenir à la cour et n'avoir plus aucune part aux affaires. Monsieur le Duc se mit à rire à cette proposition. « Je suis bien aise, me dit-il, qu'on croie que le Roi a de l'amitié pour moi et de la confiance, et en effet il m'en témoigne autant qu'il en est capable. Mais tout cela roule sur des riens, et je le connois bien, sans se soucier de moi que par l'habitude de me voir et de me parler, et je puis vous répondre que, si je venois à mourir aujourd'hui, il ne s'en soucieroit non plus que de Madame la Grande-Duchesse, dont nous portons le deuil[1], et ne parleroit que des causes de mort qu'on m'auroit trouvées avec la même indifférence qu'il s'entretient de l'ouverture[2] de cette princesse qu'à peine avoit-il vue. » Tout de suite il me parla de ce qu'il remarquoit du Roi, que son assiduité lui faisoit sentir, quelque peu d'esprit qu'il eût, ce qui n'est pas matière de ces *Mémoires*. Mais le résultat de la conversation fut la parfaite et très certaine inutilité, peut-être même le danger de cette tentative, à laquelle le Roi étoit radicalement incapable de prendre, quoiqu'on vît bien qu'il avoit une sorte d'éloignement du cardinal Dubois[3].

Mort, caractère, conduite du cardinal de Mailly.

Le cardinal de Mailly étoit mort quatre jours avant Madame la Grande-Duchesse dans l'abbaye de Saint-Thierry, unie à l'archevêché de Reims[4], à soixante-trois ans[5]. Cette mort étoit bien propre à faire faire de grandes

1. Le Roi avait pris, le 21 septembre, le deuil en violet pour trois semaines ; il devait ensuite le porter en noir pendant trois mois (*Balleroy*, p. 357 ; *Gazette*, p. 483 ; *Gazette d'Amsterdam*, n° LXXVIII).

2. Nous dirions aujourd'hui l'autopsie.

3. *Du Card.* corrige *de l'Abbé.* — Voyez tome XXXVII, p. 100 et 101.

4. Il a été parlé de cette abbaye dans le tome XVIII, p. 273.

5. Il mourut le 13 septembre : *Gazette*, p. 472 ; *Mercure* du mois, p. 167 ; voyez sur sa maladie, ci-après, p. 238-239.

réflexions. J'ai parlé plus d'une fois de ce prélat, de mes liaisons étroites avec lui, de ses causes et de ses suites[1], quoique lui et moi pensassions bien différemment sur l'affaire de la Constitution ; du peu de vocation à son état[2], de son ambition et de sa passion démesurée pour le cardinalat dès ses premiers commencements[3]; de ses démarches hardies et continuelles pour y parvenir ; de sa haine jusqu'à la fureur pour le cardinal de Noailles, et de ses foibles et injustes causes[4] ; de son déchaînement forcené pour la Constitution, par toutes ces raisons, et uniquement de son aveu à moi par ces raisons, jusqu'à m'avoir dit, dans ses plus grands emportements sur cette affaire, que, si le cardinal de Noailles avoit été pour la Constitution, lui Mailly auroit été contre avec la même rage qu'il étoit pour cette bulle[5]. Un léger abrégé suffira donc sur ce qui le regarde, puisqu'on a vu en son lieu comment d'aumônier du Roi, et vieux pour cet emploi, avec une abbaye fort mince[6], il devint tout d'un coup archevêque d'Arles, puis de Reims, par quels étranges chemins cardinal, puis reconnu tel en France, enfin abbé de Saint-Étienne de Caen[7]. Il eut Arles en 1697, Reims en 1710, le chapeau, 19 novembre 1719[8], reconnu cardinal plusieurs mois après par le Régent et le Roi

1. Il faudrait *de leurs causes et de leurs suites* ; notre auteur a cru avoir écrit *ma liaison*. — Voyez nos tomes IV, p. 304-305, XIII, p. 106-108, etc.

2. Contraint par sa mère : tome IV, p. 349-350.

3. Tomes VII, p. 18 ; XIII, p. 107, 113-114 ; XXXVII, p. 55 et suivantes.

4. Tomes XIII, p. 272-273, et XX, p. 77-79.

5. Déjà dit dans le tome XXXVII, p. 59.

6. Celle de Flavigny, en Bourgogne, qu'il avait eue en décembre 1693 ; il ne fut aumônier du Roi que trois mois plus tard (*Dangeau*, tome IV, p. 415 et 467).

7. Nous venons de lui voir recevoir cette abbaye : ci-dessus, p. 47.

8. Ces dates viennent de la *Gazette*.

avec grand peine[1]. Quoique d'une santé ferme et que je n'ai vue altérée en rien jusqu'à l'événement dont je vais parler, il vivoit, depuis qu'il fut cardinal, dans le plus exact régime, et sur ses heures, et sur le choix et la mesure de son manger et sur mille sortes de bagatelles, tant il desiroit jouir longtemps de sa fortune. Il voyoit le sacre instant et un conclave peu éloigné. Ces cérémonies et la figure qu'il y alloit faire le transportoient. Il ne songea qu'à partir brusquement dès qu'on eut la nouvelle de la mort du Pape[2]; mais il eut l'avisement[3] de profiter de la circonstance. En prenant congé du Régent, il lui représenta que le sacre étoit fort proche, qu'il auroit l'honneur de le faire, et de conférer le lendemain l'ordre du Saint-Esprit au Roi, qui ne l'avoit pas encore reçu; que le Roi choisissoit toujours un seigneur pour porter, ce jour-là, et le lendemain qu'il faisoit des chevaliers, la queue de son grand manteau de l'Ordre, ce qui lui donnoit droit, quelque âge qu'il eût, d'être compris dans la promotion suivante, comme il étoit arrivé à M. de Nevers en 1661, à la première fleur de son âge[4], et là-dessus demanda et obtint que son neveu le marquis de Nesle[5] fût choisi pour cette fonction. La promesse en fut si publique que, quoique le cardinal de Mailly fût mort lorsque le Roi fut sacré, la parole fut tenue, et le marquis de Nesle fut chevalier de l'Ordre de la promotion de 1724, si nombreuse et si peu choisie, quelques années avant l'âge[6].

Il obtient que son neveu de Nesle porte la queue du grand manteau de l'Ordre du Roi à Reims.

1. Tome XXXVII, p. 59-86.
2. Les mots *du Pape* ont été ajoutés en interligne.
3. Nous avons eu *avisement* dans le tome XI, p. 158, au sens d'action de donner avis; ici c'est celui d'acte d'une personne avisée, la sagacité.
4. Philippe-Julien Mancini, neveu de Mazarin (tome V, p. 42) avait alors à peine vingt ans.
5. Louis III de Mailly : tome XV, p. 135.
6. Le marquis de Nesle avait alors trente-trois ans, étant né en 1689; Saint-Simon fait erreur.

Il ne va point à Rome, arrêté par une opération instante au moment de son départ.

Je passai avec le cardinal de Mailly toute la soirée de la veille qu'il devoit partir pour Rome ; je ne vis jamais un homme si content. Je le quittai tard, se portant très bien. Le lendemain sur le midi, je fus bien étonné d'apprendre par un homme qu'il m'envoya qu'il s'étoit trouvé si mal la nuit, que, dès le grand matin, il avoit envoyé chercher du secours, lequel lui avoit trouvé la fistule, et si pressée à y travailler que sans autre préparation l'opération lui avoit été faite fort heureusement, qu'il étoit aussi bien qu'il étoit possible, et qu'il me prioit de l'aller voir. Je le trouvai en effet fort bien pour son état, mais bien touché de n'aller point à Rome[1]. Le sacre prochain le consoloit, et l'espérance de voir un autre conclave. Je ne m'étois jamais aperçu qu'il fût attaqué d'aucun mal, et lui-même n'en avoit jamais parlé ; il croyoit de temps en temps avoir des hémorroïdes, à ce qu'il dit depuis, et n'en faisoit point de cas. Je ne sais comment cette opération fut faite[2]; mais on apprit[3] depuis sa mort qu'il lui étoit demeuré un écoulement qu'on lui avoit bien recommandé d'entretenir. Il vit bientôt le monde, tant sa guérison s'avança sans aucun accident, et en peu de temps reprit sa vie accoutumée. Cinq mois se passèrent de la sorte. Il s'en alla à Reims, où il n'étoit pas à son aise, et qu'il avoit accablée[4] de lettres de cachet[5]. Il se retira bientôt après à Saint-Thierry, qui n'en est qu'à quelques lieues, qui lui servoit de maison de

1. Sur cette opération, voyez le *Journal de Buvat*, tome II, p. 232 ; les *Mémoires de Mathieu Marais*, tome II, p. 148 ; et surtout *les Correspondants de Balleroy*, tome II, p. 306 et 308, qui sont d'accord avec Saint-Simon.

2. C'est Mareschal, le premier chirurgien du Roi, qui l'avait opéré.

3. *Apprit* est en interligne, au-dessus de *sceut,* biffé.

4. Ce participe est bien au féminin dans le manuscrit.

5. Les Extraordinaires XLIII, XLVI, LI, LIII, LXIII, LXVI, et LXIX de la *Gazette d'Amsterdam* mentionnent un grand nombre de lettres de cachet, même en blanc, obtenues par le cardinal, particulièrement contre les chanoines de son chapitre.

campagne[1], ne respirant que feu et sang contre les opposants à la Constitution, et sa vengeance particulière de ceux qui osoient encore lui résister, lorsque tout à coup cet écoulement s'arrêta, et fit une révulsion[2] à la tête, où il sentit des douleurs à crier les hauts cris. A peine ce tourment eut-il duré quatorze ou quinze heures, malgré les saignées et tout ce qu'on put employer, qu'il perdit la connoissance et la parole, et mourut dix ou douze heures après, sans avoir eu un moment à penser à sa conscience[3]. Quelle fin de vie dans un prêtre et dans un évêque, toute ambition, et persécuteur effréné par ambition et par haine ! Il passionna les honneurs[4]; il goûta seulement des plus grands comme pour s'y attacher davantage. Ce qu'ils avoient pour lui de plus flatteur lui fut montré, et porté pour ainsi dire jusqu'au bord de ses lèvres; la coupe lui en fut subitemént retirée sans qu'il y pût toucher au moment d'y mettre la bouche et d'en boire à longs traits. Livré à des douleurs cruelles, puis à un état de mort, et paroître devant Dieu tout vivant de la vie du monde, sans avoir eu un moment à penser qu'il l'alloit quitter et paroître devant son juge : voilà le monde, son tourbillon, ses faveurs, sa tromperie, et sa fin !

Réflexions.

Reims persévéramment offert à Fréjus, obsti-

Fréjus, tout appliqué au futur, mais au futur de ce monde, ne songeoit qu'à s'attacher le Roi, et y faisoit les plus grands progrès et les plus visibles. Quoique au fond très contraire au Régent, il se conduisoit à son égard

1. Saint-Thierry n'est qu'à huit kilomètres de Reims ; au milieu du dix-huitième siècle, l'abbaye fut supprimée et devint officiellement la maison de campagne des archevêques.

2. Le manuscrit porte *révulcion*, et on avait imprimé *révolution* dans les éditions précédentes.

3. La *Gazette d'Amsterdam*, n°s LXXV-LXXVII et Extraordinaires LXXVII et LXXVIII, et la *Gazette de Leyde*, n°s 76-78, donnent des détails sur sa dernière maladie et sa mort; voyez aussi *Buvat*, p. 294 295, et *Mathieu Marais*, p. 192.

4. Verbe déjà rencontré au sens actif dans le tome XXII, p. 389.

nément refusé. Motifs de l'un et de l'autre. Sa conduite à l'égard du Roi, du Régent, du maréchal de Villeroy, du monde.

avec une grande circonspection[1], et, en cultivant le parti opposé, il le faisoit avec une grande mesure. Le maréchal de Villeroy en étoit le coryphée. Il étoit l'objet de la plus jalouse attention de Fréjus ; il ne vouloit pas sa grandeur, qu'il regardoit comme ruineuse à ses projets de s'emparer du Roi avec une autorité sans partage ; il sentoit toute la disproportion et le poids du maréchal d'avec lui, et personnellement empêtré de tout ce qu'il lui devoit d'attachement et de reconnoissance, parce que personne n'en ignoroit les raisons. Il n'étoit pas temps de sortir de ces liens ; mais il n'avoit garde de travailler à les augmenter, en servant et encourageant contre le gouvernement et la personne de M. le duc d'Orléans un parti timide au fond, et mal organisé pour les exécutions, abattu de celles qu'il avoit essuyées, mais plein de la plus ardente volonté, et qui, pouvant compter sur le Roi par Fréjus, auroit bientôt repris forces et courage, mais dont le fruit principal seroit recueilli par le maréchal de Villeroy, et par sa place auprès du Roi, et parce qu'il étoit à la tête de ce parti, ce qui étoit fort éloigné de l'intérêt et de la volonté de Fréjus, qui travailloit de loin à se rendre le maître, et qui se seroit vu asservi sous le maréchal, dont il regardoit la ruine dans l'esprit du Roi comme essentielle à la grandeur qu'il méditoit dès lors pour soi-même. Ses progrès auprès du Roi étoient si visibles qu'ils commençoient à faire de lui un personnage que chacun vouloit ménager de loin. S'il sentoit toute la supériorité d'état que le maréchal de Villeroy avoit sur lui, à plus forte raison sentoit-il celle de M. le duc d'Orléans, le poids de sa naissance, de sa place, de ses talents, de son âge, qui devoit naturellement perpétuer son autorité encore plus de trente ans après la fin de sa régence, et qui, ayant ôté le duc du Maine d'auprès du Roi, pouvoit quand il voudroit l'en chasser lui-même, sans craindre

1. Voyez notre tome XXXVII, p. 101-102.

d'exciter aucun mouvement dans l'État, comme il y avoit eu lieu de l'appréhender sur M. du Maine, et de renverser par là ses espérances et ses projets pour toujours. C'est ce qui le contenoit à l'égard du Régent dans de si exactes mesures ; c'est ce qui l'engageoit à me cultiver avec tant de soin et tant d'écorce de confiance, parce que j'étois le seul dans l'intime confiance du Régent que pût fréquenter sur le pied d'amitié particulière un évêque qui vouloit se parer des vertus et d'une conduite de son état, et en tirer un grand parti dans la suite. C'est aussi ce qui redoubloit son application et son activité pour s'attacher le Roi de plus en plus et parvenir, s'il le pouvoit, au point de se faire un bouclier assuré de l'affection du Roi pour lui en cas qu'il prît envie au Régent de le chasser.

Je voyois clairement tout ce manége de cour, et j'en instruisois les négligences de M. le duc d'Orléans[1]. Il lui importoit de ménager le seul homme pour qui l'amitié et la confiance du Roi se déclaroit de plus en plus, et qui intérieurement étoit plus que détaché du maréchal de Villeroy. Je le savois par les choses qu'il m'en disoit souvent, et je n'en pouvois douter par mille traits journaliers de bagatelles intérieures, qui nous revenoient par les valets du dedans, qui étoient à M. le duc d'Orléans, parce qu'il les traitoit fort bien, et que, outre les miches[2] qu'il leur élargissoit volontiers, ils sentoient, avec toute la disproportion des personnes, toute la différence de la hauteur du maréchal de Villeroy avec eux, et de la douceur, pour ne dire pas la politesse et la facilité, qu'ils éprouvoient dans l'accès de M. le duc d'Orléans. Je conseillai à ce prince de donner à Fréjus l'archevêché de Reims, pour faire une chose agréable au Roi, pour

1. Il veut dire qu'il instruisait de ce manège le duc d'Orléans, dont la négligence ne s'en serait pas aperçue.

2. Les menues grâces comme dans le tome XX, p. 77.

s'attacher Fréjus par un présent si disproportionné de lui, au moins pour lui montrer amitié et bonne volonté et le tenir par là hors de mesure de lui être contraire, sans que cette grandeur lui pût donner rien de réel qui ajoutât rien à l'amitié et à la confiance du Roi, qui, avec ou sans Reims, étoit la seule chose qui pût le rendre considérable présentement et plus encore à mesure que le Roi avanceroit en âge et par son âge deviendroit le maître. Le Régent me crut, alla trouver le Roi, et le lui proposa pour que lui-même eût le plaisir de le donner[1] et de l'apprendre à Monsieur de Fréjus. Il l'envoya querir sur-le-champ dans son cabinet, où, en présence de M. le duc d'Orléans et du maréchal de Villeroy, il le lui dit. Fréjus témoigna sa gratitude, sa disproportion d'un siége si relevé, l'incompatibilité des fonctions épiscopales avec les siennes auprès du Roi, et refusa avec fermeté, appuyant de plus sur son âge, qui ne lui permettoit plus le travail du gouvernement d'un nouveau diocèse. Le Roi parut mortifié. M. le duc d'Orléans insista qu'on ne prétendoit pas que Reims l'éloignât du Roi; qu'il auroit des grands vicaires qui lui rendroient compte de tout et gouverneroient par ses ordres, et un évêque *in partibus*[2] qu'on pourvoieroit d'abbayes, qui feroit sur les lieux les ordinations et les autres fonctions réservées aux évêques; que plusieurs prélats avoient des évêques *in partibus* pour faire ces fonctions pour eux dans leurs diocèses; que cela étoit en usage de tout temps pour ceux qui croyoient en avoir besoin; qu'entre ces besoins il n'y en avoit pas un plus légitime que ses fonctions auprès du Roi, et qu'il n'en devoit faire aucune difficulté. Fréjus se confondit en remerciements, mais toujours ferme au

1. Après *donner*, Saint-Simon a biffé un second *luy mesme*, répété par inadvertance.

2. Les évêques coadjuteurs ou auxiliaires étaient pourvus, alors comme aujourd'hui, d'un ancien titre épiscopal supprimé en fait comme se trouvant *in partibus infidelium*.

refus, répondit qu'il étoit plus court et plus dans l'ordre de ne point acquérir de pareils besoins que de s'en servir, et qu'il ne se tiendroit point en sûreté de conscience d'accepter un évêché dans l'intention de le laisser gouverner par d'autres, et de n'y point faire de résidence. Le bon prélat n'avoit pas pensé, et n'en avoit pas usé ainsi[1] pour Fréjus, où il ne résida comme point, et, n'osant être à Paris, couroit sans cesse le Languedoc et la Provence[2]. Quoi que le Roi, le Régent et le maréchal de Villeroy pussent dire et faire, ils ne purent ébranler Fréjus, tellement que M. le duc d'Orléans finit ce long débat par lui dire que le Roi ne recevoit point son refus, qu'il vouloit au moins qu'il y pensât et se consultât à loisir, et qu'il prît pour cela tout le temps qu'il voudroit.

Au sortir de là, je fus instruit par M. le duc d'Orléans de ce qui s'étoit passé, et, quoique je n'en fusse pas surpris par quelques mots qui s'en étoient auparavant jetés entre Fréjus et moi, mais en courant, parce que tout se fit comme sur-le-champ, j'en fus très fâché. Je fis sentir à ce prince combien Fréjus estimoit plus le futur que le présent, puisqu'il n'étoit pas ébloui d'une telle place ni entraîné par les instances du Roi et par les siennes; que cela méritoit une grande réflexion sur les projets de cet évêque à conscience devenue si délicate, qu'il étoit clair qu'il ne vouloit pas accepter pour éviter tout prétexte de quitter le Roi de vue, et un moyen si facile et si naturel de l'en séparer, le temps de l'éducation fini[3], en l'envoyant dans son diocèse, ce que sans cela la moindre bienséance exigeroit de lui, et l'y retenant après, ce qui le borneroit à cette fortune qu'il auroit faite et lui feroit perdre terre, moyens et toute espérance de celle qu'il se prépa-

1. *Ainsy*, oublié, a été remis en interligne.
2. Déjà raconté dans nos tomes XXVI, p. 86, et XXXIV, p. 311.
3. Ici il a écrit *finie*, au féminin, faute qu'il n'a pas répété neuf lignes plus loin.

roit par l'amitié et la confiance du Roi, et qu'il ne se pouvoit bâtir que par la continuation et l'augmentation de cette même confiance, qui ne se pouvoit entretenir que par une présence et une habitude continuelle, après le temps de l'éducation fini, et qui se détruiroit sans ressource par l'absence ; enfin que cela même étoit la plus forte de toutes les raisons, qui devoit presser M. le duc d'Orléans de ne rien oublier pour forcer Fréjus à l'acceptation, et s'ouvrir par là, en le comblant et en ravissant le Roi, s'ouvrir, dis-je [1], une porte légitime et simple d'éloigner du Roi cet évêque, sans que ni l'un ni l'autre s'en pussent plaindre d'abord, et, en le tenant dans son diocèse, laisser détruire au temps et à l'absence ce que les soins et l'assiduité auroient édifié, et que la continuation de la présence auroit pu achever, et donner trop d'ombrages à Son Altesse Royale, trop foible peut-être alors contre un homme si adroit, qui se trouveroit en pleine possession du Roi, et sans partage.

Raison à moi particulière de desirer que Fréjus acceptât Reims.

Ces raisons frappèrent M. le duc d'Orléans, et le résolurent à faire tout ce qui lui seroit possible pour engager Fréjus à daigner être archevêque de Reims. De mon côté je ne m'y oubliai pas ; j'avois pour cela des raisons particulières, outre les générales que je viens d'expliquer ; je les rapporterai ici naturellement, avec la vérité qui fait l'âme de ces *Mémoires*. A la conduite et aux progrès de Fréjus que je viens de représenter, le moins à quoi il pouvoit tendre en attendant mieux, si les conjonctures s'en offroient, étoient [2] le chapeau et une place dans le Conseil à la majorité, et, quelque prodigieux que cela fût pour un homme de sa sorte, il avoit déjà su se mettre avec le Roi de façon que cette énorme fortune en devenoit une suite toute naturelle, à quoi M. le duc d'Orléans ne pourroit s'opposer, surtout après ce qu'il avoit fait de tout

1. *Dis-je* ajouté en interligne.

2. Il y a bien *estoient* dans le manuscrit à cause des deux substantifs qui suivent, quoique le sujet réel soit *le moins*.

semblable, et bien plus encore, pour Dubois, son précepteur, plus bas encore de naissance que Fréjus [1], et dont le personnel indigne ne pouvoit se comparer en rien au personnel de Fréjus. La calotte rouge, arrivant à ce dernier, s'amalgamoit à celle de Dubois.

Je ne désespérois [2] pas que le temps, les incartades, le poids de son autorité sur la foiblesse de M. le duc d'Orléans, quelques manéges même auprès du Roi majeur, qui avoit un éloignement pour Dubois, que celui [3] de Fréjus, qui envioit, haïssoit et méprisoit Dubois, le renvoyassent à Cambray, soit par le dégoût, peut-être même la jalousie que M. le duc d'Orléans en pourroit enfin prendre, soit parce que, n'étant plus régent, il n'oseroit soutenir un homme si infime et si reconnu pour tout ce qu'il étoit d'ailleurs, contre le dégoût du Roi poussé par Fréjus, qui en enhardiroit d'autres, et qui rendroit [4] le cri public plus fort. Défait ainsi de lui, je ne sortois point d'embarras, Fréjus ayant la pourpre : mais il tomboit entièrement s'il étoit archevêque de Reims, et je pouvois, moi et tout autre duc [5], dignement me trouver avec lui au Conseil et partout, parce que je cédois non au cardinal mais à la dignité de son siège, qui nous précède tous sans difficulté, ainsi que les cinq autres siéges dont les évêques sont pairs bien plus anciens que nous. J'avois déjà gagné que Dubois depuis sa promotion n'entroit plus au conseil de régence [6] ; je comptois bien en faire une planche pour le Conseil à la majorité ; mais j'en espérois foiblement si Fréjus, cardinal ou assuré de l'être bientôt, appuyoit la pourpre de Dubois en considération de la

1. Voyez ce qui a été dit dans le tome VI, p. 46, des origines plébéiennes de Fleury.
2. Écrit *despérois*, comme nous avons trouvé souvent *despoir*.
3. L'éloignement.
4. Il y a *rendroient*, au pluriel, dans le manuscrit.
5. Ces cinq mots ont été ajoutés en interligne.
6. Voyez ci-après, p. 274.

sienne, et qu'il ne seroit pas facile d'exclure du Conseil pour la difficulté du rang, avec le Roi en croupe, au lieu que, toute difficulté cessant par Reims et n'ayant plus affaire qu'à Dubois, Fréjus hors de cause contribueroit de tout son pouvoir à l'exclure pour son intérêt particulier. Plein donc de tant de motifs généraux et particuliers, j'attaquai Fréjus de toutes mes forces pendant plusieurs jours, et, voyant bien à quoi il tenoit le plus, qui étoit de n'avoir point de diocèse où la bienséance l'obligeât d'aller et de faire d'hasardeuses[1] absences, et qui, pis encore, pouvoit devenir une occasion toute naturelle de l'y envoyer et de l'y retenir, je lui proposai d'accepter Reims, de le garder un an ou dix-huit mois, puis de le remettre, dont il auroit mille bonnes raisons à alléguer : l'avoir pris par n'avoir pu résister au Roi et au Régent, le rendre après avoir, par l'acceptation, marqué son respect, sa déférence, son obéissance ; par ne pouvoir se résoudre, dans un âge avancé, de se charger du gouvernement d'un grand diocèse, moins encore de le faire gouverner par autrui ; que, par cet expédient si simple et si plausible, il évitoit tout ce qui l'empêchoit d'accepter, et conservoit un rang qui le mettoit à la tête des pairs, et qui, le chapeau lui venant, l'affranchissoit de toutes sortes d'embarras et de difficultés. J'eus beau étaler tout le bien-dire que je pus, tâcher à l'ébranler par la crainte que le[2] refus si opiniâtre d'une place si unique ne persuadât au Régent qu'il ne vouloit rien tenir de lui, et les conséquences et les suites qui en résultoient ; tout fut inutile. Il se tint ferme au refus entier, et me dit dévotement que sa conscience ne lui pouvoit permettre d'accepter Reims dans le dessein de le rendre, de n'y aller jamais, et de se revêtir seulement du rang de ce grand siége, qu'il n'auroit accepté que dans cette vue d'orgueil

1. Saint-Simon n'aspire pas l'*h* dans ce mot ; nos tomes XII, p. 277, XIV, p. 308, etc.

2. Les mots *que le* surchargent *du*.

et de vanité, et non d'y servir l'Église dans la conduite effective et sérieuse de cette portion du troupeau, qui étoit la seule voie canonique dans laquelle on dût marcher lorsqu'on acceptoit un évêché. L'hypocrite me paya de cette monnoie. C'est qu'il vouloit demeurer libre à l'égard de M. le duc d'Orléans, et qu'à l'égard de la préséance il méprisoit Reims, parce que, à la manière dont il avoit vu les ducs se conduire et être traités dans toute cette Régence, il les regardoit comme nuls ; que tôt ou tard il, seroient crossés[1] par Dubois, et céderoient à sa pourpres au pis aller à la sienne à lui dès que le Roi seroit le maître, dont M. le duc d'Orléans, quelque crédit qu'il conservât, lui feroit litière à son accoutumée. Ce combat, qui dura plus de quinze jours avant que M. le duc d'Orléans, à bout de voies[2], eût enfin admis son refus, fit l'entretien de tout le monde[3]. Un matin que j'en parlois avec regret à Mme de Saint-Simon, comme elle se coiffoit, car rien n'étoit alors si public, une femme de chambre qui s'appeloit Beaulieu[4], familière parce qu'elle étoit à elle depuis notre mariage, et qui avoit de l'esprit et du sens, prit tout d'un coup la parole. « Je ne m'en étonne pas, dit-elle ; il ne veut point de Reims ; il ne veut qu'être roi de France, et il le sera. » Quoique j'en pensasse bien quelque chose, le propos de cette fille nous surprit, et s'est enfin trouvé une prophétie.

Sagacité très singulière d'une femme de chambre.

Une résistance si invincible nous fit aisément comprendre que Fréjus ne vouloit rien de la main de M. le duc d'Orléans. Il le sentit comme moi, quoique Fréjus eût aussi d'autres raisons plus fortes. Je crus qu'il le

Fréjus accepte à grand peine l'abbaye de Saint-Étienne de Caen.

1. Tomes XXIII, p. 387, XXIX, p. 105, etc.

2. Locution de vénerie, déjà rencontrée dans le tome XIII, p. 83.

3. *Les Correspondants de Balleroy*, p. 356 et 361 ; *Buvat*, p. 295 ; *Journal de Barbier*, p. 165-166 ; les gazettes étrangères en parlèrent aussi : *Gazette de Leyde*, n° 82. Le récit des *Mémoires du maréchal de Villars*, tome IV, p. 203-205, est particulièrement curieux.

4. Nous n'avons aucun renseignement sur cette femme de chambre.

falloit pousser à bout là-dessus et lui donner la riche abbaye de Saint-Étienne de Caen, que la mort du cardinal de Mailly laissoit aussi vacante, et qui n'avoit point la raison de refus d'un diocèse à conduire, ni la bienséance d'y aller, ni la crainte d'y pouvoir être envoyé et retenu sous le spécieux prétexte du devoir épiscopal. M. le duc d'Orléans goûta tout aussitôt ce que je lui en représentai, et alla chez[1] le Roi, qui comme l'autre fois envoya chercher Fréjus. Le Roi lui annonça l'abbaye, et M. le duc d'Orléans ajouta que, n'y ayant là ni gouvernement d'âmes, ni personne à conduire, et point de résidence, il ne croyoit pas qu'il pût ni voulût refuser. Ce n'étoit pas le compte de Fréjus: il voulut l'honneur du refus. Quoiqu'il n'eût que très peu de bénéfices, il protesta qu'il en avoit assez, et se fit battre plusieurs jours, soit qu'en effet il ne voulût rien de M. le duc d'Orléans, bien sûr qu'après la Régence il recevroit du Roi tout ce qu'il voudroit, soit que, résolu de ne pas laisser échapper ce gros morceau, il voulût se faire honneur de cette momerie. Je me mis après lui comme j'avois fait pour Reims, non dans le même desir, parce qu'il n'y avoit plus d'intérêt général ni particulier à l'égard de cette abbaye, mais pour la curiosité de ce qu'il en arriveroit. Enfin, après avoir bien fait le béat et le réservé sur les biens d'Église, il eut la complaisance de se laisser forcer et même de laisser employer le nom du Roi à Rome pour le gratis entier, qu'il obtint aussitôt[2]. Il faut pourtant avouer qu'il ne fut jamais intéressé. Depuis, il a été longtemps à même de toutes choses; il n'a jamais pris aucun bénéfice, et il n'a pas paru qu'il se fût beaucoup récompensé d'ailleurs. Aussi, dans le plus haut point de la toute-puissance avec le cardinalat, son domestique, son équi-

Fréjus point avide de biens.

1. Avant *chez*, il a biffé un second *aussy tost*.

2. Les contemporains, en notant le don de l'abbaye et la demande du gratis des bulles, ne parlent point cette fois de résistance de la part de Fleury p. 364. : *Balleroy*,

page, sa table, ses meubles furent toujours au-dessous même de ceux d'un prélat médiocre[1].

Fréjus, parfaitement ingrat, empêche que Reims soit donné à Castries, archevêque d'Albi.

Achevons de suite ce qui regarde l'archevêché de Reims. J'étois fort des amis de Castries et [de] l'abbé son frère, l'un chevalier d'honneur de Mme la duchesse d'Orléans, l'autre qui avoit été premier aumônier de Mme la duchesse de Berry, que j'avois fait mettre dans le conseil de conscience, qui avoit été sacré archevêque de Tours par le cardinal de Noailles, et qui, sans y être allé, passa tout aussitôt à Albi, comme l'abbé d'Auvergne, qui eut Tours après lui, passa incontinent après à Vienne[2]. Les Castries[3], avec raison, desiroient passionnément Reims. Outre le rang et la décoration, l'extrême éloignement d'Albi et la proximité de Reims étoit un grand motif pour deux frères toujours infiniment unis, qui avoient passé toute leur vie ensemble, et qui se voyoient séparés dans un temps où l'âge et les infirmités de l'aîné et sa solitude domestique, ayant perdu sa femme et son fils unique[4], lui rendoient la présence de son frère plus nécessaire. Fréjus dès lors avoit saisi assez de part dans la distribution des grands bénéfices. La Constitution, la foiblesse, l'incurie de M. le duc d'Orléans lui en avoient frayé le chemin, de sorte que pour Reims il fallut compter avec l'un et l'autre. On a vu ici ailleurs, par occasions, qui étoit Fréjus, et qu'il devoit tout au cardinal Bonsy, qui étoit frère de la mère des Castries et qui les avoit toujours aimés et traités comme ses enfants[5]. Fréjus en avoit été témoin, leur avoit fait sa cour, en avoit été

1. Comparez ce qu'il a déjà dit à ce sujet dans le tome XXXIV, p. 315.

2. Voyez sur tout cela nos tomes XXXI, p. 11-12, XXXVI, p. 355-356 et 372, et XXXVII, p. 159-160.

3. Saint-Simon écrit tantôt *Castriès*, tantôt *Castries*, et quelquefois *Castres*.

4. On a vu ces morts aux tomes XXX, p. 164, et XXXIII, p. 149.

5. Tomes III, p. 327-330, et VI, p. 47-48 et 50.

recueilli, en avoit reçu des services importants et qui l'avoient sauvé de sa perte. Il avoit passé sa vie avec eux, souvent logé et défrayé chez eux, dans une intimité parfaite avec mêmes amis et même société à la cour. Il étoit donc bien naturel qu'il les servît en chose pour eux de tous points si desirable. Je me chargeai de M. le duc d'Orléans. Ils furent surpris de trouver en cette occasion leur ami un ministre prématuré qui se montra fort peu porté à les servir ; j'y trouvai aussi M. le duc d'Orléans fort peu disposé. Il n'y avoit rien à dire sur la conduite des Castries ; d'ailleurs le Régent n'y étoit ni difficile ni scrupuleux. Il m'alla chercher des difficultés sur la naissance, pour une place telle que Reims, et la proximité encore du sacre du Roi. J'y répondis par le collier de l'Ordre de leur père, par sa charge de lieutenant général de Languedoc et de gouverneur de Montpellier, par l'alliance de Mortemart[1]. Le débat fut souvent réitéré, et je dis à M. le duc d'Orléans que je m'étonnois fort qu'il fût plus délicat que moi pour Reims, lui qui l'étoit si peu pour ces sortes de choix, et je tâchai de lui faire honte de tant faire le difficile pour le frère d'un homme en charge principale chez Mme la duchesse d'Orléans depuis si longtemps, dont il avoit toujours été content, qui avoit épousé sa cousine germaine, si longtemps et morte sa dame d'atour, et cousine germaine fille du frère de Mme de Montespan, dont avec tant de raison elle se faisoit honneur. J'en dis tant que je vainquis la répugnance de M. le duc d'Orléans, qui me dit qu'il falloit gagner Fréjus, qui y étoit fort opposé. Je tâchai de lui faire honte de prendre une telle dépendance, et lui demandai s'il vouloit morceler sa régence et en abandonner une portion aussi considérable, aussi agréable, aussi importante que l'est la nomination des bénéfices. Peu à peu, je vins encore à bout de cette difficulté à toute reste[2], mais

1. Tome III, p. 328 et 330-331.
2. A la dernière extrémité : tome XX, p. 292.

en me recommandant toujours de tâcher de gagner Fréjus. Ce prélat, qui devoit, par ce qui a été dit, être le grand arc-boutant des Castries en cette occasion, se montra si contraire, que ni les Castries, ni moi, qui lui en parlai souvent et fortement, n'en pûmes jamais tirer une seule bonne parole, tellement que je me résolus à l'emporter de force, et malgré lui, de M. le duc d'Orléans. Je mis l'affaire au point où je l'a pouvois desirer ; mais mon départ s'approchoit[1], et les Castries, que j'avertissois à mesure que j'avançois, me dirent que sans mon départ ils tiendroient la chose faite, mais que ce départ la feroit manquer. Elle se fût faite en effet, au point où je la laisai, si j'avois pu demeurer davantage, et avoir le loisir d'achever de forcer M. le duc d'Orléans. Mais il fallut partir et laisser le champ libre à Fréjus, qui, dans sa rage de Constitution, écartoit Albi[2], ami du cardinal de Noailles, et vouloit s'attacher le cardinal de Rohan pour le chapeau, auquel il pensoit déjà beaucoup, et qui étoit à Rome, et au cardinal Dubois, à qui les Castries, droits et fort honnêtes gens, n'avoient point fait leur cour, lequel, pour entretenir les Rohans dans l'erreur de faire premier ministre le cardinal de Rohan à son retour de Rome[3], vouloit, de concert avec Fréjus, mettre l'abbé de Guémené[4] à Reims, comme ils firent bientôt après que je fus parti[5].

Abbé de Guémené archevêque de Reims.

1. Ci-après, p. 317.
2. C'est-à-dire, l'archevêque d'Albi.
3. Ci-dessus, p. 156.
4. Armand-Jules de Rohan : tome XXIII, p. 114.
5. « On croit que l'abbé de Rohan sera archevêque de Reims, » écrivait-on à Mme de Balleroy (p. 378) dès le 28 novembre. Il était alors à Rome, où il avait accompagné le cardinal de Rohan (*Gazette*, p. 637). Mais ce fut seulement le 30 mai 1722 que la *Gazette* annonça sa nomination (p. 276) ; Saint-Simon était alors revenu d'Espagne. Il fut préconisé dans le consistoire du 6 juillet et sacré le 23 août dans l'église du Noviciat des Jésuites à Paris (*ibidem*, p. 390 et 432) ; voyez la suite des *Mémoires*, tome XVIII de 1873, p. 445.

Retraite et caractère du duc de Brancas. [*Add. StS. 1693*]

Poursuivons le peu qui reste à dire de cette année pour ne point interrompre ce qui regarde mon ambassade. Il a été quelquefois mention ici du duc de Brancas, et de la façon dont il étoit avec M. le duc d'Orléans, qui s'amusoit fort de ses saillies, et qui l'avoit presque toujours à ses soupers[1]. C'étoit un homme d'une imagination vive, singulière, plaisante, plein de traits auxquels on ne pouvoit s'attendre, qui avoit sacrifié sa fortune à ses plaisirs et à une vie obscure, pauvre d'ailleurs et fort intéressé, tout à fait incapable de rien de sérieux, en quoi il se faisoit justice lui-même, et n'étoit pas sans esprit. Au travers de ses débauches, il avoit eu de fois à autre de foibles retours qui n'avoient eu aucune suite. Enfin Dieu le toucha. Il s'adressa fort secrètement au P. de la Tour, général de l'Oratoire, grand et sage directeur, dont il a été parlé ici quelquefois[2], qui jugea qu'il avoit besoin d'une forte pénitence et d'une entière séparation du monde. Il l'y résolut, et se chargea de lui choisir et de lui préparer une retraite. Pendant tout le temps de ce commerce secret, le duc de Brancas avoit quitté ses débauches, mais conservé tout l'extérieur de sa vie, et soupoit tous les soirs avec M. le duc d'Orléans et ses roués, avec sa gaieté ordinaire. Au commencement d'octobre, il disparut tout d'un coup, ayant soupé la veille avec M. le duc d'Orléans, sans qu'il eût paru en lui aucun changement, et on sut quelques jours après qu'il étoit allé se retirer dans l'abbaye du Bec en Normandie, où sont des bénédictins de la congrégation de Saint-Maur[3]. M. le duc d'Orléans, également surpris et

1. Tomes XXIX, p. 384, et XXX, p. 199-200 et 205-206, où a été donné un portrait assez développé.

2. Tomes VII, p. 85-86, XII, p. 407-410, XVII, p. 135-138, etc. Dans le public, on lui adjoignait pour cette conversion le P. de Sainte-Marthe, bénédictin de Saint-Germain-des-Prés.

3. M. de Caumartin de Boissy écrit de curieux détails sur cette retraite dans une lettre du 30 septembre à la marquise de Balleroy (p. 359-360). La *Gazette de Leyde* jugea l'événement assez singulier pour en entretenir ses lecteurs (nº 82).

fâché de sa retraite, espéra en sa légèreté, et lui écrivit une lettre tendre et pressante pour le faire revenir[1]. Le duc de Brancas lui fit une réponse d'abord plaisante, puis sérieuse, sage et ferme, édifiante et belle, qui ôta toute espérance de retour. Il y passa fort saintement plusieurs années[2]; plût à Dieu qu'il y eût persévéré jusqu'à la fin[3] !

Il y eut plusieurs morts : l'abbé de Camps[4], qui fit une Mort,

1. Voyez l'anecdote racontée dans les *Mémoires du marquis d'Argenson,* édition Rathery, tome I, p. 48-49. M. de Balleroy, quand il retournait en Normandie, s'arrêtait au Bec pour le voir (*Les Correspondants de Balleroy,* tome II, p. 443-447 ; il y a dans le même ouvrage, p. 505-506, une lettre que le duc écrivit au même Balleroy en décembre 1722).

2. Buvat a inséré dans son *Journal,* tome II, p. 464-465, une lettre pieuse que M. de Brancas adressa au prince de Monaco à l'occasion de la mort du Régent. Buvat croit à tort qu'il était alors aux Camaldules de Grosbois.

3. Saint-Simon ne reparlera plus dans les *Mémoires* du duc de Brancas ; dans l'Addition indiquée ci-dessus, écrite vers 1735-1736, il fait allusion à son départ du Bec. M. de Brancas, ayant perdu sa femme en août 1731, quitta sa retraite et vint, dès le mois d'octobre, habiter rue d'Enfer à l'Institution de l'Oratoire. On prétendit dès lors qu'il songeait à se remarier, et l'on citait comme candidates à la dignité de duchesse Mme de Rupelmonde ou Mme de Parabère, l'ancienne maîtresse du Régent. Il finit en 1738 par épouser, malgré l'opposition de sa famille et contre la volonté du Roi, la veuve du comte de Clermont-Gallerande, née de Villers d'O ; mais il mourut le 24 janvier 1739, avant que sa nouvelle épouse ait pu obtenir les honneurs de duchesse (*Mémoires de Luynes,* tome II, p. 19-22, 25, 26 et 332 ; lettre de Mme de Simiane dans les *Lettres de Mme de Sévigné,* tome XI, p. 88). Son cœur fut apporté dans l'église abbatiale du Bec, ainsi que le constate une inscription placée aujourd'hui dans l'église paroissiale de cette commune.

4. François, abbé de Camps, né à Amiens le 31 janvier 1643, mourut à Paris le 15 août 1723. Saint-Simon anticipe sur cette mort parce qu'il lit dans la *Gazette d'Amsterdam,* n° LXXXII : « L'abbé des Champs (*sic*), nommé à l'évêché de Pamiers, est pareillement décédé, » ce qui était faux, mais ne fut pas rectifié. Il notera d'ailleurs sa mort en 1723 (suite des *Mémoires,* tome XIX de 1873, p. 132), sans se rappeler qu'il l'a déjà annoncée.

fortune et caractère de l'abbé de Camps. [Add. SᵗS. 1694] [Add. SᵗS. 1695]

fortune singulière, et qui fut quelque peu de temps une sorte de personnage[1]. Il étoit d'Amiens, fils d'un quincaillier et cabaretier, fut amené à Paris fort jeune, et mis à servir les messes aux Jacobins du faubourg Saint-Germain. Le P. Serroni, du même ordre[2], qui avoit gagné l'évêché d'Orange à être le conducteur du P. Mazarin, archevêque d'Aix, cardinal et frère fort imbécile du fameux cardinal Mazarin[3], se trouva à Paris logé dans ce

1. Saint-Simon va se servir de l'article du *Moréri*. Il y a une vie manuscrite très complète de l'abbé de Camps dans le ms. Clairambault 290, p. 149-283, et M. de la Roncière a donné une bonne notice sur lui en tête du catalogue de sa collection à la Bibliothèque nationale : *Revue des bibliothèques*, 1896.

2. Hyacinthe Serroni, né à Rome le 30 août 1617, entra dans l'ordre des Dominicains et fut pris par Michel Mazarin dès 1643 pour l'aider dans ses fonctions de maître du sacré palais. En 1645, il accompagna en France son maître nommé à l'archevêché d'Aix, et obtint l'évêché d'Orange (juin 1647). Peu après, il reçut une commission d'intendant de la marine à Toulon, et en 1648 une autre d'intendant à l'armée du prince de Conti et de visiteur général en Catalogne, Roussillon et Cerdagne. Nommé avec M. de Marca commissaire pour le règlement des limites entre la France et l'Espagne (26 novembre 1659 ; instructions du 18 décembre dans le registre O¹ 12, fol. 178 v°), il prit une part active au traité des Pyrénées. Il en fut récompensé par la charge de premier aumônier de la reine-mère, puis par l'évêché de Mende (mars 1661). Le Roi lui donna l'abbaye de la Chaise-Dieu en 1672, et le transféra en août 1676 au siège d'Albi, qui fut, deux ans après, érigé en archevêché. Il mourut le 7 janvier 1687 et fut inhumé aux Jacobins du faubourg Saint-Germain. Son protégé l'abbé de Camps publia alors un éloge nécrologique. Rigaud avait fait son portrait en 1685, et il y en a un autre gravé par Étienne Picart.

3. Michel Mazarin, né en 1607, entra dans l'ordre des Dominicains et y professa la philosophie et la théologie ; en octobre 1642, le chapitre de l'ordre tenu à Gênes l'élut pour général ; mais, devant l'opposition de l'Espagne, il démissionna aussitôt, et le pape lui donna en janvier 1643 la charge de maître du sacré palais. Nommé par son frère archevêque d'Aix en 1645, il fut compris dans la promotion cardinalice du 10 juillet de la même année, avec le titre de Sainte-Cécile. En 1648, il fut nommé vice-roi de Catalogne (pouvoirs du 28 mars, dans le ms. Franç. 4177, fol. 144) ; mais, ayant fait peu après un voyage à Rome, il y mourut le 30 août de la même année. G. de Mun a publié

couvent. Devenu évêque de Mende, il prit ce petit garçon, qui lui avoit plu[1], le tint quelque temps clerc chez un notaire, en fit après un sous-secrétaire, et enfin son secrétaire. Il s'en servit en beaucoup d'affaires avec succès. Il lui donna et lui fit donner des bénéfices[2], le fit députer à une assemblée du clergé[3], où il montra beaucoup d'esprit et de capacité. Serroni, toujours en crédit et en considération, et pour lequel Albi, qu'on lui avoit donné, fut érigé en archevêché[4], le fit coadjuteur de Glandèves[5], et bientôt après nommer à l'évêché de Pamiers[6]. C'étoit au temps de l'affaire de la régale, en faveur de laquelle de Camps[7] écrivit fortement[8], et s'y intrigua tellement que, lorsque cette affaire fut terminée, Rome ne put jamais se résoudre à lui donner les bulles de Pamiers, et que le

une bonne notice sur lui dans la *Revue d'histoire diplomatique*, 1904, p. 497-530. Si ses capacités n'égalaient pas celles de son frère, il était loin d'être « fort imbécile ».

1. « De plus d'une façon, » a-t-il dit dans l'Addition ci-contre. Dans le Chansonnier, ms. Franç. 12620, p. 415-416, il y a une longue note biographique sur les débuts de l'abbé de Camps, où l'on donne une origine immorale à sa faveur auprès de Serroni; voyez aussi le ms. 721 de la Bibliothèque Sainte-Geneviève.

2. Il eut le prieuré de Florac, celui de Saint-Marcel au diocèse de Cahors, la charge de vicaire général d'Albi en 1678.

3. La fameuse assemblée de 1682.

4. La bulle d'Innocent XI du 3 octobre 1678 qui érigea Albi en archevêché, avec les évêchés de Rodez, Mende, Castres, Cahors et Vabres pour suffragants, est dans le tome Ier de la *Gallia christiana*.

5. C'est en avril 1682 que l'évêque, Léon Bacoue, l'obtint comme coadjuteur. Le petit évêché de Glandèves, en Provence, suffragant d'Embrun, ne comprenait que cinquante-six paroisses et rapportait dix mille livres.

6. Il fut nommé à cet évêché le 12 novembre 1685. — L'abbaye de Saint-Antonin de Pamiers fut érigée en 1296 comme évêché suffragant de Toulouse; le diocèse comptait cent trois paroisses et valait vingt-cinq mille livres à son titulaire.

7. Les mots *de Camps* sont en interligne, et, plus loin, *à luy donner* corrige *de donner à l'abbé de Camps.*

8. Le P. Lelong ne cite de lui que des « Remarques sur le traité de M. Audoul touchant la régale », qui sont restées manuscrites.

Roi eut la complaisance de retirer sa nomination[1], et d'en faire une autre[2]. Il l'en dédommagea par l'abbaye de Signy, en Champagne, de plus de quarante mille livres de rente[3], outre les bénéfices qu'il avoit. Il s'acquit une grande connoissance des médailles et de l'histoire, et a beaucoup écrit sur celle de France, qu'il a fort éclaircie[4]. Il ne fut pas content, avec raison, de celle que le P. Daniel, jésuite, publia vers la fin du dernier règne, et de laquelle j'ai parlé ici en son temps[5]. Le P. Daniel le trouva mauvais; ils écrivirent l'un contre l'autre, et l'auteur mercenaire et menteur fut battu par l'abbé qui aimoit la vérité[6]. Il savoit en effet beaucoup, avec de l'esprit et du jugement, de la vivacité et quelquefois de l'âcreté. Il passa sa longue vie de quatre-vingt-deux ans à Paris, la plupart du temps dans sa belle bibliothèque[7], à travailler et à étudier; voyoit bonne compagnie, force savants aussi[8], et se faisoit honneur de son

1. L'abbé de Camps administra le diocèse de Pamiers comme vicaire capitulaire de 1686 à 1693.

2. Le Roi nomma le 7 septembre 1693 Jean-Baptiste de Verthamon, qui ne mourut que le 20 mars 1735, à quatre-vingt-dix ans.

3. Cette abbaye du diocèse de Reims appartenait à l'ordre de Cîteaux et avait été fondée par saint Bernard en 1134; au dix-huitième siècle, la commission des Réguliers n'en évaluait le revenu qu'à vingt-six mille livres; le *Dictionnaire* d'Expilly dit cinquante mille.

4. La liste des ouvrages de l'abbé de Camps forme deux colonnes in-folio dans la table de la *Bibliothèque* du P. Lelong.

5. Tome XXIV, p. 1-5.

6. C'est dans le *Mercure*, entre 1719 et 1723, que parurent de nombreux articles de controverse échangés entre les deux savants.

7. La bibliothèque de l'abbé fut acquise après sa mort par le marquis de Beringhen, et, après diverses vicissitudes, entra presque entière à la Bibliothèque impériale en 1815. Ses manuscrits forment aujourd'hui les numéros 7329 à 7455 des Nouvelles acquisitions françaises. Lui-même avait donné en 1722 au Dépôt de la guerre ses documents relatifs à l'armée. Sa correspondance, de 1698 à 1717, est conservée dans le ms. Franç. 5895.

8. Il était en relations avec Mabillon, le P. le Cointe, Ducange, dont il acheta en 1692 une partie des papiers. Il s'occupa surtout de

bien, mais avec mesure et sagesse[1], estimé et considéré, bien reçu partout. Il alloit assez souvent faire sa cour au feu Roi, et il n'y alloit presque jamais sans que le Roi lui parlât et lui témoignât bienveillance[2]. Il passa toute sa vie jusqu'au bout dans une santé parfaite de corps et d'esprit[3].

L'évêque-duc de Laon, dans son diocèse, médiocrement vieux[4]. Il étoit Clermont-Chaste, fort du monde, et toutefois bon évêque, assez résident et appliqué au gouvernement de son diocèse. Il étoit frère du chevalier de Clermont, perdu pour l'affaire de Mme la princesse de Conti et de Mlle Choin, dont il [a] été ici amplement parlé en son temps[5], et qui, après un long exil en Dauphiné, obtint de l'être à Laon, d'où M. le duc d'Orléans le tira à la mort

de l'évêque-duc de Laon Clermont-Chaste ; ses deux premiers successeurs.

former des recueils de copies de pièces historiques classées par règnes et par province (voyez le tome III du *Catalogue des Nouvelles acquisitions françaises*).

1. Il habitait rue de Grenelle dans une maison qu'il avait achetée en 1694 de la succession de la Vauguyon. Par acte du 10 février 1708 (reg. Y 282, fol. 24 v°), il la donna à Marie-Renée Denison, sa petite-nièce, qui demeurait avec lui, avec tous les « meubles, tableaux, bijoux, cabinet de médailles, vaisselle d'argent et d'étain, linge de table et draps », plus cinquante mille livres à prendre après sa mort sur sa succession, en se réservant sa vie durant la jouissance de l'appartement qu'il occupait au rez-de-chaussée sur le jardin, avec logement pour ses gens, écurie, remise de carrosse et grenier. Le 27 janvier précédent, il avait constitué une rente viagère de trois cents livres en faveur de Françoise Denison, sa filleule, novice aux Cordelières de la rue de Lourcine (Y 281, fol. 269 v°).

2. Il avait l'habitude d'offrir chaque année au Roi des « étrennes », qui consistaient en médailles rares ou en manuscrits précieux (Delisle, *Le Cabinet des manuscrits*, tome I, p. 321). En 1699, il présenta un projet pour faire rentrer en France les protestants distingués et de mérite (reg. O[1] 43, fol. 80 et 86 ; article de Ch. Read dans le *Bulletin de la Société du protestantisme*, 1892, p. 115).

3. Son portrait gravé d'après une peinture de Rigaud est à la Bibliothèque nationale, Da 62, fol. 81.

4. Louis-Anne de Clermont-Chaste : tome IX, p. 10. Il mourut le 5 octobre (*Gazette*, p. 508); il avait soixante et un ans.

5. Tome II, p. 183-191.

du Roi, et lui donna depuis ses cent-suisses[1]; c'étoit un très honnête homme et galant homme. Il a été suffisamment parlé de cet évêque de Laon en différents endroits[2]. Il s'étoit dignement et sagement signalé au commencement de l'affaire de la Constitution; mais le pauvre homme n'eut pas le courage d'essuyer la pauvreté dont il fut menacé. D'ailleurs bon homme et honnête homme, et fort estimé jusqu'à cette chute; lui-même en fut si honteux qu'il ne reparut presque plus depuis, et demeura presque toujours dans son diocèse, où il fut fort regretté. Il eut pour successeur l'opprobre non-seulement de l'épiscopat, mais de la nature humaine, et pleinement connu pour tel quand il fut nommé[3]. Il continua et augmenta dans l'épiscopat les horreurs de sa vie, qui, quoique assez courte, ne fut que trop longue. Je n'en dirai pas davantage sur un si infâme sujet[4]. Toutefois il faut observer qu'il ne fut pas successeur immédiat. Il avoit acheté à deniers comptants un autre évêché d'un évêque qui se démit[5], et il passa tôt après à Laon, que M. le duc d'Orléans avoit donné, après M. de Clermont-Chaste, à un bâtard fort bien fait, et qui en a fait depuis grand usage, qu'il avoit eu de la comédienne Florence, et qu'il n'a jamais reconnu[6], que les jésuites élevèrent et gouver-

1. En 1719 : tome XXXVI, p. 248.

2. Voyez nos tomes XI, p. 368-369, XXI, p. 65-66 et 204-205, XXIX, p. 208-209, etc.

3. Il veut parler de l'abbé Étienne-Joseph de la Fare (tome XXIII, p. 76).

4. Il reviendra plus longuement sur lui au moment de sa nomination en 1723 (suite des *Mémoires*, tome XIX de 1873, p. 156-157).

5. L'évêché de Viviers que quittait M. de Ratabon : tome XXIII, p. 356.

6. Charles, abbé de Saint-Albin. Dès le mois de juillet de la présente année, le Régent avait obtenu de l'évêque de Laon de prendre ce jeune homme comme coadjuteur, et il avait écrit à ce sujet le 24 juillet au cardinal de Rohan à Rome une lettre qu'on trouvera aux Additions et Corrections. Le pape, considérant que Clément XI avait déjà en 1704 autorisé l'abbé à prendre la tonsure, ne fit pas de diffi-

nèrent, et n'en firent pourtant qu'un parfait ignorant. Il fit au sacre les fonctions de son siége[1]; mais, quand il voulut se faire recevoir au Parlement, il fut arrêté tout court sur ce qu'il n'avoit point de nom, et ne pouvoit montrer ni père ni mère[2]. Cet embarras le fit passer à l'archevêché de Cambray, à la mort du cardinal Dubois[3],

culté et lui accorda les dispenses nécessaires pour être pourvu de bénéfices et d'évêchés, quoique né hors mariage d'un père marié et d'une mère libre (les deux bulles furent enregistrées au Parlement le 23 avril 1722 : reg. X[1A]8726, fol. 155-168). L'abbé de Saint-Albin fut immédiatement pourvu de la coadjutorerie (*Mercure* d'octobre 1721, p. 8-9), et succéda de plein droit à M. de Clermont lorsque celui-c mourut quelques jours plus tard ; il ne fut sacré que le 26 avril 1722.

1. L'abbé de Saint-Albin assista en effet au sacre de Louis XV comme duc-pair de Laon, mais ne semble pas y avoir fait de fonction quelconque. Saint-Simon ne parlera pas de lui lorsqu'il racontera cette cérémonie.

2. Il ne semble pas que le Parlement ait été saisi officiellement ; mais l'abbé dut être « arrêté tout court » dès les premières démarches. Suivant *Barbier* (tome I, p. 302), corroboré par *Mathieu Marais* (tome III, p. 36) et les *Mémoires de Maurepas* (tome I, p. 107-108), il aurait été baptisé à Saint-Eustache dès sa naissance comme fils de Ponce Coche, valet de chambre du duc d'Orléans, et de sa femme. Or il était établi que Mme Coche n'avait pas d'enfant et que son prétendu fils n'avait porté ni pris dans aucun acte le nom de Coche. D'autre part, d'une communication faite naguère par l'abbé Esnault à M. de Boislisle, il résulte que, en 1704, M. de Tressan, ancien aumônier du duc d'Orléans et alors évêque du Mans, aurait renouvelé à l'enfant les cérémonies du baptême, le 9 août, dans la chapelle de son palais épiscopal ; nous donnerons le texte de cet acte, plus loin, appendice VI. Dussieux (*Généalogie de la maison de Bourbon*) s'est trompé en disant qu'il avait été légitimé et que les lettres avaient été enregistrées au Parlement le 26 juillet 1706 ; il a confondu avec la légitimation du chevalier d'Orléans. Honoré Bonhomme possédait dans sa bibliothèque un dossier important sur l'abbé de Saint-Albin, dans lequel on voit que la duchesse d'Orléans et la duchesse de Bourbon l'autorisèrent à prendre les armes et la livrée d'Orléans (*Catalogue de vente*, du 7 novembre 1876). On trouvera aussi diverses pièces sur sa naissance dans le ms. Clairambault 1221, fol. 158.

3. Saint-Simon, après avoir écrit *du* à la fin de la page 2573 de son manuscrit, a omis de finir le mot en commençant la page 2574.

avec un brevet de continuation de rang et d'honneurs d'évêque-duc de Laon[1], et ce monstre dont je viens de parler lui succéda à Laon.

Mort et caractère de l'archevêque de Rouen Bezons; son successeur;

Trois jours après Monsieur de Laon Clermont-Chaste, mourut à Gaillon l'archevêque de Rouen, frère du maréchal de Bezons[2], qui avoit été évêque d'Aire, puis archevêque de Bordeaux, et adoré dans tous ses diocèses; il a été souvent parlé de lui ici à plusieurs occasions[3]. C'étoit l'homme du clergé qui en savoit mieux les affaires, et il entendoit très bien à en manier d'autres[4]. Sous une écorce rustre il n'en avoit rien; il étoit doux, poli, respectueux, point enflé de sa fortune, de son esprit, de sa capacité, et il en avoit beaucoup; bon, doux, obligeant, sage et gai, de fort bonne compagnie, mesuré partout, bon évêque, et entendant mieux qu'aucun le gouvernement d'un diocèse. Il fut toujours estimé et considéré; aussi ne vouloit-il déplaire à personne, et son défaut étoit un peu de patelinage[5], et grand peur de se mettre mal avec les gens en place et de crédit. M. le duc d'Orléans, qui aimoit les deux frères, dont l'union étoit intime, l'avoit fait passer dans le conseil de régence, comme on a vu, à la chute de celui de conscience, dont il étoit. Son âge n'étoit pas extrêmement avancé. Tressan, évêque de Nantes, qui avoit sacré Dubois, fut son successeur[6].

1. Voyez la suite des *Mémoires*, tome XIX de 1873. p. 155.

2. Il mourut le 8 octobre, à soixante-cinq ans (*Gazette*, p. 508). Sa lettre de faire-part est à la fin du registre U 364.

3. En dernier lieu, lorqu'il entra au conseil de régence (tome XXXVI, p. 359). — Les mots *de luy*, oubliés, ont été ajoutés à la fin de la ligne.

4. Comparez le portrait déjà fait de lui dans le tome XXIX, p. 60-61.

5. Mot que donnait l'*Académie* en 1718 avec cette définition : « Manière insinuante et artificieuse d'un patelin. »

6. Cette phrase a été ajoutée après coup à la fin du paragraphe et sur la marge, quand Saint-Simon a trouvé dans la *Gazette* de 1723, p. 505, la nomination de M. de Tressan à Rouen dans la promotion du 17 octobre.

Le maréchal de Berwick perdit en même temps son fils, le duc de Fitz-James, à dix-neuf ans, qu'il avoit marié à la fille aînée du duc de Duras[1]. Elle n'en eut[2] point d'enfants, et se remaria depuis au duc d'Aumont[3].

du duc de Fitz-James;

Mlle de la Rochefoucauld à quatre-vingt-quatre ans[4]: elle étoit sœur du duc de la Rochefoucauld, qui toute sa vie avoit eu tant de part à la faveur du feu Roi. Elle avoit passé toute sa vie fille dans l'hôtel de la Rochefoucauld[5], fort considérée dans le monde et dans sa famille, toujours très vertueuse, et très peu de bien. Du côté de l'esprit, elle tenoit tout de son père[6].

de Mlle de la Rochefoucauld;

La vicomtesse de Polignac, qui étoit sœur du feu comte du Roure[7]. Son mari et son frère étoient chevaliers de l'Ordre[8], et elle étoit mère du cardinal de Polignac. C'étoit

de Mme de Polignac, mère du cardinal; [*Add. St-S. 1696*]

1. Jacques, duc de Fitz-James, et Victoire-Félicité de Duras : tome XIV, p. 408 et 434, note 1. Il mourut le 13 octobre (*Gazette*, p. 532).

2. Il avait d'abord écrit *elle n'en a*.

3. Louis-Marie-Augustin : tome XXIII, p. 274.

4. Henriette de la Rochefoucauld, qu'on appela d'abord Mlle de Marcillac : tome XI, p. 125, note 7. Elle mourut le 3 novembre (*Gazette*, p. 568). C'était la seconde et la seule survivante des trois sœurs non mariées du duc François VII, « qui moururent sybilles dans un coin de l'hôtel de la Rochefoucauld où on les avoit reléguées » (tome XXIII, p. 228).

5. Rue de Seine : tome V, p. 86.

6. Le duc François VI, qui, « sans approcher de la cour, faisoit à Paris les délices de l'esprit et de la compagnie la plus choisie » (tome XVII, p. 331).

7. Jacqueline de Grimoard de Beauvoir (tome XXXVII, p. 227), sœur de Louis-Pierre-Scipion, comte du Roure (tome II, p. 136), qui ne mourut qu'après elle, en 1733, épousa le vicomte de Polignac (note suivante) le 17 janvier 1658 et mourut le 7 novembre 1721 (*Gazette*, p. 568); elle fut inhumée à Saint-Sulpice. Elle avait été malade à l'extrémité en juin 1720 (*Dangeau*, tome XVIII, p. 298).

8. Louis-Armand, vicomte de Polignac (tome XXXVII, p. 277), fut fait chevalier du Saint-Esprit dans la promotion de 1661, et était mort le 3 septembre 1692. Mais ce n'était pas le frère, mais le père de sa femme qui fit partie de la même promotion. Ce vicomte de Poli-

une grand femme, qui avoit été belle et bien faite, sentant fort sa grand dame, qu'elle étoit, fort dans le grand monde dans son temps ; beaucoup d'esprit, encore plus d'intrigue, fort mêlée avec la comtesse de Soissons et Mme de Bouillon dans l'affaire de la Voisin, dont elle eut grand peine à se tirer, et en fut exilée au Puy et en Languedoc, d'où elle ne revint qu'après la mort du Roi[1]. Elle avoit quatre-vingts ans.

de Prior à Londres.

Prior mourut en même temps à Londres[2], en disgrâce et en obscurité, après avoir échappé pis, si connu pour avoir apporté à Paris les préliminaires de la paix d'Utrecht, longtemps chargé des affaires d'Angleterre à Paris, et dans l'intime secret des ministres qui gouvernoient sous la reine Anne, qui furent recherchés après sa mort avec tant de fureur, et que Prior, arrêté et menacé des supplices, trahit complètement pour se sauver[3]. Il ne mena

gnac avait épousé en premières noces Suzanne des Serpens, et en secondes Isabelle de la Baume ; Mlle du Roure fut sa troisième femme.

1. Elle fut en effet accusée d'avoir cherché à empoisonner son mari et d'avoir recouru aux artifices des sorciers pour supplanter Mlle de la Vallière auprès du Roi (Ravaisson, *Archives de la Bastille*, tome VI, p. 7, 32, 92, 98-100, 104-106, 129, 132, 385 ; *Lettres de Mme de Sévigné*, tome VI, p. 247 ; *Souvenirs de Mme de Caylus*, édition Michaud et Poujoulat, p. 497 ; J. Lair, *Louise de la Vallière* (1881), p. 153, et les ouvrages de Pierre Clément sur *Mme de Montespan* et de Funck-Brentano sur l'*Affaire des poisons*). Elle se sauva au Puy ; le 30 janvier 1680 la maréchaussée alla pour l'y arrêter dans la maison de son mari comme « accusée de quelque complot et assemblée à Paris avec grand nombre d'autres dames, et de certaines drôleries où S. M. se trouve offensée et qui ne sont pas à dire sur le papier » (Notes du curé de sa terre de Polignac) ; on ne l'y trouva pas, et on laissa tomber l'affaire. A la fin de 1685, elle crut pouvoir revenir à Paris ; mais le Roi lui fit dire par Seignelay de retourner au lieu de son exil (*Dangeau*, tome I, p. 305 ; *Archives de la Bastille*, tome VII, p. 129-131).

2. Mathieu Prior : tome XXV, p. 99. Il mourut le 26 septembre (*Gazette*, p. 507) et fut inhumé à Westminster (*Gazette d'Amsterdam*, n° LXXXI ; *Gazette de Leyde*, n°s 81 et 82).

3. Notre tome XXVI, p. 186.

depuis qu'une vie misérable, obscure, méprisée de tous les partis. C'étoit un homme extrêmement capable, savant d'ailleurs, d'infiniment d'esprit, de bonne chère et de fort bonne compagnie[1].

Raisons qui terminent les longs troubles du Nord.

Il y avoit longtemps que les alliés du Nord, las de cette longue guerre, et jaloux respectivement[2], se démanchoient[3] les uns après les autres, et chacun, dans la crainte de l'augmentation de la puissance déjà trop formidable de la Russie prête d'envahir la Suède, s'étoit contenté de ce qu'il en avoit pu tirer, et avoit cessé la diversion. Le Czar avoit des raisons domestiques de finir cette guerre, et s'y portoit d'autant plus volontiers qu'il la pouvoit terminer à son mot et donner la loi à la Suède. Les plénipotentiaires russiens et suédois[4], assemblés à Nystad en Finlande[5], y conclurent la paix telle que la Suède la put obtenir dans l'état de ruine et de dernier abattement où le règne de son dernier roi l'avoit mise, et que la continuation de la guerre contre tant d'ennemis acharnés à profiter de ses dépouilles avoit consommée[6]. C'est cette paix qui a si tristement mis la Suède dans l'état stable où elle est demeurée depuis, et duquel il n'y a pas d'apparence qu'elle se puisse relever sans des révolutions qu'on ne sauroit attendre. C'est aussi ce qui m'engage

1. Le prince Emmanuel de Broglie (*Bernard de Montfaucon*, tome I, p. 137-139) a publié une lettre que Prior adressa en 1721 à ce bénédictin.

2. Cet adverbe a été mis en interligne au-dessus de *les uns des autres*, biffé.

3. Il a déjà employé ce verbe lorsqu'il a annoncé en 1719 la paix de l'Angleterre avec la Suède (tome XXXVI, p. 298).

4. Pour la Russie, le comte Jacob-Daniel Bruce, aide-de-camp du Czar et président des collèges des minéraux et des manufactures, et Henri-Jean-Joseph Osterman, conseiller privé; pour la Suède, Jean Lilienstedt, conseiller du roi, et le baron Otto-Reinhold Stroemfeld, intendant des mines de cuivre.

5. Port sur le golfe de Bothnie, au nord d'Abo. Saint-Simon écrit *Nystadt* et *Nydstat*.

6. Ce participe est bien au féminin, se rapportant à *ruine*.

à la donner ici. La mort de Charles XII avoit rendu l'autorité première aux États et au sénat, et la couronne élective, et totalement énervé l'autorité de leurs rois, dont les deux derniers avoient fait un si funeste usage, et réglé le dedans de manière à ne plus retomber dans ces malheurs[1]. Voici comment la paix de Nystad en régla le dehors déjà si affoibli par la perte des duchés de Bremen et de Verden, envahis sans retour par la maison d'Hanovre[2], et par le peu que le Danemark et le Brandebourg en avoient su tirer. Je ne parlerai ici que des articles principaux de cette paix entre la Russie et la Suède, qui termina entièrement cette longue et cruelle guerre du Nord[3].

Paix de Nystad entre la Russie et la Suède.

La Suède céda à la Russie la Livonie, l'Esthonie, l'Ingrie[4], une partie de la Carélie et du district de Wiborg[5], les îles d'Œsel, d'Ago, de Moen, et quelques autres[6]. Le Czar rendit la Finlande, excepté une petite partie fixée et dénommée[7], et s'obligea de payer à la Suède dans les termes convenus deux millions de risdales[8], d'évacuer la

1. Tome XXXVI, p. 95-96.

2. Tomes XXIX, p. 268, XXX, p. 15 et 279, etc.

3. Saint-Simon va reproduire le résumé du traité donné dans l'Extraordinaire LXXXVII de la *Gazette d'Amsterdam*. Le texte officiel est dans le *Corps universel diplomatique* de Du Mont, tome VIII, deuxième partie, p. 36-39. Il fut signé le 30 août.

4. L'Ingrie ou Ingermanie (c'est ce dernier nom qui est inscrit au traité) est la province de l'empire russe dont Saint-Pétersbourg est la capitale.

5. La Carélie est une province de Finlande bornée au Sud et à l'Ouest par le fond du golfe, sur lequel se trouve Wiborg (Saint-Simon écrit *Wibourg*), et par le lac Ladoga, où est la seconde ville du pays, Kexholm.

6. Les îles d'Œsel, de Dago et de Moen ou Mohn ferment le golfe de Riga ; Saint-Simon écrit *Osel, Agoë* et *Moën*.

7. La partie de la Carélie dont il est parlé plus haut.

8. La risdale ou rixdale était une monnaie suédoise et danoise, qui se frappait aussi en Allemagne sous le nom de reichdale ou reichsthaler : elle valait environ un écu français de trois livres. Le texte

Finlande un mois après l'échange des ratifications, de permettre aux Suédois d'acheter tous les ans pour cinquante mille roubles de grains dans les ports de Riga, Revel et Wiborg, excepté dans les années de disette, ou lorsqu'il y aura des raisons importantes d'empêcher le transport des grains, et de ne payer aucun droit de sortie de ces grains ; le renvoi de part et d'autre des prisonniers sans rançon, mais qui seront tenus de payer les dettes qu'ils auront faites ; que les habitants de la Livonie, de l'Esthonie et de l'île d'Œsel jouiront de tous les priviléges qu'ils avoient sous la Suède ; que l'exercice de la religion y sera libre, mais que la grecque y sera tolérée ; que les fonds de terre y demeureront à ceux qui en prouveront la possession légitime ; que les biens confisqués pendant la guerre seront rendus à leurs propriétaires, mais sans restitution de fruits et de revenus ; que les gentilshommes et autres habitants des provinces cédées pourront prêter serment de fidélité au Czar sans que cela les empêche de servir ailleurs ; que ceux qui refuseront de le prêter auront trois ans pour vendre leurs biens, en remboursant les hypothèques dont ils se trouveront chargés ; que les contributions de la Finlande cesseront du jour de la signature du traité, mais que la province fournira des vivres aux troupes du Czar jusqu'à ce qu'elles soient sur la frontière, et les chevaux nécessaires pour emmener tout le canon ; que les prisonniers seront libres de demeurer au service du prince dans les États duquel ils seront détenus. Le Czar promet de ne se mêler en aucune manière des affaires domestiques de la Suède (cet article déroge formellement au précédent traité d'Abo, où le Czar se fit garant qu'il ne pourroit être rien changé en Suède à ce qui y fut établi pour la forme du gouvernement après la mort de Charles XII[1]) ; que, dans le règlement

du traité dit « deux millions d'écus » ; le terme de rixdale n'est que dans l'article séparé.

1. Saint-Simon veut parler des négociations entamées à Abo en

des différends qui pourroient arriver dans la suite, il ne sera dérogé en rien au présent traité ; enfin, que les ambassadeurs de part et d'autre et les autres ministres sous quelque nom que ce soit ne seront plus défrayés comme ils l'étoient auparavant dans la cour où ils résideront. Le roi de Pologne fut compris dans le traité, et le Czar engagé de procurer aux Suédois d'être traités en Pologne pour le commerce comme la nation la plus favorisée ; liberté au Czar et au roi de Suède de nommer dans trois mois après les ratifications ceux qu'ils voudront comprendre dans cette paix.

Réflexions. On voit aisément que cette paix si démesurément avantageuse à la Russie fut la loi du vainqueur au vaincu, et que, outre tant d'États vastes et riches dont la Suède se dépouilloit[1] pour obtenir cette paix, elle demeuroit encore ouverte et à découvert en bien des endroits. De plus rien de plus clair et de plus nettement exprimé que toutes les cessions de la Suède, rien de moins que les détails qui lui sont favorables, et sur lesquels elle essuya bien des chicanes et des injustices, et ses sujets, dans l'exécution. Aussi le Czar, dans l'excès de sa joie, voulut-il des fêtes et des réjouissances publiques dans toute la Russie, et il en fit lui-même d'extraordinaires[2]. Pour la Suède si près de sa dernière ruine, elle se crut heureuse encore de s'en rédimer[3] par de si immenses pertes, qui, en la jetant dans le dernier affoiblissement et la dernière pauvreté, lui ôtoient toute considération effective dans l'Europe,

1718, du vivant de Charles XII (nos tomes XXXII, p. 190, et XXXIII, p. 271) ; mais aucune convention n'avait été signée.

1. Il y avait d'abord dans le manuscrit *demeuroit dépouillée* ; notre auteur a mis *se* en interligne, biffé *demeuroit* et corrigé *dépouillée* en *dépouilloit*.

2. Ceci ne paraît pas confirmé par les correspondances des gazettes. A Paris, l'ambassadeur, prince Dolgorouki, donna pendant trois jours une fête digne de Pantagruel, que raconte Marais (tome II, p. 204-206).

3. Verbe déjà rencontré au tome XXXVII, p. 160.

reléguée qu'elle demeuroit au delà de la mer Baltique, après[1] avoir vu ses rois, même un moment le dernier, en être les dictateurs, et si puissants en Allemagne. Que de choses politiques à dire et à prévoir là-dessus, qui ne sont pas matière de ces *Mémoires,* mais le funeste fruit de l'intérêt personnel de Dubois, qui avoit enchaîné la France à l'Angleterre, et qui, malgré tout ce que je pus représenter bien des fois au Régent, et que le Régent sentit lui-même, ne voulut jamais lui permettre [de profiter[2]] du desir passionné que le Czar eut de s'unir étroitement avec la France, et que l'avarice et les ténèbres du cardinal Fleury[3] achevèrent de livrer la Russie à l'Empereur et à l'Angleterre!

Mesures pour apprendre au Roi son mariage et le déclarer.

Il est enfin temps de venir à ce qui regarde mon ambassade, pour la continuer de suite, comme je me le suis proposé, en racontant comme je viens de faire plusieurs choses postérieures à ce qui s'est passé là-dessus entre M. le duc d'Orléans, le cardinal Dubois et moi, et à la déclaration des mariages. Je commencerai par celle-ci, pour n'en pas interrompre ce qui me regarde en particulier jusqu'à mon départ. Il commençoit à être temps de déclarer le mariage du Roi, et M. le duc d'Orléans ne laissoit pas d'être en peine comment il seroit reçu de ce prince, que les surprises effarouchoient, et du public, à cause de l'âge de l'Infante encore dans la première enfance. Le Régent résolut enfin de prendre un jour de conseil de régence, et le moment avant de le tenir, pour apprendre au Roi son mariage, et le déclarer sans intervalle au conseil de régence, pour que tout de suite ce fût une affaire passée et consommée. Il arriva par hasard que ce même conseil de régence, où la déclaration du mariage ne se pouvoit plus différer par rapport à l'Espagne,

1. Après ce mot, il y a dans le manuscrit un *en* inutile.
2. Il faut suppléer ici ce verbe pour rendre compréhensible une phrase déjà assez embrouillée.
3. *Fleury* est en interligne, au-dessus de *Du Bois,* biffé.

se trouvoit destiné à une proposition d'affaire de papier[1] que j'avois fort combattue dans le cabinet de M. le duc d'Orléans, avec lequel j'étois enfin convenu que je m'abstiendrois ce jour-là du Conseil, comme on a vu ici que cela arrivoit quelquefois[2]. Mais les lettres d'Espagne, qui arrivèrent entre cette convention[3] et la tenue du Conseil, ayant obligé M. le duc d'Orléans à y déclarer le mariage, et l'affaire du papier ne se pouvant différer, il voulut que je me trouvasse au Conseil. Je m'en défendis ; mais il craignoit quelque mouvement de ceux du Conseil qu'on appeloit de la vieille cour, qui étoit la cabale opposée à M. le duc d'Orléans, et ce fut cette raison qui l'empêcha d'y déclarer les deux mariages en même temps. Nous disputâmes donc tous deux sur la manière dont j'opinerois sur l'affaire du papier, et, après avoir bien tourné et retourné, et cédé à la volonté absolue de M. le duc d'Orléans, qui voulut que j'y assistasse à cause de la déclaration du mariage du Roi, je compris que, quoi que j'y pusse dire contre l'affaire du papier, elle n'en passeroit pas moins[4], et que, dans la nécessité où je me trouvois de ne m'absenter pas de ce conseil et d'y opiner, je pouvois, pour cette fois, m'abstenir de m'étendre et de disputer, et me contenter d'opiner contre brèvement. M. le duc d'Orléans s'en contenta ; mais je le suppliai de se persuader que je ne me rendois à cette complaisance que pour cette seule fois, à cause de la déclaration du mariage du Roi, où il exigeoit si absolument que je me trouvasse dans ce conseil, et de continuer à trouver bon ou que je m'opposasse de toutes mes raisons aux choses qu'il y voudroit faire passer dont je ne croirois pas en honneur et en conscience pouvoir[5] être d'avis, ou de

1. Voyez plus loin, p. 275. — 2. Tome XXXI, p. 40-42.

3. Avant *convention*, il a biffé *résolution*.

4. Les mots *elle n'en passeroit pas moins* ont été ajoutés sur la marge à la fin de la ligne, après le mot *papier*.

5. Le verbe *pouvoir* a été encore ajouté sur la marge après *conscience*, qui finissait la ligne.

m'ordonner de m'abstenir du conseil où il les voudroit proposer, comme il lui étoit arrivé plusieurs fois de me le défendre, à quoi j'avois obéi sans qu'on se fût aperçu de la vraie raison de mon absence[1], comme je le ferois toujours quand le cas en arriveroit. Cette convention entre lui et moi fut donc renouvelée de la sorte, et je me trouvai à cet important conseil, duquel je craignis moins que lui, sans toutefois que je le pusse bien rassurer.

L'embarras, à mon avis, fut plus grand du côté du Roi, qui, comme je l'ai dit, s'effarouchoit des surprises. Quelque coup d'œil ou quelque geste du maréchal de Villeroy pouvoit le jeter dans le trouble, et ce trouble l'empêcher de dire un seul mot. Il falloit pourtant un oui et un consentement exprimé de sa part, et, s'il s'opiniâtroit à se taire, que devenir pour le conseil de régence? Et si, par dépit d'être pressé, il alloit dire non, que faire et par où en sortir? Cet embarras possible nous tint M. le duc d'Orléans, le cardinal Dubois et moi, en consultations redoublées. Enfin il fut conclu que, dans la fin de la matinée du jour du[2] conseil de régence, qui ne seroit tenu que l'après-dînée, M. le duc d'Orléans manderoit séparément Monsieur le Duc et Monsieur de Fréjus : Monsieur le Duc, dont il n'y avoit rien à craindre, et à qui ce secret ne pouvoit être, à ce qu'il étoit, caché plus longtemps, qui même pouvoit se blesser d'une si tardive confidence ; Fréjus pour le caresser par cette distinction sur le maréchal de Villeroy[3], l'avoir présent lorsque M. le duc d'Orléans apprendroit au Roi son mariage, et qu'il fût là tout prêt à servir le Régent de tout ce qu'il pouvoit sur le Roi. Monsieur le Duc fut surpris, mais ne se fâcha point, et fit très bien auprès du Roi. Fréjus fut froid ; il parut sentir que le besoin lui valoit la confidence, loua l'alliance, par manière d'acquit, que Monsieur

1. Voyez tome XXXIII, p. 77-78.
2. Les mots *jour du* sont en interligne.
3. En interligne encore ici *sur le M^l de Villeroy*.

le Duc avoit fort approuvée, trouva l'Infante bien enfant, ce qui n'avoit fait aucune difficulté à Monsieur le Duc, dit néanmoins qu'il ne croyoit pas que le Roi résistât, ni qu'il en fût ni aise ni fâché, promit de se trouver auprès de lui quand la nouvelle lui seroit apprise, et fut modeste sur le reste. Le secret sans réserve, et nommément pour le maréchal de Villeroy, leur fut fort recommandé à tous deux. Je doute, par ce qu'on va voir [1], que Fréjus y ait été fidèle, et qu'il n'en ait pas fait sur-le-champ sa cour au maréchal, qu'il avoit soigneusement l'air de cultiver en choses qui n'intéressoient point ses vues.

Le moment venu, nous arrivâmes tous aux Tuileries [2], où M. le duc d'Orléans, qui, pour laisser assembler tout le monde, étoit arrivé le dernier [3], me conta dans un coin avant d'entrer chez le Roi ce qui s'étoit passé quelques heures auparavant entre lui et Monsieur le Duc et Fréjus, l'un après l'autre. Il pirouetta un peu dans le cabinet du Conseil, en homme qui n'est pas bien brave et qui va monter à l'assaut. Je ne le perdois point de vue, et, à le voir de la sorte, j'étois inquiet. Enfin il entra chez le Roi; je le suivis. Il demanda qui étoit dans le cabinet avec le Roi, et, sur ce qu'on ne lui nomma point Fréjus, il l'envoya chercher. Il s'amusa là comme il put, peu de temps; puis il entra dans le cabinet, où étoit Monsieur le Duc, qui y étoit entré en même temps que M. le duc d'Orléans s'étoit arrêté dans la chambre, le maréchal de Villeroy et quelques gens intérieurs, comme sous-gouverneurs, etc. Je restai dans la chambre, où je pétillois de la lenteur de Fréjus, qui ne me paroissoit pas de bon augure. Enfin il arriva, l'air empressé, comme un homme mandé et qui a fait attendre. Fort peu après qu'il fut entré dans le cabinet, j'en vis sortir le peuple, c'est-à-dire qu'il n'y

Le Régent, en cinquième seulement dans le cabinet du Roi lui apprend son mariage,

1. Ces six mots sont aussi en interligne, ainsi que *sa cour* à la ligne suivante.

2. C'était le dimanche 14 septembre, à quatre heures du soir.

3. *Estoit arrivé le d^r* en interligne.

demeura que M. le duc d'Orléans, le cardinal Dubois, qui étoit entré dans le cabinet avec lui, Monsieur le Duc, le maréchal de Villeroy et Fréjus. Alors, me trouvant seul de ma sorte et du conseil de régence dans cette chambre, et ma curiosité satisfaite de les savoir aux mains, je rentrai dans le cabinet du Conseil, sans toutefois m'éloigner de la porte par où je venois d'y rentrer.

Peu après, les maréchaux de Villars, d'Estrées et d'Huxelles vinrent l'un après l'autre à moi, surpris de cette conférence secrète qui se tenoit dans le cabinet du Roi. Ils me demandèrent si je ne savois point ce que c'étoit. Je leur répondis que j'en étois dans la même surprise qu'eux et dans la même ignorance. Ils demeurèrent tous trois à causer avec moi, pendant un bon quart d'heure, ce me semble, car le temps me parut fort long, et cette longueur me faisoit craindre quelque chose de fort fâcheux et de fort embarrassant. A la fin le maréchal de Villars dit : « Entrons là dedans en attendant ; nous y serons aussi bien qu'ici ; » et là-dessus nous entrâmes jusque dans la chambre du Roi, où il n'y avoit que de ses gens et les sous-gouverneurs. Très peu de temps après que nous y fûmes, la porte du cabinet s'entr'ouvrit ; je ne sais ni pourquoi ni comment : car je causois le dos tourné à la porte avec le maréchal d'Estrées. Un peu de bruit me fit tourner, et je vis le maréchal d'Huxelles qui entroit dans le cabinet. A l'instant le maréchal de Villars, qui étoit avec lui, nous dit : « Il entre ; pourquoi n'entrerions-nous pas? » et nous entrâmes tous trois. Le dos du Roi étoit vers la porte par où nous entrions[1] ; M. le duc d'Orléans en face, plus rouge qu'à son ordinaire ; Monsieur le Duc auprès de lui, tous deux la mine allongée ; le cardinal Dubois et le maréchal de Villeroy en biais, et Monsieur de Fréjus tout près du Roi, un peu de côté, en sorte que je le voyois de profil

1. Il y a *entrerions*, par mégarde, dans le manuscrit.

d'un air qui me parut embarrassé. Nous demeurâmes comme nous étions entrés, derrière le Roi, moi tout à fait derrière. Je m'avançai la tête un instant pour tâcher de le voir de côté, et je la retirai bien vite, parce que je le vis rouge, et les yeux, au moins celui que je pus voir, plein[1] de larmes. Aucun de ce qui étoit avant nous ne branla pour notre arrivée ni ne nous parla. Le cardinal Dubois me parut moins empêtré, quoique fort sérieux, le maréchal de Villeroy secouant sa perruque tout à son ordinaire; au moins c'est ce qui me frappa au premier coup d'œil en entrant. « Allons, mon maître, disoit-il, il faut faire la chose de bonne grâce. » Fréjus se baissoit et parloit au Roi à demi bas, et l'exhortoit, ce me sembla, sans entendre ce qu'il lui disoit[2]. Les autres étoient en silence très morne, et nous, derniers entrés, fort étonnés du spectacle, moi surtout, qui savois de quoi il s'agissoit. A la fin, je démêlai que le Roi ne vouloit point aller au conseil de régence, et qu'on le pressoit là-dessus; je n'osai jamais faire aucun signe à M. le duc d'Orléans ni au cardinal Dubois, pour tâcher d'en découvrir davantage. Tout ce manège dura presque un quart d'heure. Enfin, Monsieur de Fréjus ayant encore parlé bas au Roi, il dit à M. le duc d'Orléans que le Roi iroit au Conseil, mais qu'il lui falloit quelques moments pour le remettre[3]. Cette parole remit quelque sérénité sur les visages. M. le duc d'Orléans répondit que rien ne pressoit, que tout le monde étoit fait pour attendre ses moments; puis, s'approchant entre le Roi et Fréjus, tout contre, il parla bas au Roi, puis dit tout haut: « Le Roi va venir; je crois que nous ferons bien de le laisser; » sortit, et nous tous, tellement qu'il ne demeura avec le Roi que Monsieur le Duc, le maréchal de Villeroy et

1. Il y a bien *plein*, au singulier.
2. Sans que j'entendisse ce qu'il lui disoit.
3. Tel est bien le texte du manuscrit.

l'évêque de Fréjus[1]. En chemin pour aller dans le cabinet du Conseil, je m'approchai de M. le duc d'Orléans, qui me prit sous le bras et se jeta dans mon oreille, s'arrêta dans un détroit de porte, et me dit que le Roi, à la mention de son mariage, s'étoit mis à pleurer, qu'ils avoient eu toutes les peines du monde, Monsieur le Duc, Fréjus et lui, d'en tirer[2] un oui, et après cela qu'ils avoient trouvé la même répugnance à aller au conseil de

1. De tous les contemporains, Saint-Simon est le seul à raconter avec ce détail toute cette curieuse scène, et il est à remarquer que le maréchal de Villars, qui, suivant notre auteur, y assista aussi, n'en a rien dit dans ses *Mémoires*, tome IV, p. 196-197, où on lit seulement : « Avant le Conseil, le Régent entra dans le cabinet du Roi avec Monsieur le Duc, le maréchal de Villeroy et l'abbé Dubois. » Les gazettes étrangères sont un peu mieux renseignées que les Français : on écrivait de Paris à la *Gazette d'Amsterdam* dès le 15 septembre (n° LXXVI) : « Hier, sur les quatre heures après midi, Mgr le Régent et le cardinal Dubois se rendirent au palais des Tuileries. Ils s'enfermèrent dans le cabinet du Roi avec Monsieur le Duc, le maréchal de Villeroy et l'ancien évêque de Fréjus, qu'on avoit envoyé chercher. M. le cardinal Dubois annonça alors au Roi la conclusion de son mariage avec Marie-Anne-Victoire, infante d'Espagne, âgée de trois ans et demi, et il lut les dépêches qu'il avoit reçues de la cour de Madrid. Après quoi, S. Ém. se retira, et Mgr le Régent se rendit au conseil de régence, où il communiqua cette grande nouvelle. » Et dans l'ordinaire suivant (n° LXXVII) : « Depuis le départ du dernier courrier on a appris des circonstances touchant le mariage du Roi plus correctes que celles qu'on manda alors. Dimanche après midi, Mgr le duc Régent fit inviter le Roi, qui étoit sur sa terrasse, d'entrer dans son cabinet, où se trouvèrent aussi le cardinal Dubois, le maréchal-duc de Villeroy et l'ancien évêque de Fréjus. S. A. R. présenta alors au jeune monarque une lettre du roi d'Espagne du 3 de ce mois, portant en substance (suit un extrait de la lettre dont le texte intégral fut donné dans le n° LXXVIII). Le Roi témoigna son consentement avec beaucoup de grâce. » Même récit dans la *Gazette de Leyde*, n° 78. Cependant Barbier (*Journal*, p. 161) note les larmes du Roi. Sur toute cette affaire, il faut voir les ouvrages modernes du P. Bliard, *Dubois cardinal*, tome II, p. 354 et suivantes, de Dom Henry Leclercq, *Histoire de la Régence*, tome III, p. 207 et suivantes, et surtout de Mgr Baudrillart, *Philippe V et la cour de France*, tome II, p. 469 et suivantes.

2. Après *tirer*, il y a au manuscrit les mots *bien à*, biffés.

régence, dont nous avions vu la fin. Il n'eut pas loisir de m'en dire là davantage, et nous rentrâmes dans le cabinet du Conseil avec lui. Or, il étoit essentiel que le Roi y déclarât, ou du moins y fût présent à la déclaration de son mariage, qui étoit chose si personnelle qu'elle n'y pouvoit passer sans lui. Ceux qui le composoient et qui étoient demeurés dans le cabinet du Conseil, surpris de cette longue et inusitée conférence dans le cabinet du Roi, nous voyant rentrer, s'approchèrent avec curiosité, sans toutefois oser demander ce que c'étoit; tous avoient l'air occupé. M. le duc d'Orléans s'amusa comme il put avec les uns et les autres, disant que le Roi alloit venir. Les trois maréchaux et moi, qui rentrions avec M. le duc d'Orléans, nous séparâmes sans nous trop mêler avec personne. Cela fut court. Le Roi entra avec Monsieur le Duc et le maréchal de Villeroy, et tout aussitôt on se mit en place. Le cardinal Dubois, qui n'entroit plus au conseil de régence depuis qu'il portoit la calotte rouge[1], s'en étoit allé tout de suite au sortir du cabinet du Roi.

et le déclare en sa présence au conseil de régence.

Assis tous en place, tous les yeux se portèrent sur le Roi, qui avoit les yeux rouges et gros, et avoit l'air fort sérieux. Il y eut quelques moments de silence, pendant lesquels M. le duc d'Orléans passa les yeux sur toute la compagnie, qui paroissoit en grande expectation; puis, les arrêtant sur le Roi, il lui demanda s'il trouvoit bon qu'il fît part au Conseil de son mariage. Le Roi répondit un oui sec, en assez basse note, mais qui fut entendu des quatre ou cinq plus proches de chaque côté[2], et aussitôt M. le duc d'Orléans déclara le mariage et la prochaine venue de l'Infante, ajoutant tout de suite la convenance

1. Ci-dessus, p. 245.

2. La *Gazette d'Amsterdam* (nº LXXVIII) prête au jeune Roi ces paroles : « qu'il donnoit son consentement avec beaucoup de plaisir et qu'il étoit très aise de ce mariage. » Il y a dans le registre U 364 une curieuse estampe populaire représentant Louis XV recevant le portrait de l'Infante.

et l'importance de l'alliance, et de resserrer par elle l'union si nécessaire des deux branches royales si proches, après les fâcheuses conjonctures qui les avoient refroidies. Il fut court, mais nerveux, car il parloit à merveilles, et demanda les avis. On peut bien juger quels ils furent. Presque aucun n'étendit le sien, sinon les maréchaux de Bezons et d'Huxelles un peu, l'évêque de Troyes, le maréchal d'Estrées un peu davantage. Le maréchal de Villeroy n'approuva qu'en deux mots, ajoutant d'un air chagrin qu'il étoit bien fâcheux que l'Infante fût si jeune. Je m'étendis plus qu'aucun, mais toutefois sobrement. Le comte de Toulouse approuva en deux mots de fort bonne grâce, Monsieur le Duc aussi. Puis M. le duc d'Orléans parla encore un peu sur l'unanimité des suffrages à laquelle il s'étoit bien attendu sur un mariage si convenable, sur quoi il s'étendit encore un peu. Puis, se tournant vers le Roi, il s'inclina, et d'un air souriant, comme pour l'inviter à prendre le même, il lui dit : « Voilà donc, Sire, votre mariage approuvé et passé, et une grande et heureuse affaire faite[1]. » Puis tout aussitôt, il ordonna le rapport de l'affaire du papier, qui passa avec un grand air de regret de toute la compagnie[2], et dans laquelle j'opinai négativement en deux mots, comme j'en étois convenu avec M. le duc d'Orléans.

1. Le maréchal de Villars, dans ses *Mémoires* (tome IV, p. 197), après un récit bref du conseil de régence, ajoute : « Tout le Conseil applaudit et trouva que rien ne pouvoit être plus heureux pour le Roi et pour l'État. Il n'y avoit personne qui ne vît l'inconvénient qu'on vient de remarquer (de la jeunesse de l'Infante) ; mais, comme la représentation eût été fort inutile, on ne s'avisa pas de la faire. »

2. Il s'agissait de décider que les notaires seraient obligés de faire connaître au gouvernement tous les contrats d'acquisition d'immeubles qu'ils avoient passés depuis la création de la banque de Law, afin d'arriver à connaître les gens qui avaient fait par le Système des fortunes immenses et scandaleuses, et par là de prescrire des restitutions au profit de ceux qui avaient été ruinés. Villars, dans ses *Mémoires*, donne longuement son avis (p. 197 et suivantes).

Le conseil levé, chacun se retira, sans trop se joindre les uns les autres. Je démêlai sans peine que le gros approuvoit la réunion avec l'Espagne, mais étoit peiné de l'enfance de l'Infante, qui retardoit si fort l'espérance d'en voir des enfants au-delà du temps où le Roi pouvoit devenir père, et j'en remarquai d'autres à qui rien n'en plaisoit, tels que les maréchaux de Villeroy, Villars, Huxelles. et sournoisement Tallard.

Détail plus étendu de la scène du cabinet du Roi sur son mariage.

Je laissai rentrer M. le duc d'Orléans au Palais-Royal; puis j'allai l'y trouver, curieux de savoir plus en détail ce qu'il n'avoit pu me dire qu'en gros à l'oreille entre ces deux portes. Il ne fit en effet qu'étendre ce qu'il m'avoit dit, parce que tout s'étoit passé avec peu de paroles. Il me dit que, après avoir dit au Roi la convention de son mariage sous son bon plaisir, il ne doutoit pas qu'il n'y voulût bien consentir, et qu'il ne l'approuvât; sur quoi, voyant ses yeux rougir et s'humecter en silence, il n'avoit pas fait semblant de s'en apercevoir, et s'étoit mis à expliquer à la compagnie la nécessité et les avantages de ce mariage, tels qu'il avoit estimé devoir passer par-dessus l'inconvénient de l'âge de l'Infante; que Monsieur le Duc, après ce court discours, l'avoit repris et approuvé fort bien en deux mots ; que le cardinal Dubois avoit étendu les raisons, et atténué l'inconvénient de l'âge par l'avantage d'élever ici l'Infante aux manières françoises, et d'accoutumer ensuite le Roi et elle réciproquement, tout cela néanmoins en assez peu de mots, tandis que les larmes tomboient des yeux du Roi assez dru, et que, de fois à autre, Fréjus lui parloit bas, sans en tirer aucune réponse ; que le maréchal de Villeroy, avec force gestes et quelques phrases, avoit dit qu'on ne pouvoit s'empêcher de reconnoître l'utilité de la réunion des deux branches, ni aussi l'importance que le Roi eût des enfants dès qu'il en pourroit avoir, et que, dans une affaire aussi desirable, il étoit malheureux qu'il n'y eût point en Espagne de princesse d'un âge plus avancé; que néanmoins il ne doutoit point que le Roi n'y donnât son consentement avec joie, et tout de suite lui en dit quelques paroles d'exhortation. M. le duc d'Orléans reprit là-dessus la parole sur les avantages et la nécessité incomparablement plus considérables que l'inconvénient de l'âge, mais en deux mots. Le cardinal Dubois ne parla plus, et ils attendirent en grandes angoisses ce que l'affaire deviendroit entre les mains de Fréjus, qui étoit leur seule espérance. Ce prélat parla peu sur la chose. Il dit, en s'adressant au Roi, qu'il devoit marquer sa confiance aux lumières de M. le duc d'Orléans, sur un mariage qui le réunissoit si heureusement avec le roi son oncle, comme il la lui donnoit[1] sur le gouvernement de son royaume, puis parloit bas au Roi à reprises, et par-ci par-là quelques paroles d'exhortation sèches et tout haut du maréchal de Villeroy, jusqu'à ce qu'enfin le Roi eut[2] prononcé qu'il y consentoit. Tout cela s'étoit passé avant que les trois maréchaux et moi entrassions dans le cabinet. On en étoit alors à exhorter le Roi d'aller au conseil de régence, où, aussitôt après qu'il eut donné son consentement, M. le duc d'Orléans lui avoit dit que sa présence étoit nécessaire pour un consentement public, et pour que le mariage fût passé au conseil de régence, sur quoi le Roi larmoyoit toujours et ne répondoit point. Le reste dont nous fûmes témoins, je l'ai expliqué. Le cardinal Dubois arriva en tiers comme M. le duc d'Orléans raisonnoit avec moi de tout ce détail qu'il venoit de me raconter, et tous deux convinrent que, sans l'évêque de Fréjus, qui encore s'étoit fait attendre, et n'avoit pas montré agir de trop bon cœur, ils ne savoient ce qui en seroit arrivé. L'angoisse en avoit été si forte, qu'ils s'en sentoient encore tous deux. Aussitôt on dépêcha un courrier en Espagne et un autre au roi de Sardaigne,

1. Comme il lui donnait sa confiance.
2. Ce verbe est bien à l'indicatif dans le manuscrit.

grand-père du Roi. La nouvelle courut Paris dès que ceux du conseil de régence en furent sortis[1]; les Tuileries et le Palais-Royal furent bientôt remplis de tout ce qui venoit se présenter devant le Roi et faire des compliments au Régent de la conclusion de ce grand mariage, ce qui continua les jours suivants. Le Roi eut peine à reprendre quelque gaieté tout le reste du jour; mais le lendemain il fut moins sombre, et peu à peu il n'y parut plus[2].

Rien ne fut plus marqué que le changement subit de cette cabale si opposée au Régent, qui tenoit si fortement au duc du Maine et qu'on appeloit de la vieille cour, dont il a été parlé ici tant de fois. Elle avoit été jusqu'alors toute espagnole, et l'avoit bien montré dans ses liaisons avec le prince de Cellamare et dans son union avec lui dans tous ses projets. L'Espagne, alors dominée par Alberoni, ne respiroit que la chute du Régent, et de gouverner la France par un vice-régent qu'elle nommeroit et qui devoit être le duc du Maine. Ainsi, tant que l'Espagne fut contraire au Régent, cette cabale ne prêchoit que l'Espagne et professoit un attachement public pour le roi d'Espagne. Sur quoi elle eut beau jeu par rapport à l'incroyable ensorcellement d'Angleterre, dû tout entier à l'intérêt personnel de l'abbé Dubois, qui

1. Barbier (p. 159), Mathieu Marais (p. 191-192) et Buvat (p. 291-292) insèrent la nouvelle dans leurs journaux, mais sans grand commentaire. Il est curieux qu'il n'en soit rien dit dans les lettres de Madame, ni dans la correspondance de Mme de Balleroy. Le greffier Delisle la notait dans son registre (U 364) et ajoutait : « L'Infante doit venir en France le printemps prochain, pour y être élevée en faisant des poupées, jusqu'à ce qu'elle soit en âge de nous faire un beau Dauphin, ce que je souhaite ainsi que toute la France qu'elle fasse de bonne heure. Le soir et le lendemain, cela fut déclaré dans cette ville de Paris, à la joie du peuple, souhaitant que cette princesse fût plus âgée, pour être plus tôt mariée. »

2. D'après la *Gazette de Leyde*, n° 78, il aurait dit, quelques jours plus tard, au jeune duc de Boufflers récemment marié avec Mlle d'Alincourt : « J'ai aussi présentement une femme ; mais je ne pourrai coucher de longtemps avec elle. »

en devint cardinal, avec une pension d'Angleterre immense. Dès que la cabale vit le mariage d'Espagne fait par le Régent, elle en fut outrée et ne le put cacher. Ce fut bien pis[1] dix ou douze jours après.

Déclaration du mariage du prince des Asturies avec une fille de M. le duc d'Orléans.

M. le duc d'Orléans, comme on l'a vu, jugea fort prudemment qu'il ne devoit pas déclarer les deux mariages à la fois[2], et l'expérience qu'il eut de la déclaration de celui du Roi, lui donna sujet de s'applaudir beaucoup d'avoir pris un conseil si sage. Il crut même avec raison devoir mettre cet intervalle avant de déclarer le second, pour laisser raccoiser[3] les humeurs et refroidir les esprits. Mais il falloit enfin finir cette seconde affaire; ainsi, dix ou douze jours après celle qui vient d'être rapportée, il alla chez le Roi, après l'avoir dite à Monsieur le Duc et à Monsieur de Fréjus. Il les trouva dans le cabinet du Roi; il en fit sortir tous les autres, et entrer le cardinal Dubois, et là il dit au Roi l'honneur que le Roi d'Espagne lui vouloit faire, et lui demanda la permission de l'accepter. Cela se passa tout uniment, sans la moindre difficulté; mais le maréchal de Villeroy ne put s'empêcher, dans le compliment qu'il fit sur-le-champ à M. le duc d'Orléans, de témoigner[4] son étonnement, qui sentit fort le dépit. Le lendemain M. le duc d'Orléans en fit la déclaration au conseil de régence[5], le Roi présent, qui y

1. *Pis*, oublié, est en interligne.

2. Ci-dessus, p. 268.

3. Au sens de calmer, apaiser. Mot fréquemment usité au seizième siècle (on le trouve dans Montaigne, Aubigné, Étienne Pasquier), mais disparu de la langue dès le dix-septième. Le *Littré* n'en cite pas d'autre exemple que le présent.

4. Les mots *de témoigner* sont en interligne.

5. Buvat écrit dans son *Journal* (p. 299) : « Le 28 [septembre] M. le duc d'Orléans déclara au Conseil que le mariage de Mlle de Montpensier sa fille étoit conclu avec le prince des Asturies. » Barbier n'en parle qu'au début d'octobre (p. 160-161), et ajoute : « On dit que le Régent a fait donner plus de trois millions à la reine [d'Espagne] pour faire faire ce mariage. » C'est évidemment faux; Dubois

assistoit presque toujours, où les avis et les courts compliments[1] de chacun au Régent ne furent qu'une même chose. Les maréchaux de Villeroy, Villars[2] et d'Huxelles y parurent le visage enflammé, car le mariage de la fille de M. le duc d'Orléans avec le prince des Asturies fut public dès qu'il eut été annoncé au Roi, et ne purent cacher leur dépit, pour ne pas dire leur désespoir. Le maréchal de Tallard et quelques autres n'en étoient pas plus contents ; mais, à travers un embarras qu'ils ne purent cacher, ils se contraignirent davantage[3]. Le lendemain, le Roi alla au Palais-Royal, puis à Saint-Cloud, faire compliment sur ce grand et incroyable mariage à M. et à Mme la duchesse d'Orléans, à Mlle de Montpensier[4] et à Madame, où toute la cour, tous les ministres étrangers, et tout ce qu'il y eut de considérable à Paris accourut en foule.

Réflexions. Il faut avouer ici qu'il n'y eut rien en soi de si surprenant que le mariage du prince des Asturies avec une fille de M. le duc d'Orléans, après tout ce qui s'étoit passé de personnel entre ce prince et le roi d'Espagne, tant

agit avec beaucoup plus d'habileté, et Dom H. Leclercq a exposé très clairement cette intrigue (*Histoire de la Régence*, tome III, p. 218 et suivantes) : voyez ci-dessus, p. 192, note 2.

1. Il avait d'abord écrit *le court compliment* ; il a corrigé *le* en *les*, sans ajouter le signe du pluriel aux deux autres mots.

2. D'après les *Mémoires* de celui-ci (tome IV, p. 202-203), il semble qu'il n'était pas présent et n'apprit la nouvelle que le 30 septembre par le Régent lui-même.

3. Cependant la surprise ne dut pas être si grande ; car le bruit en courait dans le public depuis la déclaration du mariage du Roi, et on l'écrivait comme une chose sûre dès le 15 et le 19 septembre à la *Gazette d'Amsterdam*, nos des 23 et 26 septembre. Notre *Gazette* (p. 496) prétend qu'on n'apprit la demande du roi d'Espagne que le 29 par un courrier de Madrid ; le récit de la *Gazette d'Amsterdam* (no LXXXI) semble confirmer que la demande officielle n'arriva qu'à cette date.

4. *Montpensier* est en interligne au-dessus de *Chartres*, biffé (voyez ci-dessus, p. 191, note 4); deux lignes plus loin, les mots *à Paris* ont été aussi ajoutés en interligne.

pendant les dernières années du dernier règne, où il ne s'étoit agi de rien moins que de couper la tête à M. le duc d'Orléans, par les menées de la princesse des Ursins, du duc du Maine, de Mme de Maintenon, de la cabale de Meudon, comme on l'a vu en son temps[1] ; de le chasser depuis de la Régence, et de le perdre par les intrigues du duc du Maine, qui vouloit régner en sa place, d'Alberoni et de l'ambassadeur Cellamare ; enfin par tout ce qui s'étoit passé d'inique contre l'Espagne pour favoriser l'Angleterre, même aux dépens de la France, par un aveuglement forcené pour l'intérêt unique et personnel de Dubois ; et que ce même Dubois, qui devoit être si odieux à l'Espagne, ait osé concevoir le dessein d'y réconcilier son maître, encore plus odieux comme en ayant été si cruellement offensé, et comme en ayant bien su depuis rendre l'offense ; que Dubois, dis-je, non seulement en soit venu à bout, mais encore de porter une fille de M. le duc d'Orléans sur le trône d'Espagne, il faut convenir que c'est un chef-d'œuvre de l'audace et d'un bonheur sans pareil[2]. Le détail de la négociation n'est jamais venu à ma connoissance : M. le duc d'Orléans étoit tenu de trop court depuis longtemps par Dubois pour m'en faire part, et le secret du traité du double mariage ne m'auroit jamais été confié quand il fut conclu, sans ce reste d'amitié, de confiance, d'habitude, qui fut plus fort dans M. le duc d'Orléans que le poids de Dubois sur sa foiblesse, fatiguée de m'avoir caché le projet, tant qu'il ne fut pas arrêté et convenu. Je ne puis donc rien dire de toute cette négociation, dont M. le duc d'Orléans m'a laissé ignorer le détail après comme devant, et à qui aussi je n'en ai point fait de question, sinon qu'il me dit que le mariage de sa fille avoit été la condition absolue de celui

1. Tome XVIII, p. 45-81. — C'est ce que remarquent aussi tous les contemporains.

2. Villars dit : « Jamais les cardinaux de Richelieu et Mazarin n'ont rien imaginé de plus grand. »

du Roi et que le roi d'Espagne étoit si intimement et si parfaitement françois, qu'il n'avoit fait de difficulté à rien moyennant le mariage de sa fille. De là je juge que, s'il y eut de l'effronterie à tenter ce traité, il fut conclu tout de suite par le bonheur sans pareil de l'inclination de Philippe V, si passionnément françoise, qu'elle surnagea à tout pour mettre sa fille sur le trône de ses pères. *Fortuna è dormire,* dit l'Italien, ou pour mieux dire la Providence, qui règle tout et qui produit tout par des ressorts profondément cachés aux hommes. Car il faut dire que, quoi qu'il soit arrivé de ces mariages, par la mort de M. le duc d'Orléans uniquement, il en a bien profité pendant le court reste de sa vie, et lui et la France bien plus grandement, s'il avoit vécu les années ordinaires des hommes, auquel cas l'Infante eût bien sûrement régné en France.

Abattement et rage de la cabale opposée au Régent. Ses discours, son projet.

Si la nouvelle de la déclaration du mariage du Roi avoit bien étourdi et affligé la cabale opposée à M. le duc d'Orléans, celle de la déclaration de celui d'une des princesses ses filles avec le prince des Asturies l'atterra. Ce fut un accablement si marqué dans toute leur contenance, qu'il les distinguoit aux yeux les moins perçants, et les tint plusieurs jours dans un morne silence. Aucun de ce qui la composoit ne s'étoit défié que le roi d'Espagne pût être réconcilié à M. le duc d'Orléans; combien moins qu'il pût être capable d'accepter une de ses filles pour lui faire porter sa couronne après lui ! Dans la pleine confiance de cette impossibilité en effet si parfaitement apparente, ils avoient sans cesse les yeux et le cœur tournés sur le roi d'Espagne, comme étant également le fils de la maison et le plus irréconciliable ennemi de M. le duc d'Orléans. Ils n'avoient donc aussi que l'Espagne dans la bouche, qui étoit l'ancre de leurs espérances, la protection de leurs mouvements, le seul moyen de l'accomplissement de leurs desirs, et, par tout ce que Dubois n'avoit cessé de faire contre elle en faveur de l'Angleterre, l'occasion continuelle et sans indécence de fronder et décrier le Régent et son gouvernement, qui d'ailleurs leur avoit donné beau jeu du côté des finances et de celui de sa vie domestique. Toutes ces choses si flatteuses, qui, malgré le peu de succès de leur malignité, de leur haine, de leurs efforts, faisoient toutefois encore toute la nourriture de leur esprit, de leur volonté, de leurs vues, non-seulement tomboient et disparoissoient par ce double mariage, mais se tournoient contre eux, et les laissoient, dans le moment même, en proie au vuide, à la nudité, au désespoir, sans nul point d'appui, sans bouclier, sans ressources. L'horreur qu'ils conçurent aussi d'un revers si subit et si complétement inattendu, fut plus visible que facile à représenter, et plus forte qu'eux et que leurs plus politiques. J'avoue que c'étoit un plaisir pour moi d'en rencontrer, hommes, femmes, gens de tous états. Je l'ai déjà dit, cette cabale s'étoit reconcertée depuis le rétablissement du duc du Maine et les nouvelles entreprises du Parlement depuis le lit de justice des Tuileries ; mais ce dernier coup l'écrasa. Néanmoins, ayant un peu repris ses esprits au bout de quelques jours, elle se mit à détester l'Espagne à la même mesure qu'elle s'y étoit attachée, et ce contraste fut si subit, si entier, si peu mesuré, qu'il ne falloit que le voir et l'entendre pour en sentir la cause, même dans ceux dont le bas aloi avoit détourné tous soupçons. Le premier président et sa cabale des gens du Parlement frémissoient ouvertement, ainsi que beaucoup de gens de cette prétendue noblesse, dont le duc et la duchesse du Maine s'étoient si heureusement servis par leurs prestiges, comme on l'a vu ici en son temps[1], et dont l'imbécile aveuglement subsistoit encore pour eux. Force grands seigneurs, même du conseil de régence, même des mieux traités d'ailleurs, ne pouvoient cacher leur contrainte, en

1. Tome XXXIII, p. 139-140.

sorte que par le subit effet de la nouvelle de ces mariages, dont ils ne se purent défendre dans le premier étourdissement, qui fut même assez long, on en découvrit plus qu'on n'avoit fait par les perquisitions estropiées de l'affaire de Cellamare et du duc et de la duchesse du Maine, quoique dès lors on en eût plus trouvé, même parmi les grands et les considérables, qu'on n'auroit voulu, et qu'on crut devoir étouffer, comme il a été dit dans le temps. Aux cris contre l'Espagne ils en joignirent contre M. le duc d'Orléans, qui, disoient-ils, sacrifioit le Roi à un enfant sorti à peine du maillot, pour marier si grandement sa fille, et pour la criminelle espérance que, en retardant sa postérité, il pût manquer avant l'âge de l'Infante, et M. le duc d'Orléans[1] régner, lui et la sienne, en sa place, après s'être fait un appui de l'Espagne, si justement et si longuement son ennemie personnelle. Ainsi, de rage, ils crioient à l'habileté, pour en donner l'impression la plus sinistre ; mais la douleur vive excite les cris. On les méprisa, et on ne songea plus qu'à exécuter promptement tout ce qui pouvoit l'être de ce traité de double mariage, et à jouir et profiter de ses fruits. On eut raison alors, après l'imprudence d'une déclaration si étrangement précoce et si propre à rallumer tous les mouvements du dehors et du dedans. On ne sera pas longtemps sans voir combien il étoit devenu instant d'achever ce qu'on avoit déclaré. La cabale, toute accablée qu'elle fût pendant les premiers jours, reprit encore quelque courage, et se mit à travailler à éloigner les mariages pour se donner le temps de les pouvoir rompre tout à fait. Ce fut aussi le coup de partie de ne lui en pas laisser le loisir.

Frauduleux procédé du cardinal

J'étois, pendant[2] toutes ces démarches si différentes, aux mains avec le cardinal Dubois. Il étoit enragé de mon

1. Les mots *et M. le duc d'Orléans* ont été ajoutés en interligne.
2. Avant *pendant,* Saint-Simon a biffé *ce.*

ambassade, et, comme tout me le montra manifestement dans tout son préparatif et sa durée, il avoit résolu, en gardant tous les dehors, de me ruiner et de me perdre[1]. Je m'en défiois bien, et j'eus lieu tout aussitôt de n'en point douter. De lui à moi d'abord, profusions d'amitié, d'attachement, de chose à moi due que cette ambassade et ses suites pour mes enfants, de tout ce que M. le duc d'Orléans me devoit de reconnoissance et d'amitié, et lui-même de mes anciennes bontés pour lui de tous les temps[2]. Avec ces propos et des généralités sur la chose, il évita tant qu'il put d'entrer en matière pour avoir lieu de tout précipiter et de ne me donner le loisir de rien discuter avec lui, pour me faire tomber dans tous les panneaux qu'il me tendroit, et d'ailleurs dans tous les inconvénients possibles. Ce fut une anguille qui glissa sans cesse entre mes mains tant qu'il sentit[3] quelque distance jusqu'à mon départ[4]. Comme il le vit s'approcher, il se mit à me prêcher la magnificence et à vouloir entrer dans le détail de mon train. Je le lui expliquai, et tout autre l'eût trouvé plus que convenable[5] ; mais, comme son dessein étoit de me ruiner, il s'écria donc[6], et l'augmenta d'un tiers. Je lui représentai l'excès de cette dépense, l'état

Dubois avec moi, qui veut me ruiner et me faire échouer.

1. Voyez la note 5 de la page 231, ci-dessus.

2. Voyez dans Drumont, *Papiers inédits du duc de Saint-Simon: l'Ambassade d'Espagne*, p. 97, une lettre du 8 septembre de Dubois à Saint-Simon, qui se rapporte évidemment à ces premières tractations.

3. *Sentit* est en interligne, au-dessus de *vit*, biffé.

4. Aussitôt que la nomination de Saint-Simon fut connue, c'est-à-dire à la fin de septembre, les gazettes annoncèrent son départ comme très prochain, sept ou huit jours au plus; puis elles notèrent des retards successifs jusqu'à la fin d'octobre (*Gazette d'Amsterdam*, n°s LXXX-LXXXVII, *passim*).

5. Dès le 29 septembre, la *Gazette d'Amsterdam*, n° LXXX, annonçait que le duc faisait travailler « à quarante habits de livrée avec un galon d'argent au milieu de deux de soie » ; les habits des pages devaient être brodés. Le bruit courait que la duchesse serait nommée dame d'honneur de l'Infante.

6. *Donc* ajouté en interligne.

des finances, le déchet prodigieux du change ; j'en eus pour toute réponse que cela devoit être ainsi pour la dignité du Roi dans une ambassade de cet éclat, et que c'étoit à Sa Majesté à en porter toute la dépense. J'en parlai à M. le duc d'Orléans, qui me donna plus de loisir à mes représentations, mais qui, persuadé[1] par le cardinal, me tint le même langage.

Cet article passé, ce dernier voulut savoir le nombre d'habits que j'aurois et que je donnerois à mes enfants, et quels ils seroient ; en un mot, il n'est détail de table et d'écurie où il n'entrât et qu'il n'augmentât du double[2]. Embarrassé de ma résistance et de mes raisons, il me détachoit tantôt Belle-Isle, tantôt le Blanc, qui, comme d'eux-mêmes et comme mes amis, m'exhortoient à ne pas m'opiniâtrer contre un homme si impétueux, si dangereux, si fort en totale possession de la facilité et de la foiblesse de M. le duc d'Orléans, qui, moi parti, demeuroit sans contre-poids et auroit beau jeu à profiter de mon absence, tandis que j'aurois à passer indispensablement par lui dans tout le cours de mon ambassade. Tout cela n'étoit que trop vrai. Il fallut donc céder, quoique[3] je sentisse bien qu'une fois embarqué ils ménageroient la bourse du Roi aux dépens de la mienne.

Dès que les mariages furent déclarés, je pressai pour l'être, afin de pouvoir faire travailler à mes équipages. Cela m'avoit été très expressément défendu jusque-là, et avec raison, pour ne donner d'éveil à personne ; mais, la raison cessant avec la déclaration des mariages, et d'ailleurs le temps pressant, je ne crus pas que cela pût recevoir aucune difficulté. Je m'y trompai. Les défenses

1. *Persuadé* surcharge *gai[gné]*.

2. Il est impossible de savoir la part de vérité qu'il y a dans tout ce récit ; il est probable en effet que Dubois poussa à la magnificence ; mais Saint-Simon doit exagérer suivant son habitude.

3. Ce dernier membre de phrase a été ajouté sur le blanc resté à la fin du paragraphe, et sur la marge.

subsistèrent, quoi que je pusse alléguer. C'est que le cardinal vouloit qu'il m'en coûtât le double par la précipitation, ainsi qu'il arriva, et me mettre de plus dans l'impossibilité d'avoir tout, faute de temps, et cette faute me l'imputer tant auprès de M. le duc d'Orléans, qu'il avoit entièrement prévenu, qu'en Espagne, et faire de plus crier les envieux après moi. Néanmoins je ne cessois de presser là-dessus, et en même temps d'entamer les instructions qui m'étoient nécessaires, et qui, se passant du cardinal et de M. le duc d'Orléans à moi, n'affichoient rien au public comme la préparation des équipages. Ce fut encore ce que je ne pus obtenir [1] ; ils me répondoient lestement qu'en une ou deux conversations la matière seroit épuisée. C'est que le cardinal vouloit que je ne fusse instruit qu'en l'air, m'ôter le loisir des réflexions, des questions, des éclaircissements, et me jeter dans les embarras et les occasions de faire des sottises, qu'il comptoit bien de relever fortement. Enfin, lassé de tant et de si dangereuses remises, et comprenant bien que ma déclaration ne se différoit que pour les faire durer jusqu'à l'extrémité, j'allai le mardi 23 septembre trouver M. le duc d'Orléans, et pris exprès mon temps qu'il étoit dans son appartement des Tuileries ; là, je lui parlai si bien, qu'il me dit qu'il n'y avoit qu'à monter chez le Roi. Il m'y mena, et dans le cabinet du Roi, où il étoit avec ses sous-gouverneurs et peu de monde qu'on n'en fit point sortir, je fus déclaré [2]. Au sortir du cabinet, M. le duc d'Or- Mon ambassade déclarée.

1. Voyez plus loin, p. 296.

2. Cette désignation semble avoir fait peu de bruit : ni la correspondance de Madame ni celle de la marquise de Balleroy n'en parlent ; Barbier l'annonce au début d'octobre (p. 160), ainsi que la *Gazette d'Amsterdam* (n° LXXIX). — Comme études d'ensemble sur l'ambassade de Saint-Simon, il faut voir un article du P. Bliard dans la *Revue des Questions historiques,* tome LXX, p. 37 et suivantes, résumé par le même dans *Dubois cardinal et premier ministre,* tome II, p. 369-408 ; A. Baudrillart, *Philippe V et la cour de France,* tome II, p. 469-512 ; Dom H. Le Clercq, *Histoire de la Régence,* tome III, p.

léans me fit monter dans son carrosse, qui l'attendoit, et me mena au Palais-Royal, où nous commençâmes à parler sérieusement d'affaires sur mon ambassade.

Je crois que le cardinal Dubois fut bien fâché de la déclaration, qu'il vouloit encore différer, et qu'elle se fût faite de la sorte. Mais après cela il n'y eut plus moyen de reculer. Dès le lendemain, on se mit à travailler à mes équipages, sur lesquels le cardinal montra autant d'empressement et d'impatience qu'il avoit auparavant affecté de lenteur et de délais. Il envoyoit presser les ouvriers, voulut voir un habit de chaque sorte de domestique, livrée et autres, en augmenta encore la magnificence, et se fit apporter tous les habits faits pour moi et pour mes enfants. Enfin la presse de me faire partir dès que je fus déclaré fut si grande, qu'il fit transporter tout ce qui put l'être sur des haquets[1] en poste jusqu'à Bayonne, ce qui ne fut pas à bon marché pour moi.

Ma suite principale.

Il voulut savoir qui je mènerois, en m'exhortant à une grande suite. Je lui nommai le comte de Lorge[2], le comte de Céreste[3], mes deux fils, l'abbé de Saint-Simon, son frère[4], le major de son régiment[5], qui avoit servi en

227 et suivantes. Lémontey, dans son chapitre XII, n'a donné qu'un court récit, vague et partial. En 1880, Édouard Drumont a publié *Papiers inédits du duc de Saint-Simon : lettres et dépêches de l'ambassade d'Espagne*, où on ne trouve que les lettres écrites par l'ambassadeur, mais pas celles qu'il reçut. Nous donnerons plus loin, dans notre appendice VII, les principaux documents et correspondances qui se réfèrent à la première partie de cette mission.

1. Le *Dictionnaire de l'Académie* définissait ce mot « Petite espèce de charrette à voiturer du vin et des ballots de marchandise ».

2. Guy-Michel de Durfort (tome IX, p. 220), fils aîné du frère de Mme de Saint-Simon.

3. Louis-Buffile-Toussaint-Hyacinthe de Brancas (*ibidem*, p. 220, note 4).

4. Claude de Rouvroy, plus tard évêque de Metz, et Henri de Rouvroy, titré marquis de Saint-Simon (*ibidem*, p. 221), tous deux appartenant à la branche aînée de la famille.

5. Ce major s'appelait M. de Gironton, si l'on en croit une lettre

Espagne, étoit fort entendu, officier de grande distinction, et qui me fut infiniment utile ; je le fis depuis lieutenant de Roi de Blaye ; un mestre-de-camp réformé dans le régiment de mon second fils[1], l'abbé de Mathan[2], ami de l'abbé de Saint-Simon, qui est toujours depuis demeuré des miens. On a vu ailleurs que je l'étois fort du marquis de Brancas[3] ; Céreste, son frère de père et de mère, mais de vingt-cinq ans plus jeune, étoit aussi ami de mes enfants. Il eut envie de faire ce voyage ; son frère aussi desira qu'il y vînt, et je le tins à honneur. Nous fîmes lui et moi grande connoissance dans ce voyage. Je trouvai en ce jeune homme un homme tout fait, et fait également pour l'agréable et le solide. L'estime forma l'amitié, qui a depuis subsisté intime.

Le cardinal approuva fort toute cette compagnie ; mais je fus bien surpris lorsqu'il m'envoya Belle-Isle et le

du secrétaire de Saint-Simon à Dubois du 17 décembre 1721 (ci-après, appendice VII) ; mais, d'autre part, il a été dit dans notre tome I, p. 540, note 4, d'après des documents locaux, que le major du régiment de Saint-Simon auquel notre auteur fit donner la lieutenance de Roi de Blaye s'appelait M. du Boisdionné. Nous ne sommes pas en mesure d'élucider cette question.

1. Le chevalier de Résie, d'après la lettre du secrétaire mentionnée dans la note précédente. Philippe Aubert, chevalier de Résie (Pinard, *Chronologie militaire*, tome VII, p. 350, dit *d'Aubair*), né en 1689, appartenait à une famille de Franche-Comté (Chaix-d'Estange, *Dictionnaire des familles françaises*, tome II, p. 19). D'abord cornette de cavalerie, il eut une compagnie en septembre 1709. Son régiment ayant été réformé en 1714, il fut mis à la suite de celui de Saint-Aignan, puis de Saint-Simon, et y obtint peu après une compagnie. Devenu lieutenant-colonel de ce régiment en 1734, il fut nommé brigadier en mars 1747, puis maréchal de camp en février 1759, et ne servit plus ; nous ignorons la date de sa mort.

2. Louis-Guillaume, abbé de Mathan, docteur de Sorbonne, abbé de la Croix-Saint-Leufroy, au diocèse d'Évreux, en 1726, mort en 1769. Ce fut auprès de lui que Saint-Simon alla passer les premiers temps qui suivirent la mort de sa femme en janvier 1743 (*Mémoires de Luynes*, tome IV, p. 394).

3. Voyez tomes XXIX, p. 77, et XXXIII, p. 52.

Blanc me dire qu'il falloit que je menasse une quarantaine d'officiers des régiments de cavalerie de mes enfants et de celui d'infanterie du marquis de Saint-Simon, à quoi ils suppléeroient si ces corps ne m'en pouvoient fournir ce nombre[1]. Je m'écriai à la folie et à la dépense; je représentai au Régent et au cardinal l'inutilité d'un accompagnement si nombreux, si coûteux, si embarrassant; qu'on [n']avoit jamais fait d'accompagnement militaire à aucun ambassadeur, excepté le marquis de Lavardin, parce qu'il alloit à Rome, malgré le pape Innocent XI, soutenir à vive force les franchises des ambassadeurs, que le Pape avoit supprimées, et à quoi les autres puissances avoient consenti; qu'on savoit que le Pape, tout autrichien, seroit soutenu par les forces que feroient couler dans Rome le vice-roi de Naples et le gouverneur de Milan, ce qui avoit obligé d'envoyer force gardes-marine et officiers à Rome, pour soutenir M. de Lavardin; que moi, au contraire, j'allois exercer une ambassade de paix, d'union, de ralliement intime, qui n'avoit aucun besoin d'escorte; qu'outre l'inutilité et la dépense extrême de mener et défrayer quarante officiers des troupes du Roi, ces officiers ne pourroient être que de jeunes gens dont la tête, la galanterie indiscrète et françoise[2], les aventures, me donneroient plus d'affaires que toutes celles de l'ambassade. Rien de plus évidemment vrai et raisonnable que ces représentations; rien de plus inutile et de plus mal reçu. Le cardinal avoit entrepris de me ruiner, et de me susciter tout ce qu'il pourroit d'embarras d'affaires et de tracasseries en Espagne. Il crut

1. Est-ce à cela que fait allusion cette nouvelle de la *Gazette d'Amsterdam*, nº LXXXI? « Le duc de Saint-Simon, outre les gentilshommes qu'il emmène avec lui, sera encore accompagné par plusieurs chevaliers de Saint-Louis, auxquels Sa Majesté donnera mille livres de gratification à chacun; la table de ce duc sera de quarante couverts. »

2. Il y a *indiscrète* au singulier, et *francoises* au pluriel dans le manuscrit.

avec raison que rien n'étoit plus propre à l'y faire réussir que de me charger de quarante officiers. Faute d'en trouver, je n'en menai que vingt-neuf, et, si le cardinal réussit du côté de ma bourse, je fus si heureux, et ces Messieurs si sages, qu'il n'en tira rien de ce qu'il s'en étoit proposé. Il manda à Sartine[1] de faire en Espagne tout ce qui ne se pouvoit faire que là, pour mes équipages, mules, carrosses, domestiques espagnols, provisions, outre celles que je tirerois de France, lequel s'en acquitta à souhait[2].

Sartine étoit de Lyon, où il s'étoit mêlé de banque, et avoit eu la direction générale des vivres des armées d'Espagne ; il s'y étoit stabilié[3] ; il y avoit eu force hauts et bas de la fortune. C'étoit un homme de figure agréable, d'esprit et de beaucoup d'entendement, d'intelligence, d'expédients, et beaucoup de facilité d'agrément et d'expédition dans le travail. Il étoit souvent consulté sur les résolutions à prendre, personnellement bien avec le roi d'Espagne et avec la plupart des ministres et des grands, Sartine ; quel.

1. Antoine de Sartine, d'une famille lyonnaise, comme Saint-Simon va le dire, était passé en Espagne à la suite d'Orry, qui lui avait fait avoir la fourniture des vivres militaires et la charge de trésorier général de l'armée. En mars 1715, il fut nommé intendant général de la marine (*Gazette*, p. 196) ; mais il suivit la fortune de son ami Tinajero et fut destitué peu après. Alberoni l'incrimina sur sa gestion et le fit emprisonner. Il ne fut libéré qu'après la disgrâce du cardinal, et entra alors au conseil des finances ; il servit à Dubois d'agent secret jusqu'à la mort de celui-ci. En novembre 1726 (*Gazette*, p. 606), il fut envoyé comme intendant à Barcelone, et y était encore en 1737. Il avait été fait chevalier de Saint-Michel en 1716.

2. Dès le 6 octobre, Sartine écrivait au duc pour lui rendre compte de ce qu'il avait déjà fait pour son installation : voyez sa lettre dans l'appendice VII.

3. Il y a bien *stabilié* dans le manuscrit, au sens d'établi à demeure. C'est un mot forgé par Saint-Simon ; on pourrait croire que c'est un lapsus pour *stabilisé* ; mais ce dernier verbe n'est pas admis par l'*Académie* jusqu'à nos jours ; on retrouvera d'ailleurs *stabilier* dans la suite des *Mémoires*, tome XVIII de 1873, p. 411.

sur un pied d'honnête homme et de considération. Je n'en ai jamais vu rien que de bon, ni ouï dire aucun mal tant soit peu fondé. Des amis si considérables et les marques fréquentes de la confiance du roi lui firent des ennemis. Il fut poussé à l'intendance générale de la marine par son ami Tinajero, qui en étoit secrétaire d'État[1], et eut aussi une place dans une junte formée pour le commerce. Alberoni, dès ses premiers commencements, perdit Tinajero, et Sartine remit son intendance, qu'il sentit bien qu'on lui ôteroit; mais Alberoni le poussa sur des comptes, quoique apurés, et lui retint en même temps ses papiers. Il lui fit de plus un crime de ses liaisons avec le duc de Saint-Aignan, et, quand il força cet ambassadeur à se retirer en France, de la façon qui a été racontée en son temps[2], il fit arrêter Sartine, lui fit très inutilement subir divers interrogatoires, et Sartine ne sortit de prison que lorsque Alberoni sortit lui-même d'Espagne[3]. Ce n'étoit pas un homme sans ambition, mais sage, et sans se méconnoître, laborieux, actif, pénétrant, extrêmement au fait de la marine et du commerce d'Espagne et des Indes, d'ailleurs serviable et bon ami, doux et aimable dans le commerce, fort françois sans s'en cacher, et néanmoins généralement aimé des Espagnols dans tous les temps. Il épousa une camariste de la reine, qui étoit fort bien avec elle[4]. Peu après mon départ, il fut intendant de Barcelone, l'a été longtemps, et est mort dans cet

1. Bernard Tinajero, dont Saint-Simon estropie le nom en *Tinaguas*, était secrétaire du conseil des Indes en 1711, passa peu après secrétaire d'État pour la marine et les Indes, mais fut révoqué à l'instigation d'Alberoni en avril 1715 (*Gazette*, p. 232), et resta simple conseiller des finances.

2. Tome XXXVI, p. 61-64.

3. Il fut élargi le 28 décembre 1719 (*Mercure* de janvier 1720, p. 186).

4. Catherine Wilts, fille de Charles, titré comte d'Alby et qui avait été secrétaire d'État de Jacques II pour l'Irlande; elle fut « señora de honor » de la reine d'Espagne après sa mère.

emploi[1]. Je me suis étendu sur lui parce qu'il m'a été très utile en Espagne, et pour mes affaires, et pour mille choses de la cour et du gouvernement[2], en sorte que j'étois demeuré en liaison avec lui.

Je consulte utilement Amelot et les ducs de Berwick et de Saint-Aignan. Utilité que je tire des ducs de Liria et de Veragua. Leur caractère.

Mon premier soin, sitôt que ma déclaration me mit en liberté, fut d'écrire au duc de Berwick, qui commandoit en Guyenne, et se tenoit pour lors à Montauban, et de voir Amelot et le duc de Saint-Aignan, pour tirer d'eux toutes les lumières et les instructions que je pourrois sur l'Espagne, où ils avoient tous trois été longtemps. J'en tirai de solides d'Amelot, et du duc de Saint-Aignan un portrait des gens principaux en crédit, ou par leur état, ou par leur intrigue, très bien écrit, et que j'ai reconnu parfaitement véritable[3]; du duc de Berwick, quelque chose de semblable, mais fort en raccourci et avec plus de mesure[4]; mais ce qui me fut infiniment utile, c'est ce qu'il fit de lui-même, qui fut de mander au duc de Liria, son fils[5], établi, comme on l'a vu ici en son temps, en Espagne, de me servir en toutes choses; il le fit au

1. Nous n'avons pu trouver la date de sa mort. Il fut le père du lieutenant général de police et secrétaire d'État de la marine en 1774, qui, né à Barcelone en 1729, dut redemander la naturalité française, qu'il obtint, avec confirmation de noblesse, en août 1755.

2. Voyez ce qu'il en dit dans une lettre à Dubois (Drumont, p. 252).

3. Les renseignements d'Amelot furent sans doute donnés de vive voix; quant aux portraits envoyés par le duc de Saint-Aignan, ils n'existent plus dans les papiers de notre auteur; mais ce sont évidemment les « Caractères en abrégé et liaisons des principaux personnages dont la cour d'Espagne est composée », qui se trouvent aux Affaires étrangères, dans le volume *Espagne* 306. M. J. de Boislisle les a publiés dans l'*Annuaire-Bulletin de la Société de l'histoire de France*, année 1925.

4. Ce mémoire « en raccourci » du maréchal existe en original, sous forme de lettre à notre auteur, dans le volume *Espagne* 307; nous l'imprimerons plus loin en tête de notre appendice VII, et nous y joindrons un itinéraire et mémoire instructif très curieux que Louville fit également pour Saint-Simon et à sa demande.

5. Jacques-François de Fitz-James: tomes V, p. 24, et IX, p. 176.

point de ne dédaigner pas d'aider si bien Sartine sur ce qui regardoit mes équipages, que je dois avouer que, dans un temps si court pour la paresse et la lenteur espagnole, je n'aurois, sans lui [1], trouvé rien de prêt en arrivant. Mais en quoi il me servit le plus utilement, ce fut à me faire connoître les personnages, les liaisons, les éloignements, les degrés de crédit et de caractères, et mille sortes de choses qui éclairent et conduisent dans l'usage, et conduisent adroitement les pas. Il me valut de
[Add. SᵗS. 1697] plus la familiarité du duc de Veragua, frère de sa femme [2], qui, bien que jeune, avoit passé par les plus grands emplois [3], avec grand sens et beaucoup d'esprit, qu'il avoit extrêmement orné, et savoit infiniment, tant sur les personnages divers et les intrigues, que sur la naissance, les dignités, et toute espèce de curiosités savantes de cette nature qui m'en ont extrêmement instruit. Il étoit, comme d'avance on l'a vu ici ailleurs en traitant des grands d'Espagne [4], il étoit, dis-je, masculinement et légitimement d'une branche de la maison de Portugal, et descendoit par sa grand mère du fameux Christophe Colomb [5]. Une maîtresse obscure, avec qui il ne se ruinoit pas [6], car il étoit avare, et la lecture partageoient son temps et sa paresse, fort bien toutefois avec tout le monde, et considéré de la cour autant qu'elle en étoit capable. Vilain de sa figure, sale et malpropre à l'excès, avec des yeux pleins d'esprit, aussi en avoit-il beaucoup, et délié sous une

1. Les mots *sans luy* ont été ajoutés en interligne.

2. Pierre-Nuño III de Portugal-Colomb (tome VIII, p. 121); sa sœur, Catherine-Ventura, avait épousé le duc de Liria.

3. Vice-roi de Sardaigne et de Navarre, secrétaire d'État de la marine, gentilhomme de la chambre du roi, etc.

4. Tome VIII, p. 117-122.

5. Isabelle Colomb, comtesse de Gelves : *ibidem*, p. 119. — Saint-Simon écrit ici *Columb*.

6. Dans la suite des *Mémoires* (tome XVIII de 1873, p. 48), où Saint-Simon refera le portrait qui va suivre, il dira qu'il « dépensa fort gros avec une fameuse chanteuse de l'Opéra ».

apparence grossière, de bonne compagnie et quelquefois fort plaisant sans y songer, d'ailleurs doux, de bon commerce, entendant raillerie jusque-là que ses amis l'appeloient familièrement *don Puerco,* et que, dînant une fois chez le duc de Liria à Madrid, nous lui proposâmes de manger au buffet, parce qu'il étoit trop sale pour être admis à table. Tout cela se passoit en plaisanteries qu'il recevoit le mieux du monde. La duchesse de Liria, sa sœur, et lui s'aimoient extrêmement ; ils n'avoient point d'autre frère ni sœur et avoient perdu père et mère, de sorte que, étant mort longtemps après sans s'être marié [1], ses grands biens passèrent à la duchesse de Liria et à ses enfants. Le duc de Liria avoit de l'esprit et des vues ; il étoit agissant et courtisan, connoissoit très bien le terrain et les personnages, étoit autant du grand monde que cela se pouvoit en Espagne, bien avec tous, lié avec plusieurs, mais désolé de se trouver établi en Espagne, à la tristesse de laquelle il ne s'accoutumoit point. Il n'aspiroit qu'à s'en tirer par des ambassades, comme il fit à la fin [2], et il aimoit si passionnément le plaisir, qu'il en mourut longtemps après à Naples [3]. Après être revenu de son ambassade d'Allemagne et de Moscovie [4], il passa, au retour, par la France, et me donna par écrit des choses fort curieuses sur la cour de Russie [5].

1. Il mourut en 1733 ; mais, contrairement à ce que dit notre auteur, il avait épousé la fille du duc de Sessa, qui mourut en mai 1712, et dont il avait eu deux enfants morts en bas âge.

2. Il fut envoyé à Saint-Pétersbourg en 1726, et à Vienne en 1731 ; voyez la suite des *Mémoires,* tome XVIII de 1873, p. 24.

3. Il y mourut en effet le 2 juin 1738. Le duc de Luynes (*Mémoires,* tome II, p. 178) dit que ce fut d'une maladie de poitrine.

4. Le duc de Luynes (tome II, p. 248) raconte que, dans cette ambassade de Russie, il dépensa tant d'argent, qu'il ne put solder ses dettes lorsqu'il fut rappelé, et que la czarine les paya de ses deniers, afin qu'on le laissât partir.

5. « Relation de la Moscovie en l'année 1731 par M. le duc de Liria, ambassadeur de S. M. C. à Saint-Pétersbourg durant trois années » ; cette relation, qui vient des papiers de Saint-Simon, forme

Mon instruction. Remarques sur icelle.

Ce ne fut pas sans peine, et sans tous les délais que le cardinal Dubois y put apporter, que je tirai enfin de lui une instruction [1]. J'y vis ce que je n'ignorois pas sur la position présente de l'Espagne : après qu'on eut enfin arraché son accession aux traités de Londres, elle avoit signé une alliance défensive avec la France et l'Angleterre sur le fondement des traités d'Utrecht, de la Triple alliance de la Haye, et des traités de Londres [2], laquelle alliance défensive contenoit une garantie réciproque des États dont la France, l'Espagne et l'Angleterre jouissoient, et tacitement confirmoient très fortement les renonciations réciproques, qui étoit le grand point de M. le duc d'Orléans, et la succession protestante de l'Angleterre dans la maison d'Hanovre, qui étoit le grand point du cardinal Dubois, et pas un des deux celui personnel du roi et de la reine d'Espagne [3], qui eurent toujours le plus vif esprit de retour ; par ce même traité d'alliance défensive, la France et l'Angleterre promirent leurs bons offices à l'Espagne, pour régler au congrès de Cambray, où il ne se fit rien du tout, les différends qui restoient à ajuster entre l'Empereur et le roi d'Espagne. Ce n'est pas qu'il y eût rien à négocier là-dessus à Madrid ; mais j'ai cru à propos d'exposer la situation de l'Espagne, lorsque j'y allai, avec l'Empereur, la France, l'Angleterre et la Hollande, pour ne la pas laisser oublier. Avec cela le cardinal Dubois étoit fort en peine d'une nouvelle promotion de

aujourd'hui au Dépôt des affaires étrangères le volume *Russie. Mémoires et documents*, n° 8.

1. Ces instructions, datées du 21 octobre, sont en minute dans le volume *Espagne* 305, avec les pouvoirs, du 17 ; elles ont été imprimées dans le *Recueil des instructions aux ambassadeurs : Espagne*, tome II, p. 408-425.

2. Traité en date du 13 juin 1721, dont le texte est donné dans les *Mémoires de Lamberty*, tome X, appendice, n° XIV ; voyez les instructions, p. 419.

3. Il veut dire qu'aucun de ces deux points n'était le point personnel de Philippe V ni de la reine.

grands d'Espagne que l'Empereur venoit de faire contre ses propres engagements, et chargea mon instruction de ce qu'il put, pour faire avaler cette continuation d'entreprise le plus doucement qu'il se pourroit à la cour d'Espagne[1]. La chose finit, parce que le roi d'Angleterre obtint une déclaration de Vienne que l'Empereur n'avoit point entendu et ne prétendoit point faire des grands d'Espagne, que cette qualité ne se trouvoit point dans les lettres patentes qu'il avoit accordées à quelques seigneurs, mais seulement des distinctions et des honneurs qu'il étoit maître de donner à qui il lui plaisoit dans sa cour.

Cette instruction, après avoir relevé avec beaucoup d'affectation l'utilité pour l'Espagne de l'alliance d'Angleterre et les soins du Régent pour y parvenir, qui toutefois fut au mot de l'Angleterre et au détriment de l'Espagne et même du commerce de France pour favoriser en tout celui d'Angleterre, comme il a été expliqué ici ailleurs, et fort insisté sur la passion du Régent de servir en tout l'Espagne, a grand soin de me recommander de prendre bien garde qu'il ne prît envie au roi d'Espagne de porter de nouveau la guerre en Italie, comptant sur la France et l'Angleterre[2], et à ce propos donne faussement pour motif à l'invasion de la Sardaigne et à la guerre de Sicile l'emprisonnement de Molinès[3]. On a vu ici, d'après M. de Torcy, combien peu de cas, et longtemps, Alberoni en fit[4], et qu'il [ne] réchauffa cette affaire que quand il eut résolu de porter la guerre en Italie, pour des raisons personnelles uniquement à lui. C'est ce que M. le duc d'Orléans avoit tant vu par les

1. *Instructions*, p. 421.
2. *Ibidem*, p. 420 ; il y est dit clairement que Philippe V désirait dans son cœur de porter une seconde fois la guerre en Italie.
3. On a vu son arrestation par les Impériaux en 1717 : tome XXXII, p. 42.
4. *Ibidem*, p. 45, 126, 135, 141-142.

lettres de la poste qu'il étoit impossible que le cardinal Dubois le pût ignorer.

De son extrême attention à me munir de tout ce qu'il put pour faire bien valoir l'alliance d'Angleterre à l'Espagne, résultoit une injonction pathétique de vivre dans un commerce étroit à Madrid avec le colonel Stanhope, ambassadeur d'Angleterre, et de lui confier tout ce qui[1] pourroit être relatif aux intérêts des trois couronnes[2] ; en même temps de n'en avoir aucun sous tel prétexte que ce pût être avec les personnes attachées au Prétendant, surtout à l'égard des desseins ou projets[3] que ce prince ou ses serviteurs pourroient former de troubler le gouvernement présent d'Angleterre[4] ; en particulier, d'éviter le duc d'Ormond, toutefois sans incivilité marquée[5].

Après ce que M. le duc d'Orléans m'avoit si précisément dit que c'étoit l'Espagne qui lui avoit forcé la main pour la déclaration actuelle des mariages et l'échange des princesses, je fus très surpris de trouver le contraire dans le narré de mon instruction[6]. J'y trouvai aussi une gros-

1. *Tout* surcharge *ce*, et *ce qui* a été ajouté sur la marge à la fin de la ligne.

2. Voyez les *Instructions*, p. 422-423.

3. Les mots *ou projets* ont été ajoutés en interligne ; c'est le terme même des instructions, p. 422.

4. Avant son départ, Saint-Simon reçut du Prétendant deux lettres des 14 et 20 octobre 1721, qui lui recommandait ses intérêts en Espagne. Ces lettres, aujourd'hui au British Museum, ont été publiées par Armand Baschet, *Le Cabinet du duc de Saint-Simon*, p. 439 et 441, et dans le tome XIX de l'édition de nos *Mémoires* de 1873, p. 308-311.

5. Les Instructions disent : « [Cet ordre] ne doit pas empêcher le duc de Saint-Simon de recevoir avec politesse le duc d'Ormond et de lui rendre tous les devoirs de bienséance ». Nous verrons que Saint-Simon eut avec lui quelques entrevues secrètes.

6. Les mots *le narré de* sont en interligne. — Le début de l'Instruction, p. 409-410, tout en spécifiant que c'est le roi d'Espagne qui fit la proposition du mariage, ne dissimule pas l'empressement avec lequel elle fut accueillie.

sière ignorance qui regardoit la façon de me faire dispenser d'une entrée[1]. Les ambassadeurs de l'Empereur n'en faisoient point à Madrid sous les rois d'Espagne de la maison d'Autriche, comme ambassadeurs de famille. Sur cet exemple, aucun ambassadeur de France vers Philippe V n'y en a fait, et je n'ai pas compris comment un fait si public, et si fréquemment réitéré par le changement de nos ambassadeurs, a pu échapper au cardinal Dubois, et même à ses bureaux[2].

L'instruction me défendoit de recevoir chez moi Magny[3] et les Bretons réfugiés en Espagne[4], et Marcillac[5]; de n'avoir pas la même incivilité pour ce dernier en lieux tiers que pour les autres, et de voir avec une civilité simplement extérieure le prince de Cellamare, qui portoit alors le nom de duc de Giovenazzo, et les parents et amis de la princesse des Ursins comme les autres.

Enfin, pour ne m'attacher qu'aux choses principales de l'instruction, elle ne me prescrivit rien en particulier sur les visites et le cérémonial, mais d'en user comme avoit fait le duc de Saint-Aignan, et le cardinal Dubois y joi-

1. *Instructions*, p. 441-442.

2. Les ambassadeurs ordinaires de France ne aisaient point en effet d'entrée solennelle depuis l'avènement de Philippe V; mais la mission de Saint-Simon, toute de cérémonie, pouvait demander un autre protocole.

3. On a vu, tome XXXVII, p. 37, la fuite de M. de Magny, compromis avec Cellamare.

4. A propos de ces Bretons, Sartine estimait qu'il serait expédient de leur accorder une amnistie; leur rentrée en France ne serait d'aucune conséquence, tandis qu'ils entretenaient en Espagne une sorte d'hostilité à l'égard du Régent (lettre du 22 décembre, vol. *Espagne* 309, fol. 47).

5. Henri-Madeleine de Crugy, comte de Marcillac (tome XIII, p. 91), maréchal de camp, était passé en Espagne sans autorisation en 1720 et y avait pris du service. Sous le ministère de Monsieur le Duc, il fut chargé d'une mission en France (Baudrillart, *Les Prétentions de Philippe V à la couronne de France*, p. 17-18 et 44-46, et *Philippe V et la cour de France*, tomes II, p. 408, et III, p. 29 et 194).

gnit un extrait du cérémonial pratiqué par nos ambassadeurs en Espagne et à leur égard, depuis M. de la Feuillade, archevêque d'Embrun, mort évêque de Metz[1].

Je ne pouvois douter que je n'eusse affaire à un ennemi, et maître, après mon départ, de l'esprit de M. le duc d'Orléans. Je voulus donc avoir ma leçon faite jusque sur les plus petites choses, pour ne laisser à sa malignité que ce qu'il seroit impossible d'y dérober; ainsi je lui fis à mi-marge plusieurs observations et questions, tant sur des choses portées par l'instruction que sur d'autres qui ne s'y trouvoient pas. Il répondit à côté assez bien et assez nettement[2]. On verra bientôt où il m'attendoit.

Le cardinal Dubois n'oublia pas le P. Daubenton. L'instruction me prescrivit des compliments, des témoignages de reconnoissance du Régent, de ses desirs empressés de la lui témoigner ; de lui dire[3] que rien ne m'étoit plus recommandé que de prendre en lui une entière confiance. Cela fort étendu étoit accompagné d'un fort grand éloge[4]. C'étoient deux fripons des plus insignes, dignes de se louer l'un l'autre et d'être abhorrés de tout le reste des hommes, surtout des gens de bien et d'honneur. L'instruction ne fit mention que de lui de toute la cour d'Espagne, de Valouse et de la Roche, pour lesquels elle me

1. Georges d'Aubusson (tome III, p. 117) avait été ambassadeur en Espagne de 1661 à 1667. L'instruction ne parle que du cérémonial usité par le duc de Saint-Aignan, lorsqu'il était venu en 1714 comme ambassadeur extraordinaire accompagnant la nouvelle reine (tomes XXV, p. 123, et XXVI, p. 103); voyez ci-après, p. 305.

2. Saint-Simon avait adressé en effet à Dubois en septembre, puis en octobre, deux questionnaires au sujet de certains points de détails, dont plusieurs furent traités dans les instructions. Ces questionnaires, qui existent en originaux dans les volumes *Espagne* 304 et 305 des Affaires étrangères, avec les réponses en regard du cardinal Dubois, ont été publiés par Ed. Drumont, p. 395-403.

3. *Dire* remplace en interligne *confier*.

4. Voyez le paragraphe des instructions, p. 424-425.

prescrivit de l'honnêteté, mais de les regarder comme des gens timides, inutiles, dont on n'avoit jamais tiré secours ni la moindre connoissance.

Valouse ; son caractère et sa fortune. [Add. StS. 1698]

Valouse, du nom de Boutin[1], étoit un gentilhomme du Comtat[2], élevé page de la petite écurie, très médiocrement bien fait, d'esprit court, mais sage, appliqué, allant à son but et ne s'en écartant point, honnête homme et droit, mais qui craignoit tout. Du Mont, de qui il a été parlé plus d'une fois dans ces *Mémoires*[3], le proposa, sur son esprit sage, doux et timide, au duc de Beauvillier pour écuyer de M. le duc d'Anjou, qu'il suivit depuis en Espagne, et qui le fit quelque temps après majordome, qui fut un grand pas. Au bout de plusieurs années, il l'avança bien davantage : car, ayant fait don Lorenzo Manriquez grand écuyer, duc del Arco et grand d'Espagne[4] de premier écuyer qu'il étoit, il fit Valouse premier écuyer[5]. Cette promotion étoit récente à mon arrivée en Espagne. Valouse fut premier écuyer jusqu'à sa mort, qui n'arriva que bien des années après[6], toujours très bien avec le roi et la reine d'Espagne, aussi bien avec le duc del Arco, toujours ne se mêlant que de sa charge et d'aucune autre chose, toujours cultivant les gens en place, et honnêtement avec Mme des Ursins, Alberoni, et ceux qui ont succédé, parce qu'ils sentirent tous qu'ils n'en avoient rien à craindre ; enfin, sur les dernières années de Valouse, le

1. Hyacinthe Boutin, marquis de Valouse : tome VII, p. 345.

2. Sa famille était originaire de Malaucène, près Orange ; il en reparlera dans le prochain volume.

3. Hyacinthe de Gaureaul, sieur du Mont, écuyer de Monseigneur : tome IX, p. 42.

4. Le duc del Arco (tome VIII, p. 167) ne s'appelait pas Lorenzo, mais Alphonse Manriquez de Lara.

5. Il a été dit dans le tome XXVI, p. 173, note 7, et 174, note 3, que Valouse ne devint premier écuyer qu'en 1721, le duc del Arco n'ayant été nommé grand écuyer qu'à cette époque. C'est ce que Saint-Simon va reconnaître par la phrase suivante.

6. Le 4 août 1736.

roi d'Espagne lui donna la Toison d'or[1]. Il avoit depuis longtemps une clef de gentilhomme de la chambre sans exercice. Cette Toison, ainsi que bien d'autres, parut un peu sauvage.

La Roche ; sa fortune, son caractère. Estampille ; ce que c'est.

La Roche[2] n'étoit ni moins borné, ni moins timide, ni moins[3] en garde de se mêler de quoi que ce fût, que l'étoit Valouse, doux, poli et honnête homme comme lui, mais aussi parfaitement inutile. Sa mère veuve étoit au vieux Bontemps ce que Mme de Maintenon étoit au Roi, mais plus à découvert, tenant son ménage, et maîtresse de tout chez lui[4]. Le plaisant est qu'on la courtisoit pour plaire à Bontemps, et que, quand elle mourut, il fut au désespoir, et que le Roi prit soin de le consoler. Il avoit fait le fils de cette femme, tout jeune encore, valet de garde-robe du Roi, et, au départ du roi d'Espagne, il le fit être son premier valet de garde-robe. Sa sagesse, sa retenue, son air de respect pour les Espagnols leur plut, et lui et Valouse furent par là toujours bien avec eux. L'estampille[5] est une manière de sceau sans armes, où la signature du roi est gravée dans la plus parfaite imitation de son écriture ; ce sceau s'applique sur tout ce que le roi devroit signer, et lui en ôte la peine. Il sembleroit qu'un sceau de cette importance ne devroit être confié qu'à des personnes principales ; mais l'usage d'Espagne, depuis qu'il

1. Dans la promotion que Philippe V fit en abdiquant en janvier 1724 (*Gazette*, p. 52 et 77).

2. Claude-Étienne de la Roche : tome VII, p. 345 ; il mourut le 6 octobre 1733, et non 1735, comme il a été imprimé par erreur à cette page.

3. *Moins* est en interligne, au-dessus de *plus*, biffé.

4. Il a été parlé dans notre tome VIII, p. 42-43, de ce mariage secret d'Alexandre Bontemps avec Jeanne Bosc, dame de la Roche. Dans le « Tableau de la cour d'Espagne en 1722 » que nous donnerons en appendice dans nos prochains volumes, notre auteur disait : « Il est fils de Mme de la Roche, qui vivoit avec Bontemps le père sans rien perdre de vertu et d'estime. »

5. Voyez ce qui a été déjà dit de l'estampille dans le tome VIII, p. 181-183.

a été inventé, est qu'il ne soit remis qu'à des subalternes de confiance. La Roche en fut chargé peu après qu'il fut en Espagne, où il avoit suivi Philippe V; il s'en acquitta très fidèlement et poliment au gré de tout le monde, et s'y maintint toute sa vie dans une sorte de confiance du roi d'Espagne, sous tous les divers ministères, parce que tous sentirent bien qu'ils n'avoient rien à craindre de lui[1]. Il tenoit, pour son état, une maison honorable où alloit bonne compagnie, et toujours plusieurs personnes à manger, ce que ne faisoit pas Valouse, qui ne dépensoit rien. A l'égard du P. Daubenton, je me réserve d'en parler ailleurs.

Laulès; sa fortune, son caractère. Mon utile liaison avec lui.

Laulès étoit alors à Paris de la part de l'Espagne[2], et l'abbé Landi de la part du duc de Parme[3]. Le premier étoit un Irlandois, grand homme très bien fait et de bonne mine, qui avoit été à l'abbé d'Estrées. Il le donna au roi d'Espagne, à la formation de ses gardes du corps sur le pied et le modèle de ceux du Roi[4], comme un garçon

1. Mme des Ursins écrivait de lui à Mme de Maintenon (recueil Bossange, tome III, p. 232): « La Roche est un fort honnête homme, qui sert bien le roi, qui ne se mêle que de son devoir, et dont aucun espagnol ne dit du mal. »

2. Patrick Lawless, qui s'était « espagnolisé » en don Patricio Laulès, était arrivé à Paris dans le courant de 1720 (ses lettres de créance du 28 avril sont dans le volume *Espagne* 295). Major du régiment de Mahony en 1704, chargé de mission en Portugal cette année-là par Berwick et l'abbé d'Estrées, il entra peu après dans les gardes du corps de Philippe V et, en 1711, garda à Pampelune comme sous-lieutenant le duc de Medina-Celi; il devint maréchal de camp en 1712, et commandait en 1717 sur la frontière de Castille. Il eut une courte mission en 1713, puis en 1720 il fut envoyé à Paris comme chargé d'affaires. Revenu en Espagne en mars 1725, il passa lieutenant aux gardes du corps en 1727, fut nommé vers 1730 gouverneur de Majorque et y mourut à une époque que nous n'avons pu déterminer. Pendant son séjour à Paris Rigaud avait fait son portrait. Saint-Simon écrit *Laullez*.

3. L'abbé Giovanni Landi représentait le duc de Parme depuis 1717: notre tome XXXI, p. 104.

4. Tome XI, p. 322-323.

brave et intelligent, fort honnête homme[1], avec de l'esprit et de la sagesse. Laulès étoit tel en effet, et, par les détails de ces compagnies de gardes du corps, il entra dans la familiarité du roi, de la reine sa première femme, de la princesse des Ursins, et bientôt dans leur confiance; en quoi, pour cette dernière, qui lui valut celle des maîtres, sa nation, étrangère à l'Espagne et à la France, lui servit beaucoup ; il fut souvent chargé de commissions secrètes et délicates, qu'il exécuta toutes fort heureusement. Il devint ainsi major des gardes du corps et lieutenant général ; c'est en cet état qu'il vint en France, où il reçut le caractère d'ambassadeur au même temps que Maulévrier le reçut à Madrid. Les vues qui m'avoient fait souhaiter[2] d'aller en Espagne me firent aussi desirer liaison avec ces deux envoyés. Louville se trouva en avoir beaucoup avec l'abbé Landi, et le duc de Lauzun, qui attiroit fort les étrangers chez lui, et qui y voyoit Laulès, me facilita ce que je desirois auprès de lui. La connoissance fut bientôt faite : je voulois plaire au ministre d'Espagne, et lui ne le desiroit pas moins à un serviteur intime de M. le duc d'Orléans ; les choses se passèrent tellement entre nous que l'amitié s'y mit, qui a duré au-delà de sa vie. Je reçus de lui mille bons avis[3], et toutes sortes de bons offices et de services en Espagne. Je le retrouvai à mon retour, et encore[4] depuis la mort de M. le duc d'Orléans, et je fis inutilement l'impossible pour lui procurer l'ordre du Saint-Esprit. Enfin il retourna en Espagne avec l'Infante[5], d'où il fut envoyé à Majorque, gouverneur de l'île et capitaine général, où il est mort très longtemps après sans avoir été marié. Il y laissa deux sœurs filles qui y sont

1. Ces trois mots ont été ajoutés en interligne.
2. *Souhaitter* remplace en interligne *desirer*, qui faisait répétition.
3. Après *avis*, Saint-Simon a biffé *de luy*, répété par mégarde.
4. Les mots *et encore* sont en interligne, au-dessus de *il le fut encore longtemps Amb.*, biffé.
5. Quand celle-ci fut renvoyée par Monsieur le Duc, en 1725.

demeurées, qui s'adressèrent bien des années après à moi pour être payées d'avances faites par leur frère, et que j'ai servies de tout ce que j'ai pu dans cette affaire par mes amis[1]. Par l'abbé Landi je voulois me concilier la petite cour de Parme, qui avoit en beaucoup de choses du crédit sur la reine d'Espagne. Je trouvai un homme poli, assez agréable dans le commerce, qui fut court par mon départ; mais je n'en tirai rien à Paris ni en Espagne; il n'étoit plus à Paris quand j'y revins[2].

Scélératesse du cardinal Dubois et foiblesse inconcevable de M. le duc d'Orléans dans les ordres nouveaux et verbaux que j'en reçois sur préséance et visites.

J'ai rapporté ce qu'il y eut de plus important ou de plus remarquable de l'instruction en forme qui me fut donnée. Quelle qu'elle fût, elle satisfaisoit à tout, avec le cérémonial de tous nos ambassadeurs en Espagne, depuis M. de la Feuillade, alors archevêque d'Embrun[3]. J'eus plusieurs entretiens sur l'Espagne avec M. le duc d'Orléans et le cardinal Dubois ensemble ou séparément, et je n'imaginois pas qu'il se pût rien ajouter de nouveau, lorsque le cardinal Dubois me dit chez lui qu'il m'avertissoit de prendre la première place à la signature du contrat de mariage du Roi, et à la chapelle, aux deux cérémonies du mariage du prince des Asturies, et de ne la laisser prendre sans exception à qui que ce fût. Je lui représentai que cela ne se pouvoit entendre du nonce, à qui les ambassadeurs de France cédoient partout, même celui de l'Empereur, qui, sans difficulté, précédoit ceux du Roi. Il répondit que cela étoit vrai et bon partout, excepté dans ce cas singulier et comme momentané, et que cela ne se pouvoit autrement. Ma surprise fut grande d'un ordre si étrange. J'essayai de le ramener peu à peu en le touchant par son orgueil, en lui demandant comment j'en userois

1. Nous n'avons aucun renseignement sur ces deux sœurs, ni sur l'affaire dont il est ici question.

2. Erreur : l'abbé Landi resta à Paris au moins jusqu'en 1723 (*Gazette*, p. 192; *Gazette d'Amsterdam*, n° XXXIII).

3. Ce mémoire sur le cérémonial à suivre par Saint-Simon est en minute dans le vol. *Espagne* 311, fol. 44.

avec les cardinaux, s'il s'en trouvoit quelqu'un en ces fonctions, et avec le majordome-major, qui répond, mais fort supérieurement, à notre grand maître de France. Il se mit en colère, me déclara qu'il falloit que j'y précédasse le majordome-major sans difficulté, et, glissant sur celle des cardinaux, m'assura qu'il ne s'y en trouveroit point. Je haussai les épaules, et lui dis que je le priois d'y penser. Au lieu de me répondre, il me dit qu'il avoit oublié une chose essentielle, qui étoit de prendre bien garde à ne rendre la première visite à qui que ce fût sans exception. Je répondis que l'article des visites n'étoit point oublié dans mon instruction ; qu'elle portoit que j'en userois à cet égard comme avoit fait le duc de Saint-Aignan[1], et que l'usage, lequel il avoit suivi, étoit de rendre la première visite au ministre chargé des affaires étrangères et aux conseillers d'État quand il y en avoit, qui est ce que nous connoissons ici sous le nom de ministres. Là-dessus il s'emporta, bavarda, brava[2] sur la dignité du Roi, et ne me laissa plus loisir de rien dire. J'abrégeai donc la visite, et m'en allai.

Quelque étranges que me semblassent ces ordres si nouveaux, et verbaux, je voulus en parler au duc de Saint-Aignan, surtout à Amelot, qui en furent fort étonnés, et qui tous deux, ainsi que les précédents ambassadeurs, avoient fait tout le contraire, et trouvèrent extravagante[3] la préséance sur le nonce en quelque occasion que ce fût. Amelot me dit de plus que je jouerois à essuyer tous les dégoûts possibles et à ne réussir à rien, si je refusois la première visite au ministre des affaires étrangères ; car, pour les conseillers d'État, ce n'étoit plus qu'un nom, et la chose tombée en désuétude ; mais que je devois aussi la première visite aux trois

1. Voyez les Instructions, p. 416.
2. Verbe déjà rencontré dans le tome XXXII, p. 282.
3. Il y a *extravagant*, sans accord, dans le manuscrit.

charges [1], qui seroient très justement offensés et très piqués [2] si je leur refusois ce que tous ceux qui m'avoient précédé leur avoient rendu, et que je me gardasse bien de le faire si je ne voulois pas demeurer seul dans mon logis, et me faire tourner le dos au palais par tout ce que j'y trouverois de grands. J'expliquerai ailleurs ce que c'est que ces trois charges [3].

De cet avis d'Amelot, je compris aisément la raison de ces ordres nouveaux et verbaux. Le cardinal me vouloit faire échouer en Espagne et me perdre ici : en Espagne, en débutant par offenser tout ce qui étoit de plus grand, et le ministre par lequel seul j'aurois à passer pour tout ce qui regardoit mon ambassade ; en attirer les plaintes ici, sûr de n'avoir rien écrit de ces ordres, nier me les avoir donnés, me désavouer, et en tirer contre moi tout le parti possible avec un prince qui n'auroit osé lui imposer et soutenir que ces ordres m'avoient été donnés ; que si, au contraire, je ne les exécutois pas, car il m'avoit bien prescrit de rendre compte de leur exécution, il se donneroit beau jeu à m'accuser d'avoir sacrifié l'honneur du Roi et la dignité de sa couronne à l'intérêt de plaire en Espagne pour en obtenir grandesse et Toison, et me faire défendre de les accepter pour mes enfants. C'eût été moins de vacarme sur le nonce ; mais, si j'avois pris place au-dessus de lui, il s'attendoit bien que la cour de Rome en demanderoit justice, et que cette justice entre ses mains seroit un rappel honteux.

Ce détroit me parut si difficile que je résolus de ne rien omettre pour faire changer ces ordres, et je ne crus pas que M. le duc d'Orléans pût résister à l'évidence de ce qui les combattoit, et à l'exemple constant de tous ceux qui

1. C'est-à-dire le majordome-major du roi, le sommelier du corps et le grand écuyer.
2. Ces deux participes sont bien au masculin.
3. Ci-après, p. 353. Il en a déjà parlé dans le tome VIII, p. 157-168.

m'avoient précédé dans le même emploi. Je me trompai : j'eus beau en parler à M. le duc d'Orléans, je ne trouvai que foiblesse sous le joug d'un maître, d'où je jugeai ce que je pouvois espérer pendant mon éloignement. J'insistai à plusieurs reprises, toujours inutilement, et tous deux se tinrent fermés à me dire que, si les précédents ambassadeurs avoient fait les premières visites, ce n'étoit pas un exemple pour moi dans une ambassade aussi solennelle et aussi distinguée que celle que j'allois exercer ; et que, à l'égard du nonce et du grand maître, l'exemple de précéder quiconque étoit formel au mariage de la reine Marie-Louise, fille de Monsieur, avec Charles II. Je représentai sur les visites que, quelque solennelle et quelque distinguée que fût l'ambassade dont j'étois honoré, elle ne donnoit point de rang supérieur à celui des ambassadeurs extraordinaires ; que je l'étois, et que je ne pouvois prétendre rien plus qu'eux, quelque différence qu'il y eût pour l'agrément entre l'affaire dont j'étois chargé et les autres sortes d'affaires. Sur l'exemple du mariage de Charles II avec la fille de Monsieur, que j'avois[1] dans le cérémonial qui m'avoit été remis de tous les ambassadeurs depuis M. de la Feuillade, archevêque d'Embrun, j'y trouvois que le mariage s'étoit fait comme à la dérobée, dans un village[2], pour fuir la difficulté entre le prince d'Harcourt et le père du maréchal de Villars, ambassadeurs de France tous deux, d'une part, et les grands d'Espagne, de l'autre ; que les ambassadeurs s'étoient rendus à l'église de ce village ; que, y ayant trouvé plusieurs grands arrivés avant eux saisis des premières places, ils s'en étoient plaints sur-le-champ au roi, qui leur fit céder les deux premières places par les grands ; que le nonce

1. Exemple que j'avais.

2. Le mariage fut célébré à Quintana-Palla, village à trois lieues au nord de Burgos, le 19 novembre 1679. La *Gazette* (p. 638) en racontant la cérémonie ne fait pas mention de la compétition dont il va être parlé.

n'y étoit point, et nulle mention du majordome-major. A cela point de réponse ; mais l'opiniâtreté prévalut, et je vis en plein l'extrême malignité du valet et l'indicible foiblesse du maître. Ce fut donc à moi à bien prendre mes mesures là-dessus.

Duc d'Ossone ; quel. Nommé ambassadeur d'Espagne pour le mariage du prince des Asturies. On lui destine le cordon bleu. Je ne veux point profiter de la nouveauté de cet exemple.

Le duc d'Ossone[1] fut nommé par l'Espagne pour venir ici faire, pour le mariage du prince des Asturies, avec le même caractère et les mêmes fonctions[2] que j'allois faire en Espagne pour le mariage du Roi. Il étoit frère du duc d'Ossone qui avoit été ambassadeur d'Espagne au traité d'Utrecht, et qui mourut peu à près sans enfants[3]. Celui[-ci] portoit le nom de comte de Pinto du vivant de son frère. Leur père avoit été gouverneur du Milanois, conseiller d'État et grand écuyer de la reine d'Espagne[4] : il mourut d'apoplexie étant en conférence avec le roi d'Espagne, en 1694, et étoit le sixième duc d'Ossone grand de première classe. Ils portoient le nom de Giron et de Tellez par une héritière entrée dans leur maison[5] ; mais ils étoient Acuña y Pacheco, une des premières d'Espagne en tout genre, et des plus nombreuses par ses diverses branches[6], qui, par des héritières, portent divers noms, entre autres, alors, le marquis de Villena, duc d'Escalona, majordome-major, et le comte de San-Estevan-de-Gormaz, son fils, premier capitaine des gardes du corps[7], chef de toute cette grande maison, le duc d'Uceda, le marquis de Mancera, le comte

1. Joseph Acuña Pacheco y Tellez-Giron : tome XXX, p. 67.
2. Après *fonctions*, Saint-Simon a biffé *et le mesme caractère*, pour le reporter en interligne auparavant.
3. François-Marie-de-Paule Acuña Pacheco y Tellez-Giron, mort en 1746 : tome VII, p. 371.
4. Gaspard Tellez-Giron : tome VIII, p. 208, où il a été parlé de sa mort subite.
5. Imhof, *Recherches historiques et généalogiques des grands d'Espagne*, p. 85.
6. Notre auteur reviendra sur cette maison, lorsqu'il énumérera les diverses familles de grands d'Espagne, dans notre prochain volume.
7. Mercure Lopez Pacheco : tome VII, p. 254.

de Montijo, tous grands d'Espagne[1]. Ce duc d'Ossone, ambassadeur ici, étoit donc un fort grand seigneur, qui s'y montra très magnifique et très poli ; mais il n'étoit que cela. On sut que M. le duc d'Orléans avoit résolu de lui donner le cordon bleu. Je m'exprime de la sorte parce que le Roi, n'étant pas encore chevalier de son ordre, et ne faisant que le porter jusqu'à ce qu'il reçût le collier le lendemain de son sacre, il ne pouvoit faire de chevaliers de l'Ordre. Le duc d'Ossone ne pouvoit donc qu'avoir parole de l'être quand le Roi en feroit, à quoi on voulut ajouter une chose jusqu'alors sans exemple dans le cas où étoit le Roi, qui fut de lui faire porter l'Ordre en attendant qu'il pût être nommé ; on crut, et il étoit vrai, que, M. le duc d'Orléans étant régent et maître des grâces, il devoit marquer par toute la singularité de celle-ci combien il étoit touché de l'honneur du mariage de sa fille. Sur ce premier exemple, le duc de Lauzun me pressa fort de demander aussi le cordon bleu comme une décoration convenable à porter en Espagne[2], et qui, étant grâce d'ici, ne pourroit préjudicier à celles que je pouvois attendre d'Espagne pour mes enfants ; mais je n'en voulus rien faire ; cette impatience de porter l'Ordre, qui, dans la suite, ne pouvoit me manquer, me répugna[3]. Je n'avois desiré cette ambassade que pour faire mon second fils grand d'Espagne, et, si l'occasion s'en offroit, de faire donner la Toison à l'aîné. Y réussissant et ayant en même temps pris le cordon bleu, cela me parut un entassement trop avide. D'ailleurs on ne pouvoit faire en

1. Ces quatre mots ont été ajoutés en interligne.

2. Nous verrons dans la suite des *Mémoires*, tome XVIII de 1873, p. 279-282, le duc d'Ossone nommé chevalier du Saint-Esprit, mais seulement en janvier 1722, alors que notre duc était en Espagne ; la décision de le nommer avait été prise longtemps auparavant.

3. Il y a dans le volume *Espagne* 299, fol. 359, un projet de lettre du Roi à Saint-Simon pour lui donner l'ordre du Saint-Esprit ; mais elle ne fut pas envoyée ni exécutée.

France d'autre grâce au duc d'Ossone que celle-là, et moi j'en espérois une d'Espagne bien autrement considérable ; ainsi je ne fus pas tenté un moment du cordon bleu. Qui m'eût dit alors que je ne serois pas de la première promotion qui s'en feroit m'auroit bien surpris[1] ; qui y eût ajouté que je serois de la suivante, où nous ne serions que huit, avec Cellamare, les deux fils du duc du Maine et le duc de Richelieu, m'auroit bien étonné davantage[2].

Continuation de l'étrange procédé du cardinal Dubois à mon égard, qui fait hasarder à M. le duc d'Orléans une entreprise d'égalité avec le prince des Asturies.

Le cardinal Dubois pressoit ardemment mon départ, et en effet il n'y avoit plus de temps à perdre. Il envoyoit sans cesse hâter les ouvriers qui travailloient à tout ce qui m'étoit nécessaire, fâché peut-être qu'il y en eût un si prodigieux nombre qu'il ne pût trouver à les augmenter. Il ne s'agissoit plus de sa part qu'à me remettre les lettres dont je devois être chargé ; il attendit à la dernière extrémité du départ pour le faire, c'est-à-dire à la veille même que je partis : on en verra bientôt la raison. Elles étoient pour Leurs Majestés Catholiques, pour la reine douairière, à Bayonne, et pour le prince des Asturies, tant du Roi que de M. le duc d'Orléans[3]. Mais, bien avant de me les remettre, M. le duc d'Orléans me dit qu'il en écriroit deux pareilles au prince des Asturies, avec cette seule différence : il le traiteroit de neveu dans l'une, et dans l'autre de frère et de neveu, et que je tâchasse de faire passer la dernière, ce qu'il souhaitoit passionnément ; mais que, si après tout j'y trouvois trop de difficulté, que

1. En effet, il ne l'eut pas à la promotion si nombreuse de 1724, mais seulement à celle de 1728.

2. Saint-Simon répète ici l'erreur qu'il a déjà commise précédemment, tome XXXVI, p. 168 : le duc de Richelieu et le prince de Cellamare ne furent chevaliers du Saint-Esprit qu'en 1729 ; de plus la promotion de 1728 fut de quatorze et non de huit.

3. Les minutes de ces diverses lettres sont dans les volumes *Espagne* 306 et 307 du Dépôt des affaires étrangères ; on trouvera plus loin, à l'appendice VII, la liste des « expéditions » qu'emportait Saint-Simon (21 octobre).

je ne m'y opiniâtrasse point, et que je donnasse la première au prince des Asturies. J'eus lieu de croire que ce fut encore un trait du cardinal Dubois pour me jeter dans quelque chose de personnellement désagréable à M. le duc d'Orléans et en faire usage[1]. M. le duc d'Orléans étoit l'homme du monde qui avoit le moins de dignité et d'attachement à ces sortes de choses. Ce traitement de frère étoit un traitement d'égal, que le feu Roi n'avoit relâché que depuis peu de donner aux électeurs princes, car M. de Savoie avoit depuis longtemps le rang de tête couronnée pour ses ambassadeurs. A prendre comme étranger, il n'y avoit pas de proportion entre le fils aîné, héritier présomptif de la couronne d'Espagne, et un petit fils de France, car la régence n'ajoutoit rien à son rang ni traitements. A prendre comme famille, ils étoient l'un et l'autre petits-fils de France ; mais, outre que le prince des Asturies avoit l'aînesse, il étoit fils de roi et héritier de la couronne, et, par là, si bien devenu du rang de fils de France, qu'ils étoient réputés tels en France, et que le feu Roi avoit toujours envoyé le cordon bleu à tous les fils du roi d'Espagne aussitôt qu'ils étoient nés, ce qui ne se fait qu'aux seuls fils de France. De quelque côté qu'on le regarde, M. le duc d'Orléans étoit extrêmement inférieur au prince des Asturies, et c'étoit une véritable entreprise et parfaitement nouvelle que de prétendre l'égalité du style et du traitement. Ce fut pourtant ce dont je fus chargé, et je crois dans la ferme espérance du cardinal Dubois que je n'y réussirois pas, et de profiter d'un début fort désagréable.

La Fare envoyé en Espagne de la part de M. le duc d'Orléans ; son caractère.

J'étois près d'oublier que Belle-Isle me vint dire qu'il savoit que M. le duc d'Orléans devoit envoyer un de ses premiers officiers en Espagne, pour remercier de sa part, en particulier, de l'honneur du mariage de sa fille ; que le

1. Cette double lettre était bien de l'invention de Dubois : voyez sa lettre à Saint-Simon du 23 octobre : *Espagne* 307, fol. 152.

choix de cet officier principal n'étoit pas fait, et me demanda s'il n'y en avoit point parmi eux que je voulusse plutôt que les autres. Sur ce que je répondis que je n'étois en liaison, ni même en commerce, avec pas un, excepté Biron, qui l'étoit devenu et à qui ce voyage ne convenoit pas, et que le choix m'étoit indifférent, il me pria de demander la Fare, son ami, qui étoit capitaine des gardes de M. le duc d'Orléans[1]. Je le lui promis et je l'obtins : ce fut son premier pas de fortune. C'est un fort aimable homme, de bonne compagnie, qui m'en a toujours su gré depuis[2]. Sans blesser l'honneur et avec un esprit gaillard, mais fort médiocre, il a su être bien et très utilement avec tous les gens en place et en première place, se faire beaucoup d'amis, et faire ainsi peu à peu une très grande fortune, qui a dû surprendre, comme elle a fait, mais qui n'a fâché personne[3].

Malice grossière à mon égard du cardinal Dubois, suivie de la plus étrange impudence, et prend à Torcy la charge des postes. Bon traitement fait à Torcy.

Enfin, la veille de mon départ, on m'apporta le matin toutes les pièces dont je devois être chargé, dont je ne ferai point le détail[4]. Mais parmi les lettres il n'y en avoit point du Roi pour l'Infante[5]. Je crus que c'étoit oubli de l'avoir mise avec les autres. Je le dis à celui qui m'apportoit ces pièces. Je fus surpris de ce qu'il me répondit qu'elle n'étoit pas faite, mais que je l'aurois dans la journée. Cela me parut si étrange que j'en pris du soupçon. J'en parlai au cardinal et à M. le duc d'Orléans, qui m'assurèrent que je l'aurois le soir. Il étoit minuit que je ne l'avois pas encore. J'écrivis au cardinal. Bref, je partis

1. Philippe-Charles, marquis de la Fare : tome XXIII, p. 76. Ses lettres de créance sont dans le volume *Espagne* 306, et il y a sa correspondance dans les volumes 308 et 309. Il signait toujours LA FARE LAUGÈRES.

2. On verra néanmoins par la suite que Saint-Simon eut quelques difficultés avec lui en Espagne.

3. Il eut la Toison d'or à la suite de sa mission, et fut nommé maréchal de France en 1746, sans grands titres militaires.

4. On le trouvera à l'appendice VII, au 21 octobre.

5. La lettre pour l'Infante n'y est pas en effet énoncée.

sans elle. Il me manda que je la recevrois avant que d'arriver à Bayonne; mais rien moins. Je pressai de nouveau[1]. Il m'écrivit que je l'aurois avant que j'arrivasse à Madrid. Une lettre du Roi à l'Infante n'étoit pas difficile à faire; je ne pus donc douter qu'il n'y eût du dessein dans ce retardement. Quel il put être, je ne pus le comprendre, si ce n'est d'en envoyer une après coup, et pour me faire passer pour un étourdi, qui avois[2] perdu la première.

Il me fit un autre trait de la dernière impudence sept ou huit jours avant mon départ. Il me fit dire de sa part[3], par le Blanc et par Belle-Isle, que l'emploi où il étoit des affaires étrangères exigeoit qu'il eût les postes, dont il ne vouloit et ne pouvoit se passer plus longtemps; qu'il savoit que j'étois ami intime de Torcy, qui les avoit, dont il desiroit la démission; qu'il me prioit de lui en écrire à Sablé[4], où il étoit allé faire un tour, et ce par un courrier exprès; qu'il verroit, par l'office que je lui rendrois en cette occasion et par son succès, de quelle façon il pouvoit compter sur moi, et se conduiroit en conséquence; à quoi ses deux esclaves joignirent du leur, mais avec très apparente mission, tout ce qui me pouvoit persuader qu'il romproit mon départ et mon ambassade, si je ne lui donnois pas contentement là-dessus[5]. Je ne doutai pas un moment, après ce que j'avois vu de l'inconcevable foi-

1. En effet, dans la lettre de Saint-Simon au cardinal Dubois datée de Bayonne 8 novembre (Drumont, p. 125-127), il y a ce post-scriptum : « Votre Éminence se souvient-elle que je n'ai point de lettre du Roi ni de Son Altesse Royale pour l'Infante ? »

2. Il y a bien *avois* dans le manuscrit.

3. Les quatre mots *dire de sa part* sont en interligne, au-dessus d'*entendre* biffé.

4. Torcy avait acquis cette terre en 1710 : notre tome XIX, p. 393.

5. Dubois était « fort brouillé » avec Torcy et avait eu avec lui devant le Régent une querelle « si vive que les injures les plus atroces y furent proférées » (*Mémoires de Villars*, tome IV, p. 206). C'est pour cela qu'il employait l'intermédiaire de Saint-Simon.

blesse de M. le duc d'Orléans pour ses plus folles volontés, telles que les premières visites et la préséance à prendre sur le nonce, et bien d'autres que je supprime, qu'il ne fût en pouvoir de me causer cet affront. En même temps je résolus d'en essuyer le hasard plutôt que de me prêter à la violence à l'égard d'un ami sûr, sage, vertueux, et qui avoit servi avec tant de réputation et si bien mérité de l'État. Je répondis donc à ces Messieurs que je trouvois la commission fort étrange, et beaucoup plus son assaisonnement; que Torcy n'étoit pas un homme à qui on pût ôter un emploi de cette confiance, et qu'il exerçoit depuis la mort de son beau-père[1] si dignement, à moins qu'il ne le voulût bien lui-même; que tout ce que je pouvois faire étoit de le savoir de lui, et, au cas qu'il y voulût entendre, à quelles conditions; que, pour l'y exhorter, encore moins aller au delà avec lui, je priois le cardinal de n'y pas compter, encore que je n'ignorasse pas ce qu'il pouvoit à l'égard de mon ambassade, et que quoi que ce pût être ne me feroit passer d'une seule ligne ce que je leur répondois. Ils eurent beau haranguer; ils ne remportèrent que cette très ferme résolution. Castries et son frère l'archevêque étoient de tous les temps intimes de Torcy, et fort aussi de mes amis[2]. Je les envoyai prier de venir chez moi dans ce tumulte de départ où je me trouvois. Ils vinrent sur-le-champ. Je leur racontai ce qui venoit de m'arriver. Ils furent plus indignés de la façon et du moment que de la chose, dont Torcy comptoit bien que le cardinal le dépouilleroit tôt ou tard pour s'en revêtir. Ils louèrent extrêmement ma réponse, m'exhortèrent à l'exécuter promptement pour hâter le retour de Torcy, qui étoit même ou parti ou sur le point de partir de Sablé, et qui feroit lui-même son marché avec M. le duc d'Orléans bien plus avantageusement qu'absent. Je

1. Le marquis de Pomponne.

2. Tomes VIII, p. 250, XXIX, p. 84, XXXI, p. 11, et ci-dessus, p. 249.

leur fis lire la lettre que j'écrivis à Torcy en les attendant[1], qu'ils approuvèrent beaucoup, et par leurs avis réitérés je la fis partir sur-le-champ.

Torcy avoit naturellement avancé son retour. Mon courrier le trouva avec sa femme dans le parc de Versailles, ayant passé par la route de Chartres. Il lut ma lettre, chargea le courrier de mille compliments pour moi, sa femme aussi, et de me dire qu'il me verroit le lendemain. J'avertis les Castries de son arrivée. Nous nous vîmes tous quatre le lendemain. Torcy sentit vivement mon procédé, et jusqu'à sa mort nous avons toujours vécu dans la plus grande intimité, comme on le peut voir par la communication qu'il me donna de ses *Mémoires*, qu'il ne fit que bien longtemps après la mort de M. le duc d'Orléans, et dont j'ai enrichi les miens[2]. Il me parut ne tenir point du tout aux postes, moyennant un traitement honorable. Je mandai alors son retour au cardinal Dubois, par[3] lequel ce seroit à lui et à M. le duc d'Orléans à voir avec Torcy ce qu'ils voudroient faire pour lui, et je m'en retirai de la sorte. Dubois, content de voir par là que Torcy consentiroit à se démettre des postes, ne se soucia point du comment, tellement que celui-ci obtint de M. le duc d'Orléans tout ce qu'il lui proposa pour s'en défaire. Tout se passa de bonne grâce des deux côtés[4]. Torcy eut quelque argent et soixante mille livres de pension sa vie durant, assignée sur le produit des postes, dont vingt mille pour sa femme après lui[5].

1. Nous n'en connaissons pas le texte.

2. Voyez tomes XXIX, p. 294, et XXXIV, p. 282-283.

3. *Par* est en interligne, au-dessus de *moyennant*, biffé.

4. Le Régent écrivit à Torcy le 10 octobre une lettre fort aimable pour lui demander sa démission ; il lui disait : « Je suis si content de vos services et de votre conduite que, en recevant votre démission, je vous ferai payer deux cent mille livres. » (*Catalogue de la vente Sotheby*, 16 juillet 1883, n° 112).

5. Nous n'avons pas trouvé les brevets de ces pensions. Barbier (*Journal*, tome I, p. 162-163), en annonçant cette nouvelle, qui ne fu

Cela fut arrêté avant mon départ, et fort bien exécuté depuis[1].

Peu[2] après la déclaration des mariages, la duchesse de Ventadour et Mme de Soubise, sa petite-fille, avoient été nommées, l'une gouvernante de l'Infante, l'autre en survivance, et toutes deux pour aller la prendre à la frontière et l'amener à Paris[3], au Louvre, où elle devoit être logée, et, peu après la déclaration de mon ambassade, le prince de Rohan, son gendre, fut nommé pour aller faire l'échange des princesses sur la frontière avec celui que le roi d'Espagne y enverroit de sa part pour la même fonction[4]. Je n'avois jamais eu de commerce avec eux, sans être mal ensemble. Toutes ces commissions espagnoles firent que nous nous visitâmes avec la politesse convenable. J'ai oublié de l'écrire plus tôt et plus en sa place.

La duchesse de Ventadour et Mme de Soubise en survivance gouvernantes de l'Infante, et le prince de Rohan chargé de l'échange des princesses.

Enfin je partis en poste le 23 octobre[5], ayant avec moi le comte de Lorge, mes enfants, l'abbé de Saint-Simon et son frère, et quelque peu d'autres. Le reste de la compagnie me joignit à Blaye, comme l'abbé de Mathan, et à Bayonne avec M. de Céreste. Nous couchâmes à Orléans,

Mon départ de Paris pour Madrid. Je rencontre et confère en chemin avec le duc d'Ossone.

pas reçue « agréablement » par le public, dit seulement « quarante mille livres sur les postes ».

1. Les provisions de Dubois comme grand maître et surintendant général des postes, datées du 15 octobre, sont dans le registre O[1] 65, fol. 232 v°; il dut omettre de les faire enregistrer à la Chambre des comptes; car il obtint des lettres de surannation le 14 décembre 1722 (O[1] 66, p. 438).

2. Au commencement du paragraphe, Saint-Simon a biffé *Enfin je partis le 23 octobre,* qui commence le paragraphe suivant.

3. Leurs pouvoirs datés du 13 novembre sont dans le volume *Espagne* 299.

4. Voyez ses pouvoirs dans le même volume; il en sera reparlé dans notre prochain tome.

5. On écrivait de Paris le 24 octobre à la *Gazette d'Amsterdam,* n° LXXXVII : « Hier, le duc de Saint-Simon partit pour Madrid;... comme tous ses équipages qui sont en route iront plus lentement que lui, il s'arrêtera huit ou dix jours dans l'une de ses terres. »

à Montrichard[1] et à Poitiers. Allant de Poitiers coucher à Ruffec, je rencontrai le duc d'Ossone à Vivonne[2]. Je m'arrêtai pour le voir, et, sachant qu'il étoit à la messe, j'allai l'attendre à la porte de l'église. Comme il sortit, ce fut des compliments, des accueils et des embrassades; puis nous allâmes ensemble à la poste, où lui et moi avions mis pied à terre; car il venoit en poste aussi. Force compliments aux portes, où je voulus, comme de raison, lui faire les honneurs de la France. Nous montâmes dans une chambre, où on nous laissa seuls et où nous nous entretînmes une heure et demie. Il parloit mal françois, mais plus que suffisamment pour la conversation.

Après un renouvellement de compliments sur les mariages et le renouvellement si étroit de l'union des deux couronnes, et les politesses personnelles sur nos deux emplois, il entra le premier en matière sur la joie des véritables François et Espagnols, et le dépit amer des mauvais. Je fus surpris de le trouver si bien informé de nos cabales et de ce qu'on appeloit la vieille cour. Sans avoir voulu nommer personne, il m'en désigna plusieurs, et rien ne pouvoit être plus clair que ses plaintes contre des gens entièrement attachés au roi d'Espagne jusqu'aux mariages, et qui, depuis ce moment, se déchaînoient et contre les mariages et contre l'Espagne. Il me dit que M. le duc d'Orléans avoit plus d'ennemis de sa personne et de son gouvernement qu'il ne pensoit; que je l'avertisse d'y prendre garde, et il ajouta que, dans l'état où en étoient les choses, on ne pouvoit trop se hâter de part et d'autre de les finir. Il me parla, mais sans désigner personne, de force mouvements dans notre cour et à Paris pour retarder, dans le dessein de gagner du temps pour se donner celui de faire tout rompre, et qu'en Espagne on sentoit le même esprit, et de l'intelligence; en même

1. Petite ville de Touraine mentionnée dans le tome XXXVI, p. 221.
2. En Poitou, à dix-huit kilomètres Sud de Poitiers; siège d'un comté qui appartenait aux Rochechouart-Mortemart.

temps me protesta qu'il n'y avoit personne qui osât s'hasarder d'en parler au roi ni à la reine d'Espagne d'une manière directe; que tous efforts, quand même il en paroîtroit à Madrid, seroient inutiles; de la joie et de l'empressement de Leurs Majestés Catholiques; des avantages réciproques de cette réunion. Ce que j'exprime ici en peu de paroles en produisit beaucoup, parce qu'il fut d'abord énigmatique et fort réservé, et que l'ouverture ne vint qu'à peine sur tout ce que je lui dis pour le déboutonner[1]. Hors ce qui, de ma part, me sembla nécessaire pour y parvenir, et sans descendre en aucun particulier, on peut juger que j'eus les oreilles plus ouvertes que la bouche. Seulement je l'exhortai à s'ouvrir franchement et nominalement avec M. le duc d'Orléans, et je tâchai de lui persuader qu'il ne pouvoit rendre un plus grand service, non seulement[2] à ce prince, et dont il lui sût plus de gré, mais à Leurs Majestés Catholiques, à qui désormais ses intérêts étoient unis, et par amitié et pour la grandeur des deux couronnes. Il m'assura qu'il s'expliqueroit avec M. le duc d'Orléans comme il faisoit avec moi; mais, quoique j'insistasse qu'il lui nommât les personnes, et que je lui répondois du secret, je n'en pus tirer parole. Aussi ne m'en donna-t-il pas de négative; mais je sentis bien à ses discours là-dessus que la politesse pour moi y avoit plus de part que la volonté d'une entière confidence sur un article si important, mais si délicat. Nous nous séparâmes de la sorte, avec force compliments, accolades et protestations. Je ne pus, quoi que je pusse faire, l'empêcher de descendre; mais, à mon tour, il ne put m'obliger de monter dans ma berline[3] qu'il ne se fût retiré. Il étoit assez peu accompagné.

1. On a rencontré *se déboutonner*, au figuré, dans le tome XIX, p. 12.
2. Les mots *non seulemt* sont en interligne.
3. On a déjà dit dans le tome XXI, p. 22, note 5, que Saint-Simon écrit *breline* pour *berline*.

Je passe et séjourne à Ruffec, à Blaye et à Bordeaux, et y fais politesse aux jurats.

Ma berline cassa en arrivant à Couhé, terre appartenant à M. de Vérac[1]; il fallut y mettre un autre essieu. J'y fus donc plus de trois heures, que j'employai à écrire à M. le duc d'Orléans et au cardinal Dubois le récit de cette conférence[2], et aller voir le château et le parc un moment[3]. Ces retardements me firent arriver sur le minuit à Ruffec, où j'étois attendu de bonne heure par force noblesse de la terre et du pays, à qui je donnai à dîner et à souper les deux jours que j'y séjournai. J'eus un vrai plaisir d'y embrasser Puyrobert, qui étoit lieutenant-colonel du régiment Royal-Roussillon du temps que j'y avois été capitaine[4]. De Ruffec, j'allai en deux jours à la Cassine, petite maison à quatre lieues de Blaye que mon père avoit bâtie au bord de ses marais de Blaye[5], que je pris grand plaisir à visiter ; j'y passai la veille et le jour de la Toussaint, et, le lendemain, je me rendis de fort bonne heure à Blaye, où je séjournai deux jours. J'y trouvai plusieurs personnes de qualité, force noblesse du pays et des provinces voisines, et Boucher, intendant de Bordeaux, beau-frère de le Blanc[6], qui m'y attendoient, et auxquels je fis grand chère soir et matin pendant ce

1. Aujourd'hui Couhé-Vérac, à seize kilomètres Nord de Civray. Cette terre avait été érigée en marquisat en février 1652 en faveur d'Olivier de Saint-Georges, seigneur de Vérac, père de César, qui possédait la seigneurie en 1721.

2. Cette lettre ne se retrouve plus aux Affaires étrangères ; Drumont n'a donc pu la publier. M. Jules Desnoyers en avait pris naguère une copie, qui doit exister dans ses papiers, actuellement en la possession de Mme de Fréville. Saint-Simon en parle et confirme brièvement ce qu'il y disait « sur tous les efforts qui se sont faits, et de France et de Paris même, pour retarder les mariages », dans une lettre du 10 novembre, de Bayonne : Drumont, p. 133-134.

3. Ce château a complètement disparu.

4. François Guy de Puyrobert : tome I, p. 226.

5. Il a été parlé de cette demeure dans l'appendice IX de notre tome I, p. 541-542.

6. Claude Boucher, sieur des Gouttes : tome XXXI, p. 13. Lui et le Blanc avaient épousé les deux sœurs.

court séjour. Je l'employai bien à visiter la place dedans et dehors, le fort de l'Isle et celui de Médoc vis-à-vis Blaye[1], où je passai par un très fâcheux temps. Mais je les voulois voir, et j'y menai mon fils, qui avoit la survivance de mon gouvernement. Nous passâmes à Bordeaux par un si mauvais temps, que tout le monde me pressoit de différer; mais on ne m'avoit permis que ce peu de séjour, que je ne voulus pas outrepasser. Boucher avoit amené son brigantin magnifiquement équipé, et tout ce qu'il falloit de barques pour le passage de tout ce qui m'accompagnoit, et de tout ce qui étoit venu me voir à Blaye, dont la plupart passèrent à Bordeaux avec nous. La vue du port et de la ville me surprirent, avec plus de trois cents bâtiments de toutes nations rangés sur deux lignes sur mon passage, avec toute leur parure et grand bruit de leur canon et de celui du Château-Trompette.

On connoît trop Bordeaux pour que je m'arrête à décrire ce spectacle; je dirai seulement qu'après le port de Constantinople la vue de celui-ci est en ce genre ce qu'on peut admirer de plus beau. Nous trouvâmes force compliments et force carrosses au débarquement, qui nous conduisirent chez l'intendant, où les jurats de Bordeaux vinrent me complimenter en habit de cérémonie[2]. Comme ces Messieurs sont les uns de qualité, les autres considérables, et que cette jurade est extrêmement différente en tout des autres corps de ville[3], je me tournai

1. Voyez ce qui a été dit de ces deux forts dans le tome I, p. 539.

2. Il est mention de l'arrivée de Saint-Simon à Bordeaux le 3 novembre 1721 dans une Chronique bordelaise publiée dans le tome LIV des *Archives historiques de la Gironde*, p. 115.

3. La jurade de Bordeaux avait été considérablement diminuée en nombre et en pouvoir à la suite de la révolte de 1548; des lettres patentes de Henri II, août 1550, avait fixé le nombre des jurats à six, deux nobles, deux hommes de robe, deux marchands, se renouvelant par moitié tous les deux ans. Ils étaient assistés de trente conseillers de ville et d'une assemblée de cent notables. Voyez C. Jullian, *Histoire de Bordeaux*, p. 343-344.

vers l'intendant après leur avoir répondu, et je le priai de trouver bon que je les conviasse de souper avec nous; ils me parurent sensibles à cette politesse à laquelle ils ne s'attendoient pas, allèrent quitter leurs habits[1], et revinrent souper. Il n'est pas possible de faire une plus magnifique chère, ni plus délicate que celle que l'intendant nous fit soir et matin, ni faire mieux[2] les honneurs de la ville et de leur logis que nous les firent l'intendant et sa femme[3] les trois[4] jours que j'y séjournai, n'ayant pu y être moins pour l'arrangement du voyage. L'archevêque et le premier président[5] n'y étoient point; le parlement étoit en vacance. Néanmoins je vis le Palais[6], et ce qu'il y avoit à voir dans la ville. Quoiqu'on me dégoutât de voir l'hôtel de ville, qui est vilain[7], je persistai à vouloir y aller; je voulois faire une autre civilité aux jurats, sans conséquence. Ils s'y trouvèrent; je leur dis que c'étoit beaucoup moins la curiosité qui m'amenoit dans un lieu

1. Le costume ordinaire des jurats était la robe noire avec le « chaperon de livrée »; en cérémonie, ils portaient la robe rouge; la ville leur en fournissait deux par an à chacun (*Inventaire des registres de la Jurade*, tomes IV, p. 274, V, p. 78 et 460, VI, p. 441).

2. *Mieux* a été ajouté en interligne.

3. Anne Petit de Passy, dame Boucher, fille d'un conseiller au parlement de Metz.

4. *Trois* corrige *deux*, écrit d'abord et biffé.

5. L'archevêque était, depuis 1719, François-Élie de Voyer d'Argenson, qui avait remplacé M. de Bezons : tome XXXVI, p. 192-193. Quant au premier président c'était Joseph Gillet de la Caze, conseiller en 1690, président à mortier en juin 1692, nommé premier président en février 1714; il mourut en décembre 1734. Rigaud avait fait son portrait en 1714.

6. Le parlement de Bordeaux occupait le palais dit de l'Ombrière, non loin du fleuve. M. Jullian (*Histoire de Bordeaux*, p. 410-411) en a reproduit une vue au dix-huitième siècle.

7. Ces trois mots ont été ajoutés en interligne. L'hôtel de ville de Bordeaux, découronné de son beffroi, de ses tours et de son horloge par punition de la révolte de 1548, était en effet alors un monument sans intérêt. L. Lamothe a publié en 1851 une courte notice sur cet édifice.

où on m'avoit averti que je ne trouverois rien qui méritât d'être vu, que le desir d'une occasion de leur rendre à tous une visite, ce qui me parut leur avoir plu extrêmement[1].

Arrivée à Bayonne. Adoncourt et Druillet, commandant et évêque de Bayonne; quels.

Enfin, après avoir bien remercié M. et Mme Boucher, nous partîmes, traversâmes les grandes landes[2], et arrivâmes à Bayonne[3], où nous mîmes pied à terre chez d'Adoncourt, qui y commandoit très dignement[4], et y étoit adoré en servant parfaitement le Roi. Mes enfants et moi logeâmes chez lui[5], et tout mon monde dans le voisi-

1. Le registre de la Jurade de Bordeaux pour 1720-21, détruit en partie dans un incendie, contient cependant au folio 184, qui a été sauvé, la mention de la visite de Saint-Simon à l'hôtel de ville : « Ce seigneur ayant suivi toutes les chambres de l'hôtel de ville, et lui ayant été dit qu'il n'avoit pu trouver rien qui pût mériter sa curiosité, il répondit : « Messieurs, j'ai eu l'honneur de vous dire que j'étois venu « ici pour vous rendre mes devoirs et vous assurer de mon estime, et « que ce n'est point la curiosité qui m'a fait venir dans votre maison. » Ce seigneur fut très content des attentions que Messieurs les jurats lui témoignèrent, et leur en renouvela l'assurance en prenant congé d'eux, lorsqu'il monta dans son carrosse pour se retirer. » Suit la teneur du compliment que lui adressa le sous-maire. La ville lui fit présent de 24 flambeaux de cire blanche et 24 de cire jaune, 24 boites de confitures de Tours, 24 bouteilles de vin de Canarie et 20 livres de bougies de table (Archives municipales de Bordeaux).

2. Le pays des Landes ou Lannes s'étendait de la vallée de la Garonne à celle de l'Adour. La route la plus directe entre Bordeaux et Bayonne passait par Liposthey et Dax et traversait les grandes landes; elle courait presque entièrement à travers ce pays stérile. Une autre route, moins directe, par Bazas et Mont-de-Marsan, ne traversait que les petites landes entre ces deux villes. Voyez sur le voyage de Saint-Simon sa lettre du 10 novembre dans Drumont, p. 136-138, et sur l'état des routes dans la généralité à cette époque, les *Actes de l'Académie de Bordeaux*, 1884, p. 39-41.

3. Le 8 novembre à la fin de la journée; il s'empressa d'écrire de cette ville à Dubois pour lui annoncer son arrivée (Drumont, p. 125).

4. Dominique Suart d'Adoncourt (tome XXIV, p. 224) était lieutenant de Roi à Bayonne depuis 1720.

5. M. d'Adoncourt écrivit le soir même à Dubois (vol. *Espagne* 311, fol. 174) : « M. le duc de Saint-Simon est arrivé ce soir. J'ai eu l'honneur de le recevoir chez moi et de lui rendre les honneurs dus à son

nage. Le changement de voitures pour nous et pour le bagage nous y retint quatre jours[1], pendant lesquels rien ne se peut ajouter aux soins d'Adoncourt, à sa politesse aisée et sans compliments, et à sa chère soir et matin, propre, grande, excellente. Il étoit venu accompagné d'officiers une lieue au-devant de nous. J'étois dès lors monté à cheval. L'artillerie, les compliments, il fallut essuyer cela comme à Bordeaux, et, pour ne le pas répéter, ce fut la même chose au retour, excepté à Blaye où je le défendis. Druillet, évêque de Bayonne[2], me vint voir, puis dîner avec nous et ce qu'il y avoit de plus principal dans la ville, mais en fort petit nombre. Je fus le lendemain chez ce prélat, qui étoit pieux, savant, et toutefois de bonne compagnie, et parfaitement aimé dans son diocèse et dans tout le pays. J'allai voir la citadelle, les forts, et tout ce qu'il y avoit qui méritât quelque curiosité[3].

caractère. Il compte de séjourner ici demain et après, et de partir mardi. On me mande de Madrid que le roi a bien de l'impatience de son arrivée. On comptoit qu'il arriveroit le 10 ou le 12, et je ne vois pas qu'il y puisse être devant le 25. »

1. Ses souvenirs sont en défaut; car, arrivé le 8 novembre au soir à Bayonne, il en repartit le 11 à onze heures du matin et alla coucher à Irun (lettre de M. d'Adoncourt du 15, vol. *Espagne* 311, p. 206).

2. André Druillet ou Druilhet, né à Toulouse et fils d'un président au parlement de cette ville, était vicaire général de M. de Tressan, évêque du Mans, lorsqu'il fut nommé en avril 1707 à l'évêché de Bayonne. Très opposé à la constitution Unigenitus et très dévoué au cardinal de Noailles, le Régent lui donna néanmoins en 1720 l'abbaye de Saint-Jean d'Angély. Il mourut à Bayonne le 19 novembre 1727. Sa mère, Élisabeth de Montlaur, avait fait de sa maison de Toulouse un petit cercle littéraire; devenue veuve, elle vint à Paris et fut produite par Campistron à la cour de Sceaux. On disait souvent *Dreuillet*, et Saint-Simon adopte cette orthographe. — L'évêché de Bayonne, au dire de Dangeau (tome VII, p. 352), ne rapportait guère que douze ou quatorze mille livres.

3. Il y a une description de la citadelle, du château-vieux, du château-neuf et des fortifications de Bayonne au milieu du dix-huitième siècle dans le *Dictionnaire géographique* d'Expilly.

Pecquet père et fils; quels.

Pecquet, qui avoit été longtemps premier commis de M. de Torcy[1], et qui, pour dire le vrai, avoit fait toutes les affaires étrangères tant que le maréchal d'Huxelles les avoit eues, m'avoit prié que son fils[2] vînt en Espagne et fût chez moi, et il avoit pris les devants quelques jours auparavant. Je trouvai un courrier de Sartine arrivé à Bayonne une heure avant moi. Sartine me mandoit du 5, à onze heures du soir, que le roi d'Espagne, ayant appris que Pecquet étoit arrivé la veille, étoit très fâché de mon retardement, d'où résultoit celui de l'échange des princesses, qui essuieroient le plus mauvais temps de l'hiver; que Leurs Majestés Catholiques n'attendoient que mon arrivée pour se mettre en chemin pour Burgos, jusqu'où elles avoient résolu de conduire l'Infante, et qu'elles desiroient extrêmement que je pressasse ma marche[3]. Sartine

Impatience de LL. MM. Catholiques de mon arrivée qui la pressent par divers courriers.

1. Antoine Pecquet : tome XXIX, p. 68.

2. Pierre-Antoine Pecquet, employé dans les bureaux des affaires étrangères, succéda à son père comme premier commis; disgracié en septembre 1740 et même emprisonné à Vincennes, il en sortit au bout de deux ans (septembre 1742). Par la suite, il exerça la charge de grand maître des eaux et forêts à Rouen et fut intendant de l'École militaire; il mourut à Paris le 27 août 1762. Il avait publié divers ouvrages, dont plusieurs anonymes; c'est dans ses *Mémoires secrets pour servir à l'histoire de la Perse*, Amsterdam, 1745, qu'on trouve pour la première fois l'histoire du Masque de fer, que Voltaire devait vulgariser dans le *Siècle de Louis XIV* (1751). Il y a au Dépôt des affaires étrangères, vol. *France* 1605, fol. 420 (réponse fol. 461) une longue lettre de lui au cardinal de Fleury, du 14 octobre 1740, à propos de sa disgrâce.

3. Voici cette lettre, qui se trouve aujourd'hui dans le volume *Espagne* 299, fol. 168 : « A Madrid, ce 5 novembre 1721, à onze heures du soir. Monseigneur, comme M. Pecquet, qui est arrivé depuis hier, m'a dit que Votre Excellence n'étoit pas à Bayonne le 31 du passé, ... S. M. m'a fait l'honneur de me dire ce soir qu'elle étoit véritablement mortifiée de votre retardement, duquel il résulteroit que les princesses essuyeroient le plus rude temps de l'hiver, et qu'ainsi elle me chargeoit de dépêcher un courrier à Votre Excellence pour la prier de presser sa marche le plus qu'il lui sera possible. LL. MM. n'attendent que votre arrivée pour, peu de jours après, se mettre en chemin et conduire l'Infante jusques à Burgos... »

tâcha inutilement de les détourner de ce voyage. Il ajouta de lui-même que Leurs Majestés Catholiques seroient sensiblement mortifiées, si le départ de Mlle de Montpensier se retardoit d'un moment du jour fixé, et que le marquis de Grimaldo lui envoyoit, à l'heure qu'il m'écrivoit, un courrier par ordre du roi d'Espagne, pour me le dépêcher et apporter ma réponse.

Je répondis à Sartine que je le priois de représenter à Leurs Majestés Catholiques que, de ma part, je n'avois rien oublié ni n'oublierois pour hâter mon voyage ; que les circonstances des précautions à l'égard de la peste avoient empêché mes équipages de passer, ni rien pu faire préparer sur la route pour la diligenter, parce que les passeports d'Espagne n'étoient arrivés que le 29 du mois dernier, et que, ces passeports étant pour le chemin qui passe à Vitoria, plus long que celui de Pampelune, que je voulois prendre, [cela] me retardoit encore ; qu'au surplus mon arrivée à Madrid plus ou moins avancée ne pouvoit rien influer sur le départ de Mlle de Montpensier, fixé au 15 de ce mois ; que tout le desir du Roi et de M. le duc d'Orléans de l'avancer étoit inutile, par l'impossibilité que les préparatifs pussent être prêts plus tôt ; que de Paris à la frontière elle mettroit cinquante jours par la difficulté des chemins et la quantité d'équipages, d'où il résultoit que de Madrid à la frontière, le chemin étant plus court d'un tiers, l'Infante ne pouvoit être pressée de partir pour arriver juste au lieu de l'échange, et que, par conséquent, j'aurois tout le temps nécessaire pour m'acquitter de toutes les fonctions préalables à son départ, qui n'en pourra être retardé d'un seul moment[1].

Audiences de la reine douairière

Le 9, lendemain de mon arrivée à Bayonne, j'envoyai faire compliment à la duchesse de Linarès, camarera-

1. Saint-Simon fit connaître à Paris cet incident et sa réponse par la lettre qu'il écrivit au Roi le 10 novembre, de Bayonne : Drumont, p. 127-132.

d'Espagne. Son logement. Elle me fait traiter à dîner. Son triste état.

mayor de la reine douairière d'Espagne[1], et la prier de lui demander audience pour moi pour l'après-dînée. Je reçus en réponse un compliment de la reine. Ses carrosses vinrent me prendre, et me conduisirent chez elle. Véritablement je fus étonné en y arrivant. Elle s'étoit retirée depuis assez longtemps dans une maison de campagne fort proche de la ville[2], qui n'avoit que deux fenêtres de face sur une petite cour, et guère plus de profondeur. De la cour, je traversai un petit passage et j'entrai dans une pièce plus longue que large, très communément meublée, qui avoit vue sur un beau et grand jardin. Je trouvai la reine qui m'attendoit, accompagnée de la duchesse de Linarès et de très peu de personnes. Je lui fis le compliment du Roi, et lui présentai sa lettre[3]. On ne peut répondre plus poliment qu'elle fit à l'égard du Roi, ni avec plus de bonté pour moi. La conversation fut sur la joie des mariages, le temps de l'échange, et sur mon voyage. Elle étoit debout, sans siége derrière elle; je ne me couvris point, et n'en fis pas même le semblant. La duchesse de Linarès et d'Adoncourt entrèrent seuls un peu dans la conversation. Je lui présentai mes enfants et ces Messieurs qui étoient avec moi, à qui elle dit quelque chose, cherchant à leur parler à tous avec un air d'attention et de bonté et en fort bon françois. Elle étoit fort grande, droite, très bien faite, de grand air, de bonne mine, qui laissoit voir qu'elle avoit eu de la beauté. Elle me demanda beaucoup des nouvelles de Madame[4]. Tout son habillement étoit noir et sa coiffure avec un

1. Lucrèce-Thérèse Ladron y Silva, duchesse de Linarès : tome VIII, p. 139.

2. Il a été parlé de cette petite maison dans le tome XIV, p. 409, et note 5 ; elle s'appelait Lissague et était sur la paroisse de Saint-Pierre-d'Irube.

3. Le texte de cette lettre est dans le vol. *Espagne* 307, fol. 89, datée du 21 octobre.

4. Madame était comme elle de la maison palatine de Bavière; mais la reine d'Espagne était issue de la branche de Neubourg.

voile, mais qui montroit des cheveux, et sa taille paroissoit aussi. Ce vêtement n'étoit ni françois ni espagnol, avec une longue queue, dont la duchesse de Linarès tenoit le bout, mais fort lâche. C'étoit un habit de veuve, mais mitigé, avec une longue et large attache devant le haut du corps de très beaux diamants. Pour la duchesse de Linarès, son habit m'effraya : il étoit tout à fait de veuve et ressembloit en tout à celui d'une religieuse. Je ne dois pas oublier que je présentai aussi à la reine[1] les compliments et une lettre de M. le duc d'Orléans[2], à quoi elle répondit avec une grande politesse. Au sortir de l'audience, elle me fit inviter à dîner, pour le lendemain, dans une maison de Bayonne où le gros de ses officiers demeuroient, et où elle a aussi logé[3]. J'y allai, sur l'exemple du comte de San-Estevan-del-Puerto[4] allant au congrès de Cambray, et, tout à l'heure, du duc d'Ossone venant en France. Le sieur de Bruges, qui étoit chef de la maison de la reine douairière[5], fit les honneurs du festin très bon et très magnifique, où se trouva l'évêque de Bayonne, d'Adoncourt, et tout ce qui m'accompagnoit de principal[6]. J'eus une seconde audience de la reine pour la remercier du repas et prendre congé d'elle. La conversation fut plus longue et plus familière que la première

1. Saint-Simon a biffé *luy* avant *presentay* et ajouté *à la reine* en interligne.

2. Le texte s'en trouve aussi dans le même volume *Espagne* 307, à la même date que celle du Roi.

3. Comme la maison où elle demeurait était très petite, elle avait loué pour ses gens dans la ville deux maisons dites de Montaut et de Bénac (H. Poydenot, *Récits et légendes relatives à l'histoire de la ville de Bayonne*, 1875, p. 241-269).

4. Il a écrit *del Puerto* en interligne, corrigeant *de Gormaz*, biffé. — Manuel-Dominique de Benavidès : tome VII, p. 258. Saint-Simon n'a pas parlé de son passage par la France pour se rendre à Cambray.

5. Nous ne savons rien sur cet officier, dont Saint-Simon parlera encore lors de son retour d'Espagne.

6. Il raconte tout cela plus sommairement dans la lettre au Roi du 10 novembre : Drumont, p. 131.

fois ; elle finit par m'exposer le très triste état où elle se trouvoit, faute de tout payement d'Espagne depuis des années, et me prier d'en parler à Leurs Majestés Catholiques et de lui procurer quelque secours sur ce qui lui étoit si considérablement dû.

Adoncourt fort informé.

J'appris d'Adoncourt plusieurs petits détails touchant les efforts tentés à Paris et à la cour pour faire différer les mariages dans la vue de profiter de ce délai pour tâcher de les rompre, mais qui ne me donnèrent pas grande lumière là-dessus. Ce que je démêlai seulement fut qu'Adoncourt, qui avoit de grands commerces en Espagne pour tenir la cour bien avertie de tout, et qui y étoit même en liaison avec plusieurs seigneurs, avoit eu plus de part que moi en la confidence du duc d'Ossone qui lui avoit nommé des personnages de cette intrigue, tant de notre cour que de celle d'Espagne. Je l'exhortai à en instruire le cardinal Dubois, auquel je le mandai [1].

Passage des Pyrénées. Je vais voir Loyola.

Passant les Pyrénées [2], je quittai, avec la France, les pluies et le mauvais temps qui ne m'avoient pas quitté jusque là, et trouvai un ciel pur et une température charmante, avec des échappées de vues et des perspectives qui changeoient à tous moments, qui ne l'étoient pas moins. Nous étions tous montés sur des mules dont le pas est grand et doux. Je me détournai en chemin à travers de hautes montagnes pour aller voir Loyola [3], lieu fameux par la naissance de saint Ignace [4], situé tout seul près d'un ruisseau assez gros, dans une vallée fort étroite, dont les montagnes de roche qui la serrent des deux

1. Lettre à Dubois de la même date : *ibidem*, p. 133-134.

2. Saint-Simon passa par Saint-Jean-de-Luz ; mais il ne s'y arrêta peut-être pas. Les jurats de cette ville l'avaient envoyé saluer à Bayonne, et lui avaient fait préparer un repas : voyez l'extrait des registres de Saint-Jean-de-Luz que nous donnons ci-après aux Additions et Corrections.

3. Château et village à deux kilomètres Sud-Ouest de Saint-Sébastien.

4. Tome XXII, p. 7.

côtés doivent faire une glacière quand elles sont couvertes de neige, et une tourtière[1] en été. Nous trouvâmes là quatre ou cinq jésuites fort polis et fort entendus, qui prenoient soin du bâtiment prodigieux qui y étoit entrepris pour plus de cent jésuites et une infinité d'écoliers, dans le dessein de faire de cette maison un noviciat, un collége, une maison professe, qu'elle servît à tous les usages auxquels sont destinées leurs différentes maisons, et le chef-lieu de leur Compagnie[2].

Ils nous firent voir le petit logis primitif du père de saint Ignace[3], qui est une maison de cinq ou six fenêtres, qui n'a qu'un rez-de-chaussée pour le ménage, un étage au-dessus, et plus haut un grenier. Ce seroit tout au plus le logis d'un curé, et ne ressembla jamais en rien à un château. Nous vîmes la chambre où saint Ignace, blessé à la guerre, fut longtemps couché, et eut sa fameuse révélation touchant la Compagnie dont il devoit être l'instituteur, et l'écurie où sa mère voulut aller accoucher de lui, qui est au-dessous, par dévotion pour l'étable de Bethléem[4]. Rien de plus bas, de plus étroit, de plus écrasé que ces deux pièces ; rien aussi de si éblouissant d'or, qui y brille partout. Il y a un autel dans chacune des deux, où le saint sacrement repose, et ces deux autels sont de la dernière magnificence.

La maison des jésuites qu'ils alloient détruire pour leur immense bâtiment étoit fort peu de chose, et pour loger au plus une douzaine de jésuites. L'église nouvelle étoit presque achevée, en rotonde, d'une grandeur et d'une hauteur qui surprend, avec des autels pareils entre

1. Le *Dictionnaire de l'Académie* définissait ce mot : « Ustensile de cuisine qui sert à faire cuire les tourtes. »

2. Ce couvent immense existe encore de nos jours ; il a, dit-on, la forme d'un aigle aux ailes éployées.

3. Il s'appelait Bertrand Lopez de Recalde y Loyola et appartenait à la petite noblesse de la Biscaye.

4. Sur ces particularités, voyez les *Acta sanctorum,* tome VII de juillet, p. 409 et suivantes, et les diverses biographies du saint.

eux, tout autour, en symétrie ; l'or, la peinture, la sculpture, les ornements de toutes les sortes et les plus riches répandus partout avec un art prodigue[1], mais sage ; une architecture correcte et admirable, les marbres les plus exquis, le jaspe, le porphyre, le lapis, les colonnes unies, torses, cannelées, avec leurs chapiteaux et leurs ornements de bronze doré, un rang de balcons entre chaque autel, et de petits degrés de marbre pour y monter, et les cages incrustées, les autels et ce qui les accompagne admirables : en un mot, un des plus superbes édifices de l'Europe, le mieux entendu et le plus magnifiquement orné. Nous y prîmes le meilleur chocolat dont j'aie jamais goûté, et, après quelques heures de curiosité et d'admiration, nous regagnâmes notre route et notre gîte, fort tard et avec beaucoup de peine.

Arrivée à Vitoria. Présent et députation de la province.

Nous arrivâmes le 15 à Vitoria[2], où je trouvai la députation de la province qui m'attendoit avec un grand présent d'excellent vin *rancio*[3] ; c'étoient quatre gentilshommes considérables qui étoient à la tête des affaires du pays. Je les conviai à souper, et le lendemain à déjeuner avec nous : ils parloient françois, et je fus surpris de voir des Espagnols si gais et de si bonne compagnie à table. La joie du sujet de mon voyage éclata partout où je passai en France et en Espagne et me fit bien recevoir. On se mettoit aux fenêtres et on bénissoit mon voyage. A Salinas[4], entre autres, où je passois sans m'arrêter, des dames, qui, à voir leur maison et elles-mêmes aux fenêtres, me parurent de qualité[5], me demandèrent de si bonne grâce de voir un moment celui qui alloit conclure le bonheur de l'Espagne, que je crus qu'il étoit de la ga-

1. On avait imprimé jusqu'à présent *prodigieux*.
2. Saint-Simon écrit tantôt *Vittoria,* tantôt *Victoria* ; nous adoptons l'orthographe espagnole.
3. En Espagne on appelait ainsi alors le vin vieux.
4. Petit village du Guipuzcoa, près Vergara.
5. Les mots *me parurent de qualité* sont en interligne.

lanterie de monter chez elles ; elles m'en parurent ravies, et j'eus toutes les peines du monde à m'en débarrasser pour continuer mon chemin.

Trois courriers l'un sur l'autre pour presser mon voyage. Je laisse mon fils aîné, fort malade, à Burgos, et poursuis ma route sans m'arrêter. Cause de l'impatience de LL. MM. Catholiques.

Je trouvai à Vitoria un courrier de Sartine pour me presser d'arriver, mais dont la date étoit antérieure au retour de son courrier de Bayonne ; mais, étant le 17, à cinq heures du matin, prêt à partir de Miranda d'Ebro [1], arriva un autre courrier de Sartine, qui me mandoit que les raisons, quoique sans réplique, que je lui avois écrites de Bayonne, n'avoient point ralenti l'extrême empressement de Leurs Majestés Catholiques ; sur quoi je le priai de me faire tenir des relais le plus qu'il pourroit, à quelque prix que ce fût, pour presser mon voyage tant qu'il me seroit possible [2].

J'arrivai le 18 à Burgos, où je comptois séjourner, pour voir au moins un jour ce que deviendroit une fièvre assez forte qui avoit pris à mon fils aîné, qui m'inquiétoit beaucoup, en attendant que mes relais pussent se préparer ; mais Pecquet arriva pour presser de nouveau ma

1. Ville de la province de la Vieille Castille entre Vitoria et Burgos.

2. Il semble que l'initiative de cette mesure vint de M. de Sartine lui-même : il écrivait à notre auteur dès le 9 novembre (vol. *Espagne* 299, fol. 174), que, pour lui permettre d'avancer son arrivée, il avait « fait placer treize relais de quatre en quatre lieues depuis Burgos... de manière que, au lieu de mettre six jours et demi au moins pour venir [de Burgos] à Madrid, Votre Excellence n'en emploiera que deux et demi au plus et évitera les mauvaises couchées qui sont sur cette pénible route... J'ai jugé à propos d'établir aussi deux mules de pas de relai dans tous les endroits où Votre Excellence prendra des mules ; ainsi elle pourra mener les deux domestiques qui lui seront plus nécessaires... M. de Grimaldo m'avoit offert hier des relais de l'écurie de S. M. ; j'ai cru qu'il convenoit mieux de n'en pas profiter et que Votre Excellence ne trouveroit pas mauvais que je la constituasse dans cette dépense, quoique considérable, qui fera connoître à LL. MM. votre empressement à leur faire votre cour et à remplir votre mission... » Dans sa lettre à Dubois de Madrid, 24 novembre (Drumont, p. 139-143), Saint-Simon parle de ces relais ; l'indication des lieux où ils étaient établis est dans *Espagne* 307, fol. 164.

marche, et si vivement qu'il fallut abandonner mon fils et presque tout mon monde. L'abbé de Mathan voulut bien demeurer avec lui pour en prendre soin et ne le point quitter. J'appris par Pecquet la cause d'une si excessive impatience. C'est que la reine, qui n'aimoit point le séjour de Madrid, pétilloit d'en sortir pour aller à Lerma, où on l'avoit assurée qu'elle trouveroit une chasse fort abondante. Pecquet me dit que M. de Grimaldo et Sartine n'avoient rien oublié pour rompre, au moins différer ce voyage, mais que l'impatience avoit été nourrie et augmentée par Maulévrier, enragé de voir arriver un ambassadeur de naissance et de dignité personnelle, et qui n'avoit pu s'empêcher de dire qu'il l'auroit plus patiemment souffert si c'eût été le duc de Villeroy, la Feuillade ou le prince de Rohan[1]. Ce sieur Andrault, si délicat pour soi, ne cherchoit pas les amis de M. le duc d'Orléans par le desir de ces Messieurs, et, outre qu'il s'oublioit bien lui-même, il perdoit promptement la mémoire qu'il avoit été laissé à mon choix de lui donner ou non le caractère d'ambassadeur, que par conséquent il me devoit, et qui, en cette occasion surtout, l'honoroit fort au-delà de ses espérances[2]. Toutefois je résolus de n'en

Basse et impertinente jalousie de Maulévrier.

1. C'est exactement ce qu'il dit dans cette lettre du 24 novembre, sauf qu'il ne désigne M. de Maulévrier que d'une façon impersonnelle. Celui-ci était peu disposé à céder à son collègue ducal, comme on le voit par une lettre du 7 octobre qu'on trouvera dans l'appendice VII; il y a aussi une lettre curieuse de Robin, du 1er novembre, qui tâchait par avance de mettre la paix entre les deux ambassadeurs.

2. Maulévrier avait sujet de n'être point satisfait de la venue de Saint-Simon. C'était lui qui avait mené à Madrid la négociation du double mariage, et les correspondances des volumes *Espagne* 303 et 304 montrent qu'au début il n'avait pas été question de faire passer en Espagne un ambassadeur extraordinaire pour faire la demande de l'Infante, mais seulement d'en charger Maulévrier avec des pouvoirs spéciaux. Les instances de Saint-Simon auprès du Régent pour être envoyé à Madrid, dans le but d'obtenir la grandesse pour son second fils, avaient fait changer ces dispositions premières. Par conséquent, bien loin que Maulévrier dût à Saint-Simon d'être associé à sa mis-

faire aucun semblant et de vivre avec lui comme si j'eusse ignoré ce que je venois d'apprendre ; mais je le mandai au cardinal Dubois.

Arrivée à Madrid, où je suis incontinent visité des plus grands, sans exception de ceux à qui je devois la première visite.

Je partis donc de Burgos le 19 avec mon second fils, le comte de Lorge, M. de Céreste (ces deux derniers ne vinrent qu'un peu après ensemble[1]), l'abbé de Saint-Simon, son frère, le major de son régiment, et très peu de domestiques. Nous trouvâmes peu de relais et mal établis, marchâmes jour et nuit, sans nous coucher, jusqu'à Madrid, nous servant des voitures des corrégidors où nous pûmes, tellement que je fus obligé de faire les dernières douze lieues à cheval en poste, qui en valent le double d'ici[2]. Nous arrivâmes de la sorte à Madrid le vendredi[3] 21, à onze heures du soir. Nous trouvâmes à l'entrée de la ville, qui n'a ni murailles, ni portes, ni barrières, ni faubourgs, des gens en garde qui demandèrent qui nous étions et d'où nous venions, et qu'on y avoit mis exprès pour être avertis du moment de mon arrivée. Comme j'étois fort fatigué d'avoir toujours marché sans arrêter depuis Burgos, et qu'il étoit fort tard, je répondis que nous étions des gens de l'ambassadeur de France, qui arriveroit le lendemain. Je sus après que, par le calcul de Sartine, de Grimaldo, et de Pecquet arrivé devant moi, ils avoient tous compté que je ne serois à Madrid que le 22.

Dès que je fus chez moi[4], j'envoyai chercher Sartine pour prendre langue avec lui, fermai bien ma porte, et

sion, c'était au contraire notre duc qui venait le supplanter, et lui enlever l'honneur, et peut-être le bénéfice, de cette fonction. On comprend que Maulévrier fût vexé et le montrât.

1. Ces mots, que nous mettons entre parenthèses, se trouvent en interligne dans le manuscrit, ajoutés après coup.

2. Ces détails sont confirmés par la lettre du 24 novembre à Dubois.

3. *Vendredi* ajouté en interligne.

4. Saint-Simon logea à Madrid dans une maison que le roi d'Espagne avait louée pour lui et qu'on orna de tapisseries du garde-meuble royal (*Espagne* 307, fol. 18, lettre de Maulévrier du 14 octobre).

donnai ordre de dire à quiconque pourroit venir qu'on ne m'attendoit que le lendemain. Je sus par Sartine que, grâces à ses précautions et aux peines que le duc de Liria en avoit bien voulu prendre, j'aurois le surlendemain de quoi me mettre en public, et que huit jours après je serois en état d'avoir tous mes équipages et de prendre mon audience solennelle. Cependant tout ce qui n'étoit point destiné à demeurer à Burgos avec mon fils aîné arriva en poste à la file, en sorte que personne et que rien ne me manqua. Le lendemain matin samedi 22[1], de bonne heure, Sartine accompagna mon secrétaire[2] chez le marquis de Grimaldo, tandis que j'envoyai faire les messages accoutumés quand on arrive aux ministres des cours étrangères. Grimaldo, surpris et fort aise de mon arrivée, qu'il n'attendoit que le soir de ce jour, fut[3] au palais le dire à Leurs Majestés Catholiques, qui, dans leur impatience de partir, furent ravies. Du palais, Grimaldo vint chez moi au lieu d'attendre ma première visite : il me trouva avec Maulévrier, le duc de Liria et quelques autres.

Ce fut apparemment sur l'exemple de Grimaldo que les trois charges vinrent aussi chez moi[4] ; le marquis de Santa-Cruz[5], majordome-major de la reine, et très bien avec elle ; le duc d'Arcos[6] ; le marquis de Bedmar, prési-

1. Les mots *samedi 22* ont été écrits sur la marge à la fin d'une ligne, et le *de* qui la terminait a été reporté au commencement de la ligne suivante.

2. Ce secrétaire eut occasion d'écrire une lettre au cardinal Dubois le 17 décembre (*Espagne* 309). Drumont a lu son nom *Dashofe*, les éditeurs de l'*Inventaire des archives des Affaires étrangères : Dathoset* ; nous croyons qu'il s'appelait *Dathose* ; mais nous ne savons rien sur lui.

3. Avant *fut*, il a biffé *l'alla*.

4. Le majordome major du Roi, marquis de Villena et duc d'Escalona (tome II, p. 153), le sommelier du corps, marquis de Montalègre (tome VIII, p. 61) et le grand écuyer, duc del Arco (tome VIII, p. 167).

5. Alvare-Antoine-Bazan Benavidès : tome XXV, p. 158.

6. Joachim Ponce de Léon : tome VIII, p. 136.

dent du conseil de guerre et de celui des ordres et chevalier de celui du Saint-Esprit; le duc de Veragua, président du conseil des Indes[1], tous grands d'Espagne; l'archevêque de Tolède[2], le grand inquisiteur évêque de Barcelone[3], presque tous ayant le vain titre de conseillers d'État. La plupart vinrent le matin, les autres l'après-dînée, et, les jours suivants, tout ce qu'il y eut à Madrid de grands, de seigneurs et de ministres étrangers. Le gouverneur du conseil de Castille[4], qui ne visite jamais personne, ni n'envoie, si ce n'est pour affaires, envoya me complimenter, quoique je n'eusse point envoyé chez lui, par la raison que je dirai lorsque je parlerai de cette première charge d'Espagne. Castellar, secrétaire d'État pour la guerre[5], vint aussi chez moi ce même jour. Le duc de Liria se disposoit à venir une lieue au-devant de moi avec Valouse et Sartine, et de son côté Maulévrier avec Robin[6].

Grimaldo me témoigna la joie de Leurs Majestés Catholiques de mon arrivée, et, après m'avoir fait les plus gracieux compliments pour lui-même, me donna le choix

1. Pierre-Nuño III de Portugal-Colomb : *ibidem*, p. 121.

2. Diego d'Astorga y Cespedès, que nous connaissons déjà comme évêque de Barcelone (tome XXVI, p. 228) et qui n'était archevêque de Tolède que depuis août 1720.

3. Le grand inquisiteur se nommait Jean de Camargo (Saint-Simon, dans notre prochain volume, lui donnera le prénom de François) : il était évêque de Pampelune, et non pas de Barcelone, depuis décembre 1716 et commissaire général de la Cruzade; il avait été nommé grand inquisiteur par une bulle de Clément XI du 18 juillet 1720 et avait pris possession de ses fonctions le 8 octobre suivant; il résigna son évêché en avril 1725 et mourut le 24 mai 1733 (Garma, *Theatro universal de España*, tome IV, p. 311).

4. Louis, marquis de Miraval ou Mirabal : tome XXIX, p. 287. Saint-Simon parlera plus en détail de lui dans la suite des *Mémoires*, tome XVIII de 1873, p. 161.

5. Balthazar Patiño, marquis de Castellar (tome VIII, p. 156), frère du Patiño qui devint premier ministre en 1734.

6. Jean-Baptiste Robin : ci-dessus, p. 71.

de leur part de les aller saluer ce même matin ou dans l'après-dînée. Je crus l'empressement mieux séant, et j'y allai avec lui sur-le-champ dans le carrosse de Maulévrier, qui y vint aussi[1]. De cette sorte fut levée toute difficulté sur la première visite, à l'égard de tous ceux à qui elle étoit due de ma part, et de ceux qui la pouvoient prétendre[2], dont j'eus le sang bien rafraîchi.

Je fais ma première révérence à LL. MM. Catholiques et à leur famille.

Nous arrivâmes au palais comme le roi étoit sur le point de revenir de la messe, et nous l'attendîmes dans le petit salon qui est entre le salon des Grands et celui des Miroirs, dans lequel personne n'entre que mandé. Peu de moments après, le roi vint par le salon des Grands. Grimaldo l'avertit comme il entroit dans le petit salon. Il vint à moi aussitôt, précédé et suivi d'assez de courtisans, mais qui ne ressembloit[3] pas à la foule des nôtres. Je lui fis ma profonde révérence ; il me témoigna sa joie de mon arrivée, demanda des nouvelles du Roi, de M. le duc d'Orléans, de mon voyage[4] et des nouvelles de mon fils aîné, qu'il avoit su être demeuré malade à Burgos, puis entra seul dans le cabinet des Miroirs. A l'instant je fus environné de toute la cour, avec des compliments et des témoignages de joie des mariages et de l'union des deux couronnes. Grimaldo et le duc de Liria me nommoient les seigneurs, qui presque tous parloient françois, aux civilités infinies desquels je tâchai de répondre par les miennes.

Un demi-quart d'heure après que le roi fut rentré, il m'envoya appeler. J'entrai seul dans le salon des Miroirs, qui est fort vaste, bien moins large que long. Le roi, et la reine à sa gauche, étoient presque au fond du salon,

1. Saint-Simon rendit compte de cette visite dans sa lettre au Roi du 24 novembre : Drumont, p. 144 et suivantes.

2. Voyez ci-dessus, p. 306-308.

3. Il y a bien *ressembloit*, au singulier, dans le manuscrit.

4. Saint-Simon a biffé ici : *Je luy présentay mon 2d fils, l'abbé de S. Simon et son frère, sur quoy il me demanda,* et il a mis *et* en interligne.

debout, et tout joignant l'un l'autre. J'approchai avec trois profondes révérences, et je remarquerai une fois pour toutes que le roi ne se couvre jamais qu'aux audiences publiques, et quand il va et vient de la messe en chapelle, terme que j'expliquerai en son lieu. L'audience dura demi-heure (car c'est toujours eux qui congédient), à témoigner leur joie, leurs desirs, leur impatience, avec un épanchement infini, très bien aussi sur M. le duc d'Orléans et sur le desir de rendre Mlle de Montpensier heureuse, sur un portrait d'elle[1] et un autre du Roi qu'ils me montrèrent. À la fin de la conversation, où la reine parla bien plus que le roi, dont néanmoins la joie éclatoit avec ravissement, ils me firent l'honneur de me dire qu'ils me vouloient faire voir les Infants, et me commandèrent de les suivre. Je traversai seul à leur suite la chambre et le cabinet de la reine, une galerie intérieure, où il se trouva deux dames de service et deux ou trois seigneurs en charge, qui apparemment avoient été avertis, comme je l'expliquerai ailleurs, et passai avec cette petite suite toute cette galerie, au bout de laquelle étoit l'appartement des Infants. Je n'ai point vu de plus jolis enfants, ni mieux faits, que don Ferdinand et don Carlos, ni un plus beau maillot[2] que don Philippe[3]. Le roi et la reine prirent plaisir à me les faire regarder, et à les faire tourner et marcher devant moi de fort bonne grâce. Ils entrèrent après chez l'Infante, où je tâchai d'étaler le plus de galanterie que je pus. En effet, elle étoit charmante, avec un petit air raisonnable et point embarrassé[4].

1. Il semble, d'après deux lettres non signées, adressées à Dubois (vol. *Espagne* 305, fol. 144-147), que le portrait de Mlle de Montpensier qu'on envoya en Espagne fut fait très rapidement par J.-Fr. de Troy, à défaut de Gaubert.

2. Voyez ce terme, déjà employé pour des enfants au berceau, dans nos tomes XII, p. 12, et XVII, p. 168.

3. « La plus belle famille et la plus accomplie qu'il soit possible de souhaiter, » écrivait-il dans la lettre du 24 novembre.

4. Elle avait été baptisée le 11 novembre (*Gazette*, p. 586).

La reine me dit que l'Infante commençoit à apprendre assez bien le françois, et le roi qu'elle oublieroit bientôt l'Espagne. « Ho ! s'écria la reine, non-seulement l'Espagne, mais le roi et moi, pour ne s'attacher qu'au Roi son mari[1], » sur quoi je tâchai de ne pas demeurer muet. Je sortis de là à la suite de Leurs Majestés Catholiques, que je suivis à travers cette petite galerie et leur appartement. Elles me congédièrent aussitôt avec beaucoup de témoignages de bonté, et, rentré dans le salon avec tout le monde, j'y fus environné de nouveau avec force compliments.

Peu de moments après, le roi me fit rappeler pour voir le prince des Asturies, qui étoit avec Leurs Majestés dans ce même salon des Miroirs. Je le trouvai grand, et véritablement fait à peindre ; blond et de beaux cheveux, le teint blanc avec de la couleur, le visage long, mais[2] agréable, les yeux beaux, mais trop près du nez. Je lui trouvai beaucoup de grâce et de politesse. Il me demanda fort des nouvelles du Roi, puis de M. le duc d'Orléans et de Mlle de Montpensier, et du temps de son arrivée.

Leurs Majestés Catholiques me témoignèrent beaucoup de satisfaction de ma diligence, me dirent qu'ils avoient retardé leur voyage pour me donner le temps de me mettre en état de prendre mes audiences ; qu'une seule suffiroit pour faire la demande de l'Infante et l'accorder; que les articles pourroient être signés la veille de cette audience, et l'après-dînée de ce jour de l'audience signer le contrat[3]. Ensuite ils me demandèrent

1. Propos reproduit dans la même lettre. Saint-Simon, pour ce récit de son ambassade, se servit des minutes qu'il avait conservées, et qui se trouvent maintenant pour la plupart dans le vol. *Espagne* 299.

2. *Mais* corrige *et* en interligne. — Il ne donne pas tant de détails dans sa lettre.

3. Les articles étaient les conditions du mariage, qui étaient, comme on le verra plus loin, discutées par les deux commissaires espagnols, Bedmar et Grimaldo, et par les deux représentants français, Saint-Simon et Maulévrier, et signées par eux sur un double instrument

quand tout seroit prêt ; je leur dis que ce seroit le jour qu'il leur plairoit, parce que, tout ce que je faisois préparer n'étant que pour leur en faire ma cour, je croirois y mieux réussir avec moins pour ne pas retarder leur départ, que de différer pour étaler tout ce à quoi on travailloit encore. Il me parut que cette réponse leur plut fort ; mais elles ne voulurent jamais déterminer le jour, sur quoi enfin je leur proposai le mardi suivant[1]. La joie de cette promptitude parut sur leur visage, et me témoignèrent m'en savoir beaucoup de gré. Là-dessus, le roi se recula un peu, parla bas à la reine, et elle à lui, puis se rapprochèrent du prince des Asturies et de moi, et fixèrent leur départ au jeudi suivant, 27 du mois[2]. Tout de suite ils me permirent non-seulement de les y suivre, mais m'ordonnèrent de les suivre de près, parce que l'incommodité des logements ne permettoit qu'à peine aux officiers de service les plus nécessaires de les accompagner dans la route. Ce fut la fin de toute cette audience.

Maulévrier seul me remena chez moi, où je trouvai don Gaspard Giron, l'ancien des quatre majordomes[3], qui s'étoit emparé de ma maison avec les officiers du roi, qui me traita magnifiquement avec beaucoup de seigneurs qu'il avoit invités, et fit toujours les honneurs, ce qui, quoi que je pusse faire, dura jusqu'au mercredi suivant inclus[4], avec un carrosse du roi toujours à ma porte pour me servir ; mais, à ce dernier égard, j'obtins enfin que

français et espagnol (ci-après, p. 356 et 372), tandis que le contrat était l'acte solennel, reproduisant ces articles avec les formules et le protocole officiels, et qui devait être signé seulement des personnes royales et des ambassadeurs français (ci-après, p. 380-381) et contresigné par le secrétaire d'État espagnol faisant fonction de notaire.

1. Toutes ces politesses de protocole ne sont pas énoncées dans la lettre.

2. Ces trois derniers mots ont été ajoutés en interligne.

3. Gaspard Tellez Giron : tome XIV, p. 406.

4. Il racontait cela au cardinal Dubois : Drumont, p. 162.

cela ne dureroit que trois jours, pendant lesquels il fallut toujours m'en servir ; il étoit à quatre mules, avec un cocher du roi et quelques-uns de ses valets de pied en livrée. Ce traitement de table et de carrosse est une coutume à l'égard des ambassadeurs extraordinaires. Si je m'étends sur les honneurs que j'ai reçus, c'est un récit que je dois à l'instruction et à la curiosité, plus encore à la joie extrême du sujet de cette ambassade qui fit passer par-dessus toutes règles, comme pour les premières visites, et en bien d'autres choses, ainsi qu'aux accueils et aux empressements que je reçus de tout le monde, et qui furent toujours les mêmes tant que je demeurai en Espagne.

Conduite très singulière et toute opposée des ducs de Giovenazzo et de Popoli avec moi.

La conduite de deux seigneurs principaux me surprit[1] également par leur opposition à mon égard. Cellamare, qui avoit pris le nom de duc de Giovenazzo depuis la mort de son père, et qui étoit grand écuyer de la reine, surpassa toute cette cour en empressements pour moi, et chez moi et au palais, en protestations de joie de l'union et des mariages, d'attachement et de reconnoissance des bons traitements qu'il avoit reçus en France, me conjura que le Roi et M. le duc d'Orléans en fussent informés, et se répandit assez inconsidérément en tendresse pour le maréchal de Villeroy, auquel il me dit qu'il vouloit écrire, ainsi qu'au Roi et à M. le duc d'Orléans[2]. Je reçus toutes ces rares effusions aussi poliment que me le permit la plus extrême surprise, après tout ce qu'il avoit brassé à Paris et ce qui en étoit suivi pour lui-même. Ces mêmes empressements continuèrent tant que je fus en Espagne ; mais il ne mangea pas une seule fois chez moi. Aussi, ne l'en priai-je qu'une de devoir, le jour de

1. Il y a *surprirent*, par inadvertance, dans le manuscrit.

2. Il y a en effet dans le volume *Espagne* 307, fol. 211-215 des lettres du prince de Cellamare au Roi, au Régent et au cardinal Dubois, datées du 23 novembre ; voyez la lettre de Saint-Simon à Dubois : Drumont, p. 161.

la couverture de mon fils. Son contradictoire fut le duc de Popoli[1], capitaine général, grand maître de l'artillerie, chevalier du Saint-Esprit et gouverneur du prince des Asturies, dont je reçus force compliments au palais où je ne le rencontrois guères, et qui ne vint et n'envoya chez moi qu'une fois[2]. On verra aussi comment j'en usai avec lui[3].

Visite à Grimaldo, particulièrement chargé des affaires étrangères. Succès de cette visite. Il connoît parfaitement le cardinal Dubois.

Ce même jour, j'allai voir le marquis de Grimaldo, particulièrement chargé des affaires étrangères. Il entendoit parfaitement le françois; mais il ne le vouloit pas parler[4]; Orendayn[5], son principal commis, nous servit toujours d'interprète. On ne peut en recevoir plus de politesses; je fus étonné au dernier point qu'il me rapporta[6] tous les efforts que j'avois faits auprès de M. le duc d'Orléans pour le détourner de la guerre qu'il fit à l'Espagne en faveur des Anglois[7], et je n'imagine pas comment Laulès l'avoit su, qui l'avoit mandé fort tôt après qu'il fut arrivé à Paris. Je présentai à Grimaldo les copies des lettres que je devois rendre. Ce fut un long combat de civilité entre nous, lui de ne les vouloir pas prendre, moi d'insister; mais je m'y opiniâtrai[8] tellement,

1. Rostaing Cantelmi : tome VIII, p. 301.

2. Dans sa lettre à Dubois (p. 162), il disait : « M. le duc de Popoli me fit beaucoup d'excuses, chez le prince des Asturies, de ce que sa captivité auprès de lui l'avoit empêché de me venir voir. »

3. Voyez la suite des *Mémoires*, tome XVIII de 1873, p. 44.

4. Drumont, p. 165.

5. Jean-Baptiste de Orendayn, dont Saint-Simon écrit le nom *Orondayn* (on a imprimé à tort *Orondaya* dans les éditions précédentes), était originaire du Guipuzcoa. D'abord page, puis commis de Grimaldo, et fort intelligent, il fut nommé secrétaire d'État des finances par le roi Louis Ier en novembre 1724, à la place de Campo-Florido. Très appuyé par la reine, il fut chargé de diriger diverses négociations diplomatiques et supplanta en partie Grimaldo. Philippe V lui donna en 1725 le titre de marquis de la Paz, et le fit conseiller d'État en décembre 1727. Il dut se retirer à la suite d'une attaque de paralysie qui lui arriva le 2 mars 1733, et mourut le 21 octobre 1734.

6. Il y a bien *rapporta*, à l'indicatif. — 7. Tome XXXVI, p. 1-13.

8. Avant ce verbe, le manuscrit porte le même mot mal écrit, puis surchargé, et enfin biffé.

qu'enfin il les reçut. J'eus pour cela mes raisons : je voulois faire passer la lettre de M. le duc d'Orléans au prince des Asturies avec le traitement de frère[1]; je ne voulois pas m'y exposer témérairement. Il falloit donc, pour ne rien hasarder, que Grimaldo en eût la copie, et point de celle où le traitement de frère étoit omis, qu'il n'étoit temps de produire qu'au cas que Grimaldo ne voulût point passer l'autre; c'est ce qui me fit tant insister[2]; heureusement je n'en entendis plus parler, et, sur cette confiance, je rendis celle où étoit le traitement de frère le lendemain au prince des Asturies[3]. Elle passa doux comme lait[4], et j'eus le plaisir de renvoyer aussitôt après à M. le duc d'Orléans celle où le traitement de frère n'étoit pas employé[5].

Restoit l'embarras de n'avoir point de lettre pour l'Infante[6]. J'en fis la confidence à Grimaldo, qui se mit à rire, et me dit qu'il m'en tireroit et feroit que, lorsque le lendemain j'irois à l'audience de l'Infante, la gouvernante me viendroit dire dans l'antichambre qu'elle dormoit et m'offriroit de la réveiller, ce que je refuserois, après quoi je n'irois plus chez elle que la lettre du Roi pour elle ne me fût arrivée, et que j'irois lui remettre alors sans façon et sans audience[7]. Cela commença à nous ouvrir un peu l'un avec l'autre sur le cardinal Dubois,

1. Ci-dessus, p. 311-312.

2. *Inster* corrigé en *insister*.

3. Il racontait cela dans sa lettre au Régent : Drumont, p. 158.

4. Locution déjà rencontrée dans le tome XV, p. 113.

5. On trouvera le texte de cette lettre, du 19 octobre, dans l'appendice VII ; celle qui ne servit pas est au vol. *Espagne* 311, fol. 41.

6. On a vu ci-dessus, p. 313-314, qu'il était parti de Paris sans avoir cette lettre, l'avait réclamée en route, et attribuait ce retard à une méchanceté du cardinal Dubois.

7. Dans sa lettre à Dubois (24 novembre, Drumont, p. 163-164), il ne parlait pas de ce subterfuge et disait seulement : « M. de Grimaldo m'a paru sensible à cette confidence, en peine pourtant si je recevrois bientôt cette lettre, ... et il m'a promis de faire en sorte qu'on ne s'en apercevra pas ici. »

et je vis dans la suite qu'il le connoissoit tel qu'il étoit, aussi parfaitement que nous. La journée finit fort tard, par la communication que je donnai à Maulévrier de tout ce qui m'avoit été remis touchant l'ambassade, et je lui remis aussi les pleins pouvoirs qui lui donnoient le caractère d'ambassadeur.

Lui et moi avions, dès auparavant, agité ensemble la difficulté qui se rencontroit dans le préambule du contrat de mariage du Roi, qui s'expliquoit de manière que ce n'étoit point le roi et la reine d'Espagne qui contractoient, mais des commissaires, nommés par eux, qui stipuloient en leur nom, tant pour Leurs Majestés Catholiques que pour l'Infante, ce qui nous auroit mis dans la nécessité de nommer aussi des commissaires, dont nous n'avions pas pouvoir. J'avois donc prié Maulévrier de me venir trouver chez Grimaldo pour nous en expliquer avec lui. Il nous représenta que telle étoit la coutume en Espagne; que nos deux dernières reines avoient été mariées de cette façon, et que, encore qu'au dernier de ces deux mariages le Roi et le roi d'Espagne Philippe IV fussent en personne sur la frontière, le roi Philippe IV n'en avoit pourtant pas signé lui-même le contrat, à quoi Grimaldo nous pressa fort de nous conformer et de donner des commissaires. Nous insistâmes sur notre défaut de pouvoir, sur la longueur où jetteroit la nécessité de dépêcher un courrier et d'en attendre le retour, enfin sur ce que le Roi comptoit si fort sur la signature de Leurs Majestés Catholiques, que cela même étoit porté précisément dans nos instructions. Cette discussion fut beaucoup moins une dispute qu'une conversation fort polie, à la fin de laquelle Grimaldo, qui m'adressa toujours la parole, me dit que le roi d'Espagne avoit tant de desir de complaire au Roi[1] et de voir la fin d'une affaire si desirée, qu'il espéroit qu'il voudroit bien passer par-dessus la

1. Les mots *au Roy* surchargent *à S. M.*

coutume d'Espagne et signer lui-même avec la reine; qu'il alloit leur en rendre compte tout sur-le-champ, et nous informeroit le lendemain dimanche 23 de la réponse, jour auquel je devois avoir le matin ma première audience particulière et rendre les lettres dont j'étois chargé[1]. Mais avant de passer outre, je crois nécessaire de dire quelque chose du roi et de la reine d'Espagne et du marquis de Grimaldo.

Esquisse du roi d'Espagne;

Le premier coup d'œil, lorsque je fis ma première révérence au roi d'Espagne en arrivant, m'étonna si fort, que j'eus besoin de rappeler tous mes sens pour m'en remettre. Je n'aperçus nul vestige du duc d'Anjou, qu'il me fallut chercher dans son visage fort allongé, changé, et qui disoit encore beaucoup moins que lorsqu'il étoit parti de France. Il étoit fort courbé, rapetissé, le menton en avant, fort éloigné de sa poitrine, les pieds tous droits, qui se touchoient, et se coupoient en marchant, quoiqu'il marchât vite et les genoux à plus d'un pied l'un de l'autre. Ce qu'il me fit l'honneur de me dire étoit bien dit, mais si l'un après l'autre, les paroles si traînées, l'air si niais, que j'en fus confondu. Un justaucorps, sans aucune sorte de dorure, d'une manière de bure brune, à cause de la chasse où il devoit aller, ne relevoit pas sa mine ni son maintien. Il portoit une perruque nouée, jetée par derrière, et le cordon bleu par-dessus son justaucorps, toujours et en tout temps, et de façon qu'on ne distinguoit pas sa Toison qu'il portoit au col avec un cordon rouge, que sa cravate et son cordon bleu cachoient presque toujours. Je m'étendrai ailleurs sur ce monarque[2].

de la reine d'Espagne.

La reine, que je vis un quart d'heure après, ainsi qu'il

1. Saint-Simon rendit compte de ces difficultés dans sa lettre au Roi du 24 novembre: Drumont, p. 147-148.

2. Notre auteur ne fera pas à nouveau le portrait physique de Philippe V; mais il parlera longuement de son caractère dans notre prochain volume.

a été rapporté plus haut, m'effraya par son visage marqué, couturé, défiguré à l'excès par la petite vérole ; le vêtement espagnol d'alors pour les dames, entièrement différent de l'ancien, et de l'invention de la princesse des Ursins, est aussi favorable aux dames jeunes et bien faites, qu'il est fâcheux pour les autres, dont l'âge et la taille laissent voir tous les défauts. La reine étoit faite au tour, maigre alors, mais la gorge et les épaules belles, bien taillée, assez pleine et fort blanche, ainsi que les bras et les mains ; la taille dégagée, bien prise, les côtés longs, extrêmement fine et menue par le bas, un peu plus élevée que la médiocre ; avec un léger accent italien, parloit très bien françois, en bons termes, choisis, et sans chercher ; la voix et la prononciation fort agréables. Une grâce charmante, continuelle, naturelle, sans la plus légère façon, accompagnoit ses discours et sa contenance, et varioit suivant qu'ils varioient. Elle joignoit un air de bonté, même de politesse, avec justesse et mesure, souvent d'une aimable familiarité, à un air de grandeur et à une majesté qui ne la quittoit point. De ce mélange il résultoit que, lorsqu'on avoit l'honneur de la voir avec quelque privance, mais toujours en présence du roi, comme je le dirai ailleurs, on se trouvoit à son aise avec elle, sans pouvoir oublier ce qu'elle étoit, et qu'on s'accoutumoit promptement à son visage. En effet, après l'avoir un peu vue, on démêloit aisément qu'elle avoit eu de la beauté et de l'agrément, dont une petite vérole si cruelle n'avoit pu effacer l'idée[1]. La parenthèse, au courant vif de ce commencement de fonctions d'ambassadeur, seroit trop longue si j'en disois ici davantage ; mais il est nécessaire d'y remarquer en un mot, qui sera plus étendu ailleurs, que jour et nuit, travail, audiences, amu-

1. On retrouvera ces portraits, assez abrégés, dans la partie du « Tableau de la cour d'Espagne » publiée par Drumont, p. 355. Ce « Tableau » complet sera donné en appendice dans nos prochains volumes.

sements, dévotions, le roi et elle ne se quittoient jamais, pas même pour un instant, excepté les audiences solennelles, qu'ils donnoient l'un et l'autre séparément, l'audience du roi publique et celle du conseil de Castille, et les chapelles publiques. Toutes ces choses seront expliquées en leur lieu [1].

du marquis de Grimaldo.

Grimaldo, naturel Espagnol, ressembloit à un Flamand [2]. Il étoit fort blond, petit, gros, pansu [3], le visage rouge, les yeux bleus, vifs, la physionomie spirituelle et fine, avec cela de bonté ; quoique aussi ouvert et aussi franc que sa place le pouvoit permettre, complimenteur à l'excès, poli, obligeant, mais au fond glorieux comme nos secrétaires d'État, avec ses deux petites mains collées sur son gros ventre, qui, sans presque s'en décoller ni se joindre, accompagnoient ses propos de leur jeu : tout cela faisoit un extérieur dont on avoit à se défendre. Il étoit capable, beaucoup d'esprit et d'expérience, homme d'honneur et vrai, solidement attaché au roi et au bien de ses affaires, grand courtisan toutefois, et dont les maximes furent dans tous les temps l'union étroite avec la France. En voilà ici assez sur ce ministre, dont je sus gagner l'amitié et la confiance, qui me furent très utiles, et qui ont duré entre lui et moi jusqu'à sa mort, comme je le dirai ailleurs, qui n'arriva qu'après sa chute, et bien des années. Retournons maintenant à notre ambassade.

Le dimanche 23, j'eus ma première audience particulière, le matin, du roi et de la reine ensemble, dans le salon des Miroirs, qui est le lieu où ils la donnent toujours; j'étois accompagné de Maulévrier [4]. Je présentai à Leurs Majestés Catholiques les lettres du Roi et de M. le

1. Voyez la suite des *Mémoires* (édition de 1873, tome XVIII, p. 211-216) : notre prochain volume.

2. On a eu un court portrait de Grimaldo dans le tome XXXVII, p. 162-163.

3. Il écrit *pensu*.

4. Il rendit compte de cette audience dans ses lettres au Roi et au Régent : Drumont, p. 148 et 157.

duc d'Orléans[1]. Les propos furent les mêmes sur la famille royale, la joie, l'union, le desir de rendre la future princesse des Asturies heureuse. A la fin de l'audience, je présentai à Leurs Majestés Catholiques le comte de Lorge, le comte de Céreste, mon second fils, l'abbé de Saint-Simon, et son frère. Je reçus force marques de bontés du roi et de la reine dans cette audience, qui me parut fort sèche pour Maulévrier. Ils me demandèrent fort des nouvelles de mon fils aîné, et dirent quelques mots de bonté à ceux que je venois de leur présenter. Nous fûmes de là chez l'Infante, où je fus reçu comme Grimaldo et moi en étions convenus[2]. Nous descendîmes ensuite chez le prince des Asturies, à qui je présentai les lettres du Roi et de M. le duc d'Orléans[3], puis à la fin les mêmes personnes que j'avois présentées au roi et à la reine. Les propos furent à peu près les mêmes, et avec beaucoup de grâce et de politesse. Je me conformai à l'usage, et le traitai toujours de Monseigneur et de Votre Altesse, sans y rien ajouter. J'en usai de même avec les Infants.

Le roi et la reine d'Espagne consentent, contre tout usage, de

Au sortir de là nous passâmes dans la *covachuela*[4] du marquis de Grimaldo ; j'expliquerai ailleurs ce que c'est[5]. Il nous dit que le roi d'Espagne avoit consenti à signer lui-même le contrat, et la reine; mais don Joseph Rodrigo

1. On trouvera plus loin, à notre appendice VII, 19 octobre, la lettre de Louis XV à Philippe V, d'après la minute des Affaires étrangères ; il a semblé inutile de reproduire les autres.

2. Ci-dessus, p. 343.

3. Voyez, dans le même appendice, le texte de la lettre du duc d'Orléans au prince, 19 octobre ; voyez ci-dessus, p. 343.

4. Saint-Simon écrit *cavachüéla ;* Mme d'Aulnoy, *Mémoires de la cour d'Espagne,* tome II, p. 36, dit de même ; le marquis de Franclieu (*Mémoires,* p. 112) *gavachuela.* — Ce mot, diminutif de *covacha,* signifiait au propre une petite caverne, un petit antre, et s'appliquait particulièrement aux bureaux de la secrétairerie du *Despacho universal,* qui se trouvaient dans les sous-sols du palais royal de Madrid et n'étaient éclairés que par des soupiraux.

5. Suite des Mémoires (tome XVIII de 1873, p. 228), dans notre prochain volume.

qui, comme secrétaire d'État intérieur[1], devoit l'expédier, et qui ne parloit et n'entendoit pas un mot de françois, ni à ce qu'il me parut d'affaires, proposa qu'il y eût des témoins, et je compris que Grimaldo, qui s'attendoit à notre visite pour la réponse à la difficulté sur la signature, l'avoit aposté là exprès pour se décharger sur lui de la proposition de cette nouvelle difficulté. J'y répondis que nous n'avions point d'ordres là-dessus ; qu'on ne connoissoit point cette formalité en France, et que tout récemment le Roi et tous ceux du sang avoient signé le contrat de la duchesse de Modène[2] d'une part, et d'autre part le seul plénipotentiaire de Modène sans aucuns témoins, et qu'il n'y en avoit point eu non plus au mariage de nos deux dernières reines. Ces Messieurs ne se contentèrent point de ces raisons. Rodrigo se débattit et baragouina fort ; Grimaldo nous dit avec plus de douceur et de politesse qu'il falloit suivre les coutumes des lieux où on étoit pour la validité et la sûreté des actes qu'on y passoit ; que les contrats se passoient en Espagne par un seul notaire, avec la nécessité de la présence de témoins, qui étoit une formalité essentielle qu'ils ne pouvoient omettre. Nous nous défendîmes sur ce qu'elle nous étoit inconnue et qu'il n'y en avoit rien dans nos instructions. Grimaldo allégua la complaisance du roi et de la reine d'Espagne de signer eux-mêmes contre la coutume, sur ce que nous avions représenté que cette signature étoit expressément dans nos instructions, et que nous n'avions point de pouvoir pour nommer des commissaires qui signassent avec les leurs ; qu'ici il n'y avoit ni pour ni contre dans nos instructions, loin d'y avoir

signer eux-mêmes le contrat du futur mariage du Roi et de l'Infante. Ils y veulent des témoins, que je conteste, et que je consens enfin.

1. Joseph Rodrigo y Villalpando, d'abord fiscal du conseil de Castille, eut en janvier 1717 le secrétariat d'État des finances et de la maison du roi. En décembre 1720, Philippe V lui avait retiré les finances, en lui laissant la secrétairerie de sa maison. — Plus loin, Saint-Simon francisera son nom en *Rodrigue*.

2. Tome XXXVII, p. 173, note 3.

rien de contraire à la formalité des témoins, et qu'il ne nous falloit point de pouvoir pour en nommer, puisque rien ne s'y opposoit dans nos instructions; enfin que nous ne pouvions refuser, avec des raisons valables, de nous rendre à un usage constant du pays, qui, sans préjudice aucun ni à la chose ni à nos ordres, n'alloit qu'à la plus grande validité, que les parties desiroient et vouloient également, et dont le refus jetteroit dans un grand embarras et une grande longueur. Je répondis que nos instructions ne pouvoient rien contenir sur une formalité inconnue et jamais usitée en France, à laquelle, par conséquent, on n'avoit pu penser, mais que je croyois qu'il suffisoit qu'il n'y eût rien dedans ni pour ni contre pour nous renfermer dans ce qu'elles contenoient, c'est-à-dire pour n'admettre point de témoins. J'ajoutai que nous ne ferions aucune difficulté qu'il y en eût de la part de l'Espagne, pourvu qu'il n'y en eût point de la nôtre, comme je n'en ferois pas non plus qu'il y eût des commissaires d'Espagne au cas [que][1] ces Messieurs trouvassent qu'il y en pût avoir, sans empêcher que Leurs Majestés Catholiques signassent elles-mêmes le contrat ; que je les suppliois de considérer que Leurs Majestés Catholiques pouvoient agir en souverains chez elles sans que nous y pussions trouver à redire, mais que, pour nous, nous étions bornés aux ordres que nous avions reçus et aux termes de notre instruction sans pouvoir les outrepasser. Grimaldo et Rodrigue insistèrent sur l'exemple de la condescendance de Leurs Majestés Catholiques de signer elles-mêmes contre la coutume, sur la nécessité des témoins pour la validité de l'acte par la coutume d'Espagne, sur ce que des témoins n'avoient aucun besoin de pouvoir, sur ce qu'il n'y avoit rien dans nos instructions de porté au contraire, sur ce que, par conséquent, admettre des témoins n'étoit pas les outrepasser. Je continuai à

1. Saint-Simon avait d'abord écrit *si ces Messieurs ;* il a biffé *si* pour écrire *au cas* en interligne, mais a oublié *que*.

me défendre par mes raisons précédentes. Nous ne convînmes point, et tout se passa doucement et très poliment de part et d'autre. Maulévrier me laissa froidement faire, et ne dit que quelques mots à mesure que je l'interpellai.

Grimaldo nous proposa ensuite la signature des articles pour le lendemain 24[1], l'après-dînée, avec le marquis de Bedmar et lui, nommés commissaires du roi d'Espagne pour cela. Je m'expliquai que je prétendois que cette signature se fît chez moi, à moins que le roi d'Espagne n'aimât mieux qu'elle se fît dans son appartement, ce que j'estimois encore plus convenable à la dignité de cette fonction et une facilité qui pouvoit être agréable à Sa Majesté Catholique. Cela fut accepté sur-le-champ par Grimaldo, et l'heure convenue pour le lendemain à cinq heures après-midi, au palais. Nous eûmes après quelque peu de conversation de civilité, et nous prîmes congé. Comme il achevoit de nous conduire, il rappela Maulévrier, à qui il demanda les noms des personnes principales qui m'accompagnoient, et le pria de lui envoyer ces noms dans le soir de ce même jour. Comme il fut tard, Maulévrier m'envoya dire par son secrétaire que Grimaldo vouloit absolument avoir ces noms avant de se coucher, tellement que je les fis écrire, et remettre à ce secrétaire.

Le lendemain matin, lundi 24, je reçus un paquet du marquis de Grimaldo contenant une lettre pour moi[2] et cinq autres pour les comtes de Lorge et de Céreste, l'abbé de Saint-Simon, et les marquis de Saint-Simon et de Ruffec[3]. Je récrivis sur-le-champ à Grimaldo, qui insistoit toujours par sa lettre sur les témoins, pour lui demander un entretien dans la fin de la matinée, et pour

1. Les mots *le lendemain 24* ont été ajoutés en interligne.
2. Ci-après, appendice VII, au 23 novembre.
3. Ces lettres de Grimaldo aux témoins sont dans le volume *Espagne* 299.

le faire souvenir que les ambassadeurs de famille ne faisoient point d'entrée. Sur la fin de la matinée, j'allai à la *covachuela* de Grimaldo, pour m'expliquer avec lui sur ce qu'il entendoit par ces cinq lettres, et j'y allai seul, parce que Maulévrier, à qui j'avois envoyé communiquer tout ce paquet de Grimaldo, voulut demeurer à faire ses dépêches. Grimaldo me dit nettement que le roi d'Espagne, dans l'empressement de finir une affaire si desirée, ayant condescendu de si bonne grâce à signer lui-même avec la reine le contrat de mariage contre l'usage des rois ses prédécesseurs, il étoit juste aussi que je condescendisse, non par une simple complaisance, mais à un point nécessaire à la validité de l'acte, qui est celui des témoins; que, depuis notre conférence de la veille, le roi d'Espagne avoit cherché les moyens de concilier là-dessus sa délicatesse avec nos difficultés, et qu'il avoit [1] cru prendre l'expédient le plus convenable, même le plus honorable pour moi, de nommer lui-même les cinq personnes les plus distinguées de tout ce que j'avois amené, pour être témoins afin de lever la difficulté que nous faisions d'en nommer; que cette sûreté nécessaire dans l'occurrence présente ne pouvoit être refusée, puisque, outre qu'elle n'étoit pas de mon choix, le roi d'Espagne ayant nommé à mon insu les cinq témoins françois, je ne pouvois alléguer que mes instructions portassent rien qui y fût contraire. Je répondis à cet honneur inattendu, et rien moins que desiré, de la nomination du roi d'Espagne des témoins françois, avec tout le respect possible, sans toutefois m'engager à rien que je n'eusse vu [2] jusqu'où il vouloit porter l'usage de ces témoins, et s'il avoit dessein de leur

1. *Avoit* est en interligne, au-dessus d'*a*, biffé. Saint-Simon, qui a évidemment sous les yeux la minute de ses lettres au Roi où il raconte l'affaire, se contente de les copier, en changeant simplement le présent en passé : voyez Drumont, p. 152.

2. Les cinq derniers mots, omis en copiant la dépêche, ont été remis en interligne.

faire signer le contrat de mariage; mais il convint avec moi qu'ils n'auroient pas cet honneur; que le roi d'Espagne se contenteroit qu'ils fussent présents à la signature de notre part, comme de la leur y assisteroient aussi comme témoins les trois charges, qui sont le majordome-major du roi, le sommelier du corps et le grand écuyer, avec le majordome-major et le grand écuyer de la reine, qui étoient lors le marquis de Villena ou duc d'Escalona, le marquis de Montalègre et le duc del Arco, le marquis de Santa-Cruz et Cellamare ou le duc de Giovenazzo; mais le premier et le dernier ne portoient que le nom de marquis de Villena et de duc de Giovenazzo; que cette fonction des dix témoins seroit exprimée par un acte séparé, qui seroit seulement signé du même secrétaire d'État tout seul, qui recevroit le contrat de mariage en qualité de notaire du roi d'Espagne, lequel étoit don Joseph Rodrigo[1].

Cette assurance que la fonction des témoins ne paroîtroit que dans un acte séparé, lequel même ils ne signeroient point, et qui ne le seroit que par un seul secrétaire d'État, me dérida beaucoup. Je considérai qu'avec cette

1. L'insistance des Espagnols pour qu'il y eût des témoins français s'explique par ce qui s'était passé au début des négociations : Philippe V se rendait compte que le retard apporté à la consommation du mariage par le jeune âge de l'Infante était un danger pour l'avenir, et que, tant que ce mariage ne serait pas accompli, le contrat pourrait être rompu et sa fille renvoyée, surtout si le Régent venait à disparaître (comme il arriva en effet). Il aurait donc voulu que les princes du sang, les grands officiers de la couronne et quelques ducs et pairs des plus qualifiés s'engageasseut à assurer l'accomplissement du mariage, quand le temps en serait venu. Dubois avait refusé cette garantie, en faisant remarquer que, le Régent ayant seul pouvoir de stipuler pour le Roi, l'engagement d'autres personnages ne signifiait rien et serait sans valeur. (H. Leclercq, *Histoire de la Régence*, tome III, p. 212-213, et dans le vol. *Espagne* 304, fol. 19 et suivants la lettre de Maulévrier du 15 août). Philippe V avait cédé; mais il tenait néanmoins à suppléer en quelque sorte à cette garantie manquée par la présence au contrat de cinq témoins français.

forme il ne se faisoit rien contre la lettre ni contre l'esprit de mon instruction, ni d'aucun ordre que j'eusse reçu; leur opiniâtre attachement[1] à une formalité espagnole nécessaire dans tous les actes qui se passent en Espagne, et qui, bien qu'omise aux mariages de nos deux dernières reines, leur paroissoit[2] nécessaire et essentielle dans une circonstance aussi singulière que la rendoit l'âge de l'Infante, où ils vouloient accumuler tout ce qu'ils pouvoient de sûretés; je m'aperçus aussi qu'ils n'avoient si facilement accordé la signature du roi et de la reine au contrat de mariage, contre tout usage et tout exemple, que pour obtenir une formalité aussi hors de nos usages, mais à leur sens si fortement confirmative de la validité et sûreté de l'engagement du Roi pour le mariage. J'en fus d'autant plus persuadé, et de l'opinion qu'ils avoient prise de l'importance de cette formalité pour la sûreté du futur mariage, que les cinq grands d'Espagne qu'ils choisirent pour témoins étoient[3] ce qu'il y avoit de plus relevé en Espagne en âge, en dignité, en charges, et tous en naissance, excepté Giovenazzo, mais si grandement décoré d'ailleurs; enfin l'amère impatience[4] de Leurs Majestés Catholiques, car elle l'étoit devenue, de l'arrivée des dispenses de Rome et du départ de Mlle de Montpensier, qui deviendroit bien autre, si par une fermeté sans aucun véritable fondement je les jetois dans les longueurs d'attendre le retour du courrier qu'il me faudroit dépêcher sur cette difficulté des témoins. Je pris donc mon parti. Je me fis répéter et confirmer par le marquis de Grimaldo que la fonction des témoins ne paroîtroit que par l'acte séparé, que même ils ne signeroient point, et qui ne le seroit que par Rodrigo tout seul, et je cédai

1. Je considérai leur opiniâtre attachement.

2. Ce verbe et les trois qui suivent, d'abord mis au présent, ont été corrigés en imparfait.

3. Il y a *estoit* au singulier, dans le manuscrit.

4. Je considérai l'amère impatience.

enfin avec tout l'assaisonnement de respect et du desir de complaire à Leurs Majestés Catholiques et des compliments personnels à Grimaldo, qui prit, à ce consentement, un air épanoui, et me proposa la signature du contrat de mariage du Roi avec l'Infante pour le lendemain après dîné, chez le roi.

Quelques heures après être sorti d'avec lui, il m'envoya un paquet dans lequel il n'y avoit point de lettre pour moi, mais cinq autres pour les cinq témoins françois, dans lesquelles cette qualité étoit énoncée, au lieu qu'elle ne l'étoit pas dans les premières, qui ne portoient que le choix du roi d'Espagne pour assister à la signature du contrat, parce qu'alors ils n'osèrent aller plus loin sur la difficulté où nous en étions demeurés à cet égard. Il paroît qu'il[1] eut peur que, même après avoir eu mon consentement, je ne m'opposasse à cette qualité nette de témoins qui leur étoit si chère, parce qu'il ne me parla point d'envoyer d'autres lettres, et qu'elles me surprirent quand je les reçus. Je les remis aux cinq à qui elles étoient adressées, et n'en parlai point à Grimaldo, parce qu'elles n'innovoient et n'ajoutoient rien à ce à quoi j'avois cru devoir consentir, d'autant qu'au terme de témoin près, elles n'étoient que la copie exacte des premières[2].

Signature des articles.

Le même jour, lundi[3] 24 novembre, je me rendis au palais avec Maulévrier sur les cinq heures du soir. Le marquis de Bedmar et Grimaldo nous y attendoient. Ils nous conduisirent, à travers le salon des Grands, au coin du bout de ce salon, dans un cabinet petit et fort orné, dont les tapis qui couvroient le plancher étoient d'une

1. Avant *qu'il*, Saint-Simon a biffé *mesme*, et plus loin *avoir eu mon consentem^t* corrige *avoir consenti*.

2. Dubois approuva la conduite de Saint-Simon dans cette affaire et justifia la désignation de témoins (lettre du 9-10 décembre, vol. *Espagne* 299, fol. 284, donnée en partie par Drumont dans son Introduction, p. 103-104 ; voyez ci-après, appendice VII).

3. Avant *lundi*, il a biffé *dimanche*.

richesse et d'une beauté si singulière, que j'avois de la peine à me résoudre à marcher dessus. Cette pièce, ainsi que le salon des Grands, le petit salon où la cour s'assemble pour attendre, et le salon des Miroirs, donnent sur le Mançanarès[1] et la campagne au delà. Dans ce cabinet, nous trouvâmes une table, une écritoire et quatre tabourets. Les deux commissaires espagnols nous firent les honneurs, et nous prîmes la droite. Tout étoit convenu et écrit longtemps avant mon arrivée, en sorte que nous n'eûmes qu'à collationner exactement les deux instruments que nous devions signer avec la copie des mêmes articles que nous avions apportée, après quoi nous signâmes en la manière accoutumée, et avec les compliments, les protestations et les effusions de joie qu'on peut s'imaginer. Je[2] fus assis vis-à-vis du marquis de Bedmar, et Maulévrier vis-à-vis de Grimaldo.

Office à Laulès

Je m'étois fait charger de témoigner à Grimaldo que le roi d'Espagne avoit fait[3] un vrai plaisir à M. le duc d'Orléans et au cardinal Dubois de donner à Laulès le caractère d'ambassadeur, comme le Roi le venoit de donner ici à Maulévrier, et leur en feroit un autre très sensible[4] de lui marquer de plus par quelque autre grâce que Sa Majesté Catholique étoit contente de lui. J'avois pris mon temps pour faire cet office aussitôt que j'eus consenti aux témoins[5]. J'avois à cœur de servir Laulès, parce que je reconnoissois à tous moments qu'il n'avoit rien oublié pour me rendre agréable. Je vis, à la façon dont cela fut reçu, qu'on étoit content de lui à la cour d'Espagne. J'en rafraîchis la mémoire à Grimaldo en sortant

1. Cette petite rivière, qui traverse Madrid, prend sa source dans la sierra Guadarrama et va se jeter dans l'Hénarès après un cours de moins de cent kilomètres.

2. Cette dernière phrase a été ajoutée dans le blanc resté à la fin du paragraphe.

3. Les mots *avoit fait* sont en interligne, au-dessus de *feroit,* biffé.

4. Les sept derniers mots ont été ajoutés en interligne.

5. Voyez la lettre à Dubois : Drumont, p. 165.

du cabinet de la signature. En effet, il écrivit de la part et par ordre du roi d'Espagne[1], à Laulès, avec assurance des premières grâces qu'il seroit possible de lui faire, et Grimaldo me promit de fort bonne grâce d'y tenir très soigneusement la main.

Audience solennelle pour la demande de l'Infante en mariage futur pour le Roi.

Le mardi 25 novembre, j'eus mon audience solennelle. Maulévrier, qui, pour son caractère d'ambassadeur, ne s'étoit mis en aucune sorte de dépense, vint de bonne heure chez moi le matin, où quelque temps après arriva don Gaspard Giron et un carrosse magnifique du roi, à huit chevaux gris pommelés admirables, dans lequel, à l'heure marquée, nous montâmes tous trois. Deux garçons d'attelage tenoient chaque quatrième cheval à gauche par une longe. Il n'y avoit point de postillon, et le cocher du roi nous mena son chapeau sous le bras. Cinq carrosses à moi, remplis de tout ce que j'avois amené, suivoient, et une vingtaine d'autres de seigneurs de la cour, qu'ils avoient envoyés pour me faire honneur par les soins du duc de Liria et de Sartine, avec des gentilshommes à eux dedans. Le carrosse du roi étoit environné de ma nombreuse livrée à pied et des officiers de ma maison, c'est-à-dire valets de chambre, sommeliers, etc. Les gentilshommes et les secrétaires étoient dans mes derniers carrosses[2]. Ceux de Maulévrier, et il n'en avoit que deux, remplis de Robin et de son secrétaire, suivoient le dernier des miens. Arrivant à la place du palais, je me crus aux Tuileries. Les régiments des gardes espagnoles, vêtus, officiers et soldats, comme le régiment des gardes françoises[3], et le régiment des gardes wallonnes, vêtus, officiers et soldats, comme le régiment des gardes suisses[4], étoient

1. Les douze mots qui précèdent ont été écrits en interligne au-dessus de *ce caractere d'amb. fut aussy tost depesché,* biffé.

2. Le récit plus sommaire de la *Gazette,* p. 620, confirme en gros ces détails.

3. Habit bleu galonné d'argent avec parements rouges, veste, culotte et bas rouges.

4. L'uniforme des gardes suisses était exactement le contraire des

sous les armes, les drapeaux voltigeants, les tambours rappelants, et les officiers saluants[1] de l'esponton. En chemin, les rues étoient pleines de peuple, les boutiques de marchands et d'artisans, toutes les fenêtres parées et remplies de monde. La joie éclatoit sur tous les visages, et nous n'entendions que bénédictions.

Sortant de carrosse[2], nous trouvâmes le duc de Liria, le prince de Chalais, grands d'Espagne, et Valouse, premier écuyer, qui nous dirent qu'ils venoient nous rendre ce devoir comme François. Caylus eût bien pu y faire le quatrième[3]. L'escalier étoit garni des hallebardiers avec leurs officiers, vêtus comme nos cent-suisses, mais en livrée[4], la hallebarde à la main, et leurs fonctions sont les mêmes. Entrant dans la salle des gardes, nous les trouvâmes en haie sous les armes, et nous traversâmes jusque dans la pièce contiguë à celle de l'audience, dont la porte étoit fermée. Là étoient tous les grands et une infinité de personnes de qualité, en sorte qu'il n'y avoit guères moins de foule qu'en notre cour, mais plus de discrétion. L'introducteur des ambassa-

gardes françaises : habit rouge à parements bleus galonné d'argent, veste, culotte et bas bleus.

1. Ces trois participes sont bien ainsi au pluriel dans le manuscrit, suivant l'habitude de notre auteur.

2. Comparez tout le récit qui va suivre avec celui plus abrégé, qu'il fit au Roi dans sa dépêche du 27 novembre : Drumont, p. 171-183.

3. On a vu le chevalier de Caylus passer en Espagne en 1697 à la suite d'un duel, et y faire une rapide fortune, qui le mena en 1742 à la grandesse et à un titre ducal : tomes IV, p. 17-19, et XXIX, p. 340-341.

4. Les cent-suisses du roi de France portaient, en cérémonie, l'habit de velours tailladé avec des entaillures de satin blanc et incarnat, la toque de velours noir avec tour de plume blanche, la fraise godronnée à dentelle, des souliers à rose et la casaque appelée brandebourg, « le tout à la livrée du Roi, » dit l'*État de la France,* c'est-à-dire bleu. En disant « mais en livrée », Saint-Simon veut indiquer que les hallebardiers espagnols avaient un costume analogue à celui des cent-suisses de France, mais à la livrée du roi d'Espagne, c'est-à-dire, rouge et jaune.

deurs[1] a peu de fonctions; il est fort effacé par celles du majordome. Ce fut là un renouvellement de compliments et de joie, où presque chacun me voulut particulièrement témoigner la sienne, et cela dura près d'un quart d'heure, que la porte s'ouvrit et que les grands entrèrent; puis elle se referma.

Je demeurai encore un peu avec cette foule de gens de qualité, pendant quoi le roi vint de son appartement, et entra dans la pièce de l'audience par la porte opposée à celle par où les grands étoient entrés, qui l'y attendoient et par laquelle tout ce que nous étions à attendre allions entrer. J'avouerai franchement ici que la vue du roi d'Espagne m'avoit si peu imposé la première fois, si peu encore les autres fois que j'avois eu l'honneur d'approcher de lui, que, au moment où j'étois lors, je n'avois pas songé encore à ce que je devois lui dire.

Je fus appelé, et tous ces seigneurs entrèrent en foule avant moi, qui me laissai conduire par don Gaspard Giron, qui prit ma droite, et l'introducteur la gauche de Maulévrier, qui étoit à côté de moi. Comme j'approchois de la porte, la Roche me vint dire de la part du roi, entre haut et bas, que Sa Majesté Catholique m'avertissoit et me prioit de n'être point surpris s'il ne se découvroit qu'à ma première et dernière révérence, et point à la seconde; qu'il voudroit plus faire pour un ambassadeur de France que pour aucun autre; mais que c'étoit un usage de tout temps, qu'il ne

1. Joseph de Sobremonte y Carnero, comte de Villafranca; il ne faut pas le confondre avec le célèbre marquis du même nom, de la maison de Tolède, grand d'Espagne, dont il a été parlé dans notre tome VII, p. 250, et depuis, et dont nous retrouverons le fils parmi les grands d'Espagne dans notre prochain volume. Le comte de Villafranca, qui n'était pas grand, exerçait depuis 1686 la charge d'introducteur des ambassadeurs; il était aussi gentilhomme de la chambre du roi; il mourut en fonctions le 18 décembre 1729, âgé d'environ soixante-six ans, et fut remplacé par son fils (*Gazette* de 1730, p. 6 et 52). Voyez la suite des *Mémoires*, tome XVIII de 1873, p. 144-145.

pouvoit enfreindre. Je priai la Roche de témoigner au roi ma très respectueuse et très sensible reconnoissance d'une attention si pleine de bonté, et j'entrai dans la porte. Ce défilé mit Maulévrier et les deux autres qui nous côtoyoient derrière, et l'attention à ce que j'allois dire et au spectacle fort imposant m'empêcha de plus songer à ce qu'ils devenoient[1].

Au milieu de cette vaste pièce et du côté que j'avois en face en entrant, étoit un dais à queue[2] sans estrade, sous lequel le roi étoit debout, et à quelque distance, précisément derrière lui, le grand d'Espagne capitaine des gardes en quartier, qui étoit le duc de Bournonville[3]; du même côté, presque au bout, le majordome-major du roi, appuyé à la muraille, seul; en retour, le long de la muraille qui par un coin joignoit l'autre muraille dont je viens de parler, étoient les grands appuyés contre, et aussi contre la muraille en retour vis-à-vis du roi jusqu'à la cheminée, grande comme autrefois, et qui étoit assez près de la porte par où je venois d'entrer et point tout à fait au milieu de cette muraille; les quatre majordomes étoient[4] le dos à la cheminée. De la cheminée à la porte par où j'étois entré, et en retour le long de la muraille et des fenêtres jusqu'au coin de la porte par où le roi étoit entré, étoient en foule les gens de qualité les uns devant les autres; dans la porte par où le roi étoit entré étoient quelques seigneurs familiers par leurs emplois, qui regardoient comme à la dérobée, mais dont aucun n'étoit grand, et derrière eux quelques domestiques intérieurs distingués, qui voyoient à travers. Le roi et tous les

1. On verra ci-après, p. 371, pourquoi il note ici ce détail.

2. Un dais à queue est un dais qui a un dossier d'étoffe pendant le long de la muraille à laquelle il s'appuie.

3. Ces six mots ont été ajoutés en interligne. — C'était Michel-Joseph, d'abord baron de Capres, puis duc de Bournonville: tome IX, p. 146.

4. Après *estoient* il a biffé *debout*.

grands étoient couverts, et nuls autres; il n'y avoit aucun ambassadeur.

Je m'arrêtai un instant au dedans de la porte à considérer ce spectacle extrêmement majestueux, où qui que ce soit ne branloit et où le silence régnoit profondément. Je m'avançai lentement quelques pas[1], et fis au roi une profonde révérence, qui à l'instant se découvrit, son chapeau à la hauteur de sa hanche. Au milieu de la pièce je fis ma seconde révérence, et en me baissant je me tournai un peu vers ma droite, passant les yeux sur les grands, qui tous se découvrirent, mais non tant qu'à la première révérence, où ils avoient imité le roi, qui à cette seconde ne branla pas, comme il m'en avoit fait avertir. J'avançai après avec la même lenteur jusqu'assez près du roi, où je fis ma troisième révérence, qui se découvrit comme il avoit fait à la première, et se couvrit aussitôt, en quoi tous les grands l'imitèrent. Alors je commençai mon discours et me couvris au bout des cinq ou six premières paroles sans que le roi me le dît. Il roula sur les compliments du Roi, l'union de la maison royale, celle de leurs couronnes, la joie et l'affection des deux nations, celle que j'avois trouvée répandue partout sur ma route en France et en Espagne, l'attachement personnel du Roi pour le roi son oncle, et son desir de lui complaire et de contribuer à tout ce qui pourroit être de sa grandeur, de ses intérêts, de ses affections, avec autant de passion que pour les siens propres; enfin la demande de l'Infante pour étreindre encore plus intimement entre eux les liens déjà si forts du sang et les intérêts de leurs couronnes, et lui témoigner sa tendresse par toute celle qu'il auroit pour l'Infante, ses soins, ses égards et l'attention continuelle de la rendre parfaitement heureuse. Je passai de là au remerciement du Roi et à celui de M. le duc d'Orléans de l'honneur de son choix de Mlle de

1. Il y a *quelque pas*, au singulier, dans le manuscrit.

Montpensier pour M. le prince des Asturies ; j'ajoutai que, quelque grand que Son Altesse Royale le sentît, il étoit encore plus touché de recevoir[1] une aussi grande marque de ses bontés pour lui, et de l'acceptation de son plus profond respect et de ses protestations les plus sincères de sa passion de lui plaire et de ne rien oublier pour resserrer de plus en plus une si heureuse union des deux royales branches de leur maison, en contribuant de ses conseils et de tous les moyens qu'il pourroit tirer de sa qualité de régent de France pour servir et porter les intérêts et la grandeur de Sa Majesté Catholique avec autant de zèle et d'attachement que ceux même de la France, et la persuader de plus, ce qu'il souhaitoit avec le plus de passion, de son infinie reconnoissance, de son attachement, de son profond respect et de sa vénération parfaite pour sa personne. Je finis mon discours par témoigner combien je ressentois de joie et combien je me trouvois honoré d'avoir le bonheur de paroître devant Sa Majesté Catholique, chargé par le Roi de contribuer de sa part à mettre la dernière main à un ouvrage si desirable ; ce qui me combloit en mon particulier de la plus sensible satisfaction, outre celle de toute la France et de l'Espagne, parce que je n'avois jamais pu oublier d'où Sa Majesté Catholique étoit issue, et toujours nourri et témoigné en tous les temps mon très profond respect et l'attachement le plus vrai et le plus naturel pour elle.

Si j'avois été si surpris de la première vue du roi d'Espagne à mon arrivée, et si les audiences que j'en avois eues jusqu'à celle-ci m'avoient si peu frappé, il faut dire ici avec la plus exacte et la plus littérale vérité que l'étonnement où me jetèrent ses réponses me mit presque hors de moi-même. Il répondit à chaque point de mon discours dans le même ordre, avec une dignité, une grâce, souvent une majesté, surtout avec un choix si

1. Les mots *de recevoir* sont en interligne, au-dessus de *d'avoir*, biffé.

étonnant d'expressions et de paroles par leur justesse, et un compassement[1] si judicieusement mesuré, que je crus entendre le feu Roi, si grand maître et si versé en ces sortes de réponses. Philippe V sut joindre l'égalité des personnes avec un certain air de plus que la déférence pour le Roi son neveu, chef de sa maison, et laisser voir une tendresse innée pour ce fils d'un frère qu'il avoit passionnément aimé et qu'il regrettoit toujours. Il laissa étinceler un cœur françois, sans cesser de se montrer en même temps le monarque des Espagnols. Il fit sentir que sa joie sortoit d'une source plus pure que l'intérêt de sa couronne, je veux dire de l'intime réunion du même sang; et, à l'égard du mariage du prince des Asturies, il sembla remonter quelques degrés de son trône, s'expliquer avec une sérieuse bonté, sentir moins l'honneur qu'il faisoit à M. le duc d'Orléans en faveur du même sang, que la grâce signalée, et je ne dis point trop et je n'ajoute rien, qu'il lui faisoit d'avoir bien voulu ne point penser qu'à le combler par une marque si certaine de sa bonne volonté pour lui. Cet endroit surtout me charma par la délicatesse avec laquelle, sans rien exprimer, il laissa sentir sa supériorité toute entière, la grâce si peu méritée de l'oubli des choses passées, et le sceau si fort inespérable que sa bonté daignoit y apposer. Tout fut dit avec tant d'art et de finesse, et coula toutefois si naturellement, sans s'arrêter, sans bégayer, sans chercher, qu'il fit sentir tout ce qu'il étoit, tout ce qu'il pardonnoit, tout en même temps à quoi il se portoit, sans qu'il lui échappât ni un seul mot ni une seule expression qui pût blesser le moins du monde, et presque toutes au contraire obligeantes. Ce que j'admirai encore fut l'effectif, mais toutefois assez peu perceptible changement de ton et de contenance en répondant sur les deux mariages; son amour tendre pour la personne du Roi, son affection

1. Saint-Simon, qui a fréquemment employé le verbe *compasser*, fabrique ici ce substantif, que ne connaissait aucun lexique.

hors des fers[1] pour la France ; la joie d'en voir le trône s'assurer à sa fille se peindre sur son visage et dans toute sa personne à mesure qu'il en parloit ; et, lorsqu'il répondit sur l'autre mariage, la même expression s'y peignit aussi, mais de majesté, de dignité, de prince qui sait se vaincre, qui le sent, qui le fait, et qui connoît dans toute son étendue le poids et le prix de tout ce qu'il veut bien accorder. Je regretterai à jamais de n'avoir pu écrire sur-le-champ des réponses si singulières et de n'en pouvoir donner ici qu'une idée si dissemblable à une si surprenante perfection.

Quand il eut fini, je crus lui devoir un mot de louange sur ce dernier article, et un nouveau remerciement de M. le duc d'Orléans, comme son serviteur particulier. Au lieu de m'y répondre, le roi d'Espagne me fit l'honneur de me dire des choses obligeantes et du plaisir qu'il avoit que j'eusse été choisi pour faire auprès de lui des fonctions qui lui étoient si agréables. Ensuite, m'étant découvert[2], je lui présentai les officiers des troupes du Roi qui m'accompagnoient, et le roi d'Espagne se retira en m'honorant encore de quelques mots de bonté. Je fus environné de nouveau par tout ce qui étoit là de plus considérable, avec force civilités ; après quoi la plupart des grands et des gens de qualité allèrent chez la reine, tandis que quelques-uns d'eux tous demeurèrent à m'entretenir pour laisser écouler tout ce qui sortoit et se placer chez la reine, où au bout de fort peu de temps nous fûmes[3] aussi conduits comme nous l'avions été chez le roi. Arrivés dans la pièce joignante celle où l'audience se devoit donner, on nous fit attendre que tout y fût préparé.

Avant d'aller plus loin, il faut expliquer que don Gas-

1. Tel est bien le texte du manuscrit. Saint-Simon veut dire sans doute « hors des fers d'Alberoni ».

2. Les mots *m'estant decouvert* sont en interligne.

3. Avant *fusmes*, il y a un *y* inutile ajouté après coup par inadvertance sur le manuscrit.

pard Giron ne me conduisit, allant chez la reine, que jusqu'au bout de l'appartement du roi, et que, à l'entrée de celui de la reine, il se retira, et laissa sa fonction à un majordome de la reine. J'avois su que Magny[1], qui [en] étoit un, se trouvoit justement en semaine, par conséquent que c'étoit à lui à m'introduire. J'en avois parlé à Grimaldo et demandé qu'on en chargeât un autre. Non-seulement je l'obtins, mais Magny, qui avoit été nommé pour le voyage de Lerma, en fut rayé, et un autre majordome de la reine mis de ce voyage au lieu de lui, mais il reçut défense expresse de se trouver en aucun lieu où je serois, même au palais ; Grimaldo me le dit lui-même. Soit que cette défense ait été étendue aux autres François réfugiés pour l'affaire de Cellamare et de Bretagne, ou qu'ils l'aient cru sur l'exemple de Magny, ils évitèrent tous et toujours ma rencontre, et presque toujours celle de tout ce qui étoit venu avec moi en Espagne.

Audience de la reine d'Espagne.

Tout étant prêt, la porte s'ouvrit et nous fûmes appelés. La pièce de l'audience étoit le double[2] de la petite galerie intérieure par laquelle on a vu que, le jour de ma première révérence, j'avois suivi Leurs Majestés Catholiques chez les Infants[3]. Ce double étoit moins long mais aussi large que la galerie, à laquelle elle étoit unie[4] par de grandes arcades ouvertes, desquelles seules cette pièce tiroit son jour. Nous arrivâmes par le côté de l'appartement des Infants, et la reine et sa suite étoit entrée par le sien au bout opposé. Le bas de cette pièce que nous trouvâmes d'abord en y entrant étoit obscur et plein de monde, qui étoit arrêté par une barrière à sept ou huit pas en avant, où l'obscurité s'éclaircissoit. La porte de la pièce et celle de la

1. On a vu ci-dessus, p. 299, que Saint-Simon avait eu défense d'avoir aucun rapport avec lui et les Bretons réfugiés. Dès le 28 septembre, M. de Magny avait écrit au Régent pour demander sa grâce (vol. *Espagne* 305, fol. 82).

2. Dans le tome XXIV, p. 112, note 4, on a expliqué ce qu'on entendait alors par un double dans un corps de logis.

3. Ci-dessus, p. 338. — 4. Il faudrait le masculin.

barrière, qui ne se tira que lorsque j'en fus tout près, fit un défilé qui me laissa passer seul, en sorte que je ne pus voir ensuite derrière moi. Au fond de cette pièce, qui étoit fort longue, la reine étoit assise sur une espèce de trône, c'est-à-dire un fauteuil fort large, fort évasé et fort orné ; les pieds sur un carreau magnifique, d'une largeur et d'une hauteur extraordinaire, qui cachoit, comme je le vis quand la reine en sortit, quelques marches assez basses. Le long de la muraille étoient les grands rangés, appuyés et couverts. Vis-à-vis, le long des arcades, des carreaux carrés, longs plus que larges, et médiocrement épais, de velours et de satin rouge ou de damas, tous également galonnés d'or tout autour de la largeur de la main au plus, avec de grosses houppes d'or aux coins. Sur les carreaux de velours étoient les femmes des grands d'Espagne, et les femmes de leurs fils aînés sur ceux de satin ou de damas, toutes également assises sur leurs jambes et sur les talons. Cette file de grands à la muraille, et de dames sur ces carreaux, vis-à-vis d'eux, tenoit toute la longueur de la pièce, laissant un peu de distance en approchant de la reine, et un[1] autre en approchant de la barrière par où j'entrois.

Je m'arrêtai quelques moments dans la porte de cette barrière à considérer un spectacle si imposant, tandis que, par derrière moi, les ducs de Veragua et de Liria, le prince de Masseran[2] et quelques autres grands qui avoient voulu me faire l'honneur de m'accompagner depuis l'appartement du roi, se glissèrent à la muraille, à la suite des derniers placés. Le majordome-major du roi ne se trouva point à cette audience parce que, ayant de droit la première place partout, il ne la veut pas céder au majordome-major de la reine[3], qui, chez elle, prétend l'avoir et en est en possession.

1. Il y a bien *un autre* dans le manuscrit.

2. Victor-Amé-Louis de Ferreiro de Fiesque : tomes IX, p. 198, et XXIV, p. 217.

3. Marquis de Santa-Cruz : ci-dessus, p. 335.

Aussi étoit-il à la tête des grands à la muraille, y ayant une place vuide entre lui et le grand d'Espagne qui étoit le plus près de lui, comme vis-à-vis de lui, entre le carreau de la camarera-mayor de la reine[1] et le carreau le plus près d'elle. Le majordome-major de la reine étoit placé là parce que la reine tenoit tout le fond de cette pièce, ayant deux officiers des gardes du corps un peu en arrière à côté de son fauteuil. Les dames de qualité étoient en grand nombre debout derrière les carreaux des dames assises, et remplissoient le vuide de chaque arcade. Quelques gens de qualité s'étoient mis derrière elles, mais le gros de ceux-là se tint contre les barrières, en dedans qui put, et en dehors en foule.

Après avoir arrêté mes yeux quelques moments sur ce beau spectacle fort paré, je m'avançai lentement jusqu'au second carreau d'en bas, marchant au milieu de la largeur de la pièce, et là je fis une profonde révérence. Je continuai à m'avancer de même jusqu'au milieu de la longueur qui restoit, où je fis la seconde révérence me tournant un peu vers les carreaux en me baissant, passant les yeux dessus ce qui en étoit à portée, et j'en fis de même, en me relevant, vers les grands, qui se découvrirent, comme les dames m'avoient fait une légère inclination du corps de dessus leurs carreaux. J'avançai ensuite jusqu'au pied du carreau de la reine, où je fis ma troisième révérence, à laquelle seule la reine répondit par une inclination de corps fort marquée. Un instant après je dis « Madame, » et, ce mot achevé, je me couvris, et tout de suite me découvris sans avoir ôté ma main de mon chapeau, et ne me couvris plus. Les grands, depuis ma seconde révérence, étoient demeurés découverts, et ne se couvrirent plus.

Mon discours roula sur les mêmes choses qu'avoit fait celui que je venois de faire au roi, retranchant et ajustant

1. La duchesse de Montellano : tome XII, p. 77.

à ce qui lui convenoit également ou différemment du roi d'Espagne. Elle étoit parée modestement, mais brillante d'admirables pierreries, et avoit une grâce et une majesté qui sentoit bien une grande reine. Elle fut surprise d'un si grand transport de joie qu'elle s'en laissa apercevoir embarrassée, et elle prit plaisir depuis à m'avouer son embarras; elle ne laissa pas de me répondre en très bons termes sur sa joie du mariage de l'Infante, sur son estime et son affection pour le Roi et sa passion même pour lui, sur son amitié pour M. le duc d'Orléans, et son desir de voir[1] sa fille heureuse en Espagne, surtout sur son desir et sa joie extrême de l'union des couronnes, des personnes royales de la même maison, de leur commune grandeur et de leurs intérêts qui ne pouvoient jamais être que les mêmes, puis des marques de bonté pour moi. Si cette audience eût été la première, sa réponse m'auroit charmé tant elle étoit bien faite et accompagnée de toutes les grâces possibles et de majesté. Mais il faut avouer que, avec beaucoup d'esprit, de tour naturel et de facilité de s'énoncer, elle ne put s'élever jusqu'à la justesse et la précision du roi, si diversement modulées sur chaque point, beaucoup moins jusqu'à ce ton suprême qui sentoit la descendance directe d'un si grand nombre de rois, qui se proportionnoit avec tant de naturelle majesté aux choses et aux personnes, dont il fit plus entendre qu'il n'en dit dans sa réponse.

Quand elle eut achevé, je lui fis une profonde révérence, et je me retirai le plus diligemment que la décence me le permit, pour gagner le dernier carreau de velours d'en bas[2] et les parcourir promptement tous, en ployant un peu le genou devant chacun et disant à la dame assise dessus : *A los pies de V. E*[3]., ce qui suppose : « Je me

1. Après *voir*, Saint-Simon avait écrit *rendre*, qu'il a ensuite biffé.
2. Il écrit *embas*.
3. Saint-Simon avait d'abord écrit *à V. E.* et à la suite : ce qui suppose « Je baise très humblement les mains à Vostre Excellence ».

mets aux pieds de Votre Excellence, » à quoi chacune sourit et répondit par une inclination de corps. Il faut être preste à cette espèce de course, qui se fait tandis que la reine se débarrasse de ce gros carreau qu'elle a sous les pieds, qu'elle se lève, qu'elle descend les marches de cette espèce de trône et qu'elle retourne dans son appartement par la porte de la galerie qui y donne, et qui n'est presque éloignée de ce trône que de la demi-largeur de la pièce où il est, et de la largeur entière de la galerie, qui sont très médiocres, et il faut avoir achevé le dernier carreau près de celui de la camarera-mayor, qui se lève en même temps que la reine pour la suivre, à temps de trouver la reine à la porte de son appartement, mettre un genou à terre devant elle, lui baiser la main qu'elle vous tend, et la remercier en cinq ou six paroles, à quoi elle répond de même [1].

Je ne pus avoir si tôt expédié les carreaux, que je vis la reine dans la porte de son appartement. Elle m'avoit déjà traité avec tant de bonté et de familiarité que je crus pouvoir user de quelque sorte de liberté dans ces moments d'une si grande joie, tellement que je courus vers elle et lui criai que Sa Majesté se retiroit bien vite, et, comme je la vis s'arrêter et se retourner, je lui dis que je ne voulois pas perdre un moment et un honneur si précieux ; elle se mit à rire, et moi, un genou à terre, à lui baiser la main, qu'elle me tendit dégantée, et me parla fort obligeamment. Mon remerciement suivit, et cela fit un entretien de quelques moments [2] dans cette porte, ses dames en cercle autour qui arrivoient ce pendant.

La reine et quelques-unes de ses dames rentrée [3], je fis

Puis, en se relisant, il a ajouté *à los piez* en interligne, mais sans mettre *de* au lieu de *a* avant *V. E.*, et de même à la suite il a écrit en interligne *je me mets aux pieds de*, en biffant ce qu'il avait écrit d'abord.

1. Cette cérémonie a déjà été racontée au tome IX, p. 195-196.
2. Ce mot est écrit *momenments*.
3. Ce participe est bien au singulier.

plus posément, et avec plus de loisir, des compliments à celles qui, par leurs charges, alloient aussi rentrer chez la reine, qui étoient demeurées pour m'en faire ; puis j'allai remplir le même devoir de galanterie[1] auprès des principales des autres que je trouvai le plus sous ma main, puis à beaucoup de seigneurs qui m'environnèrent. J'oubliois mal à propos qu'à la fin de l'audience je présentai à la reine tous les officiers des troupes du Roi qui m'avoient suivi en Espagne.

Audience du prince des Asturies et des Infants.

Débarrassé peu à peu de tant de monde, et toujours avec les mêmes seigneurs susnommés, qui m'avoient fait l'honneur de vouloir m'accompagner de chez le roi chez la reine, et qui, quoi que je pusse faire, voulurent absolument aller partout avec moi, nous allâmes chez le prince des Asturies, où tout se passa sans aucune cérémonie. Je fis une seule révérence au prince, qui étoit découvert et qui ne se couvrit point du tout. Ce fut moins une audience qu'une conversation, dans laquelle le prince n'oublia rien de tout ce qui convenoit de dire, et sans aucun embarras. Le duc de Popoli, qui, comme à ma première audience, m'étoit venu recevoir et conduire à l'entrée de l'appartement, fut plus embarrassé que lui. Il m'accabla de ses sentiments de joie sur les mariages, et d'attachement pour le Roi et pour M. le duc d'Orléans, et de compliments pour moi, avec force excuses sur ce que son esclavage chez le prince, ce fut le terme dont il se servit, ne lui avoit pas encore pu permettre de venir me rendre ses devoirs[2]. Je lui répondis avec toute sorte de politesse, mais avec peine, tant son affluence de protestations étoit continuelle, et me divertissant à part moi de son embarras.

L'introducteur des ambassadeurs nous conduisit après chez l'Infante et chez les Infants. Le dernier dormoit, et,

1. Il avait d'abord écrit *la mesme galanterie* ; il a corrigé *la* en *le* et écrit *devoir de* en interligne.

2. Voyez ci-dessus, p. 342.

suivant ce que Grimaldo m'avoit promis, l'Infante dormoit aussi[1]. Je sortis du palais avec les mêmes honneurs que j'y avois été reçu, les bataillons étant demeurés pour cela dans la place, et je trouvai chez moi don Gaspard Giron, qui m'attendoit en grande et illustre compagnie, et un magnifique repas. [Je ne pus persuader ce jour-là Maulévrier de demeurer à dîner avec nous[2].] Il s'en alla chez lui; on en verra bientôt la raison[3].

Bêtise de Maulévrier, qui ne se couvrit point.

En arrivant chez moi, je fus averti que Maulévrier ne s'étoit point couvert aux audiences que nous venions d'avoir du roi et de la reine, dont je n'avois pu m'apercevoir par[ce] qu'il s'étoit tenu, à toutes les deux, fort en arrière de moi. Il m'avoit auparavant fait la question s'il feroit aussi la demande de l'Infante, et, comme je lui répondis que l'usage n'étoit pas que deux ambassadeurs fissent cette demande l'un après l'autre, je ne sais ce qu'il en conclut. Je trouvai la chose si étrange, que je m'en voulus assurer tant par les principaux de ceux qui m'y avoient suivi que par les ducs de Veragua et de Liria, le prince de Masseran et quelques autres de ceux qui se trouvèrent chez moi pour dîner, avec qui déjà j'avois contracté le plus de familiarité, qui tous m'assurèrent l'avoir très bien vu et remarqué, et que la surprise en avoit été générale; ils ajoutèrent même qu'il n'avoit pas fait le plus léger semblant de se couvrir. Je lui en parlai

1. Comme il avait été convenu : ci-dessus, p. 343.

2. Cette phrase que nous mettons entre crochets a été biffée par Saint-Simon, parce que la même chose va être dite une vingtaine de lignes plus loin. Il semble cependant indispensable de la rétablir, puisqu'on ne comprendrait plus ce qui suit : *Il s'en alla chez lui*, qui se rapporte à Maulévrier. Saint-Simon aurait dû biffer aussi cette dernière phrase du paragraphe.

3. A la suite de ce paragraphe, Saint-Simon a biffé les lignes suivantes : « Ce mesme jour mardi 25 novembre sur les 4 h. apres midi, je me rendis au Palais avec le mesme cortege que j'y avois esté le matin, dans le mesme carosse du Roy conduit par D. Gaspard Giron. Maulevrier arriva chés moy à l'instant du depart. »

dans la suite, n'ayant pu le faire alors, et le plus poliment qu'il me fut possible ; il me répondit froidement et tout court qu'il en étoit fâché, qu'il n'avoit pas cru devoir se couvrir, qu'il se trouveroit d'autres occasions de réparer ce manquement. Mettant pied à terre chez moi, il ne voulut pas monter dans mon appartement, où toute la grande compagnie m'attendoit, et, quoi que je pusse faire, je ne pus jamais l'engager à dîner avec nous : il me dit qu'il avoit affaire chez lui, et qu'il seroit exact à l'heure de revenir chez moi pour aller ensemble à la signature du contrat. Ce fut une bêtise ; mais voici une perfidie[1], et bien pourpensée et bien exécutée de guet-apens[2] dans toutes ses circonstances.

Conduite énorme de Maulévrier avec moi, bien pourpensée et bien exécutée jusqu'au bout pour me jeter dans le plus fâcheux embarras sur les instruments du contrat de mariage, de guet-apens en pleine cérémonie de la signature.

L'instrument des articles avoit été signé double, un en espagnol, l'autre en françois. Cela m'avoit persuadé qu'il en seroit de même de l'instrument du contrat de mariage. Il n'y avoit rien ni pour ni contre dans mon instruction, comme il n'y en avoit rien non plus sur l'instrument des articles, et le cardinal Dubois ne m'avoit rien dit là-dessus, ni moi pensé à lui en faire question. J'en parlai dès les premiers jours à Maulévrier, qui ne douta pas un moment des deux instruments, ce qui me confirma encore dans cette persuasion. Je ne savois pas un mot d'espagnol ; Maulévrier et Robin, son mentor[3], dont je dirai un mot dans la suite, le savoient fort bien. Maulévrier s'étoit donc chargé du changement à faire dans la préface du contrat de mariage, lorsque j'eus obtenu qu'il n'y auroit point de commissaires et que le roi et la reine d'Espagne le signeroient eux-mêmes. Maulévrier avoit fait ce changement ;

1. Avant *perfidie* il a biffé un premier *perfidie,* qui surchargeait au commencement de la ligne le mot *L'instrument,* qui va commencer le paragraphe suivant. Cela montre que Saint-Simon avait déja entamé d'écrire ce paragraphe, lorsqu'il a pensé à ajouter à la fin du précédent la phrase « Ce fut une bêtise », etc.

2. Les mots *de guet à pend* sont en interligne.

3. Voyez ci-dessus, p. 71, la fin de la note 6.

il l'avoit montré à Grimaldo ; tous deux me dirent qu'il étoit bien ; ce n'étoit qu'une affaire de style ; dès lors que j'étois assuré que Leurs Majestés Catholiques signeroient elles-mêmes, je m'en reposai sur ce qu'ils m'en dirent, et en effet il étoit bien. Ils m'en promirent une copie en françois. Je convins avec Maulévrier qu'il porteroit à la signature du contrat de mariage les deux copies de ce même contrat, l'une espagnole qu'il liroit tout bas à mesure que le contrat en espagnol seroit lu tout haut pour le collationner ainsi lui-même, et que j'en ferois autant de la copie françoise à mesure que le contrat en françois seroit lu tout haut pour être ensuite signés l'un et l'autre également. Dès avant d'aller le matin à l'audience, je lui parlai de ces copies ; il me dit qu'elles n'étoient pas encore faites, mais qu'elles le seroient avant le dîner. Comme il s'opiniâtra à s'en aller dîner chez lui, je le priai de m'envoyer la copie françoise ; il me le promit et s'en alla. Pendant le dîner, qui fut long chez moi, j'envoyai deux fois chercher ces copies ; il me manda la dernière qu'il les apporteroit. Prêt à partir, et l'heure pressant, j'envoyai un homme à cheval chez lui ; il me fit dire par lui que j'allasse toujours, et qu'il se trouveroit au palais. Cette réponse me parut singulière pour une cérémonie aussi solennelle ; véritablement ses deux seuls carrosses et sa médiocre livrée de cinq ou six personnes ne pouvoient donner ni ôter grand lustre à mon cortège ; mais ce procédé me surprit fort sans en rien témoigner.

Ma conduite pour y précéder, comme je fis,

Dans l'embarras où la méchanceté du cardinal Dubois m'avoit mis sur le nonce et le majordome-major, tel qu'on l'a vu ci-dessus en son lieu[1], j'avois affecté de rendre

1. Ci-dessus, p. 305-307. Le nonce du pape à Madrid n'était plus Pompée Aldrovandi, mais Alexandre Aldobrandini. Né à Florence en 1674, celui-ci avait été fait clerc de la chambre apostolique en mai 1706 et envoyé comme nonce à Naples en août 1707 avec le titre d'archevêque de Rhodes ; il passa à Venise en septembre 1712, et fut

le nonce et le majordome-major du roi sans les blesser.

infiniment à l'un et à l'autre toutes les fois que je les avois rencontrés et visités, pour leur ôter toute sorte d'idée que j'imaginasse de les précéder quand je les précéderois effectivement; je pensai que les précéder effectivement et nettement l'un ou l'autre seroit une entreprise que je ne pourrois soutenir. La place du grand maître, à cette signature, étoit derrière le fauteuil du roi, un peu à la droite, pour laisser place au capitaine des gardes en quartier. M'y mettant, c'étoit prendre sa place, y intéresser le capitaine des gardes, jeté plus loin, et conséquemment ce qui devoit être de suite. Celle du nonce étoit à côté du roi, le ventre au bras droit de son fauteuil; la prendre, c'étoit le repousser hors du bras du fauteuil, contre le bout de la table, et sûrement il ne l'auroit pas souffert, non plus que le majordome-major pour la sienne. Je résolus donc d'hasarder un milieu, de tâcher de me fourrer au haut du bras droit du fauteuil, un peu en travers, pour ne prendre nettement la place ni de l'un ni de l'autre, mais de les écorner toutes les deux pour m'en faire une, et de couvrir cela d'un air d'ignorance et de simplicité d'une part, et de l'autre d'empressement, de joie, de curiosité, d'engouement de courtisan qui veut parler au roi et l'entretenir tant qu'il sera possible. Ce fut aussi ce que j'exécutai, en apparence niaisement, et en effet très heureusement. L'inconvénient étoit de Maulévrier, qui devoit être naturellement à côté de moi. Je ne crus pas lui devoir la confidence de ce que je me proposois, et je résolus, pour confirmer mon ignorance, de le laisser tirer d'affaires comme il pourroit sans y prendre part, pourvu que je m'en tirasse moi-même dans un pas si délicat, où cet honnête homme de Dubois avoit bien compté me perdre d'une façon ou d'une autre.

Signature

Dans cette inquiétude de place et d'instruments, je

envoyé à Madrid en septembre 1720. Nommé cardinal le 2 octobre 1730, il exerça aussitôt la légation de Ferrare et mourut dans cette ville le 14 août 1734, à soixante-sept ans, dit la *Gazette*. p. 471.

partis, conduit par don Gaspard Giron, dans le carrosse du roi, et le même cortège que j'avois eu le matin pour mon audience solennelle, moi seul sur le derrière, don Gaspard seul vis-à-vis de moi, parmi les acclamations de joie de la foule des rues et des fenêtres, remplies comme elles l'avoient été le matin. Je trouvai le palais rempli de tout ce qui étoit à Madrid de quelque considération. Tous les grands avoient été mandés, le nonce, l'archevêque de Tolède, le grand inquisiteur et les secrétaires d'État, et le P. Daubenton. Le salon entre celui des Miroirs et celui des Grands, où la cérémonie s'alloit faire, étoit rempli à ne pouvoir s'y tourner. Dans mon dessein, je me coulai peu à peu, parlant aux uns et aux autres, tout auprès de la porte du salon des Miroirs, et je m'y tins causant avec ce qui s'y trouva à portée ; l'attente dura bien trois quarts d'heure, et m'ennuya fort dans cette foule avec ma double inquiétude. Enfin la porte s'ouvrit, et le roi parut avec la reine, et derrière eux l'Infante et les Infants.

solennelle du contrat du futur mariage du Roi et de l'Infante.

Dès la porte, je me mis à parler au roi, marchant à côté de lui. Je le conduisis de la sorte jusqu'à sa place dans le salon des Grands, où je pris tout de suite celle que j'avois projetée. Voici comment ce salon se trouva disposé, et ceux qui assistèrent à cette signature. Une longue table étoit placée[1] en travers, ayant un bout vers les fenêtres, l'autre vers la porte par où on y étoit entré, et cette table couverte d'un tapis avec une écritoire dessus. Six fauteuils rangés le long de la table, le dos à la muraille mitoyenne de ce salon et de celui où on avoit attendu le roi, mais laissant un large espace entre la muraille et le dos des fauteuils, dont les bras se joignoient. Les Infants ont un fauteuil devant le roi d'Espagne ; j'en dirai la raison dans la suite ; mais j'ignore celle de leur arrangement, tout différent de celui des autres pays. Le roi se mit au premier

1. *Placée* est en interligne, au-dessus de *disposée*, biffé.

Le prince des Asturies cède partout à l'Infante depuis la déclaration de son futur mariage avec le Roi.

fauteuil tout à la droite, la reine au second, l'Infante au troisième, le prince des Asturies, qui lui céda toujours partout depuis la déclaration du mariage futur du Roi avec elle, au quatrième, don Ferdinand au cinquième, et don Carlos au sixième. La gouvernante de l'Infante demeura derrière son fauteuil à cause de l'enfance de la princesse, sans aucune autre femme, pas même la camarera-mayor. Cette forme de séance à la file se garde la même au bal, à la comédie, etc.

J'ai dit d'avance qui étoit derrière le roi. Le marquis de Santa-Cruz, majordome-major de la reine [1], étoit derrière elle, et le duc de Popoli derrière le prince des Asturies, dont il étoit gouverneur. Les deux infants n'avoient personne derrière eux. Les grands et les cinq témoins françois [2] faisoient un grand demi-cercle devant toute la table. L'archevêque de Tolède et le grand inquisiteur y étoient un peu à part d'eux, et derrière eux les secrétaires d'État et le P. Daubenton, qui s'y étoit fourré. Près des fenêtres, assez loin de la table, étoit une petite table avec un tapis et une écritoire, cachée par le cercle qui environnoit la grande table. Il n'entra qui que ce soit que tous les grands, le nonce et ceux qui viennent d'être nommés, et aussitôt après les portes furent fermées sans aucun domestique ni officier du roi dedans. On a dit ailleurs, en parlant des grands d'Espagne, qu'ils n'observent entre eux aucun rang d'ancienneté ni de classe [3]; ainsi ils se rangèrent les uns auprès des autres comme le hasard les fit rencontrer. Le roi fut toujours découvert.

Je me maintiens adroitement en la place que j'avois prise.

Le majordome-major et le nonce, qui suivoient le dernier Infant, me trouvant à ce coin de fauteuil où je m'étois placé, entrant à côté du roi et lui parlant, parurent fort surpris. J'entendis répéter *signore* et *señor* à droit et à gauche en me parlant; car tous deux s'exprimoient assez

1. Les mots *de la Reine*, omis, ont été ajoutés en interligne.
2. *Et les 5 témoins françois* mis en interligne après coup.
3. Tome IX, p. 129-131.

difficilement [en] françois ; moi, révérences de côté et d'autre, air riant d'un homme tout occupé de la joie de la fonction, et qui n'entendit rien à ce qu'ils me vouloient dire, reprenant la parole avec le roi avec une sorte de liberté d'enthousiasme, tellement que tous deux se lassèrent d'interpeller un homme dont l'esprit transporté ne comprenoit rien à ce qu'ils lui vouloient dire, ni à la place qu'il avoit prise. Ce ne fut que là où je revis Maulévrier depuis que nous nous étions séparés en arrivant chez moi de l'audience. Il tâcha de se fourrer entre le nonce et moi ; mais le nonce tint ferme après une petite révérence, et je n'osai essayer de lui faire place, ce qui d'ailleurs, serré comme j'étois, m'eût été bien difficile, parce que l'aidant ainsi à se mettre au-dessus du nonce auroit montré trop à découvert que je savois mieux où je m'étois mis que ces deux Messieurs ne le pensoient, et que le nonce voyant alors le dessein n'eût souffert au-dessus de lui ni Maulévrier ni moi, tellement que je le laissai dans la presse, ce qui servit à leur persuader que je ne pensois à rien. Maulévrier donc demeura couvert par le nonce et par moi, en sorte que sa tête paroissoit seulement entre les nôtres en arrière.

Don Joseph Rodrigo, tout près de la table, vis-à-vis de la reine, reçut ordre de faire la lecture du contrat, sitôt que le premier brouhaha de tout ce qui entroit et s'arrangeoit fut passé, et, un moment après, le roi et tout ce qui devoit remplir les six fauteuils s'assirent, tout le reste demeurant debout. Comme la lecture commençoit, je me tournai à l'oreille de Maulévrier, comme je pus, et lui demandai s'il avoit sa copie espagnole pour collationner, et la françoise pour me la donner. Il me répondit qu'à son départ de chez lui elles n'étoient pas encore achevées, mais qu'on alloit les lui apporter. « Il sera bien temps, » lui repartis-je en me retournant, et je me remis à entretenir le roi, toujours dans la crainte de mes deux voisins, et pour leur persuader un engouement qui, sans en sentir la conséquence, m'avoit fait mettre et demeurer dans la place où j'étois. La lecture fut extrêmement longue; Rodrigo lut fort haut et fort distinctement le contrat de mariage futur du Roi et de l'Infante, un double de ce contrat, aussi en espagnol, l'acte séparé où il fut fait mention de la qualité des dix témoins et de la présence distincte de tous les grands d'Espagne qui s'y trouvèrent. Ne sachant plus sur la fin de quoi continuer d'entretenir le roi, je m'avisai de lui demander audience pour le lendemain, qu'il m'accorda volontiers, et qui fit durer un peu la conversation, que je tâchois de soutenir jusqu'à la fin de la lecture par tout ce dont je pus sagement m'aviser par la raison que j'en ai dite.

Cette lecture ennuya assez la reine pour qu'elle demandât si elle dureroit encore longtemps. Elle s'attendoit si bien qu'il y auroit un instrument en françois à lire, que j'en pris occasion de lui dire qu'on se pourroit passer d'en lire le préambule qui ne contenoit rien d'essentiel. C'est que je voulois cacher que cette préface nous manquoit, Maulévrier n'en ayant point de copie sur lui, lui qui l'avoit refaite comme il a été dit avec Grimaldo, pour en ôter ce qui regardoit les commissaires, et moi ne l'ayant point en françois, parce que je n'avois que la copie du contrat de mariage tel que le cardinal Dubois me l'avoit donné [1].

Toutes les lectures espagnoles étant achevées, don Joseph Rodrigo s'approcha du bout de la table pour présenter la plume au roi d'Espagne, lequel, au lieu de la prendre, proposa de faire toutes les lectures de suite [2]. Je dis aussitôt d'un ton modeste et demi-bas que je croyois qu'il y

1. Dans le volume *Espagne* 299, il y a la copie de ces articles rédigés à Paris; mais il ne se trouve, ni aux Affaires étrangères ni aux Archives nationales, d'exemplaire du contrat signé en Espagne.

2. Ici il a biffé dans le manuscrit: *Je dis aussy tost à demi bas que je croy...*, et à la suite il a encore biffé *D. Rodrigo à qui*; puis il a repris sa phrase première.

Difficulté poliment agitée sur la nécessité ou non d'un instrument en françois. Maulévrier forcé de laisser voir toute sa scélératesse, de laquelle je me tire avec tout avantage, sans montrer la sentir.

avoit un instrument en françois. Don Rodrigo, à qui le roi le rendit en espagnol, répondit qu'il ne le croyoit pas; qu'en tout cas il n'en avoit point apporté. Sur quoi Maulévrier, qui jusqu'à ce moment avoit gardé un parfait silence, dit qu'il l'alloit envoyer chercher, et sans une parole de plus sortit de sa place pour le faire. Dans cet intervalle, le roi d'Espagne me dit qu'apparemment il n'en falloit point, puisqu'on n'en avoit point apporté. Pour toute réponse, je lui proposai de faire appeler Grimaldo, qui étoit derrière le cercle des grands. Le roi lui manda aussitôt de lui venir parler; il vint et s'approcha du fauteuil entre le majordome-major et moi qui lui fîmes le peu de place que nous pûmes. Sur la question que le roi lui fit, il répondit qu'il ne falloit point d'instrument françois. J'objectai ce qui s'étoit passé pour les articles que nous avions signés avec le marquis de Bedmar et lui sur deux instruments, l'un espagnol, l'autre françois. Grimaldo répliqua que ce n'étoit pas la même chose. Je n'en entendis que cela, parce que le roi d'Espagne, qui prenoit la peine de nous servir d'interprète, ne m'en expliqua pas davantage. Je répliquai modestement qu'il sembloit que la dignité des deux couronnes demandoit que chacune eût un instrument signé en sa langue, et en ce moment Maulévrier revint auprès de moi au même lieu où il étoit avant de sortir. Grimaldo me répondit avec beaucoup de politesse qu'il ne croyoit pas que cela pût faire difficulté, d'autant qu'il avoit vu une lettre du cardinal Dubois à Maulévrier, qui le portoit expressément. Je regardai Maulévrier me tournant vers lui avec l'étonnement qu'il est aisé de se représenter. Il me dit avec un air fort embarrassé qu'il y avoit quelque chose de cela dans une lettre que le cardinal Dubois lui avoit écrite[1]. Cela me fit prendre mon parti sur-le-champ. Je dis au roi et à la reine que je ferois aveuglément tout ce qu'il leur plairoit me com-

1. Il va être parlé à nouveau de cette lettre ci-après, p. 384.

mander, ce que j'assaisonnai de tout ce que le respect, la confiance, l'union, la joie de ce grand jour, me purent fournir en peu de paroles, et que j'espérois que, s'il se trouvoit qu'il fallût un instrument en françois, Leurs Majestés Catholiques voudroient bien ne pas faire de difficulté de le signer après coup en particulier. En même temps je me mis comme en devoir d'approcher du roi le contrat qui étoit sur la table, pour lui marquer mon empressement, mais sans y toucher toutefois, parce que c'étoit la fonction du secrétaire d'État Rodrigo. Il parut à quelque discours et à l'air du roi et de la reine d'Espagne que cette démonstration leur fut extrêmement agréable [1].

A l'instant Rodrigo s'approcha du nonce, qu'il couvrit un peu, et de là présenta le contrat et la plume au roi d'Espagne, et aussitôt se retira au-devant de la table, qu'il suivit, amenant l'écritoire dessus à mesure qu'on signoit tout de suite. Le roi, ayant signé, poussa le contrat devant la reine, et lui présenta la plume. Elle signa, puis ajusta le contrat devant l'Infante, lui donna la plume et lui tint un peu la main pour signer, ce qu'elle fit le plus joliment du monde. La reine après, lui reprit la plume, la donna par devant l'Infante au prince des Asturies, et lui poussa le contrat. Il signa donc et les deux princes ses frères, en se donnant de même la plume et se poussant le contrat. La dernière signature achevée, don Joseph Rodrigo reprit la plume des mains de l'infant don Carlos et le contrat de dessus la table. La joie qui accompagna ces signatures ne se peut exprimer. Un moment après qu'elles furent achevées, le roi et la reine se levèrent, et aussitôt don Rodrigo vint à moi et me conduisit avec Maulévrier à la petite table près des fenêtres, dont j'ai fait mention [2]. Le

1. Tout cet incident est raconté, à peu près dans les termes, dans la longue lettre que Saint-Simon écrivit à Dubois le 28 novembre : Drumont, p. 185-189.

2. Ci-dessus, p. 376.

roi et la reine s'y trouvèrent aussitôt que nous, et nous commandèrent de signer en leur présence. On jugera bien sans qu'on le dise qu'il n'y avoit point de sièges, et que nous signâmes debout. Comme je me mis en devoir de signer à côté du dernier infant, don Joseph, qui étoit à côté de moi, m'arrêta et me montra à côté du pénultième. J'en fis quelque petite difficulté, sur quoi il me fit expliquer qu'il falloit que cela fût ainsi pour laisser place à la signature de Maulévrier à côté de celle du dernier infant. Alors je signai à côté de celle de l'infant don Ferdinand, et, après avoir dit quelques mots de respect et de joie au roi et à la reine d'Espagne, qui étoient tout près de moi, et s'étoient baissés sur la table pour me voir mieux signer, je donnai la plume à Maulévrier, qui, après avoir signé, la laissa sur la table[1]. Comme cette manière de signer nous étoit plus honorable que celle que j'étois prêt[2] de garder, et que ce fut le secrétaire d'État qui me la fit changer, je ne crus pas devoir résister davantage. Je fis à Leurs Majestés Catholiques des remerciements de l'honneur que leur joie et leur bonté nous venoit de procurer de signer en leur présence. Ce fut un redoublement de joie et de compliments à Leurs Majestés Catholiques de ce qui se trouva là de plus près et de plus familier avec elles. Les louanges de la contenance de l'Infante pendant un si long temps en place et devant tant de monde, et de sa signature, ne furent pas oubliées. J'accompagnai le roi et la reine jusqu'à la porte du salon des Miroirs, ayant soin alors, autant que cela se put, de montrer toute déférence au majordome-major et au nonce, et que je lui cédois pour leur ôter toute

1. Mgr Baudrillart, dans son Rapport sur les archives espagnoles de Simancas et de Alcala de Hénarès (*Archives des missions*, troisième série, tome XV), n'a pas signalé dans l'un ou l'autre de ces deux dépôts, la présence de l'original de ce contrat, non plus qu'aucun document relatif au double mariage et à l'ambassade de Saint-Simon.

2. Il y a bien *prest*, et non *près*, dans le manuscrit.

impression de dessein dans la place que j'avois prise et maintenue.

Dès que Leurs Majestés Catholiques et les princes leurs enfants furent rentrés, et aussitôt la porte du salon des Miroirs fermée sur eux, je fus environné et, pour ainsi dire, presque étouffé de tout ce qui étoit là, les uns[1] après les autres à l'envi, avec les plus grandes démonstrations de joie et mille compliments. La foule distinguée qui sortit du salon des Grands étoit grossie, dans le salon qui le sépare de celui des Miroirs, de l'autre foule de gens de qualité, qui y avoient attendu la fin de la cérémonie pour voir repasser le roi et la reine, et les plus considérables de ceux-là pour leur témoigner leur joie en passant, à quoi, dans les deux salons, Leurs Majestés Catholiques se montrèrent très affables par leur air et leurs réponses.

Autre honte à Maulévrier chez Grimaldo. Politesse de ce ministre; facilité pleine de bonté du roi d'Espagne. Ma conduite égale avec Maulévrier et mes raisons pour cette conduite.

Pour achever ce qui regarde l'instrument françois, je menai Maulévrier à la *covachuela* de Grimaldo. Je m'étois plaint cependant à Maulévrier, sans aigreur et avec beaucoup de mesures, de ne m'avoir pas informé de la lettre du cardinal Dubois. Il ne me répondit autre chose, sinon, et très froidement, qu'il me la feroit chercher. Arrivés ensemble chez le marquis de Grimaldo, ce ministre soutint, mais avec beaucoup de politesse, ce qu'il avoit dit de cette lettre à la signature. Il ajouta qu'il n'y avoit qu'à se conformer à ce qui se passeroit à Paris au contrat de mariage du prince des Asturies, et que, encore qu'il arrivât qu'il n'y en fût pas signé d'instrument en espagnol, le roi d'Espagne venoit de le charger de m'assurer qu'il ne feroit aucune difficulté de signer un instrument en françois du contrat du mariage du Roi, si je persévérois, ce nonobstant, à le desirer. J'en remerciai extrêmement ce ministre, auquel, et encore moins au roi d'Espagne, je ne voulus pas témoigner la moindre chose

1. Après *uns*, il a biffé *à l'envi* pour le reporter en interligne après *les autres*.

sur Maulévrier, dont le froid, l'embarras et le silence portoient sa condamnation sur le front. Je ne voulus mander cette altercation qu'au cardinal Dubois[1], et rien de cela à M. le duc d'Orléans, ni dans la dépêche du Roi[2], qui se lisoit au conseil de régence, et encore ne m'en pris-je dans ma lettre au cardinal qu'à un oubli ou à un défaut de mémoire de Maulévrier, avec lequel je continuai de vivre comme auparavant, avec la politesse et les égards dus au caractère que je lui avois apporté, et conférant avec lui de tout ce qui regardoit l'ambassade, tellement qu'il vint continuellement dîner chez moi, souvent familièrement sans que je l'en priasse, et qu'il ne parut à qui que ce fût que j'en fusse mécontent. Ce n'étoit pas que je ne sentisse toute la conduite si pourpensée et si parfaitement exécutée d'une noirceur si peu méritée, dont la perfidie me commit d'une manière si publique en présence du roi et de la reine d'Espagne, et de tout ce que leur cour avoit de plus grand ; mais la façon dont j'en sortis, pleine des bontés du roi d'Espagne aussi publiques, l'affront tacite que Maulévrier reçut dans une si auguste assemblée de m'être laissé ou plutôt induit à m'embarquer en cet instrument françois, en ayant la négative en main de celle du cardinal Dubois, d'en être convaincu par le ministre espagnol, à qui il l'avoit montrée, et par son propre aveu de me l'avoir cachée ; l'indécence de me brouiller et de vivre mal en pays étranger avec un collègue si disproportionné et avec qui je ne pouvois éviter des rapports nécessaires ; et, s'il faut tout dire, le mépris extrême que j'en conçus de lui ; enfin le doute, si la scélératesse étoit de son cru ou concertée et commandée par le cardinal Dubois, toutes ces raisons me résolurent au parti que je pris là-dessus, jusqu'à glisser légèrement ou éviter de répondre à beaucoup de seigneurs, qui m'en parlèrent sans ménagement pour lui, parce qu'il étoit fort

1. Voyez sa lettre dans le recueil de Drumont, p. 189-190.
2. *Ibidem*, p. 171-183.

haï de toute la cour d'Espagne, et jusque de la ville de Madrid et même du bas peuple, comme j'aurai lieu de le répéter ailleurs[1]; mais, tout en politesse et en conduite ordinaire avec lui, je m'en gardai comme d'un très impudent fripon, et je ne fus pas fâché de l'en laisser souvent apercevoir, sans toutefois lui laisser la plus légère occasion de plainte[2].

Bonté de LL. MM. Catholiques. Conclusion de mon désistement d'un instrument en françois.

Le lendemain du départ du roi, 28 novembre, pour achever cette matière, Maulévrier vint le matin chez moi avec Robin, et m'apporta la lettre du cardinal Dubois, par laquelle il lui mandoit nettement qu'il ne doit y avoir qu'un instrument du contrat de mariage, signé en la langue du pays de la princesse où on contracte, et qu'il suffit d'en faire expédier une copie traduite en l'autre langue, certifiée par le même secrétaire d'État qui a reçu le contrat. C'étoit précisément ce que Grimaldo nous avoit dit chez lui, et ce qui me fit demeurer d'accord avec lui de différer jusqu'à Lerma à voir de quoi je me pourrois contenter[3].

Il venoit de m'arriver un courrier de Burgos avec de meilleures nouvelles de mon fils aîné[4]. Ce courrier avoit rencontré le roi et la reine d'Espagne, qui l'avoient fait approcher de leur portière à la vue de ma livrée. Ils s'étoient informés des nouvelles de mon fils, et chargé[5] le courrier de me dire de leur part la joie qu'ils avoient de l'apparence de la guérison. J'avois donc à écrire au

1. Suite des *Mémoires*, tome XVIII de 1873, p. 188-189, notre prochain volume.

2. Dans une lettre du 28 novembre à Dubois (*Espagne* 308, fol. 109), Maulévrier disait de Saint-Simon : « Je ne puis assez me louer de sa politesse, et je me flatte qu'il ne se plaindra pas de moi. » Était-ce sincère ?

3. Tout ceci est la répétition d'un passage de la lettre à Dubois : Drumont, p. 190-191 ; voyez à l'appendice VII ci-après, au 26 novembre, la lettre que Saint-Simon écrivit en conséquence à Grimaldo.

4. On a vu ci-dessus, p. 332-333, qu'il y était resté malade.

5. Et avaient chargé.

marquis de Grimaldo pour remercier par lui Leurs Majestés Catholiques de ces marques de bonté. J'y ajoutai ce que Maulévrier venoit de me montrer de la lettre du cardinal Dubois dont je viens de parler, au moyen de quoi je demeurois parfaitement content de ce qui s'étoit fait et n'en demandois pas davantage. J'avois raison, moyennant cette lettre, d'être content, puisqu'elle ne demandoit qu'une copie collationnée du contrat en françois, certifiée du secrétaire d'État, au lieu de quoi j'envoyois au Roi un instrument original du contrat de mariage en espagnol, signé de la main du roi et de la reine d'Espagne, etc., tout tel et tout pareil que celui qui demeuroit à Leurs Majestés Catholiques, signé d'elles[1], etc., et qu'à l'égard des témoins on m'avoit tenu exactement parole, en sorte qu'ils n'avoient rien signé et n'avoient paru que dans l'acte séparé, signé du seul secrétaire d'État uniquement, qui avoit passé le contrat, c'est-à-dire par don Joseph Rodrigo[2]. Retournons maintenant à ce qui se passa après la signature.

1. Il n'a parlé ci-dessus (p. 380) que d'un seul exemplaire du contrat signé par le roi et la reine ; il fait évidemment erreur en parlant de deux, ou il confond avec l'instrument des « articles » (ci-dessus, p. 356 et 372), qui avait été rédigé en double.
2. Lettre à Dubois : Drumont, p. 191.

APPENDICE

PREMIÈRE PARTIE

ADDITIONS DE SAINT-SIMON
AU *JOURNAL DE DANGEAU*

1684. *Morin le Juif et ses filles.*

(Page 24.)

12 mars 1685. — Morin, dit le Juif, homme très riche, avoit trois filles, qui épousèrent : le maréchal d'Estrées, et qui fut mère du troisième maréchal, de l'abbé d'Estrées et de leurs sœurs ; l'autre, Dangeau, auteur de ces Mémoires, dont il n'eut qu'une fille très riche, mère du duc de Luynes ; la troisième fut une Mme de Montmort, très plaideuse et qui ne bougeoit du Palais[1]....

1685. *Dangeau ; son aversion pour les ducs ; défauts et qualités de ses Mémoires.*

(Page 29.)

26 décembre 1712. — Le pauvre Dangeau s'étoit mis dans la tête de se faire duc par la faveur de sa femme, et avoit autrefois fort brigué l'ambassade de Rome pour ce dessein, dont on ne fit que rire, et ce fut lorsque le duc de Saint-Simon fut choisi sans s'en douter, et que la promotion du cardinal de la Trémoïlle, faite si à regret, fut enfin cause qu'il n'y eut point d'ambassadeur. Il avoit lié quelque commerce avec le cardinal Ottobon, protecteur des affaires de France, dans ce dessein, et ces mêmes vues d'emploi au dehors pour parvenir au duché lui firent toujours faire les honneurs de la cour aux étrangers pour

1. La fin de cette Addition a été placée dans notre tome XXXVI, sous le numéro 1609.

lier avec eux, et se mettre plus à portée. Hors d'espérance, il n'aimoit pas les ducs, et cette envie est facile à reconnoître dans tout le tissu de ses Mémoires, d'ailleurs si politiques, si laconiques et si mesurés, pour ne pas dire si tronqués, si peu ébauchés et si flatteurs, si courtisans et si fades, mais toutefois si utiles pour les dates, et si curieux pour l'ordre de toutes sortes d'événements, et surtout pour le tissu et l'esprit extérieur de la vie et de l'occupation de la cour, du Roi et de ses ministres. Il fait donc ici[1] quelque chose de ce qui ne fut rien, et de la vanité de maison, qui dans le duc de Béthune l'emporta sur celle de la dignité, qui constamment ne la cédoit à personne, et n'avoit pas encore trouvé, parmi les gens de qualité, qui imaginât de lui disputer.

1686 et 1687. *Défauts des Mémoires de Dangeau.*

(Page 30.)

22 mai 1685. — Il faut se souvenir que Dangeau avertit en plus d'un endroit qu'il nomme les personnes uniquement comme il s'en souvient.

5 janvier 1690. — Il faut se souvenir que les dames sont nommées sans rang ni suivant qu'elles ont été placées, mais suivant que M. de Dangeau s'en est souvenu, comme il en avertit plus d'une fois.

1688. *Madame de Nogent et le deuil de son mari.*

(Page 43.)

3 novembre 1684. — Mme de Nogent étoit sœur de M. de Lauzun, mort duc et chevalier de la Jarretière. Elle étoit fille de la Reine mère, sans bien. Nogent, maître de la garde-robe du Roi et fort bien avec lui, l'épousa et fut tué au passage du Rhin. Il étoit frère de Vaubrun, tué aussi au combat donné par M. de Lorge à la mort de M. de Turenne. Ces deux veuves[2] ont vécu très vieilles et ont porté le grand deuil de leurs maris toute leur vie comme la première année. Aucune ni devant ni depuis ne s'en étoit avisé.

1689. *Le marquis de Joffreville.*

(Page 142.)

4 septembre 1715 — M. du Maine comptoit sur Joffreville de longue main ; celui-ci avoit servi depuis en Espagne sous M. le duc d'Orléans, qui lui avoit marqué beaucoup d'estime et d'amitié, et il s'étoit réci-

1. Dangeau raconte une dispute de préséance entre le duc de Charost et le marquis de Béthune, à l'enterrement du duc de Sully.
2. Il veut dire Mme de Nogent et Mme de Vaubrun.

proquement attaché à ce prince. Peut-être que l'embarras entre les deux causa son refus, quoique, en tout ce qui parut de lui à la mort du Roi et dans ses suites, il ne tînt plus du tout à M. du Maine.

1690. *MM. de la Feuillade et de Brancas faits pairs.*

(Page 196.)

25 janvier 1716. — On ne sait où Dangeau a pris cette prétention de la Feuillade[1], qui n'exista jamais, qui ne parut jamais, et qui ne servit pas même de prétexte à le faire pair peu après ce temps-ci; il en est de même de Brancas.

1691. *Caractère du duc de Bouillon.*

(Page 223.)

20 juin 1714. — ....C'étoit[2] un très bon homme, de point d'esprit, de peu de sens, ruiné, volé, gouverné, dominé par tous les siens à merveille, aimé du gros, parce qu'on aime en gros ces sortes de benins caractères, mais prince tant qu'il pouvoit et avec grand embarras. Ce même caractère, une assiduité et une basse flatterie qui tenoit beaucoup de la servitude, le fit aimer par le Roi, et cette amitié le sauva toute sa vie, et sa maison, et leur rang, de tous les divers fracas du cardinal de Bouillon. Il survécut longtemps le Roi, et passa quatre-vingts ans avec une santé fort foible, et une mine plus qu'au-dessous de sa naissance et de sa fortune.

1692. *Insulte du prince d'Elbeuf à M. de Thury.*

(Page 224.)

9 novembre 1699. — Ce Thury étoit cousin germain d'Harcourt, fils des deux frères, et fort courtisé pour avoir son bien; car il ne fut point marié, et le donna à son fils. On l'appeloit le noir Thury, parce que c'étoit un des noirs et des plus méchants hommes du monde, pourvu qu'il n'y eût pas à dégaîner. Le prince d'Elbeuf lui sangla, à un souper, d'une épaule de mouton à travers la joue, qui fit grand bruit alors, et rien plus. C'étoit d'ailleurs un homme très avare.

1. De se baser pour demander la pairie sur les lettres obtenues par son père.
2. Le commencement de cette Addition a été placée dans notre tome XXIV, en regard de la page 287.

1693. *Retraite du duc de Brancas.*

(Page 252.)

18 décembre 1716. — Ce duc de Brancas étoit pauvre, et vivoit comme il pouvoit. Il avoit eu divers retours en sa vie : à la fin Dieu le toucha. Il s'éprouva en secret sous la direction de gens de bien, en menant extérieurement sa vie ordinaire, et un matin, au sortir d'un souper avec M. le duc d'Orléans, il monta en chaise de poste et s'en alla au Bec, où il fit dix ans durant une solitaire et très austère pénitence. Il fit même indirectement vœu de n'en jamais découcher. Cette contrainte fut plus forte que lui ; il s'en fit relever par le pape, et bientôt après il quitta cette retraite pour revenir à Paris, dans une maison joignante l'Institution des Pères de l'Oratoire, que la retraite du Charmel, puis du chancelier de Pontchartrain, avoit sanctifiée et illustrée ; mais ce pauvre homme, trop foible et trop léger, ne put y suivre leurs traces.

1694. *L'abbé de Camps.*

(Pages 253-254.)

31 mai 1693. — L'abbé de Camps étoit originairement laquais de Serroni, premier archevêque d'Albi, ce dominicain, compagnon et gouverneur du P. Mazarin mort cardinal et archevêque d'Aix, frère du cardinal Mazarin, qui l'avoit mis auprès de lui et qui s'en servit depuis en quantité d'affaires. On prétend que ce laquais lui plut de plus d'une façon. Il le fit valet de chambre, puis secrétaire. Il avoit beaucoup d'esprit et s'étoit fait du savoir. Ainsi il prit le petit collet pour se décrasser, et puis pour faire fortune, et son maître l'employoit en beaucoup de choses et le fit connoître. Après la mort de Serroni, il marcha seul, et, comme il s'étoit fort intrigué dans l'affaire de la régale, il en fut récompensé de l'évêché de Pamiers, dont le pape s'obstina tellement et si personnellement à refuser les bulles, qu'à la fin on sortit de cet embarras par l'abbaye de Signy. Il se poussa auprès du P. de la Chaise par les médailles, et par lui auprès du Roi, et a passé une très longue vie dans quelque considération, beaucoup d'opulence et un grand amusement d'histoire et de musique. Il avoit porté son abbaye à plus de quarante mille livres de rente.

1695. *Serroni, archevêque d'Albi.*

(Page 254.)

6 janvier 1687. — Ce fut pour ce Serroni qu'Albi fut érigé en métropole, aux dépens de Bourges, à qui ce riche siége donna du revenu

en dédommagement. Le cardinal de Sainte-Cécile, archevêque d'Aix et dominicain, étoit un pauvre homme qui étoit frère du cardinal de Mazarin, qui lui procura cette fortune dont il jouit peu et mourut. Ce P. Serroni le conduisoit, et le cardinal Mazarin l'y avoit mis, et s'en servit après à d'autres affaires dont il étoit fort capable[1]...

1696. *La vicomtesse de Polignac.*

(Page 261.)

1er mars 1686. — Cette Mme de Polignac étoit une maîtresse femme, de grande intrigue et de fâcheuses affaires : son mari, un honnête homme, chevalier de l'Ordre. Elle étoit aussi très galante ; mère du vicomte et de l'abbé de Polignac, depuis cardinal, et sœur du comte du Roure, lieutenant général de Languedoc.

1697. *Le duc de Veragua.*

(Page 294.)

3 mars 1715. — On a fait suffisamment connoître ailleurs les marquis de Bedmar et de Frigiliana ; on a ébauché le cardinal del Giudice, qui se retrouvera ailleurs. Pour le duc de Veragua, c'étoit un cadet de la maison de Portugal, grandement établi en Espagne, héritier du fameux Christophe Colomb, de la fille duquel il étoit sorti de mâle en mâle. Son père avoit été vice-roi de Sardaigne et de Sicile, et y avoit bien fait ses affaires ; il devint suspect à la France, se retira et ne vécut guères après. Celui-ci, dont la figure étoit des plus baroques, avoit beaucoup d'esprit, de capacité en affaire et, ce qui est rare en Espagne, l'esprit fort orné, mais si étrangement paresseux que tout cela ne lui servit de rien. Il y aura lieu d'en parler encore. Sa branche finit avec lui ; car il ne se maria point et mourut vers 1730. Sa sœur unique recueillit sa grandesse, qui étoit une de celles de Charles V, et d'immenses biens. Elle avoit dès lors épousé le duc de Liria, fils aîné du maréchal-duc de Berwick, qui s'établit en Espagne, dont plusieurs enfants.

1698. *Valouse, écuyer du roi d'Espagne.*

(Page 301.)

27 août 1694. — Ce Valouse est demeuré en Espagne à force de peu d'esprit et de ne se mêler de rien, et est devenu premier écuyer du roi d'Espagne et chevalier de la Toison d'or.

1. La suite de cette Addition a trouvé place dans notre tome X, en regard de la page 161.

APPENDICE

SECONDE PARTIE

I

ACTES RELATIFS A DANGEAU ET A SA FAMILLE

23 avril 1671. — Donation par le marquis de Dangeau à l'abbé son frère de ce qu'il a payé pour lui sur le prix de la charge de lecteur du Roi.

Par devant les notaires garde-notes du Roi au Châtelet de Paris soussignés fut présent haut et puissant seigneur Messire Philippe de Courcillon, marquis de Dangeau, conseiller du Roi en ses conseils, gouverneur et lieutenant général pour Sa Majesté de Touraine et capitaine des villes et château de Tours, demeurant à Paris rue du Mail, paroisse Saint-Eustache, lequel, pour marque de l'affection qu'il porte à Messire Louis de Courcillon, abbé de Dangeau, son frère, et de l'extrême desir qu'il a de lui procurer un établissement convenable à sa qualité, a donné, quitté, cédé et remis par ces présentes audit Messire Louis de Courcillon, demeurant dites rue et paroisse,... la somme de 11500 ᵗᵗ, qu'il doit audit seigneur marquis de celle de 31500 ᵗᵗ qu'il a payée pour ledit seigneur abbé à dame Louise Margonne, veuve de M. le président de Périgny, sur celle de 76500 ᵗᵗ, qui est le prix de la charge de lecteur de la chambre du Roi, que ladite dame de Périgny a vendue pour ledit sieur abbé par acte de ce jourd'hui..... et de plus ledit sieur marquis de Dangeau a promis et s'est obligé bailler et payer... à la décharge dudit sieur abbé à la dame de Périgny, aux termes portés audit acte de ce jour, la somme de 45000 ᵗᵗ qui lui est encore due..... ; même déclare que, après le paiement de ladite somme de 45000 ᵗᵗ, il n'entend point la répéter ni en poursuivre et demander le remboursement contre ledit sieur abbé son frère, lui en faisant même dès à présent don et remise..... ce que ledit sieur abbé a aussi accepté et remercié du tout ledit sieur marquis... Fait et passé à Paris... l'an 1671 le 23ᵉ jour d'avril avant midi... (Archives nationales, Y 222, fol. 100).

26 décembre 1685. — Donation par l'abbé de Dangeau à sa nièce fille de son frère de la moitié des biens qui lui ont été légués par Françoise Morin, marquise de Dangeau, mère de ladite nièce.

Par devant les notaires etc..... fut présent Messire Louis de Courcillon de Dangeau, abbé de Fontaine-Daniel, demeurant en son hôtel, place Royale, paroisse Saint-Paul, légataire universel de défunte dame Françoise Morin, vivante épouse de Messire Philippe de Courcillon, marquis de Dangeau, gouverneur de la province de Touraine, suivant son testament olographe du 25 décembre 1681, la délivrance duquel legs universel lui a été adjugée par sentence des requêtes du Palais du 10 février 1684, confirmée par arrêt du 24 mars ensuivant, lequel a volontairement reconnu et confessé avoir donné, cédé, quitté... par donation entre vifs et irrévocable à damoiselle Marie-Anne-Jeanne de Courcillon de Dangeau, sa nièce, fille dudit seigneur marquis de Dangeau et de ladite défunte dame Françoise Morin,..... acceptant pour elle haut et puissant seigneur Messire Jean d'Estrées, maréchal et vice-amiral de France, demeurant à Paris rue du Mail, paroisse Saint-Eustache, comme son tuteur pour le présent, la moitié de ce qui appartient audit seigneur abbé de Dangeau en ladite qualité de légataire universel de ladite défunte dame Françoise Morin, tant en meubles qu'en acquêts et conquêts immeubles de la communauté qui a été entre elle et ledit seigneur marquis de Dangeau,... comme aussi... la part et portion qui peut compéter et appartenir audit seigneur abbé donataire en conséquence du susdit testament dans les propres qui ont appartenu à ladite dame,... dans lesquels propres... il entend être comprise la somme de soixante mille livres qui étoit entrée en la communauté... des deniers dotaux d'icelle dame... et ce qui lui étoit échu pendant le mariage tant des successions de ses père et mère et frères qu'autrement ;..... laquelle présente donation a été faite... aux charges et conditions ci-après déclarées, savoir : premièrement que les legs particuliers faits par ladite défunte..... seront préalablement pris tant sur les propres à lui donnés par ledit testament que sur la masse des biens de ladite communauté, le tout par égale portion, pour être lesdits legs exécutés et payés par les mains dudit seigneur abbé donateur,..... comme aussi que ledit seigneur donateur prendra sur lesdits biens à lui légués... la somme de cinquante mille livres pour en faire et disposer à sa volonté,..... à commencer ladite jouissance [par ladite damoiselle] pour les biens propres du jour qu'elle sera hors de la garde-noble dudit seigneur de Dangeau son père,... et à l'égard des biens meubles, acquêts et conquêts immeubles... lorsqu'elle aura atteint l'âge de majorité, s'en réservant ledit seigneur donateur l'usufruit et jouissance pendant ledit temps,... et encore à la charge et condition expresse que ladite damoiselle donataire ne pourra se marier que du consentement dudit seigneur donateur signant au contrat de mariage, et, au cas qu'elle contrevienne à cette condition, il veut et entend que la présente donation soit et demeure nulle de plein droit. . . . .

Fait et passé à Paris ès hôtels desdites parties susdésignées l'an 1685 le 26e jour de décembre (Archives nationales, Y 248, fol. 449).

30 mars 1686. — Renonciation par Sophie de Levenstein, en faveur de son frère aîné et de ses descendants mâles, à tous ses droits successoraux sur les biens de sa famille, au moment de son mariage avec le marquis de Dangeau.

Par devant les conseillers du Roi notaires garde-notes de Sa Majesté au Châtelet de Paris soussignés fut présente en sa personne illustre dame Madame Sophie, comtesse de Levenstein-Wertheim, Rochefort, Montaigu et autres lieux, demeurant près la personne de Madame la Dauphine au château de Versailles, laquelle a dit et déclaré que, — ayant été bien et dûment informée des pactes de sa maison observés de tous temps suivant la coutume observée dans les familles des princes et comtes du Saint-Empire, par lesquels, pour la confirmation de la splendeur de leur maison, les filles sont obligées de renoncer solennellement à toutes successions directes et collatérales en faveur du sexe masculin, ladite dame se voulant conformer à cette louable coutume et à la disposition testamentaire de haut et puissant seigneur Messire Ferdinand-Charles, comte de Levenstein-Wertheim, Rochefort, Montaigu et autres lieux, et ainsi qu'elle s'y est obligée par les articles du futur mariage qu'elle doit contracter avec haut et puissant seigneur Messire Philippe de Courcillon, chevalier, seigneur-marquis de Dangeau et de la Bourdaisière, comte de Melle et de Civray, baron de Saint-Hermine et de Saint-Amand-de-Bressuire, seigneur de Chausseray, Ognes (?) et autres lieux, conseiller du Roi en tous ses conseils, gouverneur et lieutenant général pour Sa Majesté [de la province de Touraine et de la ville et] château de Tours, et chevalier d'honneur de Madame la Dauphine, demeurant à Paris, place Royale, paroisse Saint-Paul, à ce présent, — et moyennant la somme de huit mille livres, pour laquelle lui sera constituée quatre cents livres de rente par haut et puissant seigneur Messire Maximilien-Charles, comte de Levenstein-Wertheim, Rochefort, Montaigu, Herbeumont et autres lieux, frère aîné de ladite dame, pour le paiement de la dot réglée par la disposition testamentaire dudit seigneur Ferdinand-Charles, comte de Levenstein, son père, — de son bon gré, pure et franche volonté et sans induction ni contrainte, et du consentement dudit seigneur marquis de Dangeau, son futur époux, a renoncé et renonce par ces présentes..., en faveur dudit seigneur Maximilien-Charles... et de toute la ligne masculine de la branche catholique de Levenstein, à toutes successions directes et collatérales, mobilières et immobilières, fiefs et biens allodiaux,... en sorte que, tant que la ligne masculine durera, ladite dame comparante ni les enfants qui naîtront dudit futur mariage... n'y pourront prétendre aucune chose en aucune manière..... Ce fait en la présence et du consentement dudit seigneur marquis de Dangeau, lequel, pour plus grande assurance de ladite renonciation, l'a de son bon gré, pure et franche volonté, louée, approuvée, autorisée et confirmée... par ces présentes, ensemble lesdits pactes de la famille de l'illustre maison des seigneurs comte de Levenstein de ladite branche catholique et la disposition testamentaire dudit seigneur Ferdinand-Charles, et, en tant que besoin seroit, a promis de confirmer ladite renonciation après la consommation dudit futur mariage..... Fait et passé audit château de Versailles l'an 1686 le 30ᵉ jour de mars, après midi, et ont signé.

Sophie comtesse de Levenstein.

Philippe de Courcillon Dangeau.

Caillet. Galloys.

Et le 31ᵉ jour dudit mois de mars 1686, avant midi, sont comparus par devant les notaires soussignés ledit seigneur marquis de Dangeau et ladite dame Sophie comtesse de Levenstein, à présent son épouse, qu'il autorise à l'effet des présentes, lesquels, après que lecture leur a été de nouveau et d'abondant faite... du contrat ci-devant écrit, l'ont par ces présentes... volontairement confirmé et ratifié pour avoir effet et être exécuté selon sa forme et teneur, ce faisant ont derechef réitéré la renonciation faite par ledit contrat et approbation desdits pacte et disposition testamentaire. Fait et passé audit château de Versailles lesdits jour et an, et ont signé.

Philippe de Courcillon Dangeau.

Sophie comtesse de Levenstein.

Caillet. Galloys.

(Minutier du successeur du notaire Galloys; communication de feu M. le vicomte de Grouchy).

16 février 1694. — Donation par l'abbé de Dangeau d'une somme de quarante mille livres à son neveu le comte de Courcillon, fils du second mariage de son frère.

Par devant les notaires, etc... fut présent illustrissime seigneur Messire Louis de Courcillon de Dangeau, abbé commendataire de l'abbaye de Fontaine-Daniel et prieur aussi commendataire du prieuré de Gournay-sur-Marne, demeurant à Paris en l'hôtel de Dangeau, place Royale, paroisse Saint-Paul, légataire universel de feue haute et puissante dame Françoise Morin, épouse etc....... lequel, desirant donner des marques de l'amitié qu'il porte audit seigneur marquis de Dangeau, son frère, en la personne de haut et puissant seigneur Messire non encore nommé comte de Courcillon de Dangeau, son fils et de haute et puissante dame Madame Sophie, comtesse de Levenstein.... son épouse, neveu dudit seigneur abbé de Dangeau, a volontairement par ces présentes donné par disposition entre vifs.... audit Messire non encore nommé comte de Courcillon...... la somme de quarante mille livres à prendre, savoir : vingt mille livres en celle de cinquante mille livres que ledit seigneur abbé donataire s'est réservée par le contrat de donation qu'il a fait en faveur de damoiselle Marie-Anne-Jeanne de Courcillon de Dangeau, sa nièce, fille, etc...... de la moitié de ce qui lui appartenoit en la qualité de légataire universel de ladite défunte dame marquise de Dangeau..... passé devant Aumont et son confrère, notaires à Paris, le 26e décembre 1685, et vingt mille livres à prendre sur les plus clairs deniers et apparents biens qui reviendront audit seigneur abbé de Dangeau, donateur, de l'autre moitié de ce qui lui appartient en sadite qualité de légataire universel, etc........ Cette donation faite aux conditions suivantes, savoir, que ledit seigneur abbé de Dangeau aura l'usufruit et jouissance, sa vie durant, de ladite somme de quarante mille livres, ... et si ledit seigneur comte de Courcillon, donataire, vient à décéder sans enfants, ladite somme de quarante mille livres retournera et appartiendra audit seigneur abbé de Dangeau, donateur, ... et si ledit seigneur comte de Courcillon prédécède ladite dame marquise de Dangeau, sa mère, ledit seigneur abbé de Dangeau donne et délaisse.... à ladite dame.... l'usufruit, sa vie durant, de ladite somme de quarante mille livres...... Fait et passé audit hôtel de Dangeau... l'an 1694, le 16e jour de février (Archives nationales, Y 263, fol. 53 v°).

2 juillet 1697. — Donation par Catherine de Courcillon, dame du Perray, à son neveu le marquis de Courcillon de la terre de Renay moyennant une rente viagère de 1560 livres.

Par devant les notaires, etc... fut présente haute et puissante dame dame Catherine de Courcillon, épouse délaissée de haut et puissant seigneur Messire Jean Guichard, chevalier, seigneur de Perray, absent du royaume à cause de la religion, demeurante au faubourg Saint-Jacques, grande rue et paroisse Saint-Jacques du Haut-pas, laquelle, desirant donner des marques de l'amitié qu'elle porte à très haut et très puissant seigneur Messire Philippe de Courcillon, chevalier, marquis de Dangeau, etc.... son frère, et de celle qu'elle porte à Messire Philippe-Égon de Courcillon, chevalier, marquis dudit lieu, son neveu, ... a par ces présentes donné et donne.... audit seigneur marquis de Courcillon, son neveu, ... demeurant ledit seigneur marquis de Dangeau en son hôtel à Paris, rue de Fourcy, paroisse Saint-Paul. la terre et seigneurie de Renay[1], pays de Vendômois, ... comme elle appartient à ladite dame donatrice en conséquence de l'adjudication qui lui en a été faite pour partie de ses reprises et conventions matrimoniales, ... mouvant et relevant la terre et seigneurie de Renay de la châtellenie de Chesne-carré, ... à commencer la jouis-

1. Loir-et-Cher, canton de Selommes (voir R. de Saint-Venant, *Dictionnaire du Vendômois*).

sance du jour de la fête de Toussaints prochain. Cette donation faite.. à la charge que ledit seigneur marquis de Courcillon sera tenu, ainsi que ledit seigneur marquis de Dangeau, son père, l'y oblige, de payer et continuer à ladite dame donatrice quinze cent soixante livres de rente et pension viagère qu'elle se réserve et qui lui seront payées de quartier en quartier... jusques au décès de ladite dame, ... et sera tenu ledit seigneur de Courcillon d'entretenir de réparations les lieux et bâtiments dépendants de ladite terre et seigneurie de Renay, ... même payera toutes les charges réelles et foncières et autres qui se trouveront dues par ladite terre..... A été expressément stipulé entre les parties qu'en cas que ledit seigneur marquis de Perray ou la demoiselle sa fille revinssent en France, dont ils sont sortis à cause de la religion, et fussent réhabilités et rendus capables de jouir de leurs biens, en ce cas seulement la présente donation demeurera nulle et sans effet, ce faisant ladite dame rentrera de plein droit en la propriété et jouissance de ladite terre.... et demeurera ledit seigneur marquis déchargé à l'avenir du payement de ladite pension viagère.... Et par ces mêmes présentes ledit seigneur marquis de Dangeau et très haute et puissante dame Mme Sophie de Bavière de Levenstein, son épouse, ... se sont volontairement constitués cautions dudit seigneur marquis de Courcillon, leur fils..... Fait et passé à Paris ès maisons où les parties sont demeurantes l'an 1697 le 2e jour de juillet. (Archives nationales, Y 270, fol. 339).

Notes du Père Léonard de Sainte-Catherine.

« Mars 1698.

« M. le marquis de Dangeau, chevalier d'honneur de Mme la duchesse de Bourgogne et grand maître de l'ordre militaire de Saint-Lazare, veut établir à ses dépens à Paris une académie pour six jeunes chevaliers de cet ordre, qui seront appelés chevaliers de grâce, à cause qu'on les dispensera de l'âge porté par les statuts, et qu'ils seront reçus à huit ans. Ils ne porteront pas la croix, mais un ruban de la couleur de l'ordre. Il y aura des maîtres pour leur apprendre la langue latine, l'histoire, la géographie, mathématiques, etc., à danser, à faire des armes, monter à cheval et tous les autres exercices nécessaires. M. l'abbé de Dangeau, chancelier de l'ordre, frère du grand maître, aura la surintendance de l'éducation de ces jeunes chevaliers. Il s'en présente de toutes les meilleures familles pour y être reçus. Le Roi approuve fort ce dessein, et il en a témoigné sa satisfaction à M. le grand maître. »

« Juin 1698.

« Au commencement de ce mois, M. le marquis de Dangeau, grand maître de l'ordre de Saint-Lazare, etc., arrêta, pour la nouvelle académie des jeunes chevaliers de cet ordre, une grande maison dans la rue de Charonne, faubourg Saint-Antoine, vis à vis les religieuses de Saint-Dominique dites les Filles de la Croix. Il la fait meubler actuellement, ce qui lui coûtera neuf à dix mille livres. L'abbé de Dangeau, son frère, comme inspecteur de cette académie, occupera le second appartement. Il y aura huit lits, etc., pour autant de jeunes chevaliers, qui sont arrêtés : il y en a de la maison de Montmorency, du Bellay, de Rochechouart, de la Rochefoucauld, etc., toutes grandes et anciennes familles. Il y a deux précepteurs, un gouverneur, des maîtres d'exercices, etc. »

(Archives nationales, M 757, p. 61 et 92-93).

10 août 1700. — Donation par le marquis de Dangeau de diverses terres et métairies à Jean Lagan, son homme d'affaires.

Par devant, etc... fut présent très haut et très puissant seigneur Philippe de Courcillon, marquis de Dangeau, ... lequel, desirant donner à Jean Lagan, écuyer, conseiller secrétaire du Roi, maison, couronne de France et de ses finances, des marques de l'estime particulière qu'il lui porte et le reconnoître des soins et peines qu'il prend en la conduite de ses affaires, ... a volontairement donné par donation entre vifs.... audit sieur Lagan, demeurant rue du Port et paroisse Saint-Landry, ... la terre, fief et seigneurie de l'Espine, lieu et métairies des Pierres, de la Renardière, de la Boulaye-la-Rivière et du Moulin du Comte, ... suivant que le tout appartient audit seigneur marquis de Dangeau, en conséquence de l'acquisition qu'il en a faite sous le nom dudit sieur Lagan, ... de haut et puissant seigneur Messire Jacques le Vasseur, chevalier, marquis de Cognée, et de Messire François le Vasseur, son fils, abbé de l'abbaye de Blanchelande, par contrat passé devant Guyot et Bru, l'un des notaires soussignés, le 20e jour d'avril 1697, ... pour ledit sieur Lagan et ses ayant cause jouir et disposer desdits biens en toute propriété, ... à condition par ledit sieur Lagan de laisser jouir desdits biens donnés ledit Messire Jacques le Vasseur, marquis de Cognée, et dame Françoise de Bellanger, son épouse, et le survivant d'eux, leur vie durant, conformément à la donation que ledit seigneur marquis de Dangeau et très haute et très puissante dame Sophie de Bavière de Levenstein, son épouse, leur en ont faite... le 27e juin de ladite année 1697, et de payer par ledit sieur Lagan, à la décharge dudit seigneur marquis de Dangeau, à Nicolas Chauvreau, trésorier des turcies et levées de France, la somme de 1800 livres de principal, à lui due suivant que ledit seigneur marquis de Dangeau en est tenu par ledit contrat de vente....... Fait et passé à Paris en l'hôtel dudit seigneur marquis de Dangeau, l'an 1700 le 10e jour d'août. (Arch. nat., Y 274, fol. 18).

[25 janvier 1704. — Constitution par le marquis et la marquise de

Dangeau au même Jean Lagan, demeurant au cloître Notre-Dame, paroisse Saint-Jean-le-Rond, et à Suzanne Lenoble, son épouse, de cinq cents livres de rente viagère, en sus de ses appointements annuels, pour tout le temps où il continuera à s'occuper de leurs affaires (Archives nationales, Y 276, fol. 417 v°).]

[12-13 juin 1705. — Transactions entre Marie-Anne-Jeanne de Courcillon de Dangeau, veuve d'Honoré-Charles d'Albert, duc de Montfort, demeurant au monastère des Dames de la Conception, rue Saint-Honoré, et Charles-Honoré d'Albert, duc de Chevreuse, son beau-père, demeurant rue Saint-Dominique, agissant comme tuteur honoraire de Charles-Philippe d'Albert, duc de Luynes, fils mineur du duc et de la duchesse de Montfort, et comme nu-propriétaire du duché de Luynes, au sujet du douaire de la duchesse de Montfort et du règlement des dettes laissées par son mari (Y 278, fol. 102 v° à 106). — Deux très longues pièces, très compliquées.]

31 août 1713. — Substitution par le marquis et la marquise de Dangeau de la nue-propriété de tous leurs biens à leurs petits-enfants.

Par devant, etc... furent présents très haut et très puissant seigneur Messire Philippe de Courcillon, chevalier, marquis de Dangeau, ... et très haute et très puissante dame Madame Sophie de Bavière de Levenstein, son épouse, ... demeurant à Paris en leur hôtel, rue des Saints-Pères, paroisse Saint-Sulpice, lesquels, dans la crainte de dissipation de la part de haut et puissant seigneur Messire Egon de Courcillon, leur fils, chevalier, marquis dudit lieu, brigadier des armées du Roi, et pour conserver leurs biens dans leur maison, ont par ces présentes substitués et substituent aux enfants nés et à naître en légitime mariage dudit seigneur marquis de Courcillon, leur fils, le fonds et propriété de tous les biens qui pourront lui revenir et appartenir dans leurs futures successions, desquels biens lesdits seigneur et dame de Dangeau veulent et entendent que ledit seigneur leur fils n'ait que le simple usufruit, sa vie durant, sans qu'il puisse les vendre, engager, aliéner ni hypothéquer, si ce n'est pour pourvoir ses enfants, soit par mariage ou en religion, ou dans quelque charge militaire ; ..... et si ledit seigneur de Courcillon vient à décéder sans enfants nés de lui en légitime mariage, le fonds et propriétés desdits bien substitués passera et appartiendra, avec l'usufruit d'iceux, savoir : ceux qui seront provenus de la succession dudit seigneur marquis de Dangeau à Mme la duchesse de Montfort, sœur dudit seigneur marquis de Courcillon, ou à son défaut aux enfants de ladite dame... et ceux qui seront provenus de la succession de madite dame marquise de Dangeau à ceux qui seront pour lors habiles à succéder aux propres maternels dudit seigneur de Courcillon du côté et ligne de madite dame marquise de Dangeau, ou à ceux au profit desquels ladite dame.... jugera à propos en ce cas de léguer lesdits biens par elle substitués....... Fait et passé à Paris, en l'hôtel desdits seigneur et dame de Dangeau l'an 1713 le 31e août (Archives nationales Y 291, fol. 270).

16 novembre 1716. — Constitution par le marquis de Dangeau d'une rente viagère de 1 500 livres à sa nièce Catherine du Perray, réfugiée en Hollande.

A tous ceux qui ces présentes lettres verront, Charles-Denis de Bullion, chevalier, marquis de Gallardon, etc., salut. Savoir faisons que pardevant... les notaires soussignés fut présent très haut et très puissant seigneur Messire Philippe de Courcillon, marquis de Dangeau, ... demeurant à Paris en son hôtel, rue des Saints-Pères, paroisse Saint-Sulpice, lequel, pour donner moyen de subsister à damoiselle Catherine Guichard du Perray, fille majeure, sa nièce, demeurant ordinairement à la Haye, en Hollande, de présent en cette ville de Paris, fille de défunte dame du Perray, sa mère, sœur dudit sieur marquis de Dangeau, dont il est demeuré héritier à cause de l'absence de ladite damoiselle du Perray, sortie du royaume à cause de la religion avant le décès de ladite dame du Perray sa mère, n'ayant d'ailleurs aucun secours, a donné, créé et constitué par donation entre vifs... à ladite damoiselle du Perray, de présent à Paris, logée en l'enclos des Carmélites du faubourg Saint-Jacques en l'appartement de Mme la maréchale d'Humières, ... quinze cents livres de rente et pension viagère, que ledit seigneur marquis de Dangeau promet et s'oblige de bailler et payer à ladite damoiselle du Perray tant qu'il plaira à Sa Majesté, ... par chacun an aux quatre quartiers accoutumés, dont le premier à compter du 1er janvier prochain, ... jusqu'au jour du décès de ladite damoiselle du Perray... Fait et passé à Paris en l'hôtel dudit seigneur donateur l'an 1716, le 16 novembre (Arch. nat., Y 294, fol. 90).

[6 juillet 1719. — Constitution par le marquis et la marquise de Dangeau et par le marquis et la marquise de Courcillon de deux cents livres de rente viagère à demoiselle Louise du Plantadis de la Verne, demeurant à Paris rue de Sèvres, paroisse Saint-Sulpice, ancienne gouvernante de leur petite-fille et fille Mlle de Courcillon (Y 300, fol 253).]

Août 1718. — Lettres de naturalité en faveur de Sophie de Levenstein, marquise de Dangeau.

Louis, par la grâce de Dieu roi de France et de Navarre, à tous présents et à venir salut. Notre très chère et bien amée Sophie, com.

tesse de Levenstein, épouse de notre très cher et bien amé le sieur marquis de Dangeau [1], notre conseiller d'État d'épée ordinaire, chevalier de nos ordres, chevalier d'honneur de feu nos très chères et très honorées aïeule et mère Dauphines de France, faisant profession de la religion catholique, apostolique et romaine, nous a très humblement fait exposer que, étant venue en France avec le feu sieur François-Égon de Fürstenberg, évêque de Strasbourg, son oncle, frère du feu sieur cardinal du même nom aussi son oncle, elle auroit été depuis choisie par le feu Roi notre bisaïeul pour être première dame du palais près notredite aïeule, et après sa mort près notre très honorée mère la Dauphine, en sorte que, par cette charge et par son mariage avec ledit sieur marquis de Dangeau, elle auroit fixé son établissement en notre royaume et marqué son attachement à notre service et à celui desdites princesses, et, comme il est juste que de notre part nous donnions à ladite dame marquise de Dangeau des marques de la satisfaction qui nous en reste, nous avons cru ne lui pouvoir refuser la grâce qu'elle nous demande de la faire jouir des mêmes avantages dont jouissent nos propres sujets, et nous nous y portons d'autant plus volontiers que nous ne doutons pas que cette marque de notre estime n'excite de plus en plus ledit sieur marquis de Dangeau, son épouse, et le sieur marquis de Courcillon, leur fils, brigadier de nos armées, à nous continuer leurs services et à soutenir nos intérêts et ceux de notre État. Pour ces causes et autres à ce nous mouvant, de l'avis de notre très cher et très amé oncle le duc d'Orléans, petit-fils de France, régent de notre royaume, de notre très cher et très amé cousin le duc de Bourbon, de notre très cher et très amé cousin le prince de Conti, princes de notre sang, de notre très cher et très amé oncle le comte de Toulouse, prince légitimé, et autres pairs de France, grands et notables personnages de notre royaume, et de notre grâce spéciale, pleine puissance et autorité royale, nous avons ladite dame Sophie, comtesse de Levenstein, marquise de Dangeau, reconnue, tenue, censée et réputée, et par ces présentes signées de notre main reconnaissons, tenons, censons et réputons pour naturelle françoise, sujette et régnicole, voulons et nous plaît qu'en cette qualité il lui soit loisible de continuer sa résidence à Paris et en tel autre lieu de notre royaume... que bon lui semblera, pour y jouir de tous les privilèges, franchises et libertés dont jouissent et ont droit de jouir nos vrais et originaires sujets, et qu'elle puisse succéder, avoir, tenir et posséder tous biens meubles et immeubles, ... d'iceux jouir, ordonner et disposer par testament, ordonnance de dernière volonté, donation entre vifs ou autrement, ... et qu'après son décès ses enfants et autres en faveur desquels elle aura disposé, lui puissent succéder, pourvu qu'ils soient nos

1. La Chambre des comptes refusa de donner à Dangeau la qualité de marquis, parce que cette terre n'était point érigée en marquisat (*Les Correspondants de Balleroy*, tome I, p. 398).

régnicoles... Données à Paris, au mois d'août l'an de grâce 1718 et de notre règne le troisieme (Arch. nat., X[1A] 8721, fol. 33 v°).

Le marquis de Dangeau au Régent.

[Commencement de décembre 1719[1].]

« Monseigneur,

« Je reviens à la vie presque contre toute espérance, et, dès que je sens que j'en puis encore jouir pour quelque temps, j'apprends que Votre Altesse Royale me la veut rendre plus douce et plus aimable en me donnant un logement dont l'air peut beaucoup contribuer à la santé d'un convalescent de mon âge. La manière obligeante avec laquelle Votre Altesse Royale m'accorde cette grâce en redouble encore beaucoup le prix ; mais, Monseigneur, ces bontés-là ne sauroient rien ajouter à ce que j'ai toujours pensé sur Votre Altesse Royale. Ces sentiments étoient bien fondés et pleins de la plus profonde vénération, du plus parfait respect et de l'attachement le plus sincère.

« Je suis, Monseigneur,

« de Votre Altesse Royale

« Le très humble et très obéissant serviteur

« DANGEAU. »

(Original, dans la collection du marquis de Chambry; catalogue de vente (1881), n° 178.)

1. Voyez l'article du *Journal de Dangeau* du 6 décembre 1719.

II

LETTRES DE LAW AU RÉGENT APRÈS SON DÉPART[1]

(1720-1721.)

[Les deux premières lettres que nous reproduisons ci-après ont été publiées déjà par Lemontey dans l'Appendice du tome II de son *Histoire de la Régence*, p. 439-442, d'après les originaux qui existaient alors aux archives des Affaires étrangères. L'éditeur du *Journal de Barbier* (édition Charpentier, 1886) les a insérés également à la fin de son tome Ier, p. 460-463, d'après Lemontey. Ces originaux ont disparu depuis du dépôt du quai d'Orsay. Nous avons eu l'heureuse fortune de les retrouver et d'en prendre de nouvelles copies, pour la première lors de la vente de la collection Chambry en 1881 (n° 352 du Catalogue), pour la seconde en 1877 à la vente de la collection Benjamin Fillon (n° 369 du Catalogue). Comme le texte donné par Lemontey présente un certain nombre d'inexactitudes, et que, d'autre part, il a daté à tort du 21 janvier la seconde, qui est du 21 juin, nous croyons utile de donner ici une version correcte de ces deux textes intéressants.]

« Venise, le 1er mars 1721.

« Monseigneur,

« J'évite de me servir de la permission que Votre Altesse Royale m'avoit accordée de lui écrire, pour ne point donner le moindre ombrage à ceux qu'elle emploie dans les affaires. Il y a pourtant des occasions où je suis persuadé qu'elle trouvera bon que je prends (*sic*) cette liberté.

« Lorsque je proposai à Votre Altesse Royale de me retirer, je lui proposai en même temps de remettre à la Compagnie des Indes mes actions, terres et autres biens de toute nature, me réservant de quoi payer mes dettes et une somme équivalente à celle que j'avois apportée en France. Votre Altesse Royale me répondit avec bonté que j'avois des enfants et qu'il ne convenoit pas que je remis (*sic*) mes biens à la Compagnie.

« Votre exemple, Monseigneur, celui des princes et des seigneurs qui sont du conseil de régence m'autorisent à supplier de nouveau Votre Altesse Royale d'agréer que la Compagnie charge une personne ou deux de ma procuration pour payer ce que je dois, me remettre

1. Ci-dessus, p. 76, note 2.

cinq cent mille écus, à quoi j'estime le bien que j'avois, et le restant à la Compagnie.

« Par les comptes qu'on m'a envoyés, le seul article des avances pour les remises dans les pays étrangers servira pour payer mes dettes et me remettre la somme que je desire. Au cas que Votre Altesse Royale la trouve trop forte, je me contenterai de ce qu'elle jugera bon de me régler. En travaillant, j'avois en vue d'être utile à un grand peuple ; je ne desirois les biens ni les charges qu'autant qu'elles pourroient m'aider à réussir dans ce dessein. M. le Chancelier pourra me servir de témoin : à son retour, en parlant des personnes qui souffroient par la diminution de leurs rentes, je lui offris mes actions, qui valoient alors près de cent millions, pour qu'il les distribuât à ceux qui en avoient besoin.

« La grâce que je demande à Votre Altesse Royale est d'être assurée que je n'ai point de bien chez l'étranger ni dans le royaume que ce qui est connu, et que j'en ferai donner des états les plus exacts qui (*sic*) me sera possible. Je ne desire pas d'être riche ; mais il ne convient pas que je manque à payer ce que je dois, ni du nécessaire pour subsister honnêtement.

« J'ai l'honneur d'être, avec l'attachement le plus sincère et respectueux,

« Monseigneur,

« De Votre Altesse Royale

« Le très humble et très obéissant serviteur

« LAW. »

« Venise, le 21 juin 1721.

« Monseigneur,

« J'eus l'honneur d'écrire deux fois à Votre Altesse Royale sur mes affaires particulières, proposant de céder mes biens à la Compagnie des Indes, qui seroit chargée de payer mes dettes et me remettre la somme que j'avois en entrant au service du Roi ; que je placerois cette somme au nom de mes enfants, avec cette condition que ce bien soit confisqué, s'il est jamais augmenté par moi, par mes enfants ou par ceux qui les succèderoient (*sic*). Si j'avois pensé à quelque moyen plus fort pour satisfaire mes ennemis que je n'ai rien hors du royaume, je l'aurois proposé, et j'accepterai tout ce qu'ils me proposeront pour les contenter sur cet article. Il ne me coûtera rien ; je méprise le superflu.

« Lorsque je pris congé de Votre Altesse Royale, elle eut la bonté de me dire qu'elle ne permettroit jamais qu'on attaquât mes biens ni ma personne. La confiance que j'ai dans cette promesse me faisoit attendre avec patience la réponse à des propositions si raisonnables, et j'apprends que mon frère est en prison et mes biens saisis. Pourtant je ne me plaignois pas, espérant qu'en peu mes ennemis seroient satisfaits de mon véritable état. J'en écrivis seulement au marquis de

Lassay et le priai de faire voir ma lettre à Monsieur le Duc et à Votre Altesse Royale, s'il le jugeoit nécessaire.

« Aujourd'hui, Monseigneur, je me plaigne (*sic*) et je demande justice des mensonges que le sieur Frémont, chargé des affaires du Roi, répand ici contre moi. Il dit que j'ai fait sortir du royaume des sommes considérables pour mon propre compte, et que j'ai emporté avec moi une cassette, des diamants valant vingt-cinq ou trente millions. Je ne le connois pas ; mais je lui fis parler par le consul de France, à qui il avoua qu'il le croyoit, qu'il en avoit avis, et qu'il en écriroit encore au ministre. J'avoue que cette déclaration m'a surpris. J'avois su en arrivant ici que le sieur Frémont avoit eu des lettres de Paris le pressant d'écrire contre moi et l'assurant qu'il ne pouvoit mieux faire sa cour. Je négligeois cet avis, n'ayant rien à me reprocher. Votre Altesse Royale se souviendra que je me suis attiré une certaine nombre (*sic*) d'ennemis ; pas qu'ils me vouloient du mal, mais en voulant à sa personne ; Votre Altesse Royale me l'a dit elle-même. Monsieur de Cambray (*Dubois*) pourra savoir du sieur Frémont les noms de ceux qui l'ont pressé d'écrire contre moi ; peut-être qu'il convient à ses intérêts de les connoître.

« Pour revenir à mes affaires particulières, Votre Altesse Royale n'a jamais fait du mal à ses ennemis ; elle les (*sic*) a fait des grâces, et je ne puis croire qu'elle n'agrée ce que j'ai eu l'honneur de lui proposer pour m'assurer quelque bien et à mes enfants. Au cas que Votre Altesse Royale me refuse cette justice, je suis réduit à abandonner ce que j'ai à mes créanciers, qui m'accorderont une pension modique, telle qu'il leur plaira.

« Voilà, Monseigneur, l'état où je suis réduit par le dessein que j'avois de servir Votre Altesse Royale et la France. Quand je m'engageai dans le service du Roi, j'avois du bien autant que je desirois, je ne devois rien, et j'avois du crédit. Je quitte le service du Roi sans biens ; ceux qui ont eu confiance en moi ont été forcés à faire banqueroute, et je n'ai rien pour les payer. Pourtant je me trouve réellement en avance pour le service du Roi de sommes très fortes ; l'article seul des affaires étrangères suffiroit pour payer mes correspondants et me remettre la somme que je desire.

« Je supplie Votre Altesse Royale en même temps de faire une réflexion qu'en m'accordant la justice que je demande elle ne risque rien. En la refusant sous le prétexte que j'ai emporté du bien avec moi, comme le temps fera connoître le contraire, elle aura à se reprocher les injustices que j'aurai souffert.

« J'attends sa réponse, et ai l'honneur d'être avec le plus profond respect,

« Monseigneur,

« De Votre Altesse Royale

« Le très humble et très obéissant serviteur

« LAW. »

Madame Law au Régent[1].

« Monseigneur,

« Les bontés dont Votre Altesse Royale a honoré mon mari m'ont toujours fait espérer la grâce qu'elle vient de m'accorder d'un arrêt de surséance qui me met en état de payer des créanciers dont les poursuites me forçoient à ne pouvoir les satisfaire et m'ôtoient le pain de la main. Ils seront les premiers à en être obligés à Votre Altesse Royale, qui ne pourroit voir mon état sans compassion. Les retardements me sont si chers que je me flatte que Son Altesse Royale voudra bien ne pas écouter mes ennemis, et me faire la justice d'être persuadée de la respectueuse reconnoissance avec laquelle je suis

« De Votre Altesse Royale,

« Monseigneur,

« La très humble et très obéissante servante

« K. Law. »

1. Collection Benjamin Fillon, jointe au n° 369 du Catalogue; original non daté.

III

LA MORT DE LAW A VENISE[1].

Lettres de M. Languet de Gergy, ambassadeur à Venise, au garde des sceaux Chauvelin, secrétaire d'État des affaires étrangères[2].

5 mars 1729.

« M. Law fut attaqué d'un grand rhume il y a dix jours ; ce mal, qui ne lui avoit pas paru considérable d'abord, a dégénéré en fluxion sur la poitrine, en sorte que, ayant appris qu'il étoit en danger de la vie et que personne ne lui avoit encore parlé de confession, que d'ailleurs, n'ayant fait depuis son séjour en cette ville aucun acte de catholicité, le public le croyoit relaps dans la religion anglicane qu'il avoit abjurée en France, je pris sur moi de lui parler de la mort et du devoir d'un bon catholique. Il me parut d'abord embarrassé, sur ce qu'il me confia avoir en poche des lettres de créance du feu roi Georges d'Angleterre comme son envoyé, dont cependant il ne s'étoit jamais servi. Enfin je fus assez heureux pour le conduire à mon but, et, m'ayant laissé la liberté et le choix de lui mener un confesseur, j'allai prier le nonce de m'en donner un, qui fut le P. Origo, jésuite. Je le présentai à M. Law, qui se confessa. Je retournai ensuite avec M. le Nonce voir le malade, et la nuit du même jour il reçut tous ses sacrements. Le résultat des différents entretiens que j'ai eu dans cette occasion avec un homme qui voyoit la mort au pied du lit, n'a servi qu'à me persuader que M. Law n'a d'autres biens que ceux qui sont saisis par ses créanciers en France, qu'il n'en a point ailleurs, pas même en Angleterre, et qu'il ne subsistoit ici que par le gros jeu qu'il y jouoit. Une seconde preuve de mon opinion est que, lui ayant conseillé hier au matin de faire son testament, il me répondit sur le champ qu'il le croyoit d'autant plus inutile que tout ce qu'il possédoit étoit en France saisi par ses créanciers. A quoi lui ayant répliqué que, un testament fait dans les formes ordinaires étant toujours une preuve authentique de la religion dans laquelle on mouroit, ce n'étoit que dans cette vue que je lui en parlois, ce qu'il approuva, en sorte qu'il le fit hier après dîner et me l'envoya dire par le sieur le Blond, son ami. M. Law s'est trouvé si mal cette nuit, qu'il a demandé lui-même au P. Origo de se réconcilier, et qu'il y a toute apparence qu'il ne passera pas la journée.

« J'oubliois de vous dire que, lorsque mardi matin je parlai à M. Law de l'état où il étoit, il me dit qu'il y avoit si bien compté qu'il

1. Ci-dessus, p. 78, note 2.
2. Affaires étrangères, *Venise* 183.

avoit déja ordonné à son fils d'aller, sitôt qu'il seroit mort, se jeter aux pieds de Sa Majesté, et il me pria en même temps de le recommander à votre protection en vous demandant vos bons offices pour lui obtenir celle de M. le cardinal de Fleury. »

19 mars 1729.

« Quoique M. Law ne soit pas encore mort, il n'en est pas moins en danger, parce que, la fièvre ne le quittant pas, quoiqu'il ait de meilleures nuits que par le passé, les médecins croient que son poumon est ulcéré et que par conséquent il ne peut guérir sans une espèce de miracle. »

Du 26 mars.

« M. Law, après vingt-sept jours de maladie d'un abcès au poumon, mourut lundi dernier dans la religion catholique qu'il avoit embrassée en France. Je crois devoir informer Votre Majesté qu'il m'a déclaré, ainsi qu'au P. Origo, recteur des jésuites, avant que de mourir, qu'il ne possédoit rien, hors du royaume de Votre Majesté, que le peu d'effets qu'il avoit ici, et qu'au surplus il n'avoit rien à se reprocher touchant les finances de Votre Majesté pendant tout le temps qu'il les a eues entre les mains. En effet il n'a ici pour tout bien que quelque argent qu'il a gagné au jeu, quelques tableaux achetés à mesure que la fortune lui étoit favorable, et un seul diamant de quatorze ou quinze mille écus qu'il a mis plusieurs fois en gage. Enfin il m'a prié de mettre au pied du trône de la justice de Votre Majesté les intérêts de sa famille. »

Du 26 mars.

« Aussitôt après la mort de M. Law, j'ai dit au consul que je croyois qu'il seroit à propos qu'il mît le scellé sur ses papiers; mais il m'a répondu que cela étoit inutile, attendu que M. Law, avant que de mourir, l'avoit prié d'en faire une liasse pour me les remettre à la disposition des ordres de S. M., soit pour vous les envoyer en droiture, si vous le voulez, soit pour vous les faire tenir par M. son fils dans la forme qu'il vous plaira me prescrire, lorsqu'il ira en France. Cependant, comme il est difficile de se persuader qu'il n'ait pas quelques fonds ou sommes considérables hors du royaume, je prends la liberté de vous dire le jugement que j'ai fait sur quelques connoissances de son caractère par les divers entretiens que j'ai eu avec lui depuis sa retraite à Venise. Je n'ai jamais vu un homme plus entêté que lui de son maudit Système, et cela d'une manière qu'il est probable que, dans les commencements de ses opérations, il a facilement cru ses projets infaillibles et n'a par conséquent pas pensé à ses propres affaires, et que, dans la suite, quand il a vu les choses changer, il n'a pas osé rien mettre à part, soit qu'il fût trop tard, soit qu'il craignît de perdre entièrement son languissant crédit. Je dois d'ailleurs lu rendre cette justice que je n'ai jamais vu un homme parler de la beauté et de la grandeur du royaume de France avec plus de passion que lui, même depuis la mort de M. le duc d'Orléans, pendant la vie duquel il s'étoit toujours flatté de rentrer dans les affaires.

P. S. — « Je crois ne devoir pas vous taire qu'il y a eu quelque chose dans le procédé de feu M. Law, et du depuis dans celui de M. le Blond, consul de France, et de M. Law le fils, qui n'est pas dans la règle et qui pourroit donner lieu à plus d'un soupçon. J'ai eu l'honneur de vous mander le 5 mars que, ayant parlé à M. Law de faire un testament pour laisser par ce moyen une preuve plus authentique de sa catholicité, il m'avoit envoyé dire par M. le Blond, son ami, que, après avoir réfléchi à ce que je lui avois conseillé, il avoit résolu de faire ce testament, et que du même pas il lui alloit conduire un notaire pour cet effet. Le consul me l'ayant confirmé du depuis, je l'avois cru de bonne foi. Cependant, depuis lundi que M. Law est mort, non seulement ni M. son fils, auquel je fus rendre visite mardi matin pour le consoler et lui offrir même de venir demeurer chez moi pour le tirer de l'endroit où M. son père avoit fini sa vie, depuis ce temps-là, dis-je, ni lui ni le consul ne sont venus me parler du testament, et le consul ne m'a par conséquent pas encore remis les papiers du défunt, ainsi qu'il m'avoit voulu faire entendre qu'il en avoit eu la commission. Je n'ai pas jugé à propos de faire paroître aucune défiance du procédé de M. Law le fils ni du consul; mais, ayant voulu être informé sous main quel étoit le testament que tout le monde disoit que le défunt avoit fait, il m'est tombé entre les mains une copie, que je prends la liberté de vous envoyer, d'une donation entre vifs faite le 19 de ce mois[1], c'est-à-dire il y a aujourd'hui huit jours, de tout ce que M. Law possédoit à celle que l'on nomme à Paris Mme Law, qui passe pour sa femme, quoique, comme vous le pourrez voir, il ne la dise point telle dans cette donation. Et, comme j'ai vu par cette copie quel étoit le notaire qui a passé cette donation, je viens de l'envoyer chercher. Il m'a assuré, après avoir lu et reconnu cette copie bonne, que c'est le seul acte qu'il ait fait, persuadé qu'il n'y avoit aucun testament et m'ajoutant qu'à la vérité il n'avoit pas bien compris la raison de cette donation à une personne qu'il ne déclaroit pas sa femme, et que, ayant voulu représenter à M. le Blond lui-même son sentiment, il lui avoit répondu de la part de M. Law que le bien de ses affaires le requéroit ainsi.

« Une autre raison des soupçons que je forme, est que, étant allé trois ou quatre fois chez M. Law pour le voir pendant sa maladie, depuis que je l'avois entretenu de religion, de la mort et de testament, je n'ai pu parvenir à lui parler, M. son fils et M. le Blond me disant toujours qu'il reposoit, en sorte que, dès ce temps-là même, je crai-

1. Voir cette pièce ci-après.

gnis qu'il n'y eut quelque petit mystère caché sous cette apparence de repos.

« J'ai su outre cela que feu M. Law, avant que de mourir, a envoyé prier le résident d'Angleterre de lui venir parler, sans que l'on ait su ce qui s'est passé entre eux. Cependant le P. Origo, jésuite, lequel ne l'a quasi point quitté jusqu'à ce qu'il ait expiré, m'a dit qu'il étoit mort dans les sentiments d'un très bon catholique, et qu'il avoit exigé de lui comme témoin et son confesseur qu'il signât un billet écrit de sa main et contenant sa dernière volonté. Le P. Origo croit que ce billet contenoit quelque chose en faveur de son fils. »

Du 2 avril 1729.

« Sur ce que j'avois fait dire mardi au soir à M. le Blond, consul de France, que j'étois surpris de ce que, depuis la mort de M. Law, il ne m'avoit parlé ni de ses papiers ni du testament qu'il m'avoit assuré avoir été fait, il me vint trouver mercredi matin et m'apporta de compagnie avec M. Law le fils une cassette pleine de papiers, pour les garder à la disposition des ordres de S. M. Il me dit ensuite qu'il m'avoit accusé juste, lorsqu'il m'avoit dit que feu M. Law avoit fait un testament, mais qu'à la vérité, quelques jours après, il l'avoit fait retirer de chez le notaire qui en avoit passé l'acte, et qu'ensuite il avoit pris la résolution de s'en tenir à la donation entre vifs dont j'ai eu l'honneur de vous envoyer copie samedi dernier. Quoi qu'il en soit, ayez la bonté de m'ordonner ce que vous voulez que je fasse des papiers que M. Law le fils a déposé entre mes mains. »

M. Chauvelin répond le 19 avril : « J'ai été bien aise de voir que vous êtes maître des papiers de feu M. Law. S'il étoit possible de trouver quelque occasion sûre pour me faire parvenir la cassette en entier comme elle est, ce seroit le mieux. Mais supposé, comme il y a lieu de le craindre, que vous ne la trouviez pas, je crois qu'il faut prendre le parti de diviser ces papiers en paquets ou boîtes capables d'être portés dans la malle du courrier que l'on appelle de Lyon, et de les envoyer dans cet état, et bien cachetés à mon adresse, par quelqu'un sur l'exactitude et l'attention de qui vous puissiez compter, au sieur Blondel, chargé des affaires du Roi à Turin, en lui marquant d'avoir soin de m'envoyer par un ou plusieurs ordinaires ces paquets. »

Du 23 avril.

« J'ai eu l'honneur de vous informer par ma lettre du 2 de ce mois comme M. Law m'avoit remis une cassette pleine de différents papiers de feu M. son père. Je travaille actuellement à en faire la lecture, principalement des copies de plusieurs lettres que feu M. Law avoit écrites depuis son départ du royaume à feu Mgr le Régent, à M. le duc de Bourbon et à ses amis particuliers, et je suis par ce moyen de plus en plus persuadé qu'en effet cet homme n'a jamais rien mis à couvert hors du royaume, tant il étoit entêté de la bonté de son Système. »

Chauvelin répond le 9 mai : « Je dois vous dire que S. M. avoit compté que la cassette des papiers de feu M. Law étoit cachetée, et qu'elle n'auroit été ouverte à Venise que dans le cas où, ne trouvant point de moyens ni d'occasion de la faire parvenir ici telle qu'elle étoit, vous auriez pris le parti de faire de ces papiers plusieurs paquets propres à être portés par les courriers de la malle de Lyon à Rome et que pour cet effet vous auriez envoyés à Turin par un homme exprès. Le Roi s'assure qu'au moins il n'y aura absolument que vous qui aurez lu ces papiers et que même vous n'en aurez pas laissé prendre communication à votre secrétaire. »

Du 30 avril.

« Pour me conformer à ce que vous me faites l'honneur de me mander touchant certains mémoires que l'on vous a dit que feu M. Law avoit composé et qui contiennent un récit de ce qui a passé par ses mains en France, avec quelques lettres de feu M. le duc d'Orléans et des ministres, j'ai demandé à M. Law le fils et à M. le Blond s'ils n'en avoient pas connoissance, et si cela étoit parmi les papiers qu'ils m'ont remis. Ils m'ont répondu l'un et l'autre ne l'avoir point vu, n'ayant pas fait une recherche assez exacte sur cela. Cependant, du consentement de M. Law le fils, j'ai déja lu trois tomes in-4° des lettres que feu M. son père a écrites depuis son départ de Paris au mois de décembre 1720 jusqu'à celui de septembre 1726, qu'il étoit à Munich, avant son second voyage à Venise, où il est mort. Ce recueil de lettres commence par deux qu'il écrivit, l'une à M. le duc d'Orléans, et l'autre à M. le duc de Bourbon, de Guermantes, avant que de sortir du royaume par Bruxelles. Elles ne contiennent rien qui ait l'air d'un mémoire, et ne sont toutes écrites que pour solliciter la cour à terminer ses affaires en payant les dettes qu'il avoit faites chez les étrangers au nom et pour le service du Roi, protestant souvent qu'il n'a aucun bien hors du royaume, qu'il sera trop heureux si l'on peut lui accorder de quoi vivre en simple particulier. La plupart de ces lettres sont à MM. les marquis de Bully et de Lassay, ses amis, mêlées de quelques-unes à feu M. le duc d'Orléans, à Monsieur le Duc et à M. le cardinal Dubois.

« Je viens d'entamer les feuilles volantes de la cassette qui m'a été confiée, et je juge par la lecture de certains titres que j'y trouverai quelque chose approchant de ce que vous desirez, au moins en partie. »

Du 7 mai 1729.

« Pour ce qui concerne les ordres que vous me donnez au sujet des papiers de feu M. Law, vous aurez vu par mes précédentes que M. son fils et M. le Blond m'ont apporté une grande cassette pleine, ce qui ôte le premier soupçon que j'avois eu qu'ils en avoient détourné. Je puis même vous assurer que, par la lecture exacte que j'en fais à présent, j'ai lieu de croire que ni lui ni l'autre ne les ont pas lus et qu'ils n'auront tout au plus mis à part que quelques lettres de famille qui peuvent regarder Mme Law, que le public soupçonne n'être pas femme légitime du défunt. Enfin je vous les envoierai ; mais, comme le tout peut bien peser environ cent livres, je ne crois pas qu'il soit praticable de le faire par la poste. J'aurai seulement l'honneur de vous dire que, si vous ne le désapprouvez pas, je pourrai les envoyer jusqu'à Lyon par le canal du juif David Vitafano, en les fourrant, bien cachetés de mes armes, dans des balles de soie qu'il y envoie de temps à autre en marchandises. Ayez seulement la bonté de m'indiquer, en cas que vous l'approuviez, à qui vous voulez qu'ils soient remis à Lyon. »

Du 4 juin 1729.

« J'ai reçu la lettre dont vous m'avez honoré du 9 mai. La cassette de papiers que M. Law le fils m'avoit apportée conjointement avec le consul, étoit une espèce de petit coffre, sans être fermé, lié simplement avec une corde, et, comme il y avoit outre cela trois tomes détachés de différentes lettres de feu M. Law quasi toutes à M. le marquis de Bully, son ami et porteur de sa procuration, je visitai tout ce qui étoit dans ce petit coffre pour le ranger, de manière à pouvoir être envoyé tout entier, en y faisant entrer, s'il étoit possible, les trois tomes in-4°. En effet cela auroit pu se faire, non seulement parce que tous les papiers étoient mal rangés, mais parce qu'il y avoit encore quatre volumes de différents arrêts imprimés, que l'on auroit pu retrancher.

« Enfin, ayant reçu vos derniers ordres, par lesquels vous desirez que, après en avoir fait plusieurs paquets propres à être portés par différents courriers de la malle de Lyon à Rome, je les envoie tous ensemble à Turin par exprès, je l'ai exécuté hier à l'adresse de M. Blondel en treize paquets différents, chaque paquet enveloppé d'une toile cirée rouge, cacheté de mes armes, votre adresse dessus, avec des numéros depuis n° 1 jusqu'à n° 13, afin que M. Blondel puisse en donner un ou deux par semaine à chaque courrier de Rome à Lyon, en commençant par le n° 1. J'ai fait cette distinction de treize numéros afin que ceux qui m'ont paru les plus dignes d'attention vous fussent envoyés les premiers. »

Testament de Jean Law[1].

« Die decima nona mensis martii 1729.

« Personalmente comparso alla presenza di me notaro e delli testimonii qui sotto nominati, S. Ecc. il signore Giovanni Law quondam

1. Affaires étrangères, *France* 1263, fol. 283, copie. — Traduction française dans *Venise* 183, p. 83. — Le texte que nous possédons et que nous reproduisons est peut-être défectueux.

Guglielmo, dimorante da molto tempo in questa citta, da me conosciuto, e spontaneamente di sua libera volunta per se, eredi e successori suoi, in vigor del presente publico instrumento ha dato, cesso, rinonciato e con titolo di vera, reale et effectiva donatione inter vivos sed causa mortis, reso prima per me notaro, informata S. Ecc. dell' importare e forza della donatione medesima, quale non puo in verunmodo ne per qualche mottivo esser distrutta ne rittrattata, irrevocabilmente S. Ecc. dona a Milady Cattarina Knowell, sorella del signore conte di Banbury, la detta dama dimorante al presente in Parigi nella sua casa situata nella strada di Luigi il Grande, vicino al palazzo d'Antin, absente, me notaro publico persona per la dama stessa presente et accettante, tutti e cadauni beni, effetti, capitali, pro, rendite, mobili, denari, suppelletili, ori, argenti, giogie, crediti, ragioni et attioni et ogn'altra cosa, niuna eccettata, che S. Ecc. Law sudetto s'attrovera haver al tempo della sua morte et in qualunque tempo, caso e modo spettar et attener li potra, in ogni luogo e parte del mondo per qual si sia, ragione, dritto o causa niuna eccettata, cosi che dal giorno della di lui morte (che Dio si degni tener lontano) in progresso sia et esser debba la detta milady donataria libera et assoluta patrona di tutto per disponerne come di cosa propria et espedita senz opositione ne contraditione imaginabile, tale essendo il volere determinato di esso eccellentissimo donatore, promettendo lo stesso aver sempre la presente donatione generale et universale ferma, rata e grata et irrevocabilmente mantenere et osservare, volendo espressamente anco che resti osservata et essequita sotto la generale et special obligatione, ippoteca e sommissione di tutti e caduni beni suoi di qualunque sorte in cad. luoco posti, presenti e futuri.... Presentibus domi habitationis domini excellentissimi Johannis Law in parrochia Sancti Geminiani, super platea divi Marci, illustrissimo domino Johanne Zehlond quondam Guglielmi et domino Laurentio Reals quondam Mattei testibus.

« Gabriel Gabrieli, publicus Venetianus notarius, pro fide subscripsi et signavi. »

IV

LE MARQUIS D'AMBRES[1].

(Fragment inédit de Saint-Simon[2].)

« LE MARQUIS D'AMBRES, Hector de Gelas de Voisins, maréchal de camp, gouverneur de Carcassonne, lieutenant général et commandant au gouvernement de Languedoc, servit toute sa vie avec distinction de valeur et de commandement aux guerres civiles et étrangères. Il eut la lieutenance générale de Languedoc du duc de Ventadour en 1633, à qui elle pouvoit [convenir] sous le duc de Montmorency, son beau-frère, gouverneur né de la province, après la catastrophe duquel en 1632 elle ne lui convenoit plus. M. d'Ambres mourut à Narbonne tenant les États de Languedoc en février 1645 à cinquante quatre ans.

« Il étoit fils aîné de Lysandre de Gelas, baron d'Ambres et marquis de Leberon, maréchal de camp et capitaine de cinquante hommes d'armes des ordonnances, et de Françoise de Voisins, qui lui apporta les terres d'Ambres et de Lautrec, et dont la mère étoit Amboise-Aubijoux. Il étoit frère de trois sœurs très médiocrement mariées en leur pays, et d'un évêque de Valence et de Die unis. Il avoit épousé à Villefranche de Rouergue en 1627 Suzanne, dame de Vignolles, dite la Hire, fille de M. de Vignolles qu'on a vu chevalier de l'Ordre en 1619, laquelle mourut à Lavaur en 1682, suivant à peu près le siècle. De ce mariage une fille mariée à François de la Rochefoucauld, marquis d'Estissac, et François de Gelas, marquis d'Ambres.

« Celui-ci eut de fort bonne heure le régiment de Champagne et servit avec toute la valeur, le brillant et la distinction possibles, passa le Rhin à la nage en 1672 et se trouva à tous les sièges et les actions avec grande réputation. Il acheta en 1675 la lieutenance générale de la haute Guyenne et y commanda quelque temps ; mais, M. de Louvois ayant exigé la nouveauté sans exemple de se faire écrire Monseigneur par tout ce qui portoit l'épée qui n'étoit pas duc ou officier de la couronne, et après s'y être fait autoriser par le Roi comme un respect qui lui étoit rendu en la personne de celui qui distribuoit ses ordres, M. d'Ambres ainsi que quantité d'autres ne purent se résoudre à le faire, et par là s'étant entièrement aliéné ce ministre tout-puissant, il fut obligé à quitter le service et à renoncer pour toujours aux fonctions de sa charge en Guyenne. C'étoit un grand homme de très

1. Ci-dessus, p. 143.

2. Affaires étrangères, vol. *France* 189, fol. 114 v°. Extrait des *Légères notions sur les chevaliers du Saint-Esprit.*

bonne et haute mine, l'air et l'esprit fort audacieux, extrêmement glorieux et violent au dernier point, ce qui le commit, dans ses terres et dans leur voisinage, et dans la suite de ses procès, à beaucoup d'inconvénients, dont, à force d'esprit et de hardiesse, il eut beaucoup de peine à se tirer. Après un long concubinage du vivant du premier mari, il épousa à Paris en février 1671 Charlotte de Vernou-Bonneuil, personne de peu, mais pleine d'esprit, d'intrigues et de pis, et d'humeur très semblable à celle de M. d'Ambres. Elle avoit pourtant été fille d'honneur de la Reine par les menées de la marquise de Crussol, sœur de son père, qui étoit une maîtresse ouvrière et qui l'avoit mariée en premières noces au fils unique du vieux duc à brevet d'Arpajon, en 1661, que son père, pour des faits énormes, avoit déshérité l'année précédente, et qui passa sa vie dans l'obscurité, les procès et les violences. Peu après sa mort, longtemps avant celle du duc d'Arpajon, elle épousa M. d'Ambres, avec un fils du premier lit que personne n'a douté qui fût du second par anticipation, en qui sa maison s'est éteinte et qui n'a laissé qu'une fille. Les procès entre le duc d'Arpajon, et après lui entre la comtesse de Roucy sa fille et M. et Mme d'Ambres et le marquis d'Arpajon furent sans fin et sans mesure, et pleins d'événements de la part des derniers les plus étranges. Toutes ces affaires, qui en enfantèrent de toutes les sortes, après avoir infiniment duré au parlement de Toulouse, furent portées devant le Roi, où M. et Mme d'Ambres les perdirent avec les cris les plus aigus de leur part. Il s'étoit passé tant de choses de la leur en province si farouches, que M. et Mme d'Ambres n'y remirent jamais le pied et se fixèrent à Paris. Elle y mourut, peu d'années après la perte de ses procès, à cinquante-quatre ans, en 1692. Son mari parut depuis toutes les semaines à Versailles, où on ne le rencontroit que dans quelques maisons ouvertes, et où, avec beaucoup d'esprit et de lecture, il ennuyoit mortellement par un silence dédaigneux rarement interrompu par un aigre fausset pour contester ou pour décider quelque chose qu'on ne lui demandoit pas. Il eut cette inutile persévérance, sans avoir jamais le moindre agrément, non pas même le moindre signe de vie du Roi, ni être mêlé jamais en rien à la cour. A la fin, vers les dernières années du feu Roi, il cessa d'aller à Versailles et demeura chez lui avec une troupe d'ennuyeux qui ne savoient mieux faire, qu'il régaloit de chocolat et de gazettes, son avarice extrême, quoique très riche, ne lui permettant pas de faire plus. Il avoit trois fils, qu'il traita toute sa vie comme des nègres, et une fille qu'il maria à un homme de son nom enterré dans sa province. L'aîné étoit un sujet en esprit, en savoir, en application, en valeur, réduit par la dureté de son père à passer l'année sur la frontière, et qui fut tué brigadier et colonel de dragons en Italie en 1705 à trente-trois [ans], universellement aimé, estimé et regretté, et sans alliance. Le second, d'église malgré lui, avoit déjà quitté le petit collet, eut un régiment. Son père le maria en avril 1715 à la seconde fille du premier président de Mesmes, qui, sur la démission du père, obtint pour le fils la lieutenance générale de la haute Guyenne. Le troisième étoit chevalier de Malte et eut dans les suites le régiment de la Reine ; on y reviendra. M. d'Ambres mourut enfin à Paris au commencement de 1721 à quatre-vingt-un ans, peu regretté de sa famille.

« M. d'Ambres, son fils, servit le reste de la guerre avec le régiment de son feu frère aîné, fut brigadier, quitta le service, se brouilla avec sa femme, qui n'a pas vécu depuis avec lui, joue tout ce qu'il peut, et vit très obscur, peu à Paris et beaucoup en province, n'a point d'enfants et s'est accommodé avec son frère de sa lieutenance générale de la haute Guyenne.

« Ce frère, qui a pris le nom de comte de Lautrec et qui vient d'épouser une sœur du duc de Rohan-Chabot et d'être fait lieutenant général[1], ne ressemble à son père que de figure et promet de valoir beaucoup à la guerre et en négociations et d'être d'ailleurs un fort honnête homme. Il a très dextrement manié la république de Genève, brouillée dans son intérieur à se détruire à fond, y a très bien soutenu la dignité de ministre du Roi envoyé pour les pacifier, et a tellement acquis les cœurs de tous les Génevois, peuple, sénat et conseils, qu'ils lui ont donné à l'envi des marques extraordinaires de leur estime, de leur amitié et de leur déférence, jusqu'à avoir fait chez eux des fêtes publiques pour son mariage.

« Ces Messieurs de Gelas sont d'ancienne noblesse de Guyenne, mais n'ont (*phrase restée incomplète*). »

1. Le mariage eut lieu le 4 février 1739, et M. de Lautrec avait été nommé lieutenant général dans la promotion de 1738; cela indique l'époque de rédaction de la présente notice.

V

LOUIS DE MELUN, MARQUIS DE MAUPERTUIS

(Fragment inédit de Saint-Simon[1].)

« M. de Maupertuis, qui, de l'emploi de maréchal des logis de la compagnie, vint par tous les degrés à celui de capitaine. C'étoit un homme d'une valeur, d'une probité, d'une fidélité, d'une vertu et d'une exactitude rares, avec des lumières fort courtes. Il conduisit M. de Lauzun à Pignerol, puis de Pignerol à Bourbon, pour y traiter de sa liberté moyennant la cession de ses donations de Mademoiselle à M. du Maine. Il avoit pris Maupertuis en grande aversion, parce qu'il le gardoit trop soigneusement. Le Roi avoit en lui toute confiance, et il étoit fort estimé dans le monde et honoré dans les mousquetaires. Il étoit lieutenant général, gouverneur de Saint-Quentin et mourut à quatre-vingt-sept ou quatre-vingt-huit ans en 1716[2]. Il prétendoit être cadet de la maison de Melun et en portoit les armes brisées d'un demi lion de gueules, issant en chef. Personne de la maison de Melun ne l'a jamais reconnu et, pour en dire le vrai, je ne sais du tout qui il étoit[3]. Il n'eut point d'enfants. »

1. Ci-dessus, p. 181. — Dépôt des affaires étrangères, vol. *France* 200 (ancien Saint-Simon 45), fol. 189; extrait de la pièce intitulée *Grandes charges : capitaines des mousquetaires*, autographe.
2. Erreur, pour 1721.
3. Voyez notre tome I, p. 30, note 4.

VI

ACTE DE BAPTÊME DE L'ABBÉ DE SAINT-ALBIN, BÂTARD DU RÉGENT[1].

« *Extrait du livre des actes des baptêmes de la paroisse du Crucifix desservie dans l'église cathédrale de la ville du Mans.*

« Le 9e jour d'août 1704, dans la chapelle du palais épiscopal, a été baptisé sous condition un enfant mâle, né le 5e jour d'avril 1698, ainsi qu'il est porté par un certificat en date du 1er mai de ladite année, signé de Marguerite Lelcu, maîtresse sage-femme de Paris, et de Ponce Coche, premier valet de chambre de S. A. R. Mgr petit-fils de France duc d'Orléans, et de Marie-Anne Bédoré, épouse dudit Ponce Coche. Lequel certificat ne faisant pas assez de foi et donnant sujet de douter de la vérité du baptême de cet enfant, Mgr l'Illustrissime et Révérendissime évêque du Mans a jugé devoir réitérer le baptême à cet enfant sous condition, suivant en cela le sentiment du pape saint Léon, qui dit que, les sacrements ayant été institués par N. S. Jésus-Christ pour le salut des hommes, il y a moins d'inconvénient de réitérer les sacrements que de hasarder le salut des âmes. Et mondit seigneur l'évêque, après avoir interrogé ledit enfant, qui lui a été présenté par Messire François le Maçon des Rabines, prêtre, docteur en théologie, chanoine de l'église du Mans, conseiller et aumônier de sadite A. R. Mgr le duc d'Orléans, et l'ayant trouvé capable et bien instruit de tous les mystères de la foi, des commandements de Dieu et de l'Église et des sacrements, lui servant de parrain, revêtu pontificalement, l'a baptisé lui-même selon les cérémonies portées dans le rituel de ce diocèse, et lui a donné le nom de Charles, après quoi, il lui a donné aussi le sacrement de confirmation, en présence de dame Jacquine-Françoise de Courtarvel de Pezé, marquise de Montfort, trouvée dans la chapelle, que ledit seigneur évêque a priée de servir de marraine audit enfant, et en présence de Messire Louis de la Vergne de Tressan, comte de Lyon et abbé de l'Épau, de Messire André Druillet, prêtre, docteur de Sorbonne, archidiacre et chanoine de l'église du Mans, de dame Madeleine de Vassan, marquise de Pezé, des RR. PP. jésuites Paul des Fournieux, prêtre et prédicateur, Jean-Louis Tanneguy du Chastel, préfet dudit enfant

1. Ci-dessus, p. 259. — D'après une copie faite par un greffier du Parlement (Archives nationales, reg. U 365, au 24 avril 1722).

nouvellement baptisé, et de nous curé du Crucifix en ladite église cathédrale du Mans, et de plusieurs autres prêtres et ecclésiastiques. — La minute est signée : Louis, évêque du Mans, avec paraphe, F. de Courtarvel marquise de Montfort, Louis de la Vergne de Tressan, comte de Lyon, Druillet, vicaire général, Le Maçon des Rabines, Paul des Fournieux, jésuite, Jean-Louis Tanneguy du Chastel, M. de Vassan marquise de Pezé, Le Marchant, Tierse, B. Quetin, curé du Crucifix. »

A la suite est le certificat pour extrait du curé, daté du 10 août 1704, et la certification de la signature dudit curé par l'évêque du Mans, datée du même jour.

VII

L'AMBASSADE DU DUC DE SAINT-SIMON EN ESPAGNE

Correspondance diplomatique.

(Première partie : octobre-décembre 1721.)

Édouard Drumont a fait paraître en 1880 un volume intitulé *Papiers inédits du duc de Saint-Simon : lettres et dépêches de l'ambassade d'Espagne*, dans lequel il a publié les lettres écrites par le duc à la cour de France pendant la mission qu'il remplit à Madrid à l'occasion du double mariage de Louis XV avec l'infante Marie-Anne-Victoire et du prince des Asturies avec Mlle de Montpensier, fille du Régent. Il n'y a donc pas lieu de donner à nouveau ces pièces, et, dans le commentaire du présent volume des *Mémoires*, nous avons fréquemment renvoyé à l'ouvrage de Drumont. Mais celui-ci a restreint sa publication aux seules dépêches de Saint-Simon ; il n'a pas donné (sauf quelques citations partielles dans son Introduction) celles écrites au duc par le cardinal Dubois ou le Régent, non plus que les lettres émanées des autres agents français en Espagne, l'ambassadeur Maulévrier, Robin ou Sartine, ni celles adressées par Dubois à ces agents ou à diverses personnes de la cour d'Espagne. Saint-Simon, dans ses *Mémoires*, fait de nombreuses allusions aux lettres qu'il reçut ou qui furent envoyées à ses collaborateurs. Il est donc indispensable de faire connaître au moins les principaux de ces documents, qui fournissent des renseignements très utiles pour le commentaire des *Mémoires*. Le P. Bliard les a bien utilisés déjà pour le travail intitulé *Dubois et Saint-Simon : une ambassade extraordinaire à Madrid*, qu'il a fait paraître en 1901 dans la *Revue des questions historiques*, tome LXX, p. 37-73 ; mais il n'a donné que de courts extraits des pièces. Nous croyons donc qu'il y a intérêt à les reproduire presque intégralement, et c'est l'objet du présent appendice. — On remarquera qu'il contient seulement la première partie de ces correspondances, jusques et y compris la grave maladie qui arrêta l'ambassadeur pendant six semaines à Lerma ; nous réservons la suite pour le volume où Saint-Simon racontera la fin de son ambassade, depuis la célébration du mariage du prince des Asturies jusqu'à son retour en France. — Toutes ces pièces proviennent du Dépôt des affaires étrangères, registres de la Correspondance diplomatique d'Espagne. En tête nous mettons les deux mémoires de renseignements sur la cour de Madrid que fournirent à notre auteur le maréchal de Berwick et le marquis de Louville ; celui que lui envoya le duc de Saint-Aignan, plus développé et fort intéressant, a fait l'objet d'une publication à part de M. Jean de Boislisle dan l'*Annuaire-Bulletin de la Société de l'histoire de France*, année 1925.

Renseignements sur l'Espagne envoyés au duc de Saint-Simon par le maréchal de Berwick[1].

« A Montauban, le 1er octobre 1721.

« Je n'ai reçu qu'aujourd'hui, Monsieur, la lettre que vous m'avez fait l'honneur de m'écrire le 21 du mois passé, et je commencerai par vous faire mon compliment sur la commission agréable et honorable dont vous êtes chargé.

« Je suis bien fâché que la situation présente des affaires ne me permette pas de m'écarter de Montauban, où je suis au centre de ma besogne, et où je reçois journellement des nouvelles, sur lesquelles il me faut donner des ordres qu'un moment de retard pourroit produire de très fâcheuses suites, Aussi je suis bien mortifié de ce que je n'aurai point l'honneur de vous voir. Je souhaite qu'à votre retour je sois plus heureux.

« Je n'oserois pas vous proposer de venir en droiture ici. Passant par le Limousin, cela vous détourneroit de deux jours de chemin ; nous vous ferions ensuite descendre par eau jusqu'à Langon, d'où vous gagneriez le chemin de Bordeaux à Bayonne.

« Puisque vous souhaitez savoir de moi quelque chose par rapport à la cour de Madrid, je vous dirai que celui que je crois le mieux avec le roi d'Espagne, c'est le Père Daubenton, son confesseur. Il a de l'esprit, très porté pour sa nation ; mais on dit qu'il est devenu fort vieux, et qu'il approche de la radoterie.

« Le marquis de Grimaldo, secrétaire d'État pour les affaires étrangères, est de tous les Espagnols celui en qui LL. MM. Cath. ont le plus de confiance. Il n'est point d'un génie supérieur ; mais il est parfaitement honnête homme, aimant les François, et s'est toujours bien comporté envers S. A. R. Vous ne sauriez trop lui faire d'amitiés, ni lui parler avec trop de franchise. Il faut aussi lui bien faire entendre l'estime et l'amitié que toute la nation française a pour lui, et qu'on lui attribue principalement l'ouvrage de la réunion des deux cours ; il est certain qu'il y a fait tout de son mieux. Quant aux autres ministres, je ne les connois pas, à l'exception de M. de Castellar, secrétaire de la guerre, qui m'a l'obligation de l'avoir premièrement vanté et ensuite mis en place, malgré Mme des Ursins et M. Orry. Il a de l'esprit et capable d'affaires, quoique paresseux. Je ne sais si il aime beaucoup la nation françoise ; je crois que, en lui faisant beaucoup d'amitié, et lui parlant même librement, il faut prendre garde de ne se pas livrer à lui.

« Parmi les seigneurs de la cour, c'est le duc del Arco, grand

1. Dépôt des Affaires étrangères, vol. *Espagne* 305, fol. 37-44.

écuyer, qui est le mieux avec le roi, qui l'aime personnellement; aussi, est-il très honnête homme, fort attaché à son maître, et n'est point ennemi de la France. Le marquis de Santa-Cruz, majordome de la reine, étoit autrefois très bien avec LL. MM. Cath. et grand ami du duc del Arco; je ne sais si il n'y a rien de changé, quoique je ne l'aie pas ouï dire. Je le connois pour un très honnête homme. Les preuves qu'il en donna en 1706 furent causes que je suppliai S. M. Cath. de le faire premier gentilhomme de sa chambre, ce qui fut exécuté, sans qu'il le demandât, et sans qu'il sache encore aujourd'hui qu'il m'en a l'obligation.

« M. le duc de Veragua, beau-frère de mon fils, est premier gentilhomme de la chambre, et, de plus, ministre du despacho, lequel ne s'est point tenu depuis qu'Alberoni s'empara du gouvernement. Il a de l'esprit, très adroit, courtisan, plein d'intrigues, très affectionné à la France, et particulièrement à S. A. R., dont il y en a coûté près de deux ans de prison au château d'Alicante. Il a beaucoup d'ambition et ne hait point l'argent. Le roi d'Espagne avoit pour lui beaucoup d'inclination ; mais je ne sais si Alberoni n'a pas totalement éloigné l'esprit de S. M. Cath. à son égard.

« Le comte d'Aguilar est depuis longtemps assez mal à la cour. Il a beaucoup d'esprit, très insinuant ; mais il ne faut pas s'y fier. Il a toujours prétendu avoir beaucoup d'attachement à la France et à S. A. R. ; mais, à vous parler franchement, je crois qu'il n'aime que lui-même ; son ambition ne lui permet pas de vouloir être autre chose que premier ministre, ce que, selon les apparences, il n'obtiendra pas. Il étoit grand ami de M. de Castellar avant que celui-ci fût secrétaire d'État ; mais je crois que ce dernier seroit présentement fâché qu'il revînt en faveur.

« Le duc d'Arcos est un fort honnête homme, plein d'honneur, n'est pas sans esprit ; mais il n'approche pas des autres.

« Je ne vous ferai point le détail de plusieurs autres grands d'Espagne ; cela feroit trop long dans une lettre ; je vous dirai seulement que M. de la Roche, premier valet de chambre, a toujours été à merveille avec le roi, aimé et estimé de tout le monde, ne se mêlant jamais que des affaires dont il est chargé, et s'en acquittant avec zèle et exactitude.

« Je vous conseille de passer par Saint-Jean-Pied-de-Port et par Pampelune, faisant porter votre chaise à dos de mulet, le chemin est beaucoup plus court qu'en passant par le Guipuzcoa et Vitoria. N'oubliez pas de porter avec vous un lit, sans quoi vous seriez souvent très mal, et peut-être point, couché ; il faudra aussi porter avec vous des provisions ; car, sans cela, Votre Excellence, qui aime assez à manger, courroit grand risque de faire mauvaise chère.

« Je vous souhaite un heureux voyage, et j'aurai l'honneur de vous écrire régulièrement, pendant que vous serez à Madrid. J'espère que mon fils sera de retour de son régiment quand vous arriverez. Il sera ravi de pouvoir vous être bon à quelque chose, et faire les honneur du pays à Messieurs vos fils ; en attendant, la duchesse de Liria fera de son mieux. Je vous supplie de me croire toujours plus parfaitement que personne du monde, Monsieur,

« Votre très humble et très obéissant serviteur.

« BERWICK. »

De la main de Berwick : Si vous passez par Bordeaux, j'espère que vous descendrez chez moi. Vous y serez bien logé et Messieurs vos fils pareillement.

Mémoire instructif de M. le marquis de Louville [1].

ITINÉRAIRE.

« M. le duc de Saint-Simon, après avoir descendu la montagne de Saint-Jean-de-Pied-de-Port, visitera la magnifique abbaye de Roncevaux, ensuite, il ira à Pampelune, où il visitera la citadelle, qui est ce qu'il y a de plus curieux à voir. De là, il ira à Tafalla, où il y a un beau couvent de religieuses, et, s'il a la curiosité d'aller voir l'ancienne demeure des rois de Navarre, qui étoient françois d'origine, il peut aller à Olite ; mais il n'y trouvera aucun vestige de maison royale. De là, jusqu'à Agreda, il n'y a rien de curieux, si ce n'est la spélonque des prétendus gardes, qui sont de francs voleurs. A Agreda, il verra le tombeau de la bienheureuse Marie d'Agreda, qu'il verra bien dévotement, et empêchera, s'il le peut, M. l'abbé de Saint-Simon de faire l'agréable, ni faire parade de son jansénisme ultramontain. S'il ne suit pas mes conseils, il pourroit bien ne pas revenir entier en France.

« Agreda est la première ville de la Castille du côté de Navarre. Il n'y a rien de curieux dans cette petite ville, que le tombeau de la bienheureuse Marie. Je n'ai jamais vu dans aucun endroit d'aussi mauvais pain que dans ce lieu-là. La posada y est, comme partout ailleurs, détestable.

« De là, Son Excellence ira à Almazan, où la posada est beaucoup plus propre qu'à Agreda ; à cela près, on y manque presque de tout, comme ailleurs. On y peut boire de bonne eau, et, pourvu qu'on n'y veuille rien manger et qu'on y porte des lits, on y sera fort bien.

« D'Almazan, M. l'ambassadeur ira à Quadraque, où il ne verra rien que les monuments éternels de la fidélité castillane, qui, dans la dernière guerre contre l'Archidue, mirent le feu à leurs maisons pour ôter la subsistance à ses troupes. Je ne sais si je ne me trompe point, mais en tous cas c'est à Quadraque ou à Guadalajara, que l'on prononce en castillan Guadalakara, c'est à Quadraque où la reine chassa Mme des Ursins. Il sera bon d'en voir le lieu ; il n'y a de beau à voir

1. Vol. *Espagne* 303, fol. 45-59.

à Guadalajara que le palais du duc de l'Infantado et son magnifique tombeau ; de là, on va à Alcala, qui est une ville fort jolie, où il y a de belles églises, et une belle université fondée par le fameux cardinal Cisneros.

« A Madrid, le Palais, le *Retiro* et la *Casa del campo* sont les maisons royales que l'on voit. Il faut aussi voir la petite *Guerta de Casany*, dont j'avois fort accommodé le jardin ; je ne sais pas en quel état il est à présent. Les églises de San-Isidro et celle des Jésuites, après Notre-Dame d'Atocha, sont les plus belles églises de Madrid. Je prie M. le duc de Saint-Simon d'aller voir l'inscription qui est sur l'église des Carmes et de la faire écrire pour ne la pas oublier, et surtout bien voir les beaux tableaux et les belles tapisseries du Roi.

« Auprès de Madrid, il faut aller au Pardo, à la *Zarzuela* et à la *Torre de la Parada*, qui sont des petites maisons de chasse du roi. Ensuite, il faut aller voir Aranjuez, où le Tage fait une cascade qui environne les jardins. Il y a des allées d'ormes magnifiques et d'une longueur prodigieuse. Il faudra ensuite voir Tolède, qui est aussi sur le Tage, capitale de la Nouvelle Castille, qui fut prise par les rois Maures, qui l'ont occupée pendant trois cents ans. Mais sur toutes choses, il ne faut pas manquer de voir l'Escurial, qui est ce qu'il y a de plus beau en Espagne, visiter avec attention toute la maison et la sépulture des rois, les beaux tableaux, la belle bibliothèque, les magnifiques ornements. Mais je conseille à M. le duc de Saint-Simon de n'y aller que lorsqu'il partira d'Espagne pour ne point perdre de temps, et, de là, s'en aller à Valladolid, où il y a un palais du roi. Ce sera le chemin de M. le duc de Saint-Simon, surtout s'il s'en retourne par la Biscaye ou le Guipuzcoa, qui est le chemin que vraisemblablement on fera accommoder pour le passage de l'Infante et de la princesse des Asturies.

« Je crois que M. le duc de Saint-Simon commencera sa visite des grands par le marquis de Villena, autrement dit le duc d'Escalona ; c'est la même personne. Il est majordome-major ; ensuite par le sumiller de corps, et le marquis del Arco, grand écuyer. Le sumiller de corps s'appelle marquis de Montalegre ; mais, avant tout, il faut voir le conseil du roi, la qualité d'ambassadeur le requérant ainsi, et s'adresser pour cela à M. de Popoli.

« Le duc de Veragua, le marquis de Bedmar, le comte de las Torrès, le duc d'Arcos, chef de la maison de Ponce de Léon, et le duc de Baños, son frère, aussi bien que le duc de Montellano, ont toujours paru les mieux intentionnés pour la France. Il faut se méfier du marquis de Caylus, qui est un fripon, et parler sobrement au marquis de Villadarias, ainsi qu'au marquis de Novamarquande, fils du comte de las Torrès, qui a plus d'esprit que son père, mais qui n'a ni sa valeur, ni son intégrité. Le duc de Bejar, que l'on prononce *Becar* ; le marquis d'Aguilar est comme exilé.

« La nourrice de la reine a un grand crédit auprès d'elle, aussi bien que Mme de Robecq; le médecin du roi Higgins est Irlandois, et M. le duc de Saint-Simon en pourra tirer quelque chose. Pour l'intérieur du palais, il faut parler à Valouse comme si on parloit au P. Daubenton. La Roche est un honnête homme; mais il n'est bon à rien et tremble toujours. Le vicomte de Miralcazar est un des honnêtes garçons qu'il y ait, et des plus attachés à la France. Il parle fort bien françois. Il lui faut faire faire des amitiés (il lui dira un million de choses qui ne laisseront pas d'être utiles), le caresser, le laisser parler, et ne lui pas dire beaucoup de secrets, parce qu'il est parleur. Riqueur et du Teil ne sont pas des gens qui puissent tenir compagnie à M. le duc de Saint-Simon, à proprement parler; mais je vous assure qu'il ne trouvera guère de gens qui lui rendent un si bon compte de la cour et de la vie de Madrid, et je conseille à M. le duc de Saint-Simon de les faire venir quelquefois en particulier pour lui parler. Ils ne sont point sots, ni l'un ni l'autre, il s'en faut bien ; ils sont, pour gens d'un étage pareil, aussi sages, aussi mesurés, aussi instruits, aussi circonspects et aussi respectueux qu'on le peut desirer. Il ne faut point se fier aux autres petits valets françois ; ils sont étourdis ou fripons.

« Je conseille pourtant à M. le duc de Saint-Simon de voir le Gendre, premier chirurgien du roi. Le roi a confiance en lui. Il sera bon de lui faire des honnêtetés. Il est d'ailleurs fort poli, habile dans sa profession et beau-père de la Roche, ce qui fait le malheur de la vie du pauvre la Roche, parce que sa femme le fait extrêmement c... Ledit la Roche avoit une première femme, tandis que j'étois à Madrid, qui ne le faisoit pas moins. Il y a quelque temps que, déplorant son sort amèrement avec feu Hersent, il lui disoit amèrement en pleurant : « Je ne sais pas comme il faut s'y prendre. Je gardois « étroitement ma première femme, et je n'étois pas plus en sûreté. Je « changeai de conduite, lorque j'ai épousé celle-ci, et je suis quatre « fois pis. » Il faut que M. le duc de Saint-Simon fasse l'honneur à la Roche de l'aller voir en arrivant à Madrid, et avant que d'en partir.

« Je ne doute pas que M. le duc de Popoli ne s'ouvre avec M. le duc de Saint-Simon. Je le prie de lui dire qu'il a quelque amitié pour moi, et qu'il y a plus de vingt ans que lui, M. le duc de Saint-Simon, connoît M. le duc Popoli par les relations que je lui en ai faites, et, quoique les services les plus considérables rendus soient souvent oubliés, je ne crois pas qu'il soit possible qu'il oublie tous ceux que je lui ai rendus. M. le duc de Saint-Simon, s'il lui plaît, s'informera à la bibliothèque de l'Escurial, s'il y a un livre d'Averroès, en arabe ; c'est ce livre dont l'ambassadeur turc auroit si fort desiré une copie.

« Si M. le duc de Saint-Simon revient par la route de Biscaye, il ira à Valladolid, où il verra le palais. De là à Burgos il n'y a rien de remarquable ; mais à Burgos, il verra les tombeaux des rois de Castille, l'image miraculeuse du San-Christo, la fameuse abbaye de las Huelgas. De là, il ira à Vitoria, qui est une assez jolie petite ville, de laquelle, jusqu'à Saint-Jean-de-Luz, il n'y a rien de remarquable. C'est là où il verra la mer, et repassera par Bayonne.

« Je crois encore, Monseigneur, être obligé de vous mander que je tiens que le succès de votre ambassade dépendra principalement de votre caractère sérieux, de votre sagesse, de votre politesse et de celle de ceux qui sont avec vous généralement, et surtout que la politesse et la gravité du chef donne exemple aux autres. Vous avez toutes les parties principales pour réussir, la perspicacité, toute l'intelligence, toute la dextérité qu'il faut avoir. Joignez-y, dans vous et dans les autres, une dignité haute et noble, de la bienséance dans tout ce qui vous environne, air sérieux, gravité, grand respect dans les églises pour les choses saintes, même pour les minuties de la religion ; point de brocards, point de railleries, point de plaisanteries, mêmes les plus agréables ; vous respecter premièrement, et puis les autres. J'entends du respect qui demande la dignité dans une personne extrêmement principale et tout ce qui l'environne, grand respect pour les gens d'église, rien de tout cela ne doit être tourné en plaisanterie ; point de discours contre l'Inquisition, contre les bulles, contre le Pape. S'il y a quelque procession marquée, considérable, y aller ; visiter autant que faire se pourra les principales églises de Madrid et les principaux couvents ; entendre souvent spécialement la messe à Notre-Dame d'Atocha.

« Au surplus, j'ai vu quelqu'un aujourd'hui qui a eu réponse des grandesses. Par toute sorte de raison, il en faut une [1] en Espagne, ou dans les Indes, ne fut [ce] qu'un rocher. Hier, la personne qui a traité cette matière étoit avec M. le procureur général, qui lui a dit que c'étoit une billevesée que ces grandesses en France, qu'aucune requête pour admettre les honneurs de la grandesse, ne seroit reçue au Parlement, et que tout le monde seroit bien venu à en disputer les prérogatives partout ailleurs qu'à la cour, encore à la cour suivant le caprice des rois ou de leurs ministres : voilà tout ce qui regarde la grandesse.

« Quant aux personnes avec qui vous devez traiter, la même personne est convenue avec moi, qu'il en faut extrêmement ménager les autres côtés [2], quoi qu'on vous ait pu dire, parce que le succès de vos affaires particulières dépend de là ; c'est ce qu'on n'a pas envisagé à votre égard. Je sais les raisons pour lesquelles on vous a restreint les autres côtés, cela regarde les affaires générales ; mais les vôtres particulières dépendent infiniment d'être bien venu de l'autre côté ! Je voudrois pouvoir vous en dire davantage. Laissez entrevoir à cet autre côté-là toute sorte d'envie de les servir sans vous embarquer en rien en particulier, mais écoutant bien favorablement tout ce qu'on vous dira ou proposera, et toutes ces choses toujours en l'absence de votre

1. C'est-à-dire une terre, sur quoi asseoir la grandesse.
2. C'est-à-dire les questions politiques.

collègue, à qui vous devez toujours faire entendre que vous vous en tenez uniquement à la route prescrite. Je crois savoir à présent la raison pourquoi on vous a rétréci vos limites, et, comme votre collègue est au fait de ces raisons, qu'il ne vous dira point, il vous fera toujours entendre que c'est aller contre les vues de notre cour, que de s'écarter un moment de cette ligne qui vous a été marquée, à laquelle effectivement il faut toujours paroître fort attaché.

« 1er octobre 1721. »

Le cardinal Dubois au duc de Saint-Simon[1].

« 8 septembre 1721.

« J'avois deviné, Monsieur, ce que vous desiriez de mes soins, et j'ai débuté par là ce matin, avec les sentiments que pouvoient m'inspirer l'ancienne amitié dont vous m'avez autrefois honoré, qui surnagera toujours dans les plus mauvais temps aux vagues les plus orageuses. Vous me trouverez le même pour toutes les suites que peut avoir la résolution principale. Il est vrai qu'à mon tour je mettrai votre équité à quelque épreuve et attendrai de vous la même complaisance et le même concours dans des choses que je croirai essentielles au service du Roi. J'aurai l'honneur de vous voir, au jour et à l'heure qu'il vous plaira de me marquer, pour concerter avec vous toutes les mesures qu'il y a à prendre, et je vous convaincrai par mes actions, toutes les fois que vous voudrez me mettre à quelque épreuve, qu'avec moi les orages passent, mais que l'inclination, l'estime et le respect qui m'ont attaché à vous, Monsieur, sont immuables et seront éternels. »

M. Robin au cardinal Dubois[2].

« Ségovie, le 22 septembre 1721.

« Monseigneur,

« Je n'ai rien à ajouter au compte que M. le marquis de Maulévrier rend ce soir à Votre Éminence ; mais j'ai cru qu'elle voudroit bien me permettre d'interrompre un moment ses importantes occupations pour avoir l'honneur de lui expliquer un peu plus en détail ce que lui marque M. de Maulévrier au sujet du grand honneur que le roi d'Espagne me fit hier matin dans les premiers moments de sa joie.

« S. M. Cath. m'ayant fait venir me dit : « Je veux que vous vous

1. Dépôt des affaires étrangères, *Espagne*, Correspondance diplomatique, vol. 304, fol. 74, minute. Quoique cette lettre ait été publiée par Drumont dans son Introduction, p. 97-98, nous croyons intéressant de la reproduire.

2. *Espagne* 305, fol. 24-25.

« souveniez toute votre vie de cette grande journée, et vous marquer « la satisfaction que j'ai de vos soins. Je vous donne un titre de « Castille ; je vous fais comte, et c'est avec plus de plaisir que vous « n'en aurez de le recevoir. » Je fus si saisi d'étonnement de certaine joie inespérée jointe à celle qui nous absorboit tous à cause du mariage du Roi, et si pénétré de reconnoissance, que je n'eus pas la force de dire un seul mot pour remercier S. M. Cath. Je ne pus exprimer ma gratitude qu'en lui baisant respectueusement la main, et celle de la reine, au milieu de leur cour. Ce matin, ayant un peu recouvert la parole, j'ai été remercier ces princes de leur bienfait, les suppliant d'agréer avec tous les sentiments de ma reconnoissance, qu'avant d'accepter la grâce, je demandasse l'agrément du Roi mon maître, de S. A. R. et de Votre Éminence. S. M. Cath. en souriant m'a répondu : « C'est bien fait à vous ; mais mon décret est expédié, et ce que j'ai « dit est dit. »

« Je supplie très humblement Votre Éminence de m'honorer de ses ordres et de me faire savoir, s'il lui platt, les intentions du Roi et de S. A. R. sur ce sujet, à quoi je me conformerai avec autant de soumission, soit pour accepter, soit pour renoncer, que j'avoue à Votre Éminence que j'ai de sensibilité pour une grâce aussi distinguée, que je regarde uniquement comme un certificat avantageux de ma conduite en cette cour, et qui me sera d'autant plus précieux que ce témoignage ne sauroit que plaire à Votre Éminence qui m'a fait l'honneur de m'y envoyer. »

M. de Sartine au duc de Saint-Simon[1].

« Madrid, 6 octobre 1721.

« Monseigneur,

« J'ai l'honneur de rendre compte à Votre Excellence comme, en conséquence d'une lettre que j'ai reçue de M. Bataille, qui m'a chargé de votre part de faire préparer une maison convenable avec des équipages et les gens nécessaires, je n'ai cessé de me donner tous les mouvements possibles pour suivre les intentions de Votre Excellence. Il vous paroîtra surprenant, Monseigneur, que je vous dise que, depuis deux jours que je travaille, je n'ai pu trouver une maison telle qu'il la faut ; cela est cependant vrai, et je me vois dans la nécessité d'en arrêter demain une très médiocre, où a logé autrefois M. le duc d'Arcos. Vous souhaitiez, Monseigneur, celle de M. de Monteleon, qui est presque l'unique hôtel que nous avons ici ; mais M. le duc d'Ossone l'a prise à l'occasion de son mariage.

« Je serai dans la nécessité de faire faire des rideaux de damas et de serge et même quelques chaises ; car l'on n'en trouve point à louer, à moins que ce ne soit des antiquités qui ne sauroient convenir.

1. Vol. *Espagne* 305, fol. 122.

« Je trouverai à louer des lits de maître et tous ceux nécessaires pour les domestiques, de même que des tapisseries, tables, miroirs et autres gros meubles.

« Je fais faire de la batterie de cuisine et toutes les provisions de bois, charbon, bougie, chandelle, etc... avoine, paille, etc... J'ai acheté deux carrosses fort beaux. Demain, je dois conclure le marché de deux autres ; celui de M. le duc de Saint-Aignan est vendu depuis longtemps. Des quatre attelages de six mules chacun que desire Votre Excellence, j'en ai un ; les autres seront prêts avant la fin du mois. C'est ce qu'il y a de plus cher ; car ce sera un article seul de près de deux mille pistoles.

« Quelque diligence que l'on fasse, Monseigneur, il est impossible que, si Votre Excellence arrive à la fin du mois, elle puisse trouver toutes choses dans l'ordre ; le terme est trop court pour des gens aussi lents dans leurs opérations comme tous ceux avec qui j'ai à faire. Je me flatte cependant que d'ici au 8 ou 10 du prochain, tout sera rangé. Il n'est pas praticable que ce puisse être avant. Je supplie Votre Excellence de me faire envoyer l'empreinte de son cachet afin que l'on puisse peindre ses armes sur les carrosses.

« J'ai arrêté six gentilshommes à la mode du pays ; je cherche des pages ; les valets de pieds bons ou mauvais ne manquent pas ; mais il faudra faire grâce à leur tournure. Je suppose que Votre Excellence fait apporter des livrées. Il est indispensable de faire habiller les gentilshommes et les pages ; comme M. Bataille ne me dit rien sur cet article, je suspendrai d'y faire travailler jusques à ce que j'aie reçu les ordres de Votre Excellence.

« J'ai écrit ce soir à Bilbao pour que l'on m'envoye, sans perte de temps, du vin de Canarie qui ait été dans le Nord : il en est beaucoup meilleur. Votre Excellence aura sans doute donné ses ordres pour que l'on en fasse passer de Bourgogne ou de Champagne ; car nous n'en saurions trouver ici. Je supplie Votre Excellence de me faire envoyer l'état des caisses ou ballots qui viendront, tant en vins qu'en autres provisions, afin que je sollicite les passeports du roi, qui sont indispensables. Voilà, Monseigneur, où j'en suis de la commission dont Votre Excellence m'a bien voulu honorer. Je la supplie très humblement d'être persuadée que je desire ardemment de répondre à sa confiance et de mériter, par mes soins, l'honneur de sa protection. J'ai celui d'être, etc.

« De Sartine. »

Le marquis de Maulévrier au cardinal Dubois[1].

« Ségovie, le 7 octobre 1721.

« Quoique j'aie l'honneur de rendre compte à Votre Éminence de l'exécution de ses ordres par une autre dépêche, j'ai cru qu'elle voudroit bien me permettre de lui demander comment je dois en user avec M. le duc de Saint-Simon, c'est-à-dire lequel des deux, ayant également caractère d'ambassadeurs, doit signer le premier les contrats, ou moi qui ai été honoré de la commission des mariages, ou lui. D'ailleurs, comme je compte, d'abord après la signature, de déposer le caractère d'ambassadeur, oserois-je supplier Votre Éminence d'obtenir pour moi la permission de S. A. R. d'aller vaquer à mes affaires, qui demandent ma présence depuis longtemps..... »

Le marquis de Maulévrier au cardinal Dubois[2].

« A Ségovie, le 10 octobre 1721.

« Le courrier qui avoit été envoyé de Balsaïn à Vitoria pour aller prendre le portrait du Roi enrichi de diamants et la bague que le magistrat de la santé avoit obligé mon domestique d'y laisser en passant, ayant rapporté le tout le 8 de ce mois à Balsaïn, je fis sur le champ, en conformité des ordres du Roi et de S. A. R., la présentation du présent à M. le marquis de Grimaldo et à don Sébastien de la Quadra, qui les portèrent à LL. MM. Cath. pour prendre leur ordre et leur agrément, qu'elles accordèrent de très bonne grâce en louant la générosité du Roi et de S. A. R. Le portrait de S. M. a été admiré et a fait grand plaisir à voir à toute cette cour; le choix des diamants, leur netteté, la valeur et l'arrangement du bijou ont été applaudis et trouvés dignes de celui qui honore et gratifie M. de Grimaldo et son premier commis, qui sont très sensibles à cette marque de distinction. En un mot, ce présent, dans une pareille conjoncture, a fait dire bien des choses obligeantes en faveur du Roi, de S. A. R. et de la France, et j'avoue à Votre Éminence que j'en ai ressenti toute la satisfaction que doit m'inspirer tout ce qui a rapport à la gloire et au service de S. M..... »

Le roi Louis XV au roi d'Espagne[3].

« 19 octobre 1721.

« En choisissant le duc de Saint-Simon et le marquis de Maulévrier pour mes ambassadeurs extraordinaires auprès de Votre Majesté dans

1. *Espagne* 305, fol. 139.
2. *Espagne* 305, fol. 250, original.
3. *Espagne* 311, fol. 34, minute.

cette importante occasion, je n'ai pas seulement considéré qu'ils ont tous les talents nécessaires pour s'acquitter, avec une entière satisfaction de ma part et de celle de Votre Majesté, d'une commission aussi intéressante pour moi et pour elle que l'est celle des conventions de mon mariage avec l'Infante fille de Votre Majesté, j'ai encore jugé que, ayant l'un et l'autre autant de part qu'ils ont en ma confiance et une si parfaite connoissance de mes véritables sentiments, ils étoient les personnes les plus propres à bien exposer à Votre Majesté tout le plaisir que je sens d'une alliance qui, en multipliant les liens qui m'unissent à Votre Majesté, les rend indissolubles, et c'est ce qui m'engage à faire connoître à Votre Majesté, plus particulièrement que je ne l'ai fait par une autre lettre qu'ils lui remettront de ma part, qu'elle ne peut me donner une marque plus sensible de son amitié que d'accorder une créance entière à tout ce que les ambassadeurs lui diront sur ce sujet. »

Le Régent au prince des Asturies[1].

« A Paris le 19 octobre 1721.

« Monsieur mon frère et neveu, le plaisir que je ressens de tout ce qui assure la liaison et le bonheur de la France et de l'Espagne est d'un avantage pour moi qui me charme : je vous acquiers pour gendre, et il ne pouvoit jamais m'arriver rien de personnel qui flattât plus vivement mon ambition ni qui touchât plus sensiblement mon cœur. J'aurai pour vous toute ma vie tous les sentiments que vous pouvez espérer d'un prince de votre sang et d'un beau-père le plus tendre. Il n'y a personne qui soit plus instruit de ma tendresse pour vous que le duc de Saint-Simon et le marquis de Maulévrier, ambassadeurs extraordinaires du Roi auprès du roi Catholique, et je n'ai qu'à desirer que vous vouliez leur donner une entière créance et être persuadé que je suis,

« Monsieur mon frère et neveu,

« Votre très affectionné frère et oncle

« Philippe d'Orléans. »

État des expéditions remises à M. le duc de Saint-Simon, le 21 octobre 1721[2].

Son Instruction.
Mémoire de questions apostillé.
Deux mémoires sur le cérémonial.
Lettre de la main du Roi au roi d'Espagne.
Autre à la reine d'Espagne.

1. *Espagne* 311, fol. 39.
2. *Espagne* 305, fol. 215.

Lettre du Roi, de la secrétairerie, au roi d'Espagne.
Autre à la reine d'Espagne.
Lettre de la main du Roi au prince des Asturies.
Autre à la reine douairière d'Espagne.
Des copies de ces lettres.
Plein-pouvoir à M. le duc de Saint-Simon et à M. de Maulévrier.
Copie du Traité pour assurer les mariages du Roi avec l'Infante et du prince des Asturies avec Mlle d'Orléans.
Copie des articles du mariage du Roi.
Copie du projet de contrat de mariage du Roi.
Copie des articles du mariage du prince des Asturies.
Copie du projet de contrat de mariage du prince des Asturies.
Un chiffre.
Un passeport pour M. le duc de Saint-Simon et sa suite.

Expéditions de S. A. R.

Lettre de la main de S. A. R. au roi d'Espagne.
Autre à la reine d'Espagne.
Autre au prince des Asturies.
Autre à la reine douairière d'Espagne.
Des copies de ces lettres.

M. de Sartine au duc de Saint-Simon[1].

« A Madrid le 21 octobre 1721.

« Monseigneur

« Je viens de l'Escurial, où M. le marquis de Grimaldo m'a confirmé que l'intention du roi étoit de loger Votre Excellence et d'entretenir sa table par les officiers de sa bouche. J'ai demandé quelle étoit la maison que l'on vous destinoit, afin de prendre mes mesures pour une infinité de choses nécessaires et pour placer à portée les équipages de Votre Excellence ; mais on m'a répondu que, jusqu'à présent, l'on n'avoit rien trouvé de convenable ; car toutes les grandes maisons sont occupées. Le roi m'a paru véritablement mortifié de ce qu'il ne pouvoit point vous donner un palais tel qu'il le desireroit. Finalement il a été résolu que je chercherois avec un des maîtres d'hôtel de S. M. tout ce qui seroit de mieux, et que, pour cet effet, je me rendrois ici pour travailler de concert avec lui. J'aurois bien desiré de savoir d'une manière un peu circonstanciée la quantité de monde que Votre Excellence mène avec elle. L'on nous dit ici qu'elle est accompagnée de vingt-quatre officiers ou personnes de distinction et de plus de quatre-vingts domestiques. Si çela est, il n'est pas praticable de placer le tout dans une même maison. Les six carrosses sont achetés ; on travaille à les peindre ; les deux derniers n'auront que le chiffre de Votre Excel-

1. *Espagne* 306, fol. 52, original.

lence, parce que nous n'avons pas assez de temps. J'attends de savoir les intentions de Votre Excellence pour faire habiller les gentilshommes et les pages.

« M. Bataille m'a remis une lettre de change de sept mille pistoles pour le compte de Votre Excellence. L'achat des équipages en consommera bien cinq mille au moins ; toutes les autres dépenses de provision de toute espèce monteront encore considérablement. J'attends cette semaine le vin de Canarie que j'avois demandé à Bilbao, où j'envoie aujourd'hui un ordre du roi au corrégidor pour qu'il laisse entrer tous les vins de France qui viendront pour Votre Excellence..... »

Le duc de Saint-Simon au cardinal Dubois[1].

« D'Orléans, ce 21 octobre 1721,
à cinq heures du matin.

« Je reçois en partant d'ici l'honneur de la lettre de Votre Éminence, avec les deux lettres de S. A. R. au prince des Asturies, et les deux copies d'icelle, qui ne diffèrent que sur le cérémonial. Je n'oublierai rien pour faire passer sans rien forcer celle qui convient le plus à la dignité de S. A. R., et je desirerois avoir autant d'adresse pour exécuter à votre gré tout ce que vous me prescrirez que j'ai d'empressement à marquer à Votre Éminence combien je lui suis parfaitement attaché. »

M. Robin au cardinal Dubois[2].

« A l'Escurial, le 1er novembre 1721.

« Monseigneur,

« J'ai vu toutes les lettres dont Votre Éminence a honoré M. le marquis de Maulévrier le 23 du mois passé. Il y en a une qui regarde sa délicatesse de signer après M. le duc de Saint-Simon. J'avois fait mon possible pour le détourner d'en écrire à Votre Éminence la lettre de sa main par laquelle il a demandé l'explication sur la primauté. Je tâchai de lui faire sentir l'inutilité de cette question, dont la décision ne lui seroit pas favorable ; il voulut absolument se satisfaire ; mais, en attendant la réponse, je l'ai ramené par les raisons du service du Roi et de son intérêt particulier, et la lettre de Votre Éminence a achevé de le tranquilliser, comme elle le verra par la réponse. Je veillerai soi-

1. Cette lettre existait naguère dans un volume du Dépôt des affaires étrangères ; elle en avait déjà disparu lors de la publication de Drumont qui n'aurait pas manqué de la donner. Nous la connaissons par une copie faite autrefois par M. Jules Desnoyers et communiquée à M. Chéruel.

2. *Espagne*, vol. 307, fol. 15-17.

gneusement à entretenir l'union entre les deux ambassadeurs du Roi, car l'amour propre, que Votre Éminence dit avec beaucoup de vérité être naturel à tous les hommes (parlant de M. Schaub), commence d'agir, et la jalousie n'est pas loin ; d'ailleurs M. de Maulévrier reçut hier au soir une lettre du 20 de M. le duc de Saint-Simon, qui finit par un simple : « ...Je vous honore très parfaitement... » Le marquis trouva cette fin insultante, et vouloit sur le champ riposter au duc à Bayonne, et faire parole de courtoisie. J'ai eu bien de la peine à parer le coup ; il auroit été triste de se brouiller avant de s'être vus (car ils ne se connoissent pas), et pour ainsi dire d'entrée de jeu. Ç'auroit été ridicule pour des ministres du Roi, et scandaleux en cette cour. M. de Maulévrier a donné son ressentiment à mes raisons et à mes prières, et, comme, par bonheur, je suis connu de M. le duc de Saint-Simon, qui a des bontés pour moi, et qui vient d'écrire fort obligeamment sur mon sujet, je me propose d'être leur pont de communication, dans la crainte où je suis de quelque aigreur, malgré ce que M. de Maulévrier écrit par ce courrier à Votre Éminence de sa disposition à bien vivre avec son collègue. J'appréhende, pour le moins, qu'on ne soit trop en garde de part et d'autre, et qu'il y ait peu d'onction entre ces Messieurs, au lieu d'un concert parfait qui seroit à desirer. Je me mettrai à tout pour entretenir la paix, et laisser en cette cour bonne opinion des François, dont la malignité des courtisans espagnols ne demanderoit pas mieux que d'avoir occasion de rire, de même que celle des ministres étrangers.

« À l'égard d'une autre lettre de Votre Éminence concernant ce qui lui a été mandé des petites vanteries de M. Schaub, et des mauvaises manières de M. Stanhope, je m'étois dit presque tout ce que Votre Éminence mande à M. de Maulévrier pour le porter à dissimuler, à cause du service du Roi, et, lorsque M. Stanhope a eu des inquiétudes de nos mouvements, ou des jalousies sur les mariages, qu'il soupçonne mal à propos renfermer des articles secrets pour des vues et des intérêts des deux couronnes préjudiciables aux autres puissances, je le calmai autant qu'il est possible, ayant employé d'avance les raisons que Votre Éminence inspire et suggère pour cet effet à M. de Maulévrier, tant pour guérir radicalement l'agitation de M. Stanhope que par rapport à la façon de se conduire avec ces Anglois, avec qui M. de Maulévrier dans les conversations coupe quelquefois un peu court et froidement. Je répare cette incomplaisance près de M. Stanhope, qui me porte quelquefois ses plaintes, et, en m'y prêtant, sans m'ouvrir pour cela ni plus ni moins avec lui, j'entretiens la tranquillité du ménage, et j'excite M. de Maulévrier à lui laisser apercevoir quelques démonstrations d'amitié, de sorte que j'espère que nous ne ferons point de sottise en ce pays qui nous aliène l'Angleterre, avec qui il faut entretenir la bonne intelligence, en l'entretenant avec ses ministres... »

La duchesse de Saint-Simon au cardinal Dubois[1].

A Paris ce 6 novembre [1721].

J'ai l'honneur de renvoyer à Votre Éminence la lettre qu'elle a bien voulu confier à M. de Lauzun pour me la faire voir. Elle m'a fait beaucoup de plaisir, quoique je n'eusse point d'inquiétude par la confiance que j'ai en Votre Éminence. Ce qui m'en fait davantage, c'est de trouver l'occasion de vous assurer que personne ne vous honore davantage et plus parfaitement, Monsieur.

De Votre Éminence

Très humble et très obéissante servante
LA DUCHESSE DE SAINT-SIMON.

Mlle de Montpensier à la duchesse de Montellano[2].

« Paris, 7 novembre 1721.

« Madame ma cousine, je suis charmée d'apprendre par vous-même le bon choix que le roi Catholique vient de faire en vous nommant camerera-mayor. J'espère d'être bientôt en état de vous marquer, avec plus de connoissance, ma joie et ma satisfaction, et je puis vous assurer, en attendant, de tous les sentiments d'estime et d'amitié avec lesquels je suis, Madame ma cousine,

« Votre très affectionnée cousine. »

Note du cardinal Dubois au Régent[3].

« 1721, novembre.

« Vous n'avez pas oublié, Monseigneur, que le duc de Saint-Simon, après avoir ménagé, par ses premières correspondances à Madrid, que le roi d'Espagne le logeât et le meublât, proposa à Votre Altesse Royale d'en user de même ici à l'égard de M. le duc d'Ossone, et qu'elle le logeât dans l'hôtel des ambassadeurs extraordinaires, ce que Votre Altesse Royale ne saisit point, de peur des conséquences à l'égard des autres ambassadeurs extraordinaires que l'on ne loge que pendant trois jours et que l'on défraye de tout pendant ce peu de temps. Ayant appris hier que M. le duc d'Ossone avoit loué l'hôtel de Tréville, où loge M. Sutton, et qu'il se seroit élevé quelques procédés entre eux sur le temps où M. Sutton sortiroit de la maison, il me vint en pensée que cette occasion pourroit donner lieu d'offrir à M. le duc d'Ossone l'hôtel des ambassadeurs extraordinaires pour le tirer d'em-

1. *Espagne* 306, fol. 142.
2. *Espagne* 311, fol. 20.
3. *Espagne* 306, fol. 144. La suscription a été découpée, et il n'y a pas de signature.

barras. Mais depuis j'ai reçu une lettre de M. Robin, dont j'ai l'honneur de vous envoyer l'extrait, qui marque que le roi d'Espagne doit non seulement loger et meubler M. le duc de Saint-Simon, mais aussi qu'il doit le faire défrayer et traiter magnifiquement à ses dépens pendant tout son séjour à Madrid, ce qui sembleroit demander que le Roi fît de même dans une occasion qui le regarde personnellement, quoique M. le duc d'Ossone ne doive rester à Paris que jusqu'au départ de Mlle de Montpensier. Mais, quoique nos affaires demandent toute attention à l'épargne, il me semble que la conjoncture présente et la dignité du Roi ne permettent pas d'y avoir égard dans cette occasion. Si Votre Altesse Royale me permet de faire à M. le duc d'Ossone cette offre, il suffira qu'elle mette « bon » avec son crayon au bas de ma lettre. »

Le roi Louis XV au roi d'Espagne [1].

« Paris, 18 novembre 1721.

« J'ai écouté avec grand plaisir vos ambassadeurs ; mais, quelque zélés et quelque éloquents qu'ils aient été, ils n'ont rien ajouté aux marques de bonté que Votre Majesté m'a données dans ses lettres, qui augmentent tous les jours l'impatience que j'ai de voir l'Infante, et me font regarder comme une nouvelle grâce le mariage de la princesse d'Orléans avec le prince des Asturies. Je répondrai dans toutes les occasions avec tout le zèle possible aux sentiments d'amitié que Votre Majesté me témoigne, et n'oublierai jamais rien pour cultiver la nouvelle union qui s'est formée entre nous, et pour persuader Votre Majesté de la parfaite confiance que j'ai en elle. »

Le roi Louis XV à la reine d'Espagne [2].

« A Paris, le 18 novembre 1721.

« J'espère que Votre Majesté retrouvera bientôt dans mon empressement pour l'Infante toute la tendresse dont est remplie la lettre de Votre Majesté que M. le duc d'Ossone m'a rendue. Quelque effort que cet ambassadeur ait fait pour m'exprimer les bontés de Votre Majesté, il n'a pu que me retracer foiblement ce qu'elle m'a écrit. J'espère qu'elle remarquera en tout combien j'en suis touché, et qu'elle n'aura rien à desirer dans les sentiments que je lui dois. »

Le roi Louis XV à l'Infante d'Espagne [3].

« 18 novembre 1721.

« Voici la première lettre de tendresse que j'aie encore écrite, et c'est à vous, ma sœur et cousine, avec qui je suis ravi de devoir

1. Correspondance *Espagne*, vol. 307, fol. 109, minute.
2. *Ibidem*, fol. 110, minute.
3. Correspondance *Espagne* 299, fol. 195, minute.

m'engager pour toute ma vie. Je rends grâces au ciel de ce qu'il nous a destinés l'un pour l'autre. Je ressens vivement ce bonheur, et je n'aurai plus rien à souhaiter si vous pouviez sentir une partie de ma joie. Je vous regarde dès à présent comme la personne de qui dépend tout le bonheur de ma vie, et ce sentiment vous répond assez des soins que je prendrai toujours pour contribuer au vôtre. Je suis impatient de vous voir en France pour vous donner chaque jour des preuves de mon sincère attachement et pour mettre en exécution le dessein que j'ai formé sur votre cœur, et j'espère vous rendre aussi sensible à mes sentiments qu'à la couronne que je dois mettre sur votre tête. »

Mademoiselle de Montpensier au roi d'Espagne [1].

« A Paris, le 18 novembre 1721.

« Sire,

« Je suis comblée de l'honneur que Votre Majesté m'a fait, et des marques infinies de bonté dont elle l'accompagne. J'espère que je n'en serai pas indigne par mes sentiments, par mon respect et par mon attachement à sa personne, et que Votre Majesté remarquera dans toutes mes actions ma très humble reconnoissance, et le profond respect avec lequel je suis,

« Sire,

« De Votre Majesté

« La très humble et très obéissante servante. »

Mademoiselle de Montpensier à la reine d'Espagne [2].

« A Paris, le 18 novembre 1721.

« Madame,

« Je me flatte que Votre Majesté voudra bien ajouter à toutes les grâces qu'elle m'a faites celle de m'instruire à marquer au Roi Catholique et à Elle toute la reconnoissance que je vous dois, en réglant mes sentiments et ma conduite. Avec ce dernier effet de ses bontés, je puis espérer tout, et ne laisser aucun doute sur ma très humble reconnoissance et sur le profond respect avec lequel je suis,

« Madame,

« De Votre Majesté

« La très humble et très obéissante servante. »

Le cardinal Dubois au duc de Saint-Simon [3].

« A Paris, le 18 novembre 1721.

« Les avis que l'on a reçus de votre marche, Monsieur, supposent que vous n'arriverez à Madrid que du 25 au 27e de ce mois, et c'est

1. Correspondance *Espagne*, vol. 307, fol. 111, minute.
2. *Ibidem*, fol. 112, minute.
3. *Espagne* 299, fol. 196.

par cette raison que j'adresse encore à M. le marquis de Maulévrier les dépêches qui partent aujourd'hui pour informer sans retard Leurs Majestés Catholiques de tout ce qui s'est passé depuis l'arrivée de M. le duc d'Ossone, et du départ de Mlle de Montpensier, qui est sortie ce matin de Paris pour continuer sa route ; mais, afin de ne vous laisser rien ignorer de toutes les circonstances qui vous auroient été écrites directement pour en instruire Leurs Majestés Catholiques, si vous aviez été arrivé, j'ai l'honneur de vous envoyer les copies de tout ce que j'envoie à M. le marquis de Maulévrier, et le courrier aura ordre de vous remettre ma lettre dans quelque lieu de la route qu'il vous trouve, et de continuer son voyage après avoir reçu vos ordres.

« Vous aurez appris, Monsieur, que S. A. R. s'est déterminée au choix de M. le prince de Rohan pour aller recevoir l'Infante de la part du Roi et remettre Mlle de Montpensier aux personnes préposées par le roi d'Espagne pour la recevoir. Vous savez mieux que personne quels sont les égards que l'on a voulu observer pour Mme la duchesse de Ventadour en cette occasion. On n'auroit pas pu, sans s'écarter de cette règle, mettre auprès des princesses une personne qui eût exercé la principale autorité sur tout ce qui compose leur accompagnement et leur suite, et, comme il falloit un seigneur distingué par sa naissance pour recevoir l'Infante et pour remettre Mlle de Montpensier, on a cru que le choix de M. le prince de Rohan rempliroit égalment ce que la dignité de cette fonction demande, et les justes égards que l'on veut avoir pour Mme la duchesse de Ventadour. C'est aussi par la même raison que M. le prince de Rohan ne se rendra à la suite de Mlle de Montpensier que sur les fins de son voyage, et qu'il partira pour revenir peu de jours après la réception de l'Infante, ce qu'on n'auroit pas pu demander à tout autre.

« Vous remarquerez, s'il vous plaît, ce que je réponds à M. de Maulévrier sur les bruits malins que l'on avoit répandus à Madrid et dont il avoit rendu compte. Vous jugerez mieux que personne du temps où il conviendra de faire les premiers mouvements et d'agir pour vos intérêts. J'espère que votre politesse et votre dextérité, ou, pour mieux dire, votre véritable zéle pour l'union des deux cours, attirera bientôt ici des marques de la satisfaction que Leurs Majestés Catholiques auront eues de vos sentiments et de votre conduite, et cela de leur part dans les lettres qu'elles écriront, ce qui donnera un beau champ à l'amitié de S. A. R. pour vous et à mon zéle sincère pour votre satisfaction. J'espère que, sans vous reposer sur ce que M. de Maulévrier pourra écrire, vous ne laisserez rien ignorer à S. A. R. dans vos dépêches de tout ce qui peut mériter son attention et être de quelque utilité au service du Roi. Je vous supplie d'être persuadé, Monsieur, de l'attachement inviolable que j'ai pour vous.

Le marquis de Grimaldo au duc de Saint-Simon[1].

« Au Palais, le 23 novembre 1721.

« Excellentissime Seigneur,

« Ayant plu au Roi mon maître de nommer M. le marquis de Ruffec, fils de Votre Excellence, et les autres quatre cavaliers mentionnés dans les lettres ci-jointes pour concourir et être présents à la fonction du contrat de mariage de S. M. Très Chrétienne avec la Sérénissime Infante, qui sera fait avec solennité mardi 25 du courant, au soir, en présence de Leurs Majestés, j'ai cru être obligé d'en donner avis à Votre Excellence, afin qu'elle en soit informée, et que ces messieurs en reçoivent l'avis des mains de Votre Excellence.

« Le Roi mon maître desireroit savoir comment il plaira à Votre Excellence et comment elle a résolu de faire mardi son entrée publique, si c'est à cheval ou en carrosse, afin qu'en conformité Sa Majesté puisse donner ses ordres convenables. Je demeure au surplus aux ordres de Votre Excellence avec la passion la plus dévouée. Dieu conserve Votre Excellence plusieurs années, comme je le desire, Excellentissime Seigneur. Baise les mains de Votre Excellence son plus dévoué serviteur

« Le marquis de Grimaldo. »

Philippe V au roi Louis XV[2].

« A Madrid, ce 26 novembre 1721.

« Je ne puis contenir plus longtemps ma joie de la signature du contrat de mariage de Votre Majesté avec ma fille, qui se fit hier, sans venir la lui témoigner moi-même. Rien ne pouvoit plus flatter mon cœur, rempli d'une tendresse inexprimable pour elle, que cet événement, et je suis transporté de plaisir quand je songe qu'un neveu que je chéris si fort devient aussi mon gendre. Nous partirons demain, s'il plaît à Dieu, la reine et moi, pour conduire notre fille jusqu'à Lerma, d'où elle continuera son voyage pour se rendre auprès de vous. J'avoue à Votre Majesté que je lui envie le bonheur qu'elle aura de vous voir, puisqu'avec les sentiments que j'ai pour vous, ce seroit un des plus grands plaisirs que je pusse avoir en ce monde que celui de pouvoir vous embrasser moi-même. Je le fais, du moins, de loin de tout mon coeur, ne le pouvant faire autrement, et prie Votre Majesté d'être bien persuadée qu'on ne peut l'aimer plus tendrement que je fais et de vouloir bien me donner toujours un peu de part dans votre amitié.

« Philippe. »

1. *Espagne* 299, fol. 217, traduction.
2. Vol. *Espagne* 311, fol. 276, original.

La reine Élisabeth au roi Louis XV[1].

« A Madrid, ce 26 novembre 1721.

« Le contrat de mariage de Votre Majesté avec ma fille ayant été signé hier, je n'ai pas pu m'empêcher de lui témoigner la joie infinie que j'en ressens, et de lui en faire mon compliment, et de l'avertir en même temps que demain ma fille va se mettre en chemin pour avoir l'honneur, au plus tôt qu'il sera possible, d'être auprès de Votre Majesté. Je la prie très instamment de vouloir me continuer son amitié en même temps que je prends la liberté de l'assurer que j'ai pour elle la tendresse la plus vive et la plus sincère.

« ÉLISABETH. »

Le duc de Saint-Simon au marquis de Grimaldo[2].

« Madrid, 26 novembre 1721.

« M. le marquis de Maulévrier et M. Robin m'ont apporté aujourd'hui la lettre de M. le cardinal Dubois au premier de ces deux, que Votre Excellence allégua hier à la signature du contrat de mariage et dont elle me fit ensuite l'honneur de me parler chez elle. Je l'ai trouvée en tout si conforme à ce que Votre Excellence m'a fait l'honneur de m'expliquer que je me contente entièrement de ce qu'elle m'a fait celui de me proposer sans rien dire au-delà ; c'est à dire d'un des deux instruments en espagnol qui ont été signés, et d'une copie d'icelui transcrite en françois, certifiée et signée de don Joseph Rodrigue. Je supplie Votre Excellence de vouloir bien rendre compte au roi d'Espagne, de porter à ses pieds mes très humbles actions de grâces de la facilité et de la franchise avec laquelle il avoit bien voulu être disposé à m'en accorder davantage, et que Votre Excellence veuille bien recevoir ma très humble reconnoissance d'en avoir voulu être elle-même un si digne instrument.

« LL. MM. Cath. ont tantôt rencontré en chemin un courrier de ma livrée ; elles ont eu cette extrême bonté de le faire arrêter, de s'informer à lui des nouvelles de mon fils, et de lui faire ordonner de me témoigner leur joie des bonnes nouvelles qu'elles en ont apprises. Si la discrétion n'arrêtoit ma reconnoissance, je partirois à l'heure même pour aller mettre à leurs pieds mes actions de grâces les plus respectueuses, les plus sensibles et les plus empressées. Je conjure Votre Excellence de vouloir bien me faire la grâce de vouloir bien les y porter à mon défaut et d'être persuadé de toute la gratitude avec laquelle je recevrai cet office.

« Comme mon fils est absolument sans fièvre depuis quatre jours

1. *Espagne*, vol. 311, fol. 280, original.
2. *Espagne* 299, fol. 231, minute.

et que mon inquiétude cesse, je reprends le dessein que j'avois quitté de voir Tolède, Aranjuez et l'Escurial pendant le cours du voyage de LL. MM. Cath. vers Lerma, où je me rendrai bien sûrement à leur arrivée... Nous avons été tantôt, M. le marquis de Maulévrier et moi, pour avoir l'honneur de prendre congé de Votre Excellence ; j'ai une vraie douleur de n'avoir pu avoir l'honneur de l'embrasser, de lui témoigner combien je la révère et que personne au monde n'est plus parfaitement que je suis, etc... »

M. de Sartine au cardinal Dubois[1].

« Madrid, 28 novembre 1721.

« ... M. le duc de Saint-Simon arriva ici vendredi au soir, après avoir fait une diligence digne de son zèle pour remplir sa mission, et pour calmer les inquiétudes de LL. MM. sur son retardement. Il en a été reçu de la manière du monde la plus gracieuse, et, dès la première audience, il sut se rendre si agréable qu'il ne fut plus question que de louer son esprit et sa politesse, accompagnée de toute la dignité convenable à sa naissance et au caractère dont il est revêtu. Il fit mardi son entrée, qui ne répondit pas aux grandes dépenses qu'il a faites, parce que le temps n'avoit pas permis de finir les habits de ses gens, et de faire paroître tout ce qui se disposoit. On l'a cependant trouvée magnifique, et elle a été très applaudie de tout le monde. LL. MM., qui lui auroient volontiers accordé quelques jours pour se mettre en état de faire cette cérémonie avec encore plus d'éclat, lui ont su beaucoup de gré du sacrifice qu'il leur a fait pour ne point retarder leur départ.

« Il y eut jeudi un grand bal où M. le duc de Saint-Simon fut gracieusé, on ne peut davantage, de LL. MM. J'avoue à Votre Éminence, avec une joie que je ne puis lui exprimer, que je n'ai point vu, depuis que je suis en Espagne, d'ambassadeur aussi fêté et si généralement courtisé. Je suis assez à portée de savoir comme l'on pense ici dans tous les différents états ; ainsi je puis dire, avec certitude, que jamais les applaudissements et les sentiments d'estime n'ont été plus universels ni plus sincères. LL. MM. sont parties hier très contentes des lettres qu'elles ont reçues par le courrier que Votre Éminence a dépêché à M. le marquis de Maulévrier. Elles ont appris avec plaisir les distinctions que l'on a accordées à leurs ambassadeurs à Paris, et elles en ont marqué leur satisfaction publiquement pendant leur dîner. La reine a dit à cette occasion avec vivacité que rien n'étoit plus juste, puisque les deux cours étoient une même chose, et que jamais il n'y avoit eu d'union plus parfaite que celle qui régneroit désormais entre elles.... »

1 *Espagne* 308, fol. 104.

L'Infante Marie-Anne-Victoire au roi Louis XV[1].

« A Guadalajara, le 29 novembre 1721.

« Monsieur mon frère et cousin, je suis aussi peu accoutumée à recevoir des lettres de tendresse que vous à en écrire. Je suis cependant fort touchée de la vôtre qui s'exprime si bien. Je me hâte d'y répondre par un desir bien vif de donner à Votre Majesté toute la satisfaction dont je suis capable. Mon devoir et mon inclination m'y portent également, et il me semble que je serai moins éblouie de tout l'éclat de votre couronne que de la tendresse de vos sentiments. Il ne tiendra pas à moi que je ne les mérite pour toujours.

« MARIE-ANNE-VICTOIRE. »

Le prince des Asturies au Roi[2].

« Guadalajara, ce 29 novembre [1721].

« Monsieur mon frère et cousin,

« Plus je me sens attaché à la personne de Votre Majesté par les liens du sang et de l'amitié, plus je suis sensible aux tendres expressions de votre lettre qui m'a été rendue par mon cousin le duc de Saint-Simon et par le marquis de Maulévrier, vos ambassadeurs extraordinaires. C'est pour moi une joie bien touchante que celle que vous me marquez sur votre mariage arrêté et résolu avec l'Infante ma chère sœur. Moi qui l'aime de tout mon cœur, j'avoue que je n'ai pu lui souhaiter un plus grand ni un meilleur mari que vous. Dès le moment de sa naissance, je lui prédis cette destinée, que je crus que le ciel lui réservoit, persuadé dès lors, comme à présent, qu'elle serviroit d'un nouveau lien pour nous unir plus que jamais avec Votre Majesté. Il ne manqueroit plus pour comble de joie que de conduire cette sœur si chérie jusqu'à votre cour pour vous y embrasser et amener ensuite à celle-ci Mademoiselle de Montpensier, dont j'attends l'arrivée avec impatience, recevant avec toute la reconnoissance imaginable la part que vous prenez à notre mariage. Je prie Dieu qu'il répande sur le vôtre et sur votre règne les plus précieuses bénédictions à l'exemple de celui de notre bisaïeul de triomphante mémoire. Mon cousin le duc d'Ossone, ambassadeur extraordinaire du roi mon seigneur et père, vous aura marqué mes tendres sentiments plus en détail. Vous pouvez prendre en lui une entière confiance et par là reconnoître avec quelle effusion de cœur je suis, Monsieur mon frère et cousin,

« De Votre Majesté,

« Le bon frère et cousin,

« LOUIS. »

1. *Espagne* 299, fol. 215, original.
2. *Ibidem*, fol. 237.

Le prince des Asturies au duc d'Orléans[1].

« Guadalajara, ce 29 novembre 1721.

« Mon frère et oncle, votre lettre obligeante que j'ai reçue par les mains de mon cousin le duc de Saint-Simon et du marquis de Maulévrier, ambassadeurs extrordinaires du Roi Très Chrétien, m'a comblé de joie par les marques d'amitié dont vous l'avez remplie et par tout ce que vous me témoignez de satisfaction du nouveau lien qui nous unit. Je connois et je sens tout le prix de cette union et je recevrai de vos mains avec tout le plaisir imaginable Mlle de Montpensier, votre fille, comme un gage précieux de votre tendresse et l'objet de la mienne. J'y répondrai par tous les sentiments d'un gendre très attaché à un beau-père de votre mérite, avec qui d'ailleurs les liens du sang m'unissent étroitement. Soyez bien persuadé de ma constante amitié, mon frère et oncle,

« Votre bon frère et neveu,

« Louis. »

Robin au cardinal Dubois[2].

« Madrid, 1er décembre 1721.

« ... Il ne m'est pas possible de savoir au juste la valeur des deux portraits de LL. MM. Cath. enrichis de diamants qu'elles ont fait donner par M. le marquis de Grimaldo et par M. Scotti à M. le marquis de Maulévrier; car, outre que ce dernier ne les a montrés qu'une seule fois, qu'ils ont été achetés à Paris, qu'on n'en dit pas le prix, je ne m'y connois nullement. Il est vrai que le sieur Boissière, joaillier de la ville de Pau, frère de la demoiselle Boissière qui peint en miniature à Paris, dit que ces deux portraits pouvoient valoir onze à douze mille piastres chacun. A l'égard de mes deux bagues, je n'ai point cherché à les faire estimer, de peur qu'il ne fût rapporté à LL. MM. Cath., qui sont informées de tout, que je faisois trop d'attention à la valeur intrinsèque de la matière de leur présent; mais, pour donner à Votre Éminence une juste idée de cette valeur, j'aurai l'honneur de lui dire que la bague que m'a donnée la reine d'Espagne est de la qualité, poids, grosseur et blancheur de celle que Votre Éminence avoit eu premier lieu envoyée pour don Sébastien de la Quadra, et que l'on donnera dans peu à un autre commis de M. le marquis de Grimaldo. La bague donnée par le roi d'Espagne est un peu plus grosse que cette dernière; mais aussi elle est d'un jaune un peu sombre. Ainsi, Monseigneur, Votre Éminence sachant ce que lui a coûté la première bague destinée à don Sébastien de la Quadra, peut

1. *Espagne* 308, fol. 111, original.
2. *Ibidem*, fol. 170.

connoître par ce moyen le prix des deux que j'ai reçues en cette cour. Je dois à cette occasion dire à Votre Éminence que LL. MM. Cath. ont tant de générosité et de bonté de cœur que, lorsque j'ai été leur faire mon compliment et remerciement de leur présent et les assurer de ma reconnoissance et de mon profond respect, elles m'ont comblé de confusion en me disant que c'étoit elles qui m'étoient obligées. On ne peut voir plus de majesté, ni d'élévation et de douceur dans les sentiments que dans leurs royales personnes..... »

Le cardinal Dubois au duc de Saint-Simon [1].

« Paris, 2 décembre 1721.

« Toutes les lettres venues d'Espagne par l'ordinaire dernier du 17 novembre et par un exprès que les ambassadeurs du roi d'Espagne ont reçu annoncent que vous étiez attendu par LL. MM. Cath. avec une extrême impatience. Nous ne pouvons pas nous plaindre d'une inquiétude et d'une vivacité si conforme à la nôtre et qui fait la perfection de l'union que LL. MM. Cath. ont établie entre les deux couronnes; mais je suis assuré que votre présence, votre zèle et votre activité dédommageront LL. MM. Cath. du temps qu'ils ont craint de perdre. Je prévois en même temps que votre séjour à Madrid sera très court, et que les grands préparatifs que vous avez faits ne serviront qu'à faire juger du goût que vous avez pour la magnificence et pour tout ce qui peut faire honneur au Roi que vous devez représenter.

« Le voyage de Mlle de Montpensier continue sans aucune interruption avec un succès merveilleux de la part tant de la nombreuse suite qui l'accompagne que des peuples des provinces où elle passe Mais la circonstance la plus agréable est la satisfaction de tous ceux qui l'approchent et l'applaudissement général qu'elle reçoit partout où elle passe. C'est la première fois qu'un si grand assemblage de femmes qui ne se connoissoient presque point a été accompagné d'un si parfait concert et qu'il n'y a eu aucune contestation ni aucune tracasserie.

« M. le duc d'Ossone a rempli ici toutes ses fonctions; ses audiences, la signature du mariage, les fêtes que S. A. R. a données à cette occasion, tout s'est passé avec une satisfaction égale tant de la part des ministres du roi d'Espagne, que de celle du Roi, de la cour et du public. Selon l'usage, le corps de la ville de Paris représentée par le prévôt des marchands, les échevins et les autres officiers, avec tout l'appareil qui les accompagne, ont fait leurs compliments et les présents ordinaires à Mlle de Montpensier. Par un ordre du Roi porté par le maître des cérémonies et par un autre ordre la même ville de Paris avec le même cortège, les mêmes cérémonies et les mêmes présents est allé faire les mêmes compliments sur les mariages aux ambassadeurs de LL. MM. Cath. M. le duc d'Ossone, après avoir eu des audiences par-

1. Corresp. *Espagne* 299, fol. 266-272, original.

ticulières, suivant les ordres du roi d'Espagne, du Roi, de Madame, de M. le Régent et de Mlle d'Orléans, et après avoir eu son audience publique du Roi et avoir signé les articles du mariage du prince des Asturies avec les commissaires du Roi, et ensuite avoir signé le contrat conjointement avec don Patricio Laulès, en même temps que le Roi et tous les princes et princesses de la maison royale l'ont signé, a cru avec raison devoir rendre visite aux princes et aux princesses du sang; mais, trouvant quelque difficulté à les traiter d'Altesse, parce qu'en Espagne on ne donne ce titre qu'à l'héritier présomptif de la couronne d'Espagne, j'ai heureusement trouvé deux raisons puissantes pour lever cette difficulté. La première a été que le connétable de Castille ayant eu le même scrupule lorsqu'il étoit en France avec la qualité d'ambassadeur extraordinaire de S. M. Cath., il laissa la décision de cette difficulté au feu Roi, qui lui conseilla de traiter les princes du sang d'Altesse, sur ce que les deux premiers ambassadeurs de la Chrétienté, qui sont celui du Pape et de l'Empereur, non seulement n'en ont jamais fait de difficulté, mais donnent même aux princes du sang de France, dans leurs visites, le titre d'Altesse Sérénissime. La deuxième raison c'est parce que le connétable de Castille l'a effectivement fait et a donné ce titre à tous les princes et à toutes les princesses de sang.

« Quelque délicatesse que j'ai eue pour tout ce qui peut regarder la dignité des ambassadeurs de S. M. Cath., et, généralement, tout ce qui la regarde, j'ai cru ne pouvoir mieux suivre les intentions du roi d'Espagne et les principes qui doivent régner entre les princes d'une même maison, que de donner à M. le duc d'Ossone ce conseil auquel il a bien voulu déférer. Après avoir achevé ses visites, il n'aura plus qu'à prendre ses audiences de congé ; cependant il reçoit les hommages et les marques de joie de toute la France à l'hôtel des ambassadeurs, où il logera pendant tout son séjour en France et continuera d'y être servi par les officiers de la maison du Roi avec une magnificence convenable au grand prince qu'il a l'honneur de représenter et du grand événement qui a fait le sujet de sa mission.

« J'ai dépêché un exprès à Rome avec des lettres du Roi et de S. A. R. pour demander au Pape les dispenses nécessaires pour les deux mariages, et M. le duc d'Ossone prie M. le cardinal Acquaviva de se joindre à M. le cardinal de Rohan pour demander ensemble cette grâce au Pape. D'abord que le courrier sera de retour, j'en expédierai un pour porter à la cour d'Espagne les expéditions des dispenses. Le roi d'Espagne ayant eu avis que la santé du Grand-Duc étoit dans une décadence qui menaçoit une ruine prochaine, et que l'Empereur faisoit des mouvements qui faisoient soupçonner qu'à la mort de ce prince il vouloit s'emparer de la Toscane, j'ai pris des mesures pour être informé si ces nouvelles avoient quelque fondement, et je suis instruit par plusieurs personnes à portée de savoir le vrai, que le Grand-Duc se rétablit et que son mal n'avoit consisté qu'en des vapeurs et un rhume qui ne lui a jamais causé de fièvre ; qu'il est vrai qu'il continue à garder son appartement et à ne se point appliquer aux affaires, mais que ce n'est que par pure précaution, et que, si le temps n'avoit pas été aussi mauvais qu'il l'a été, il seroit déjà sorti, et qu'il ne laisse pas de voir tous les jours ses ministres et de donner les audiences qui ne lui causent point de sujétion.

« Mais[1] ce qui est essentiel, je suis solidement informé que c'est sans aucun fondement que l'on a dit que l'Empereur avoit envoyé secrètement à Milan un ministre destiné à se rendre à Florence après la mort du Grand-Duc, et qu'il faisoit filer de l'infanterie déguisée et par peloton sur les frontières de la Toscane. Ceux qui ont donné cet avis ont peut-être cru que quelques soldats allemands déserteurs ou réformés qui ont passé à Florence étoient destinés à cet effet. Quant à l'envoi du ministre, cela a si peu de vraisemblance, qu'il ne se dit plus rien aujourd'hui du voyage du prieur Ildaris choisi par l'Empereur pour aller à Florence en qualité de son envoyé, et qui devoit partir de Vienne, il y a deux mois, ce qui prouve que la cour de Vienne a reconnu l'inutilité des manéges qu'elle employoit pour suborner les Florentins et qu'elle a abandonné ses premiers projets, voyant bien qu'il lui étoit impossible présentement d'apporter aucun changement à ce qui a été stipulé par rapport à la succession de la Toscane. Elle auroit même dû s'attendre à ne trouver en Toscane aucune disposition favorable à ses desseins, pour peu qu'elle eût réfléchi sur les extorsions et les mauvais traitements et les violences que les Florentins ont éprouvés de sa part. Ils ne sont pas capables de les oublier, et ne desirent autre chose que la sûreté de l'exécution de ce qui a été stipulé. Il faut encore observer que, dans les mémoires que le Grand-Duc a fait paroître en forme de protestation contre ce qui a été réglé à son insu sur la succession à ses États, il conclut par dire qu'il ne se seroit point écarté des intentions des alliés sur ce qu'ils ont établi à cet égard, ce qui fait assez voir qn'en Toscane on n'appréhende autre chose que de tomber sous la puissance des Allemands, ce qui confirme l'impossibilité où l'Empereur croit être de troubler ce qui a été résolu, et, d'une part, l'exécution de la réforme de ses troupes en Italie, dont il retranche neuf mille hommes, et, d'autre part, la révocation des décrets par lesquels il avoit fait des grands, dont j'ai eu la confirmation encore par les dernières lettres de Vienne, ce qui fait voir la sagesse du grand ouvrage que le roi d'Espagne vient de conclure, qui seul est capable de tenir toutes les puissances de l'Europe en respect. Je ne m'étends pas davantage sur toutes ces choses dont je pourrois avoir l'honneur de vous entretenir, jusqu'à ce que j'aie su par vous-même quelles sont les matières sur lesquelles vous croirez plus important d'avoir des éclaircissements. Je vous dirai seulement, avant que de finir, que le Roi s'est fait donner une carte de la route de l'Infante et

1. Ce qui suit est en chiffre.

qu'il la suivra journée par journée jusqu'à ce qu'il ait le bonheur de la posséder. S. A. R. est en parfaite santé et m'a ordonné de vous faire ses compliments. Je vous prie d'être persuadé, Monsieur, de mon inviolable et respectueux attachement.

« Le Cardinal Dubois. »

M. Robin au cardinal Dubois[1].

« A Jadraque, le 8 décembre 1721.

« ... LL. MM. Cath. sont parties de Madrid avec l'Infante le 27 novembre, comme j'ai eu l'honneur de mander à Votre Éminence. M. le duc de Saint-Simon est allé par l'Escurial à Burgos voir Monsieur son fils le Vidame, qui y est resté malade et qui se porte mieux. De Burgos, M. l'ambassadeur viendra nous joindre à Lerma qui n'en est qu'à sept lieues. Il n'y a par le droit chemin de la poste de Madrid à Lerma que 34 lieues d'Espagne ; mais, en suivant LL. MM. Cath. dans la route qu'elles ont prescrit, nous en ferons 46, qui en valent au moins 75 de France. Comme LL. MM. Cath. chassent dans la route et font des séjours, nous ne sommes, M. le marquis de Maulévrier et moi, partis de Madrid que le 4 pour joindre la cour ; voici notre cinquième journée. J'avois quelque envie de rester à Madrid et ne pas faire ce voyage, qui est des plus chers et des plus incommodes, d'autant plus que je ne vois rien d'important à faire de mon côté à Lerma ; mais Messieurs les ambassadeurs du Roi ont exigé que je marchasse, et veulent que j'aie part à tout.... »

Le cardinal Dubois au duc de Saint-Simon[2].

« A Paris, le 8 décembre 1721.

« Ce n'est que par occasion, Monsieur, et pour profiter d'un exprès qui a été dépêché d'Angleterre à M. le colonel Stanhope, que j'aurai l'honneur de rendre compte aujourd'hui à Votre Excellence que j'ai reçu ses dépêches au Roi, à S. A. R. et à moi du 24 novembre, et que tout ce qu'elles renferment a été fort applaudi, et mérite de l'être.

« Vous ne pouviez pas débuter et agir en tout avec plus d'esprit, de dignité et de sagesse que vous avez fait, ni en rendre compte d'une manière plus propre à faire comprendre qu'il n'y a que ceux qui sont capables de bien faire qui sachent en bien parler.

« L'usage d'admettre des témoins à la signature des contrats de mariage en Espagne, où l'on ne se sert que d'un notaire, est fondé, et, dans nos provinces mêmes, et dans toutes les occasions où l'on ne peut faire signer les actes par deux notaires, vous savez, Monsieur, qu'il faut des témoins. Ainsi, il ne pouvoit y avoir difficulté que pour

1. *Espagne* 311, fol. 341.
2. Correspondance *Espagne* 299, fol. 280-281.

les témoins françois, qu'on a voulu ajouter à vos signatures, qui n'étoient pas autorisés à faire cette fonction. Mais de la manière que vous avez tourné cette difficulté, la chose sera traitée avec sûreté et avec dignité, et l'acte séparé pour les témoins ne peut pas tirer à conséquence. Il n'en est pas de ce contrat de mariage comme de celui du Roi, où il n'y eut que les deux ministres qui signèrent comme plénipotentiaires du traité de paix qui stipuloit le mariage. Dans cette occasion-ci, les parties nécessaires comme le père et la mère, signent avec des témoins lorsqu'il n'y a qu'un secrétaire d'État tenant lieu de notaire qui signe l'expédition. A tout prendre, ce que vous avez consenti de faire sera dans les règles, et ne peut être sujet à aucun reproche.....

« Tout ce qu'on a écrit à M. le duc d'Ossune et à plusieurs Espagnols, par ce dernier ordinaire, de la manière dont vous vous êtes comporté, et du succès qu'ont eu vos manières d'agir et vos démarches, ne laisse rien à desirer à S. A. R. ni aux personnes qui s'intéressent le plus vivement aux intérêts de la France et à votre gloire particulière.

« Je ne vous répèterai point aujourd'hui ce que je crois avoir eu déjà l'honneur de vous écrire, savoir que j'ai dépêché à Rome pour les dispenses des mariages, et qu'elles arriveront certainement avant le temps qu'elles seront nécessaires.

« Il ne m'a point paru par vos lettres que vous ayez vu le Père Daubenton.

« Je vous prie d'être persuadé de la part sincère que je prendrai toujours à ce qui vous sera le plus agréable, et d'être assuré que personne n'a pour vous, Monsieur, un attachement plus respectueux et plus parfait que

« Le Cardinal Dubois. »

Le cardinal Dubois au duc de Saint-Simon[1].

« Paris, 9 décembre 1721.

« Je n'étois pas en peine, Monsieur, de ce que toute la cour d'Espagne penseroit lorsque vous y seriez arrivé ; je n'étois inquiet que de l'impatience qu'on avoit de vous voir. Je suis ravi que vous ayez prévenu et surpris l'inquiétude du roi et de la reine d'Espagne, quoiqu'il vous en ait coûté une fort rude épreuve, qui est celle de courir la poste sur ses fesses, et, ce qui est pis encore, avec des chevaux de bois, ou, pour parler plus naturellement, des tortues appelées mules. Vous êtes enfin arrivé plus tôt qu'on ne l'espéroit, et dans un moment vous avez rendu la sérénité et la joie à toute la cour d'Espagne.

« J'aurois cru indigne des connoissances dont vous êtes plus rempli qu'aucun seigneur que je connoisse, si j'avois farci les instructions du

1. *Espagne* 299, fol. 284 ; donnée en partie par Drumont, p. 103-104.

Roi que j'eus ordre de vous donner de tous les détails qui pouvoient y entrer. Mais heureusement ma retenue a tourné à un avantage que vous avez procuré par la signature du roi et par l'insertion des témoins dans un acte séparé du contrat de mariage. Les ministres d'Espagne avoient raison de vous demander, d'une part, que le contrat de mariage ne fût signé que par des commissaires, comme celui de Louis XIII, le feu duc de Lerme d'une part, et par le duc de Mayenne de l'autre, et vous avez obtenu que le roi et la reine le signeroient personnellement. Ils avoient raison tout de même de demander que plusieurs seigneurs des deux nations fussent témoins et nommés dans le contrat de mariage, et ils ne devoient se départir de cette demande qu'au cas que, conformément à l'usage de France, le contrat de mariage fût passé par deux secrétaires d'État faisant la fonction de notaires, et non pas par un seul. Ainsi c'est un second avantage que les témoins soient nommés dans un acte séparé, et la manière de signer les contrats de mariage entre les princes et les princesses des maisons de France et d'Espagne que vous venez d'introduire servira dorénavant de règle et aura tiré son origine de vous. Il y auroit de l'indiscrétion et peut-être de l'imprudence de relever ces incidents, et donner lieu de proposer des déclarations ou des protestations ; ainsi il faut s'en tenir, sans dire un mot, à ce qui a été fait ; mais vous pouvez être assuré que l'incertitude ne vous a point fait faire de faute, ni rien perdre.

« Je suis ravi que vos bons offices aient été utiles à M. de Laulès ; il sera amplement informé des obligations qu'il vous a.

« On a cru surprendre votre magnificence en abrégeant votre séjour à Madrid ; mais, comme si vous aviez les fées à votre commandement, vous allez ériger un nouveau Madrid aux environs de Lerma, et les derniers courriers nous ont rapporté que vos nouvelles habitations s'élevoient déjà en rase campagne pour loger la troupe dorée qui vous accompagne. Je suis ravi de la mortification que le bruit et la splendeur de votre magnificence a causé à ceux qui ont vu votre départ avec jalousie. Mon ministère y trouve un grand relief ; mais je suis charmé personnellement de trouver dans votre manière de penser toutes les ressources qui peuvent m'aider à bien faire, et qui peuvent flatter la partialité ou, pour mieux parler, la passion juste et raisonnable, de vieille et de nouvelle date, avec laquelle, Monsieur, je vous suis attaché plus sincèrement et plus respectueusement que personne.

« Le Cardinal Dubois. »

Le cardinal Dubois au duc de Saint-Simon[1].

« Paris, 9 décembre 1721.

« Si M. de Sartine, Monsieur, vous paroît mériter que vous lui confirmassiez le plaisir que S. A. R. auroit de faire obtenir à Monsieur

1. Corresp. *Espagne* 299, fol. 295, chiffrée ; voyez Drumont, p. 113.

votre fils la grâce que vous savez, il ne manqueroit pas de faire confidence à M. le marquis de Grimaldo et au P. Daubenton, ce qui pourroit nous faire découvrir la route que nous avons à tenir, et nous donneroit peut-être des facilités et des ouvertures favorables..... Je ne vous parle point de la grossièreté des gens qui vous ont précédé à Madrid. Je n'en sais que trop, et je devine tout ce que vous m'en direz quelques jours. Comptez sur moi absolument, Monsieur, sans aucune exception.

« Le Cardinal Dubois. »

La duchesse de Saint-Simon au cardinal Dubois[1].

« Paris, 13 décembre 1721.

« Monsieur,

« Je suis forcée de rendre compte à Votre Éminence que, me voyant dans l'impossibilité de trouver un sol à emprunter, malgré l'excellente caution qui vouloit bien s'obliger avec moi, on m'offre cependant différents moyens qui m'en feroient trouver et qui ne seroient pas à présent à charge à S. A. R., mais il est nécessaire que j'aie l'honneur de lui en rendre compte. Je n'ai pas voulu le faire sans en donner part à Votre Éminence et l'assurer que personne ne desire plus de lui plaire et de le convaincre des sentiments avec lesquels j'ai l'honneur d'être, Monsieur, de Votre Éminence,

« Votre très humble et très
« obéissante servante
« La duchesse de Saint-Simon. »

La duchesse de Saint-Simon au cardinal Dubois[2].

« Paris, 14 décembre 1721.

« Monsieur,

« Je suis au désespoir d'importuner Votre Éminence. Je voudrois qu'elle n'entendît nommer mon nom que pour lui rendre les actions de grâces que je lui dois de toutes ses bontés et n'être pas obligée de l'interrompre dans les affaires dont je la sais accablée. Je me flatte cependant qu'elle voudra bien regarder les miennes comme une suite nécessaire des grands, magnifiques, honorables et utiles traités qu'elle a si glorieusement faits avec les deux couronnes de France et d'Espagne. M. de Saint-Simon ayant été heureux de mettre le sceau à de si grands ouvrages par la signature du contrat de mariage du Roi, et devant assister à celui du prince des Asturies, permettez-moi, Monsieur, de vous supplier de l'aider pour qu'il s'en tire avec honneur en

1. *Espagne* 311, fol. 332, original; Drumont, p. 104.
2. *Ibidem*, fol. 335, original.

vous faisant ressouvenir de parler à M. Bernard. Je sais encore depuis que j'ai eu l'honneur de voir Votre Éminence, que si elle lui parle, comme elle a eu la bonté de me le promettre, qu'il fera des efforts pour empêcher M. de Saint-Simon d'être banqueroutier ou de demeurer sans pain, ce qui, je crois, seroit à la honte de la nation.

« Par les lettres que je reçus hier, on me mande que, le voyant sans argent, on lui avoit conseillé de congédier la plus grande partie de sa maison et de ne mener à Lerma que celle convenable à un seigneur étranger, mais que, ayant appris que cela feroit un très mauvais effet de ne pas soutenir son caractère avec la même pompe au mariage du prince des Asturies, ce qui étoit contre son cœur, par son respect et son attachement à Mgr le duc d'Orléans qui reçoit tant de gloire de ce mariage, qu'il a été conseillé par plusieurs personnes, et M. de Sartine même, qui par amitié est chargé de tous les embarras du voyage et de toute la dépense dont son trésorier a les comptes, de mener à Lerma les deux cents personnes et tous ses équipages.

« Je travaille jour et nuit à emprunter de l'argent. Je n'ose me flatter d'y réussir. Je me ruinerois pour ainsi dire, avec grand plaisir, dans cette occasion, plutôt que d'être à charge à Votre Éminence. Je compte que je lui devrai non seulement les dignités, les agréments de la vie, mais de m'éviter la ruine totale de ma maison, qui lui sera à jamais redevable de tout ce qu'elle possèdera. Je supplie Votre Éminence d'être persuadée que la reconnoissance en sera gravée éternellement dans tous les cœurs. Mes termes ne peuvent exprimer ce que ressent le mien, ni tous les sentiments avec lesquels je vous honore et suis, Monsieur, de Votre Éminence

« Votre très humble et très obéissante servante,

« La duchesse de Saint-Simon. »

Le marquis de Maulévrier au cardinal Dubois[1].

« Lerma, le 16 décembre 1721.

« Je suis parti de Madrid avec M. Robin, que j'ai engagé à faire le voyage, le 4 de ce mois ; nous sommes venus, suivant LL. MM. Cath. dans leur route à deux journées de distance pour ne pas les incommoder, et nous sommes arrivés à Lerma deux journées après, où nous avons été bien surpris de trouver M. le duc de Saint-Simon qui avoit pris une autre route, arrivé pareillement, mais bien malade, d'une fièvre et de symptômes qui dénotent la petite vérole ou la rougeole. Il est logé dans un village à demi-lieue de Lerma, et nous, dans un autre à une lieue. Les ministres des autres puissances sont comme nous logés dans les villages circonvoisins pour ne causer aucune jalousie. La maladie de M. le duc de Saint Simon a si fort effrayé LL. MM. Cathol., tant à cause de la personne du roi, que de celles de Mgr le prince des

1. *Espagne* 309, fol. 2.

Asturies et de l'Infante, qui n'ont jamais eu ces maladies, que tout commerce a été défendu entre tout ce qui est de la cour et la famille de M. de Saint-Simon, que nous ne voyons pas non plus, de peur de nous donner une exclusion formelle avec LL. MM. Cathol. et leurs ministres, ce qui nuiroit fort au service. Le roi a donné son premier médecin à M. le duc de Saint-Simon et s'en est privé. Celui de la reine accompagne l'Infante, qui est partie le 14 pour suivre sa route, dont M. Robin a envoyé copie à Votre Éminence. Ainsi LL. MM. Cathol. n'ont pour avoir soin de leurs santés qu'un seul chirurgien auprès d'elles. Elles se portent à merveille et doivent aller dans peu à Ventosilla pour dix ou douze jours à la chasse, où personne ne les suivra que les serviteurs et officiers indispensables. Nous resterons ici en attendant leur retour[1]. » . . . . . .

Louis XV au duc de Saint-Simon [2].

« 16 Décembre 1721.

« Mon cousin, j'ai été pleinement instruit par votre dépêche du 27 novembre de vos audiences publiques du roi et de la reine Catholiques et de toute la famille royale d'Espagne, et j'ai vu avec beaucoup de plaisir qu'elles se sont passées réciproquement d'une manière très convenable à ma dignité et au desir que j'ai de cultiver avec soin et d'affermir l'intime union qui se forme entre les deux branches de la maison de France. Je sais gré au duc de Liria et aux François qui ont pris soin de donner publiquement des marques de leur attachement à la France. Je n'ai rien à desirer dans la manière dont vous avez parlé au roi et à la reine d'Espagne, et j'adopte tous les sentiments que vous m'avez attribués, qui sont effectivement les miens, et je vois, avec satisfaction, non seulement par vos attentions et vos démarches, mais aussi par la magnificence de votre suite, par vos libéralités et vos grandes dépenses, que vous ne vous êtes pas borné à ne rien faire d'indécent, mais que vous avez voulu que la grandeur de ma couronne parût en tout dans l'exécution de la commission dont je vous ai chargé, et j'ai le plaisir d'apprendre que toutes les choses qui m'ont été écrites de votre conduite, de votre manière de parler, et de la splendeur de votre suite, ont produit le plus grand effet que je pouvois desirer sur l'esprit de LL. MM. Cathol., de toute leur cour et de tous les peuples d'Espagne. Vous jugez bien que je vous tiens compte d'un éclat si honorable et si utile et que je n'ai qu'à desirer de trouver des ministres

1. Le 27 décembre 1721, M. de Laulès écrivait au cardinal Dubois à ce même sujet (vol. 309, fol. 15): « ...Comme je ne doute pas que Votre Éminence ne soit informé par M. de Maulévrier du fâcheux contretemps arrivé à M. le duc de Saint-Simon, je lui dirai seulement, à ce sujet, que le premier médecin du roi, qui en a soin, me mande qu'il le compte hors de tout danger... »

2. *Espagne* 308, fol. 159, minute.

dans la suite qui puissent le soutenir, et des occasions de vous faire connoître le contentement que j'ai d'un service si signalé. Sur ce, etc. »

Le duc d'Orléans au duc de Saint-Simon[1].

« 16 décembre 1721.

« Monsieur mon Cousin,

« Quand j'ai contribué au choix que le Roi a fait en votre faveur pour l'emploi éclatant dont vous êtes chargé, j'ai eu intention de vous faire plaisir ; mais, par l'évènement, je reconnois que c'est de vous que je reçois le plus grand que je pusse desirer dans cette occasion. Tout retentit de votre magnificence, de votre présence d'esprit, de votre activité et de la dignité de toutes vos démarches. J'en ai autant de joie par la part que je prends à votre gloire que par celle qui m'intéresse dans le succès de votre ambassade. Je souhaite que tout y soit heureux jusqu'à la fin, et que, comme vous aurez été le premier à resserrer l'union qui vient de se former, vous en ressentiez aussi le premier fruit. Quoiqu'il ne puisse pas être le plus considérable, je serai très sensible si vous recevez des marques publiques et indubitables de la satisfaction que le roi Catholique paroît avoir de vos sentiments et de votre conduite.

« Je vous prie de témoigner au roi d'Espagne que je vas prendre mes mesures pour lui obéir sur ce qu'il desire touchant celui qui doit avoir soin d'instruire l'Infante de la religion, et que dans peu j'aurai l'honneur de lui en rendre compte par votre canal et de recevoir de nouveau ses ordres sur ce qui sera à déclarer sur ce sujet.

« Il n'y a rien que je ne veuille faire pour plaire à la reine d'Espagne. Je vous manderai dans peu ce qui se peut sur les deux mémoires qui vous ont été remis.

« J'ai été ravi d'apprendre en même temps la maladie et la guérison de Monsieur votre fils, qui m'est cher autant par ses excellentes qualités que par sa naissance. Je ne cesserai point dans toutes les occasions qui se présenteront de vous donner des preuves de la confiance que j'ai en vous et de l'ancienne et non interrompue amitié avec laquelle je suis, Monsieur mon Cousin,

« Votre affectionné cousin. »

Le cardinal Dubois au duc de Saint-Simon[2].

« 16 décembre 1721.

« Rien n'est plus honorable, Monsieur, que votre silence sur ce qui peut vous déplaire dans les subalternes. Cette supériorité est digne de votre rang et de votre caractère, et nécessaire au service du Roi. Vous saurez bien éluder les choses qui pourroient vous faire quelque embar-

1. *Espagne* 308, fol. 160-161, minute.
2. *Espagne* 308, fol. 162-166, minute.

ras et faire quelque préjudice au service. Le reste ne mérite pas votre colère. Rien de tout ce qui s'est passé ne m'est inconnu. La punition de ceux qui font les sottises se trouve dans le jugement qu'on porte de leur conduite et dans l'opinion qu'ils donnent d'eux. Continuez, s'il vous plaît de traiter le mêmes aventures avec cette élévation qui vous est naturelle et qui est une qualité nécessaire pour la perfection des grandes choses.

« Rien n'est plus sincère et plus honorable que l'avis que vous donna don Joseph Rodrigo, secrétaire d'État, lorsqu'il vous avertit de remonter votre signature, afin que celle de M. le marquis de Maulévrier ne fût pas plus bas que celle du dernier infant. Plusieurs ambassadeurs ne font qu'un, de sorte que lorsqu'ils ont droit de signer à côté du dernier prince de la famille royale, il faut que la signature du dernier ambassadeur soit vis-à-vis de ce prince, afin qu'aucun des ambassadeurs ne soit au-dessous. Lorsqu'on vous a fait signer sur une table séparée, vous n'avez pas été si bien traité que les ambassadeurs d'Espagne l'ont été ici à la signature du contrat de mariage du prince des Asturies, qu'ils ont signé sur la même table que le Roi ; mais aussi, à la signature des articles qui s'est faite en Espagne dans l'appartement du roi, vous avez été mieux traité que les ambassadeurs d'Espagne qui ont été obligés d'aller signer les articles chez le Chancelier. Mais chaque cour a ses différents usages.

Cum fueris Romae, romano vivito more.

« Il ne pouvoit arriver aucun inconvénient par les témoins tant espagnols que françois, quand même ils auroient été nommés dans le contrat et qu'ils y auroient signé, parce que véritablement, toutes les fois qu'il n'y a qu'un notaire qui passe le contrat, les témoins sont nécessaires pour la validité de l'acte. Le tempérament qu'on a donc trouvé n'est qu'une délicatesse par rapport à votre dignité, qui semble être plus marquée, lorsque vous seul signez sur le contrat.

« J'ai témoigné à M. Laulès l'attention et la suite que vous avez eue pour son avancement et ses intérêts, dont il me paroît très reconnoissant. J'ai eu intention en lui faisant cette confidence non seulement de vous acquérir sa bienveillance, mais aussi de porter sa reconnoissance jusqu'à engager ses amis d'insinuer à LL. MM. Cath. à prévenir les desirs de ceux qui souhaitent que cette grande journée soit marquée par quelque grâce éclatante de S. M. Cath., en faveur de celui qui a fait le premier personnage.

« Le principal objet de M. Pecquet, en envoyant Monsieur son fils en Espagne, a été qu'il s'instruisît, et qu'il vous rendît ses services personnellement, s'il le pouvoit ; ainsi, je sais que le père et le fils ont été très sensibles à votre attention, dont je vous remercie aussi en mon particulier ; mais il vaut mieux qu'il achève de profiter de tout ce qui se passera pour se rendre la langue espagnole familière, et pour être à portée d'exécuter vos ordres en ce qu'il vous plaira de l'employer.

Je puis vous assurer qu'il démêle bien toutes choses et surtout qu'il n'est pas ingrat ; car il écrit sur tout ce qui vous regarde avec passion, et avec tous les termes qui peuvent marquer la supériorité de votre conduite dans tous les cas qui se présentent.

« Je ferai pour l'officier que vous avez chargé de vos dépêches ce que je suis disposé à faire pour toutes les personnes pour qui vous vous intéressez.

« Vous avez bien fait de retenir M. Robin : c'est l'Apollon sans lequel M. de Maulévrier ne sauroit faire des vers, et le service en pourroit souffrir, s'il quittoit avant son retour.

« C'est une étrange et dangereuse contrainte que celle d'être réduit à montrer les dépêches que l'on reçoit. Il y a longtemps que je la déplore ; mais le seul remède est de n'y mettre que ce qui peut être lu par ceux qui ne devroient jamais les voir.

« Il semble que l'Empereur a été honteux de la rétractation qu'il a aite de ses grands, et qu'il a voulu s'en dépiquer en indiquant qu'à la Saint-André il feroit une promotion de plus de vingt chevaliers de la Toison d'or. Il prétend qu'il a droit de le faire comme souverain des Pays-Bas. C'est une question qui doit être agitée et réglée dans le Congrès, et sur laquelle on ne peut prendre feu auparavant. Il n'y a qu'à en rire de la part du roi d'Espagne.

« Quoiqu'on ne puisse que louer la démarche que vous avez faite à l'égard du sieur de Magny, cependant, comme il a fait plusieurs avances pour demander à S. A. R. son pardon, et qu'on dit qu'il est très familier avec le roi et la reine d'Espagne, et fort connu du R. P. Daubenton, je crois que la prudence voudroit que vous demandassiez à ce Révérend Père ce que vous devez écrire ou représenter à votre retour à S. A. R. sur cet étourdi, et lui inspirer les sentiments que le Révérend Père jugera devoir être les plus agréables au roi d'Espagne et les plus utiles à l'union.

« Je vous prie de vous informer pourquoi le marquis de Montalègre vous a dit que vous ne deviez pas vous trouver au Te Deum. Je vous supplie de faire attention à la prière que je vous ai faite, et à M. de Maulévrier par mes lettres du 9, de m'envoyer un état de la suite de l'Infante, pour me mettre en état de juger à qui dans ce grand nombre nous devons faire des présents, et ce qui aideroit beaucoup à le savoir seroit d'être informé aussi à qui de la suite de Mlle de Montpensier le roi d'Espagne est résolu d'en faire faire. On se mesureroit sur cela non pas pour faire plus mal, mais pour faire mieux, s'il est possible. »

Le cardinal Dubois au duc de Saint-Simon [1].

« 16 décembre 1721.

« ...C'est par compassion pour les peines de Mme la duchesse de Saint-Simon que je ménagerai les jours et les minutes pour vous em-

1. *Espagne* 308, fol. 167.

pêcher de vous ruiner. Je suis très touché du désordre ou de l'ordre de votre prodigalité. J'ai marqué à Mme la duchesse de Saint-Simon combien j'y suis sensible et, si je savois faire de la fausse monnoie, je courrois grand risque de succomber à la tentation d'être faux monnoyeur pour vous tirer de l'embarras où vous êtes. J'ai parlé hier au matin à M. Bernard mieux que je n'aurois fait pour moi-même. Il n'y a rien que je ne voulusse faire pour maintenir en vous l'opinion que vous avez raison de croire que j'ai de ne négliger jamais aucune occasion qui pourra vous marquer, Monsieur, mon inviolable et respectueux attachement. »

Le cardinal Dubois au marquis de la Fare-Laugères[1].

« 16 décembre 1721.

« Je félicite Votre Excellence de n'être pas arrivé maigre en Espagne ; c'est à qui vous aura. M. le duc de Saint-Simon m'a mandé que M. le duc de Liria vous avoit arraché de ses mains ; mais enfin il faudra qu'on vous cède au roi d'Espagne, qui vous souhaite avec empressement. J'attends donc de grandes dépêches de vous de Fiença (?) et bientôt après d'apprendre par la gazette d'Espagne la beauté et le succès de vos compliments. Je ne suis point en peine des intérêts de la France et de S. A. R. pendant que vous serez seul ministre de France à la cour d'Espagne.

« J'ai fait rendre à M. de Belle-Isle, dépositaire de vos affaires galantes, votre paquet, avec la religion qu'il faut avoir pour le secret des amants. J'apprendrai avec une joie infinie le bon accueil qu'on vous aura fait, surtout celui que vous vous serez attiré par vos charmes personnels. Je vous prie très sérieusement de faire valoir auprès de LL. MM. mon zèle pour leur gloire, leur satisfaction et leurs intérêts, et de me faire part des observations que vous ferez sur les car et les si de cette cour, que vous pénétrerez mieux peut-être que les Excellences en titre. M. l'abbé votre frère fait des merveilles dans le département ecclésiastique, et j'en suis charmé. J'ai de grandes dispositions à l'être autant de vous en tous genres. S. A. R. a appris votre arrivée avec beaucoup de plaisir et compte ses intérêts parfaitement bien entre vos mains. Dieu vous en donnera la récompense, et cependant vous aurez de moi les assurances les plus sincères de toute l'estime, de toute l'amitié et de tout l'attachement que vous pouvez desirer. »

L'abbé de Saint-Simon au cardinal Dubois[2].

« A Villalmanzo, 17 décembre 1721.

« Monseigneur,

« La part que Votre Éminence veut bien prendre à ce qui regarde M. le duc de Saint-Simon et la place que les bontés de S. A. R. et

1. *Espagne* 308, fol. 158.
2. *Espagne* 309, fol. 22, original.

l'amitié de V. É. lui ont procuré ici ne me permettent pas de différer un moment de lui rendre compte de l'alarme que nous avons eue et dont nous ne sommes pas encore quittes. LL. MM. Cathol. étoient parties de Madrid comptant n'arriver à Lerma que le 13 décembre au soir. M. de Saint-Simon s'étoit arrangé sur ce pied-là pour se trouver le même jour à la descente de leur carrosse. A Valladolid, nous apprîmes que LL. MM. avoient avancé leurs journées et qu'elles devoient arriver le 11. Cette nouvelle fit prendre à M. de Saint-Simon la résolution de partir le lendemain à la pointe du jour, au lieu de séjourner à Valladolid comme il avoit projeté, pour se reposer de la fatigue outrée dont il étoit excédé. Pour pouvoir arriver en même temps que LL. MM., il fallut forcer deux jours de marche, qui achevèrent de l'excéder, de façon que, en arrivant ici, il fut pris d'un grand mal de tête, auquel la fièvre succéda et ensuite une assez grande sueur, à la fin de laquelle il parut quelques rougeurs qui firent soupçonner du venin. Dès ce premier moment, je fus à Lerma avertir le marquis de Grimaldo et le P. Daubenton de la crainte où nous étions. Je dois à cette occasion rendre compte à Votre Éminence de tout ce que je reçus de politesses et d'offres obligeantes de leur part, et de marques de bonté de la part de LL. MM., à qui ces deux personnes en furent sur le champ rendre compte. Le roi ordonna que son premier médecin allât dans le moment s'enfermer avec M. de Saint-Simon et qu'on l'aidât de tous les secours possibles.....

« Depuis l'irruption de la petite vérole, le peu d'accidents qui avoient précédé, comme le mal de tête et l'assoupissement, ont absolument cessé ; la fièvre a toujours été en diminuant et ne reste actuellement que dans le degré nécessaire pour soutenir l'effort de la maladie. Nous regardons aujourd'hui la maladie comme finie, ou au moins l'état actuel de M. de Saint-Simon nous est un sûr garant d'une heureuse issue. Il ne reste plus d'inquiétude à M. Higgins.

« Après avoir rendu un compte exact à Votre Éminence de nos alarmes, je la supplie d'agréer que je lui fasse part des mesures que je prends pour empêcher que la triste nouvelle de ce qui nous arrive ici ne vienne à Mme la duchesse de Saint-Simon par des voies indirectes, qui seroient capables de la jeter dans des horreurs infiniment préjudiciables à sa santé et peut-être même à sa vie. Je me flatte que Votre Éminence entrera d'autant plus volontiers dans les vues que j'ai l'honneur de lui proposer qu'elle n'ignore ni la façon dont M. et Mme de Saint-Simon vivent ensemble, ni la sensibilité excessive qui a plus d'une fois réduit Mme de Saint-Simon à des états pitoyables dans les différents malheurs qui lui sont arrivés.

« Je compte faire partir samedi 20 après midi un courrier qui doit arriver à Paris le vendredi 26, à l'entrée de la nuit au plus tard ; mais, dans la crainte que quelque contretemps ne retarde l'arrivée du courrier et qu'il ne soit précédé par l'ordinaire, j'ai l'honneur d'écrire à Votre Éminence pour la supplier, de la part de M. de Saint-Simon, avec la dernière instance, de vouloir bien faire retarder la distribution publique des lettres de quelques heures jusqu'à l'arrivée de notre courrier, qui descendra à la porte de Votre Éminence. Je prends aussi la liberté de mettre dans le paquet de Votre Éminence un paquet de lettres adressé à M. le duc d'Humières, que je lui supplie de vouloir bien lui faire remettre quelques heures avant la distribution des lettres, en cas que notre courrier ne soit pas encore arrivé. Ces lettres sont pour la famille et amis de Mme de Saint-Simon, par lesquelles on les prie de la prévenir et de prendre auprès d'elle toutes les précautions possibles.....

« L'Abbé de Saint-Simon. »

[Dans un post-scriptum, il ajoute que M. de Grimaldo faisant partir un courrier pour M. Laulès ce jour même 17, il en profite et ne dépêchera le sien que le 22 ; il envoie cependant le paquet pour le duc d'Humières.]

M. Robin au cardinal Dubois[1].

« A Lerma, le 17 décembre 1721.

« J'ai l'honneur d'envoyer à Votre Éminence la dernière gazette de Madrid. L'Infante est partie d'ici le 14 sur le midi pour faire la route dont j'ai adressé l'état à Votre Éminence le 8 de ce mois. LL. MM. Cathol., qui l'ont toujours traitée depuis plus de deux mois en reine de France, avoient résolu la veille d'accompagner cette princesse jusqu'au bas de l'escalier du château ; mais, au moment du départ, elles en furent si attendries, qu'il leur fut impossible de rendre cette civilité : tout fondoit en larmes, et la reine tomba en foiblesse. L'Infante répandit aussi des larmes en voyant celles de toute la cour. On a nouvelles ce matin que cette princesse continue son voyage en parfaite santé.

« Le 10, au soir, M. le duc de Saint-Simon qui, par une autre route que la cour, fait un rude voyage, aussi bien que nous, dans cette rigoureuse saison, et avec peu de commodités dans les villages où l'on souffre beaucoup, se trouva avec un peu de fièvre, les yeux chargés, avec grande douleur aux reins, et arriva dans une mauvaise maison de village, qui lui étoit destinée pour son séjour ici. Il passa une mauvaise nuit, et non seulement cela a continué, mais encore augmenté de plus en plus, et M. Higgins, irlandois, premier médecin de S. M. Cath., ayant craint que ce ne fût la petite vérole, en donna part à LL. MM. Cathol. Ce médecin eut ordre de se tenir près du malade, avec défense de paroître de quarante jours à la cour, et à tout ce qui approcheroit LL. MM. Cathol. de fréquenter la maison, ni les gens de M. le duc de Saint-Simon. Cette nouvelle nous a fort affligés, M. de Maulévrier et moi, cependant outre que nous ne pouvons être utiles au malade, nous

1. Vol. *Espagne* 309, fol. 33.

avons cru, pour le bien du service du Roi, qu'il falloit s'abstenir de la voir et conserver la liberté de notre accès à la cour.

« Le 15, on ne pouvoit encore décider si c'étoit petite vérole ou rougeole ; mais, le 16, la première a paru copieusement au corps du malade et surtout au visage, ce qui dans la suppuration peut augmenter considérablement la fièvre. Ce matin 17, les marques augmentent. Ce seigneur est en bonnes mains ; l'affection et l'habileté de Messieurs ses fils, de M. l'abbé de Saint-Simon, et du premier médecin, nous promettent qu'il sera bien secouru ; mais à quarante-huit ans, cette maladie est bien plus dangereuse que dans le bas âge.

« Je suis, avec un très profond respect, Monseigneur,

« De Votre Éminence

Le très humble et très obéissant serviteur.

« ROBIN. »

Le sieur Dathose, secrétaire du duc de Saint-Simon, au cardinal Dubois [1].

« A Villalmanzo, près Lerma, le 17 décembre 1721.

« Monseigneur,

« Je crois être obligé de rendre compte à Votre Éminence de ce qui se passe ici. M. le duc de Saint-Simon arriva en ce village, le 10 de ce mois, à six heures du soir, fort fatigué ; le lendemain 11, à dix heures du matin, il fut saisi d'une fièvre si violente que l'accès dura environ soixante heures, sans un instant de relâche, au bout duquel temps, qui fut le 14 au matin, la petite vérole se manifesta.

« Bien que le médecin du roi d'Espagne que LL. MM. Cathol. ont envoyé auprès de ce seigneur, avec ordre d'y rester tout le temps de la maladie, assure qu'elle va aussi bien qu'il est possible de l'espérer, néanmoins, il n'est pas sans danger, à ce que je puis connoître aux discours que j'entends.

« Il m'a depuis plusieurs années honoré d'une confiance étroite, singulièrement depuis qu'il a plu au Roi le nommer son ambassadeur extraordinaire en cette cour. Je me trouve dépositaire des papiers de l'ambassadeur. Sur quoi, j'ose prendre la liberté de supplier très humblement Votre Éminence de me faire prescrire l'usage que j'en dois faire en cas d'un malheur, que Dieu veuille détourner ! A qui les confier ou remettre, supposé que je le dusse faire ? Si à M. l'abbé de Saint-Simon, qui se mêle en quelque sorte des affaires de M. le duc et qui semble desirer d'y entrer plus avant ? Si à M. le vidame de Chartres, son fils aîné, qui est fort sage et fort réservé pour son âge, ou enfin à M. le marquis de Maulévrier ?

« Fidèle à mon devoir à l'égard de Votre Éminence, sans manquer de fidélité pour mon maître, et desireux de ne rien faire de mal, je fais ces très humbles supplications à Votre Éminence, et j'espère de sa

1. *Espagne* 309, fol. 26-27.

bonté qu'elle en approuvera les motifs, et voudra bien avoir celle de ne me point commettre sur cette lettre, dont je me cache par les raisons qu'elle pense bien.

« J'aurai l'honneur de rendre compte à Votre Éminence du progrès de cette maladie, de ses suites, et de ce qui se passera pendant l'intérim, dont on me voudra bien donner connoissance. C'est M. l'abbé de Saint-Simon qui le remplit.

« On renvoya avant-hier et hier en France tous les officiers des troupes du Roi, qui étoient venus à la suite de S. Exc., munis de passeports de S. M. Cath. et d'ordres pour loger chez le bourgeois dans les lieux de leurs passages, à l'exception de trois de ces officiers, dont deux du régiment d'infanterie de Saint-Simon, que M. l'abbé a voulu garder, qui sont le sieur de Girenton, major, et le sieur du Perray, capitaine de ce régiment, et le sieur chevalier de Résie, capitaine dans celui de cavalerie de Saint-Simon, resté pour ses affaires particulières.

« M. le marquis de Grimaldo remplit sur toutes choses les moindres desirs qu'on lui découvre. On doit renvoyer aussi une partie des gentilshommes et pages espagnols qu'on avoit pris à Madrid.

« La cour de LL. MM. Cathol., qui craint extrêmement la petite vérole, a interdit tout commerce avec nous et les habitants de ce village, où M. Pecquet arriva avant-hier, pour y rester auprès de M. le duc, qui le fit néanmoins prier par moi d'aller demeurer à Lerma ; mais M. Pecquet lui dit sur cela des raisons qui le déterminèrent à le laisser ici.

« J'ai l'honneur d'être, avec le plus profond respect, Monseigneur, de Votre Éminence le très humble et très obéissant serviteur

« DATHOSE,

« secrétaire de M. le duc de Saint-Simon. »

Le marquis de la Fare-Laugères au cardinal Dubois[1].

« A Lerma, ce 17 décembre 1721.

« La cour arriva ici le 11 de ce mois, ainsi que j'ai eu l'honneur de le mander à Votre Éminence. Depuis ce jour-là, le départ de l'Infante, qui a coûté beaucoup de pleurs à la Reine, et le malheureux accident de la petite vérole de M. le duc de Saint-Simon, ont empêché qu'il n'ait été question de mon audience, que j'ai eu l'honneur de mander à Votre Éminence être remise à Lerma. Aujourd'hui l'on m'a dit qu'il conviendrait que ce fût vendredi prochain 19 de ce mois, jour de la naissance du Roi. J'aurai l'honneur de rendre compte à Votre Éminence de la façon dont elle se passera, par le courrier extraordinaire que M. l'abbé de Saint-Simon compte dépêcher dimanche prochain 21, pour apprendre des nouvelles de l'état où se trouvera alors M. le duc de Saint-Simon. Ainsi, pour aujourd'hui, je n'ai qu'à vous supplier,

1. Corresp. *Espagne* 309, fol. 28-29.

en cas que l'impossibilité où se trouvera M. le duc de Saint-Simon d'assister à la cérémonie du mariage, mît Votre Éminence dans la nécessité de nommer quelqu'un pour faire cette fonction, de vouloir bien ne point jeter les yeux sur d'autres que sur moi, puisque je me trouve ici. Cela pourroit faciliter les vues que j'ai et que Votre Éminence m'a paru approuver, et pour lesquelles je lui demande toujours la continuation de sa protection et de son amitié. Je la mérite par la reconnoissance et le respectueux attachement avec lequel j'ai l'honneur d'être, etc.

« La Fare-Laugères.

« P. S. M. de Sartine, qui nous a joint ici depuis deux jours, pour tout ce que Votre Éminence peut souhaiter, m'a prié de la faire ressouvenir qu'il n'a de protecteur que Votre Éminence au sujet de ses actions et que, si elles tournoient mal, il seroit fort embarrassé, ses affaires n'étant pas encore finies. »

La duchesse de Saint-Simon au cardinal Dubois [1].

« A Paris, ce 20 décembre [1721].

« Monsieur,

« J'ay l'honneur denvoyer à V. E. le mesmoire de la thoilette de Madame duchesse de Berry [2] qu'elle m'a fait la grace de me demander. Si elle vouloit jetter un coup dœuil dessus. Jay envoyé la casette au sieur de Launay qui la voulu voir. Cet luy qui la fait au mariage de cette princesse. Elle est toute neuve. Il n'y a qu'un lambel a effacé aux armes. Je suis comblée des bontés de Vostre Eminence. Je la suplie d'estre persuadé que mes paroles ne peuvent luy exprimer ma reconnoissance et à qu'elle point je luy suis dévouée et suis pour ma vie,

« Monsieur
« De V. E.
« Vostre tres humble et tres obeissante servante
« La duchesse de St Simon. »

L'abbé de Saint-Simon au cardinal Dubois [3].

« A Villalmanzo, 22 décembre 1721,
à 9 heures du matin.

« Monseigneur,

« Je n'ai reçu qu'hier à dix heures du soir la liste des personnes de la suite de l'Infante. J'avois supplié M. le marquis de Grimaldo de n'insérer dans cette liste que les personnes uniquement destinées pour

1. *Espagne* 311, fol. 355; nous conservons l'orthographe de cette lettre, à titre de curiosité.
2. Voyez notre tome XXXVI, appendice VIII.
3. *Espagne* 309, fol. 35. En marge : « Reçue le 27 par un exprès ».

l'Infante. Il y en a cependant joint qui paroissent n'être destinées que pour Mme la princesse des Asturies, et M. de Sartine, qui m'a envoyé cette liste de la part de M. le marquis de Grimaldo, me marque qu'on n'en a pu faire de distinction, parce que les personnes destinées pour la princesse des Asturies composent aussi la maison de l'Infante, qui n'est traitée ici que de reine. Il paroît qu'on affecte ici de confondre la suite des deux princesses pour augmenter le cortège de chacune. J'ai cru devoir envoyer cet état à Votre Éminence par un courrier, puisque, par le décompte que j'ai fait, Votre Éminence aura le temps de prendre ses arrangements à Paris, et de dépêcher en conséquence sur la frontière avant l'arrivée de l'Infante.

« Je me hâte de rendre compte à Votre Éminence de l'état de M. le duc de Saint-Simon, dans l'espérance que les bonnes nouvelles que je lui en apprendrai lui feront recevoir, avec plus de bonté et de clémence, la dépêche d'un novice secrétaire d'ambassade peu utile aux affaires. Depuis le dernier courrier de M. de Laulès, M. le duc a continué dans la plus heureuse tranquillité ; il a dormi sept à huit heures chaque nuit. La maladie a continué de s'avancer avec tout le succès possible ; elle est aujourd'hui dans le douzième jour, et ne nous laisse pas le moindre sujet d'inquiétude. Je compte qu'il sera incessamment en état d'assurer lui-même Votre Éminence de son respect et de la reconnoissance parfaite dont il est pénétré pour toutes ses bontés. Votre Éminence veut-elle bien agréer que le secrétaire joigne aux sentiments de M. l'ambassadeur ceux du respect profond avec lequel il a l'honneur d'être son très humble et très obéissant serviteur.

« L'ABBÉ DE SAINT-SIMON. »

Le cardinal Dubois au duc de Saint-Simon [1].

« A Paris, le 23 décembre 1721.

« Je n'ai point reçu de vos lettres, Monsieur, par le dernier ordinaire d'Espagne arrivé à Paris le 20 du présent mois. Vous n'étiez pas sans doute arrivé à la cour lorsque la poste y a passé et votre séjour à Madrid ne vous a rien fourni à nous écrire. La joie que j'ai eue de l'applaudissement que toutes vos démarches ont reçu a été diminuée par les agitations et les peines de Mme la duchesse de Saint-Simon pour trouver des ressources à votre magnificence et à votre zèle pour la gloire de la couronne et de la nation. Je voudrois bien que les soins que j'ai partagés avec elle eussent été aussi abondants et aussi utiles qu'ils ont été vifs et sincères. Tout ce que je puis faire dorénavant est d'avancer autant qu'il sera possible votre retour et les ag-érments qui doivent l'accompagner. Il faut tâcher que tout ce que S. A. R. peut faire pour y contribuer produise son effet pendant la solennité du mariage et que ce soit une partie de la fête pour l'Espagne et pour

1. *Espagne* 299, fol 232.

vous. Je disposerai ce qui dépendra de mes soins pour ce temps-là. Vous pouvez de votre côté, Monsieur, me suggérer vos insinuations et vos intentions pour le même temps.

« M. le prince de Rohan part aujourd'hui pour se rendre à Bayonne. Mon frère, en qualité de secrétaire du cabinet du Roi, figurera avec M. de la Roche, secrétaire de la chambre du roi d'Espagne, et ils feront de part et d'autre les actes de l'échange des princesses, c'est-à-dire de leur réception et de leur délivrance, et donneront des certifications des pierreries qui se délivreront des deux côtés.

« Je vous envoie une lettre de Madame la duchesse de Saint-Simon, qui est (à mon insu) dans mes bureaux depuis plus de quinze jours. Je prends la liberté de vous adresser aussi des lettres de Madame pour le roi et pour la reine d'Espagne, que je vous supplie de leur remettre.....

« M. le duc d'Ossone se dispose à prendre ses audiences de congé et compte de partir de Paris lorsque les dispenses de Rome seront arrivées, voulant les porter lui-même et avoir l'honneur d'assister au mariage du prince des Asturies.

« S. A. R. suivra les intentions du roi d'Espagne au sujet du confesseur de l'Infante et fera tout ce qui est praticable pour obéir à la reine dans ce qu'elle souhaite, ayant une envie sans bornes de marquer sa déférence et son attachement sincère à LL. MM. Cath. »

Le cardinal Dubois au marquis de la Fare [1].

« A Paris, le 23 décembre 1721.

« J'ai reçu Monsieur, vos lettres d'Aranda du 10 décembre. Toutes vos démarches à la cour d'Espagne ont été fort justes et très conformes aux intentions de S. A. R., comme elle me l'a témoigné. Je souhaiterois bien qu'elle fût entrée avec autant de facilité dans les vues que vous avez et qu'elle se fût rendue à mes insinuations et à mes représentations ; mais je vous avoue que jusqu'à présent je n'en suis pas venu à bout et même que, me trouvant opiniâtre, elle m'a quitté avec assez d'aigreur et m'a abandonné son bureau et son cabinet. Le fond de ceci est le même qui l'a fait résister à votre départ et qui lui avoit fait prendre la résolution de supprimer un devoir essentiel et indispensable à l'égard du roi d'Espagne plutôt que de consentir à votre mission. Le fin de ceci n'est pas aucun éloignement à votre élévation ; car S. A. R. a toute l'estime et toute l'amitié pour vous que vous pouvez desirer, et elle est intéressée à avoir dans les premières places de sa maison des personnes en dignité ; mais on ne s'étoit opposé à la commission que vous avez eue que parce que M. le Grand Prieur vouloit l'avoir, dans l'espérance qu'elle lui procureroit l'établissement que vous desirez. M. le duc de Chartres, Madame de Chelles et beaucoup d'autres

1. Corresp. *Espagne* 308, fol. 197 ; en partie dans Drumont, p. 117.

personnes ont persécuté Mgr le duc d'Orléans sur cela, et on ne les a fait désister de leurs sollicitations opiniâtres que sur l'assurance qu'on leur a donnée que, M. le duc d'Orléans étant engagé à demander cette grâce pour M. le duc de Saint-Simon, il lui étoit impossible de solliciter la même chose pour M. le Grand Prieur, quoique S. A. R. elle-même se fût engagée à la demander ; de sorte que votre prétention lui cause un embarras qui a produit l'agitation qu'elle a marquée lorsque je lui ai parlé ; et si l'envie que j'aurois eue de vous rendre service dans cette importante occasion avoit pu être favorisée par la manière dont je pouvois lui exposer votre situation, j'ai été dérangé par la lettre que vous avez écrite au P. du Trévou, qui, ne m'en ayant point donné connoissance et ayant parlé à Mgr le duc d'Orléans avant que je l'eusse préparé, s'est attiré une réponse crue et l'a mis dans les dispositions où je l'ai trouvé. Je ne sais point si elles changeront, car j'ai été éconduit avec beaucoup plus de chaleur et d'opposition que je n'ai accoutumé d'en trouver. Je n'espère point qu'il puisse changer avant que l'affaire de M. le duc de Saint-Simon soit faite, si elle peut l'être. Je reviendrai à la charge lorsque je le trouverai praticable. Cependant je ne trouve point que vous ayez d'autre conduite à tenir que d'allonger votre voyage le plus que vous pourrez, à quoi je vous autoriserai, et de tâcher de vous rendre si agréable au prince et à la princesse des Asturies qu'ils se piquent de générosité à votre égard et fassent les démarches qui peuvent favoriser vos vues.

« La conduite que vous avez tenue sur le rang et le titre qu'on vous donneroit à la cour d'Espagne est fort sage ; on ne pouvoit vous y donner que celui d'envoyé extraordinaire de S. A. R..... »

Le sieur Dathose au cardinal Dubois[1].

« A Villalmanzo, ce 24 décembre 1721.

« Monseigneur

« M. le duc de Saint-Simon est hors de danger ; sa maladie n'a été accompagné d'aucun accident fâcheux. Il en sera quitte pour être marqué, ayant eu la tête et surtout la face toute couverte de pustules, qui commencent bien à sécher. Il n'est rien venu à ma connoissance qui mérite d'être mandé à Votre Éminence.

« J'ai l'honneur d'être....

« Dathose

« secrétaire de M. le duc de Saint-Simon. »

L'abbé de Saint-Simon au cardinal Dubois[2].

« De Villalmanzo, 29 décembre 1721.

« Monseigneur,

« Je commencerai par avoir l'honneur de rendre compte à Votre Éminence de l'heureux état où est aujourd'hui M. le duc de Saint-

1. *Espagne* 309, fol. 108.
2. *Espagne* 299, fol. 333, copie.

Simon. Depuis le départ du courrier qui lui en a porté la dernière nouvelle, il s'est porté de mieux en mieux, et sans le moindre accident. Il s'est levé hier et a été, presque tout le jour, debout, sans être incommodé. Il n'est plus question de maladie, et sa convalescence est si bien établie qu'il y a apparence qu'elle sera courte, et qu'il sera bientôt en état de faire par lui-même ce qu'il a été obligé de confier depuis quelque temps à un secrétaire qui a bien besoin de l'indulgence de Votre Éminence. Je ne dois pas manquer de lui rendre un fidèle compte de toutes les marques de bonté que LL. MM. Cathol. n'ont cessé de témoigner à M. le duc de Saint-Simon dans le cours de sa maladie. Il n'y a jour que M. le marquis de Grimaldo ne m'ait fait l'honneur de m'écrire pour savoir de leur part de ses nouvelles et souvent deux fois le jour. Elles ont plusieurs fois ordonné à leur premier chirurgien d'écrire à M. Higgins, de marquer de leur part à M. le duc toute l'inquiétude qu'elles avoient de sa santé, et, depuis qu'il est hors de danger, elles ont eu la bonté de lui faire dire qu'elles le verroient d'abord après la quarantaine malgré les taches qui pourroient lui demeurer. Cette distinction est regardée ici comme la preuve la moins équivoque de la bienveillance la plus singulière, vu les frayeurs excessives du roi Cath. et ses précautions infinies contre le nom même, pour ainsi dire, de la petite vérole. Hier au soir encore, la reine lui fit dire qu'il ne pensât qu'à se rétablir, que rien ne l'empêcheroit de le revoir d'abord après la quarantaine et qu'elle s'en faisoit un vrai plaisir.... »

Le cardinal Dubois à M. de Sartine[1].

« 29 décembre 1721.

« .... Je ne sais si les marques que M. le duc de Saint-Simon aura sur le visage, de la maladie qu'il a eue, dureront assez longtemps pour ne lui permettre pas de paroître devant LL. MM. Cath. avant le mariage du prince des Asturies, et s'il ne sera pas obligé de rentrer en France avant que de retourner à la cour d'Espagne, ce qui seroit fort désagréable et fort nuisible au service. Mais, s'il est obligé de prendre ce parti, je ne sais quelles mesures il pourra prendre pour savoir les dispositions du roi d'Espagne sur les espérances qu'il a conçues pour sa famille. Il vous a fait confidence de sa vue ; je ne sais si elle est parvenue à LL. MM. Cath., si elles ont intention de lui faire la grâce dont il s'est flatté, et si ce qu'il a mandé et ce que M. l'abbé de Saint-Simon a écrit lui-même est fondé, savoir qu'à la première démarche que S. A. R. feroit sur cela, le roi d'Espagne lui accorderoit la dignité qu'il ambitionne pour M. son second fils. Comme il y a apparence que, s'il s'est fait quelques insinuations, et que, s'il a eu quelques connoissances sur ce sujet, c'est par vous qu'il les a acquises, j'ai cru devoir vous mettre en état d'achever de lui rendre service dans cette occa-

1. *Espagne* 309, fol. 59, minute.

sion, s'il est vrai que LL. MM. Cath. soient bien aises de lui faire cette grâce et que M. le Régent puisse leur témoigner la joie qu'il en auroit, non seulement sans se commettre, mais même sans leur faire une prière qui leur seroit désagréable et qui les contraigne. Dans cette pensée, pour rendre à M. le duc de Saint-Simon tout le service que je puis lui rendre, je vous envoie une lettre pour M. le marquis de Grimaldo, dont la copie est ci-jointe, et une de S. A. R. au roi d'Espagne, dont vous trouverez aussi la copie ici, pour faire usage de l'une et de l'autre autant que vous le jugerez utile au succès de l'affaire de M. le duc de Saint-Simon et convenable à la circonspection que S. A. R. doit avoir et veut garder en toutes choses, et à la répugnance infinie qu'elle auroit à demander au roi d'Espagne quelque chose qui pût lui faire la moindre peine. J'envoie à M. le duc de Saint-Simon des copies des mêmes lettres. Examinez l'usage que vous en pouvez faire et tâchez de faire sentir dans toutes les démarches que vous ferez sur ce sujet l'extrême discrétion de S. A. R. M. le marquis de Grimaldo est la boussole qu'il faut consulter dans cette occasion, et j'ai tant de confiance en sa droiture et en ses bontés que je me flatte que, sachant la douleur extrême que S. A. R. auroit de faire la moindre démarche qui pût déplaire à LL. MM. Cath., il ne laissera faire aucun pas en cette occasion qui puisse être douteux.... »

Le cardinal Dubois à M. de Grimaldo[1].

« A Paris, le 29 décembre 1721.

» J'ai toujours remarqué, Monsieur, en Votre Excellence un attachement si naturel pour la personne du roi d'Espagne, une si grande sagesse dans toutes ses résolutions et une égalité si rare, que je ne puis lui exprimer à quel point est parvenue la confiance que j'ai en sa droiture, en son équité et en ses bontés. Sur ces principes, il n'y a rien que je desire tant que d'être de mon côté assez connu d'elle pour qu'elle puisse, sans aucun détour et sans aucune contrainte, me faire l'honneur de me proposer tout ce qu'elle croira utile aux deux monarchies, propre à maintenir et affermir l'union qui se forme entre elles et contribuer à la satisfaction de LL. MM. Catholiques.

« C'est sur ce fondement que je prends la liberté de vous consulter, par le canal de M. de Sartine, pour savoir s'il est vrai, comme on me l'a écrit, que S. M. Cath., pour laisser un monument éternel de ce qu'elle vient de faire pour l'avantage de sa maison, a dessein d'accorder une distinction durable à M. le duc de Saint-Simon, qui paroît le seigneur le plus propre à recevoir cette grâce par son zèle pour l'union des deux couronnes, par son attachement à la personne du roi Catholique, par la confiance particulière que M. le Régent a en lui, et par l'honneur qu'il a eu de signer en chef le contrat de mariage du Roi

1. *Espagne* 309, fol. 62, minute.

avec Madame l'Infante. C'est sur ces motifs que S. M. Cath. aura pu le regarder comme le plus propre à conserver dans sa maison un titre qui puisse perpétuer le souvenir de cette mémorable alliance. Mais, si ce bruit-là n'étoit pas fondé et qu'il fût éloigné de la pensée et de l'inclination du roi Catholique, S. A. R., qui n'a pas de plus grande passion que de se conformer en tout à ses sentiments, s'abstiendroit de faire connoître la joie qu'elle auroit de cette marque de la satisfaction du roi d'Espagne. Au lieu que, si S. M. Cath. a ce dessein, elle ne fera pas difficulté de la prévenir et de vous prier de lui rendre une lettre qui lui marque qu'elle sera très sensible à cette grâce et qu'elle la regardera comme un surcroît de toutes celles dont elle l'honore. Elle a cru ne pouvoir, dans une occasion qui est accompagnée de quelque obscurité, tenir une conduite plus convenable, soit pour demeurer dans le silence si S. M. Cath. avoit quelque répugnance à faire cette grâce, soit au contraire pour ne pas différer à lui faire connoître combien elle en seroit touchée.

« Je vous supplie de répondre à la confiance que vous m'avez inspirée, avec la même simplicité que j'y ai recours, et de croire que la même confiance de votre part m'honoreroit infiniment et seroit le plus grand bonheur où je puisse aspirer pour agir sûrement dans le ministère dont je suis honoré..... »

Le Régent au roi d'Espagne [1].

« A Paris, le 29 décembre 1721.

« Monseigneur,

« J'ai appris avec une extrême joie que Votre Majesté a été contente du zèle et de la conduite du duc de Saint-Simon. Je l'avois choisi pour la plus éclatante et la plus chère commission que le Roi ait pu donner à aucun de ses sujets, parce qu'il n'y a personne en France qui ait toujours témoigné plus de passion pour l'intime union des deux couronnes et plus d'attachement pour Votre Majesté, qui ait été plus touché de ce qu'elle vient de faire si généreusement pour sa maison, et qui ait eu plus d'empressement à publier que la conclusion du mariage du Roi avec Madame l'Infante est le plus grand et le plus beau moment que les deux monarchies aient jamais vu. Si l'amour de Votre Majesté pour sa patrie la porte à vouloir marquer ce grand événement par quelque grâce signalée envers quelqu'un de ceux qui ont eu l'honneur d'être employés dans cette grande affaire, et qu'elle en veuille laisser en France un monument qui passe à la postérité, si d'ailleurs le duc de Saint-Simon a mérité par son zèle que sa maison profite de cette faveur, je ne puis pas m'empêcher de témoigner à Votre Majesté qu'elle ne pourroit être mieux placée et qu'il n'y a point de François pour qui je m'intéresse davantage. La crainte de

1. *Espagne* 309, fol. 64, minute ; Drumont, p. 114.

lui demander des grâces qui causent la moindre contrainte dans ses libéralités et dans ses choix m'ôte la liberté de lui parler plus ouvertement. J'ai trop reçu de marques de la bonté et de la confiance de Votre Majesté pour n'être pas extrêmement retenu à lui en demander de nouvelles. »

[Dans une lettre du même jour (fol. 72) à l'abbé de Saint-Simon, le cardinal Dubois, en lui envoyant copie des deux lettres qui précèdent, proteste de tout le désir qu'il a que l'affaire réussisse et qu'il a cru prendre le moyen le plus convenable pour y parvenir.]

Robin au cardinal Dubois[1].

« De Lerma, 5 janvier 1722.

« .... On dit que M. le duc de Saint-Simon a été purgé aujourd'hui, ou qu'il le sera demain, pour la dernière fois. Il se promène, boit, mange et est absolument guéri. Sa quarantaine finira le 19 de ce mois, et S. M. a dit qu'elle pourroit le voir dès le lendemain.

« Il se répand un bruit que M. le duc de Bournonville, qui a fini son quartier de capitaine des gardes le dernier décembre et est allé à Madrid, partira incessamment pour Paris, et qu'il pourra bien y arriver avant l'Infante.... »

L'abbé de Saint-Simon au cardinal Dubois[2].

« A Villalmanzo, 7 janvier 1722.

« Monseigneur,

« Votre Éminence les a bien à son commandement les fées, et les plus gracieuses, et c'est en employer les charmes avec tant de prodigalité que le camp de Villalmanzo en retentit de joie depuis l'ouverture de ses dépêches, qui, tout à la fois, mettent le comble aux souhaits du général de ce quartier et à la grandeur de sa maison, remplissent de la joie la plus parfaite tout ce qui commençoit déjà à regarder d'ici avec soupirs leur patrie, dont ils craignoient d'être encore pour longtemps éloignés, et comblent des bontés les moins communes un petit secrétaire, dont toute l'ambition étoit que Votre Éminence voulût bien recevoir avec indulgence les assurances de son respect. Que rendre à Votre Éminence pour tant de grâces! Plus elles sont infinies, plus nous sentons notre impuissance, qui ne nous laisse à lui offrir que les assurances les plus sincères d'un dévouement et d'une reconnoissance aussi entière et à toute épreuve qu'inutile.

« M. le duc de Saint-Simon qui n'est pas encore capable de beaucoup d'application me charge d'avoir l'honneur de rendre compte à Votre Éminence de l'impossibilité où il a été de s'opposer au choix de

1. *Espagne* 324, fol. 30 v°.
2. *Espagne* 299, fol. 338, minute.

M. de Bournonville pour l'ambassade de France. Le peu qu'il a été à Madrid, l'excès d'embarras et de devoirs nécessaires, dont il a été surchargé pendant les sept ou huit jours que le convoi y a demeuré depuis son arrivée, l'impossibilité de voyager avec LL. MM. Cathol., l'état où il s'est trouvé en arrivant ici, sont des preuves plus que suffisantes. Il ne lui en falloit pas moins pour retarder l'exécution des ordres de Votre Éminence, auxquels se joignent encore des raisons personnelles et de famille, qui auroient augmenté s'il eut été possible, son empressement sur cet article.

« Votre Éminence connoît les liaisons de M. le duc de Bournonville avec M. le duc de Noailles ; c'en est assez dire sur ce point. D'ailleurs ce duc n'a brigué l'ambassade (et s'en est expliqué assez hautement) que pour être à portée de ses affaires particulières en France, et principalement de la succession de M. le prince de Bournonville, qu'il guette avec grande avidité, qu'il regarde comme fort prochaine et qu'il déclare ici être résolu de disputer à Mme la duchesse de Duras, cousine germaine de Mme de Saint-Simon.

« Il n'étoit, au départ de Madrid, nulle question de régler l'ambassade de France, beaucoup moins d'y nommer ce duc, qu'on savoit déplaire à la reine, qui souvent en faisoit des railleries assez piquantes ; son crédit ne pouvoit venir que de Mme de Robecq, qui, depuis sa prétention à la place de camarera-mayor de Mlle de Montpensier, a beaucoup perdu du sien auprès de la reine ; tout cela ne pouvoit qu'éloigner les soupçons de la réussite de ses démarches. Aussi n'a-t-il obtenu cette commission (à laquelle LL. MM. Cath. n'ont pensé que depuis leur arrivée à Jadraque, dans la crainte de ne pouvoir refuser M. le duc d'Osuna, qu'ils ont appris revenir ici en résolution de la leur demander) que par le stratagème du marquis de Popoli, qui, de concert avec lui, a mis dans la tête de LL. MM. Cath. qu'il falloit obtenir de France le traitement en tout de reine pour l'Infante. Cette idée a plu ; on en a craint la réussite. M. de Bournonville s'est présenté, a insisté sur la nécessité de cette demande, sur les moyens qu'il auroit de la rendre facile, s'en est fait fort, et avec des propos peu convenables, etc. Il n'en a pas fallu davantage dans une cour aussi vive dans ses résolutions..... Votre Éminence jugera facilement de la capacité et des intentions de ce duc par ce qui m'est revenu de bonne part : c'est qu'il s'est adressé à M. de Cellamare pour lui faire ses lettres au Roi, à S. A. R. et à Votre Éminence ; il n'a fait que les signer..... Une fois nommé, il s'est fort radouci sur la nécessité et la facilité de l'objet qui lui a servi de chausse-pied.....

M. de Sartine au cardinal Dubois[1].

« Lerma, 14 janvier 1722.

« .... J'ai eu l'honneur de rendre compte à Votre Éminence, par

1. *Espagne* 324, fol. 115, original.

ma lettre du 30 du mois passé, dans quelles dispositions je croyois trouver la cour par rapport aux grâces desirées si légitimement par M. le duc de Saint-Simon. Comme cette affaire m'a paru dans le meilleur train du monde, et après avoir bien considéré les termes dont Votre Éminence se sert dans sa lettre, qui donne à entendre d'ailleurs qu'il ne s'agit que d'une grâce, j'ai jugé à propos, du consentement de mondit sieur le duc de Saint-Simon, de suspendre de faire usage de la lettre de S. A. R. et de celle de Votre Éminence, du moins jusqu'à ce que j'aie vu M. le marquis de Grimaldo et su de ce sincère et bien intentionné ministre, plus positivement s'il est possible, les intentions de LL. MM. à cet égard, et, sur ce que je pourrai découvrir, je me déterminerai à lui parler ou non de la lettre de S. A. R. et à lui remettre celle de Votre Éminence. Dans la dernière conférence que j'eus avec lui avant son départ sur cette matière, je lui représentai que la grandesse seule n'étoit pas une grâce d'une aussi grande conséquence comme elle le paroissoit, puisque M. le duc de Saint-Simon, en qualité de duc et pair, suivant l'accord fait entre les deux rois au commencement du règne de celui d'Espagne, devoit être censé grand, et qu'ainsi toute la grâce dont il s'agissoit ne se réduisoit qu'à la transmission de ce titre à un de ses fils. Je rapportai sur cela l'exemple de M. le duc de Berwick au sujet de M. le duc de Liria. Ce ministre parut entrer dans mes raisons et en rendit compte à S. M., qui convint que mon observation étoit fondée. Ainsi j'ai tout lieu d'espérer que le roi, desirant de marquer essentiellement à M. le duc de Saint-Simon son estime et sa satisfaction, lui accordera les deux grâces, sans qu'il soit nécessaire de faire usage des lettres et qu'il paroisse aucune instance de la part de S. A. R., qui se conservera par là une porte pour en faire avec liberté dans quelque autre occasion. Je souhaite que S. A. R. et Votre Éminence approuvent la conduite que je tiens, par laquelle je crois suivre exactement leurs intentions..... »

ADDITIONS ET CORRECTIONS

Page 11, note 5. M. de Noailles, évêque de Châlons, adressa au Roi en 1712 une longue lettre de vingt-deux pages in-folio, datée de Sarry le 29 mai, relative aux maximes d'où naquit, l'année suivante, la célèbre bulle *Unigenitus*. C'est une réponse à une lettre que le Roi lui avait fait écrire à ce sujet par le marquis de Torcy. Elle a passé en vente le 20 mai 1890 chez Étienne Charavay; nous en reproduisons l'analyse et des extraits d'après le *Catalogue*, n° 108. « Il témoigne d'abord de sa tendresse pour son frère le cardinal, protestant cependant que si celui-ci était capable de s'écarter de la vérité ou de l'attachement dû à Sa Majesté, il n'hésiterait pas à l'abandonner. Il s'élève contre la permission accordée aux évêques de Luçon, de la Rochelle et de Gap de se faire juger à Rome, ce qui est contraire aux droits sacrés de la couronne et à ceux de l'épiscopat. Il développe ensuite de très curieuses considérations sur ce sujet et démontre que les évêques ne peuvent souffrir en silence que trois de leurs confrères renoncent au droit qu'ils ont d'être jugés sur les lieux, sans passer les monts, par des juges qui les respecteraient plus sans doute que la cour de Rome, « moins encore que l'on surprenne la religion de Votre Majesté en obtenant d'elle la liberté de dépouiller les évêques de votre royaume d'une des plus sacrées et des plus précieuses prérogatives de leur caractère. » Il est à craindre que le Pape ne fasse une constitution par laquelle il déclarera qu'il appartient à lui seul de décider les questions de doctrine et les causes des évêques. « Quel trouble n'exciteroit pas une telle constitution. Quelle division, quel scandale! » Il espère de la prudence et de la sagesse du Saint-Père et de l'attention du Roi pour la paix de l'Église qu'on ne verra pas une constitution de cette nature. Il adjure ensuite en termes éloquents le Roi de ne pas laisser surprendre sa bonne foi. « Je vous supplie, Sire, de souffrir que je me jette à vos pieds et que je conjure instamment Votre Majesté de faire une sérieuse attention que l'éclat du trône, que la puissance d'un règne aussi long, aussi triomphant et aussi absolu que le vôtre, empêchent assez que la vérité n'arrive librement jusqu'à vous, sans y mettre de nouvelles barrières. Vous l'aimez, Sire; cependant il vous sera presque impossible de la découvrir, si vous ne lui rendez vous-même l'accès facile et même si vous n'allez au-devant. C'est elle qui nous jugera tous, grands et petits, rois et peuples. En vain nous protesterons que nous l'avons aimée sincèrement, si elle peut nous reprocher qu'elle s'est présentée à nous, mais que nous lui avons fermé avec soin toutes les venues. C'est du corps des pasteurs, non de quelques particuliers, encore moins d'un seul homme soumis par son état à la recevoir d'eux, que vous pouvez espérer de la connoître. Jésus-Christ les a établis pour enseigner les peuples et pour être les interprètes de sa loi. Ne nous imposez donc pas un silence que peut-être nous ne pourrions garder sans désobéir à Dieu. » Le 17 juillet 1714, après la publication de la Constitution, il écrivait à un autre évêque de France une lettre non moins importante de dix-neuf pages in-folio pour exposer ses raisons de ne pas la recevoir. Elle a été vendue le 10 mai 1899 chez Noël Charavay (*Catalogue*, n° 75); en voici le résumé : Il explique longuement et minutieusement les recherches qui l'empêchent de recevoir la Constitution. Il répond aussi aux reproches qu'on adresse aux opposants. « Nous nous séparons du chef de l'Église! A Dieu ne plaise que nous rompions jamais l'unité avec le chef visible de l'Église! Mais, si le Pape se trompe en s'écartant de la tradition de son siège, c'est lui qui se sépare non seulement de nous, mais de ses prédécesseurs et de toute l'Église, et nous demeurons toujours unis au centre de l'unité... Nous nous attirerons l'indignation du Pape et du Roi, si nous n'acceptons point la Constitution! Mais ne devons-nous pas craindre davantage celle de Jésus-Christ? Rien ne peut nous en garantir, si nous agissons contre notre conscience et les règles que son Esprit-Saint nous prescrit. Il est le maître d'arrêter celle des hommes, si puissants qu'ils soient; s'il ne juge pas à propos de le faire, ce doit être pour nous un sujet de joie d'avoir été trouvés dignes de souffrir quelque chose pour son nom... »

Page 17, note 2. A propos de Mme Dacier, Valincour écrivait le 1er mars 1715 au contrôleur général Desmaretz (Archives nationales, G7 596) : « Mme Dacier vous a fait présenter par son mari un livre que vos affaires ne vous permettront pas de lire; elle se fait justice là-dessus. Mais elle a une grâce à vous demander, qui ne vous coûtera pas beaucoup de temps : c'est de pouvoir avoir l'honneur de vous faire une fois la révérence, quand vous serez à Paris. M. Colbert avoit beaucoup de bonté pour elle, comme pour toutes les personnes en qui il connoissoit un mérite distingué. Elle alla un jour dans la foule à son audience et sans en être encore connue. M. l'abbé Gallois ayant passé par hasard dans la salle et l'ayant été dire à M. Colbert, qui se faisoit peindre, il la fit entrer dans son cabinet et lui fit l'honneur de l'assurer de sa protection. C'est une grâce qu'elle n'a jamais oubliée et dont elle ne parle qu'avec de grands sentiments de reconnoissance.

Si vous voulez bien lui faire une pareille grâce et si vous trouvez bon que je la conduise à votre audience, je puis vous assurer que la visite ne vous coûtera pas plus de temps que ceci ne vous en a coûté à lire. » En apostille : « Bon, pendant le séjour que je ferai à Paris; avertir qu'on laisse entrer. » L'ouvrage dont il est question est probablement celui intitulé *Des Causes de la corruption du goût*, paru en 1714, in-12 de plus de six cents pages.

Page 72, note 6. M. Gaucheron a bien voulu nous communiquer divers extraits de lettres adressées de Paris au cardinal Gualterio et relatives au départ de Law. — De M. Amelot (British Museum, ms. Addit. 20366, fol. 82) le 16 décembre 1720 : « M. Law a été congédié, avec ordre de se retirer à Effiat, grosse terre en Auvergne, dont il a fait l'acquisition depuis la mort du marquis de ce nom. Il partit samedi, et sa famille le doit suivre incessamment. M. de la Houssaye, conseiller d'État, mon beau-frère, a été fait contrôleur général. » — De l'abbé Tamisier, même jour (ms. Addit. 20377, fol. 173) : « M. Law n'est plus de rien; il a reçu ordre de quitter Paris. Il a paru dans ce coup de disgrâce aussi tranquille qu'il l'étoit du temps de sa plus haute faveur. On dit qu'il a beaucoup de bien en fonds de terre et en meubles, mais qu'il a aussi beaucoup de dettes, et on assure qu'il est parti n'ayant pas en tout mille francs d'argent comptant. » — De M. Amelot, 23 décembre (ms. 20366, fol. 83) : « Il n'y a rien de nouveau que la capture des deux principaux commis de la Banque et de l'un des directeurs de la compagnie des Indes, nommé Fromaget, qui a été mis à la Bastille. Ce dernier étoit le plus employé et le plus dans la confiance de M. Law, qui est sorti du royaume et que l'on croit être présentement à Bruxelles. » — De M. de Valincour le 30 décembre (ms. Addit. 20395, fol. 80) : « Nous avons eu ici une scène d'une autre espèce, qui est le départ de Law, sur lequel il y a bien plus de choses à penser qu'à écrire. Il a été reçu à Bruxelles par M. de Prié comme on auroit reçu un ambassadeur. Peut-être a-t-on voulu lui marquer combien on est sensible au service qu'il a rendu à l'Empereur en ruinant le royaume de France. On travaille à réparer les maux que ce misérable fripon nous a faits, et cela ne sera pas aisé. » — De l'abbé Tamisier, du même jour (ms. 20377, fol. 184) : « Les vues de la nouvelle administration des finances tendent principalement à supprimer le papier, à rétablir la confiance et la liberté du commerce, et à réduire peu à peu les espèces sonnantes à l'approche de leur valeur intrinsèque... Ce malheureux Système, pour enrichir un millier de personnes, a ruiné généralement les particuliers et les plus honnêtes gens de tout le royaume. Le nouveau ministère s'applique à sortir de cet abîme le mieux qu'il sera possible, et, comme les ressources sont toujours grandes et ne manquent jamais dans ce royaume, on espère d'y parvenir avec le moins de préjudice et de perte qu'il se pourra pour ceux qui se trouvent chargés de papiers de la Compagnie des Indes et de la Banque. » —

Du même, 27 janvier 1721 (*ibidem,* fol. 202) : « On prétend que Mme Law a beaucoup de billets de différents seigneurs et particuliers, qui, du temps que les actions étoient en faveur, avoient prié M. Law de faire pour eux les avances pour en acquérir, et dont il avoit tiré une reconnoissance et une promesse de les lui payer, de sorte que M. Law paroit créancier de très grosses sommes par ces billets, dont Madame son épouse demande présentement le paiement à ces mêmes seigneurs et autres particuliers. Il y en a qui disent qu'ils ont payé M. Law de ces mêmes avances, mais qu'ils n'ont pas eu le temps et l'attention de retirer leurs billets de lui, parce qu'il différoit toujours de les leur rendre, et qu'il s'en est allé avec la mauvaise foi de les garder et de les laisser ici à Mme Law, pour les produire comme un titre de créance. »

Page 156, note 1. Le cardinal de Rohan écrivait le 15 août 1720 à un prélat de la cour de Rome, peut-être à Laffitau (lettre citée par M. Gazier dans la *Revue politique et littéraire* de décembre 1875) : « Je ne puis me dispenser, Monsieur, de vous marquer l'extrême surprise où j'ai été d'apprendre ce que M. Massei a eu ordre de dire à Monsieur de Cambray touchant le chapeau de cardinal que S. A. R. Mgr le Régent comptoit obtenir de S. S. en faveur d'un ministre qui lui est cher et dont véritablement elle ne peut trop récompenser les services. Monsieur de Cambray n'a pas été longtemps à prendre son parti, et sa résolution est digne de son désintéressement et de son courage. Mais, s'il lui est glorieux de renoncer à des espérances aussi flatteuses que bien fondées, il est du bien de la religion que le souverain pontife écoute nos vœux, nos desirs et ses véritables intérêts, et je crois devoir vous mettre en état de les présenter à S. S. en mon nom. Monsieur de Cambray remplit en France une place importante; les commencements de son ministère se trouvent marqués par les plus grands services rendus à l'Église et à l'État. La pourpre peut-elle être mieux employée qu'à les reconnoître, et est-il quelqu'un qui puisse en être jaloux et en prendre avantage? Les circonstances où ce ministre se trouve sont encore très intéressantes pour le repos de l'Europe et pour la conservation de la catholicité : par la part qu'il va avoir dans le congrès (de Cambray), il sera à portée d'être infiniment utile au saint-siège même, et en France nous attendons tout de ses soins et de son zèle pour achever le grand ouvrage de la paix (de l'Église), à laquelle il a tant contribué. Mais il faut l'avouer : Monsieur de Cambray, assuré de la pourpre, a bien plus de force pour effectuer ses bonnes intentions et pour vaincre les obstacles qui s'y opposeroient. Que ne fera-t-il pas en effet quand ses ennemis, qui sont ceux de la religion et du saint siège, ne pourroient plus l'accuser d'agir par des vues d'intérêt, ni par conséquent rendre sa conduite suspecte, et quand ses amis seroient continuellement occupés du soin d'exciter en lui une reconnoissance naturellement vive et agissante, reconnoissance qui d'ailleurs ne seroit partagée qu'entre le Pape et S. A. R.? Vous donnerez, Monsieur, à ces réflexions toute l'étendue nécessaire. Vous connoissez mieux qu'un autre les avantages que le saint-siège, le Pape, et sa maison en particulier, peuvent espérer de la promotion de Monsieur de Cambray. Aussi je ne vous écris point pour vous suggérer de nouveaux motifs, ni pour animer votre zèle. Je suis persuadé de votre fidélité pour S. A. R. et de votre attachement pour son ministre; je ne vous le dis qu'afin que vous puissiez employer auprès de S. S. le témoignage d'un cardinal sa créature, qui lui est sincèrement dévoué et qui connoît, d'un côté, ce que l'Église doit aux soins infatigables de Monsieur de Cambray, et, de l'autre, ce qu'elle doit se promettre de ce prélat, principalement quand ses efforts et ses travaux se trouveront soutenus par le lustre et le crédit que donne le cardinalat. Je me félicite, Monsieur, d'être entré en commerce avec vous par une occasion qui regarde un ami que j'honore particulièrement, non seulement par la vue de ses grands talents et de l'amitié qu'il a pour moi, mais encore plus par les services qu'il a rendus et qu'il veut rendre à la religion. Il est de votre zèle de les faire connoître à Rome tels qu'ils sont et qu'ils peuvent être à l'avenir, et de porter le souverain pontife à assurer le succès des uns en récompensant les autres. Personne ne vous honore plus parfaitement, Monsieur, et n'a plus d'estime et de considération pour vous que LE CARDINAL DE ROHAN. »

Page 208, note 2. Le nouveau cardinal écrivit le 25 août la lettre suivante au marquis Scotti, où il se vante en effet de la protection du roi et de la reine d'Espagne (Affaires étrangères, vol. *Espagne* 304, fol. 46) : « C'est à la puissante protection de LL. MM. Catholiques, Monsieur, et, par conséquent, à vos bons offices en ma faveur auprès de la reine, que je dois mon élévation au cardinalat. Ainsi, pour répondre au compliment dont il vous a plu de m'honorer sur cette dignité, je dois vous remercier de m'avoir si puissamment aidé à l'obtenir, et vous assurer en même temps que ce témoignage de votre amitié et toutes les autres obligations que je vous ai, m'inspirent, comme il est juste, tous les sentiments que vous pouvez attendre de ma vive reconnoissance, et une assurance sincère que je rechercherai toutes les occasions et tous les moyens de vous marquer le parfait attachement que vous méritez, et que je conserverai pendant toute ma vie pour vous, avec toute l'attention possible à tout ce qui pourra vous être agréable, et vous faire connoître ma véritable estime pour vous. »

Page 217, note 1. Au sujet de la maladie de Louis XV, M. Amelot écrivait le 4 août au cardinal Gualterio (British Museum, ms. Addit. 20366, fol. 128, communication de M. Gaucheron) : « Nous avons été dans une terrible inquiétude : le Roi tomba malade le jeudi 31 juillet d'une grosse fièvre qui augmenta à tel point que les médecins jugèrent à propos de saigner S. M. du bras le vendredi à six heures du soir et ensuite du pied à onze heures. On lui donna le lendemain matin de l'émétique, qui fit un grand effet. La fièvre diminua, et le dimanche

S. M. en fut entièrement quitte. Elle a été purgée ce matin. J'ai eu l'honneur de la voir à midi dans son lit avec un très bon visage et de la gaieté... La joie est universelle;... on fait actuellement des feux de joie dans Paris, et il y aura mercredi un Te Deum solennel à Notre-Dame, avec tout ce qui en est la suite ordinaire. »

Page 258, note 6. Au sujet de la coadjutorerie de Laon, qu'il demandait pour son bâtard l'abbé de Saint-Albin, le Régent adressa la lettre suivante au cardinal de Rohan, à Rome (Dépôt des affaires étrangères, vol. *France* 1247, fol. 181) : « 24 juillet 1721. M. l'évêque de Laon m'étant venu exposer que son âge déjà avancé, et plus encore ses infirmités, ne lui permettoient plus de vaquer aux soins pénibles qu'exigeoit continuellement son diocèse, il avoit incessamment besoin de secours, et de quelqu'un qui pût non seulement partager avec lui la fatigue, mais le soulager presque entièrement dans les fonctions principales de son ministère; que pour cela il avoit jeté les yeux sur l'abbé de Saint-Albin pour lui servir de coadjuteur, comme le sujet qui lui conviendroit davantage par l'examen qu'il faisoit depuis longtemps de ses mœurs, de sa capacité et de son caractère. L'intérêt que je porte à cet abbé m'a fait balancer longtemps d'écouter cette proposition dans la crainte d'être séduit par la tendresse que j'ai pour lui; mais, venant à considérer qu'il a véritablement répondu aux soins que j'ai pris de son éducation, et que, par tout ce qui m'en revient, je vois qu'il a joint aux bonnes mœurs et à l'application qu'il a eue pour se rendre capable de tout ce qu'il convient à un bon ecclésiastique de savoir un zèle ardent pour tout ce qui peut regarder ce saint ministère, j'ai cru que je ne devois pas différer plus longtemps de donner un sujet à l'Église qui dès à présent pouvoit lui rendre de bons services. C'est pourquoi vous me ferez plaisir de proposer au Pape cette coadjutorerie, pour laquelle le sieur de la Chausse vous remettra en main tous les mémoires et pièces nécessaires. Je me flatte que vous ferez connoître à S. S. toute la part que j'y prends et que vous voudrez bien donner tous vos soins pour une prompte expédition de cette affaire. » Le Régent adressa encore en conséquence une lettre au Pape le 23 août (*ibidem*). — Il y a quelques renseignements sur les armoiries que l'abbé de Saint-Albin prit alors, dans le ms. Clairambault 1201, fol. 11 et suivants.

Page 329, note 2. Extrait du « Livre des actes de délibération de la communauté de Saint-Jean-de-Luz », reg. 1709-1742, fol. 130 : « Le 10e jour du mois de novembre 1721, à six heures du matin dans la maison commune de Saint-Jean-de-Luz, MM. Jean de Salday, Jean de Valcarcel, Jean Darretche et Jean de Haristeguy, baile et jurats dudit lieu, ayant fait convoquer assemblée des notables qui ont été ci-devant en charge de baile et jurats, auroient représenté à l'assemblée que lesdits sieurs de Valcarcel et Darretche se seroient transportés en la ville de Bayonne le 6 du présent mois pour faire la révérence de la part de la communauté à Mgr le duc de Saint-Simon, qui doit passer à la cour d'Espagne en qualité d'ambassadeur extraordinaire, ce qui a été exécuté à son arrivée en ladite ville de Bayonne...; et d'autant que S. Exc. doit arriver en ce lieu demain, sans que lesdits sieurs baile et jurats sachent s'il passera outre ou non, les mêmes sieurs baile et jurats prient l'assemblée de prendre là-dessus telle précaution qu'elle jugera à propos. Sur quoi, la même assemblée a délibéré que la communauté fera les honneurs qu'il dépendra d'elle audit seigneur duc de Saint-Simon, et que lesdits sieurs baile et jurats feront préparer un repas pour l'arrivée en ce lieu dudit seigneur... »

TABLES

I

TABLE DES SOMMAIRES

QUI SONT EN MARGE DU MANUSCRIT AUTOGRAPHE

1720 (suite).

1721.

II

TABLE ALPHABÉTIQUE

DES NOMS PROPRES

ET DES MOTS OU LOCUTIONS ANNOTÉS DANS LES *MÉMOIRES*.

N. B. Nous donnons en italique l'orthographe de Saint-Simon, lorsqu'elle diffère de celle que nous avons adoptée.

Le chiffre de la page où se trouve la note principale relative à chaque mot est marqué d'un astérisque.

L'indication (Add.) renvoie aux Additions et Corrections.

A

C

D

E

H

M

N

Q

R

S

T

U

V

W

III

TABLE DE L'APPENDICE

PREMIÈRE PARTIE

ADDITIONS DE SAINT-SIMON AU *JOURNAL DE DANGEAU.*

(Les chiffres placés entre parenthèses renvoient au passage des *Mémoires* qui correspond à l'Addition.)

SECONDE PARTIE

I

II

III

IV

V

VI

TABLE DES MATIÈRES

CONTENUES DANS LE TRENTE-HUITIÈME VOLUME.

FIN DU TOME TRENTE-HUITIÈME.

CHARTRES. — IMPRIMERIE DURAND, RUE FULBERT (8-1926)

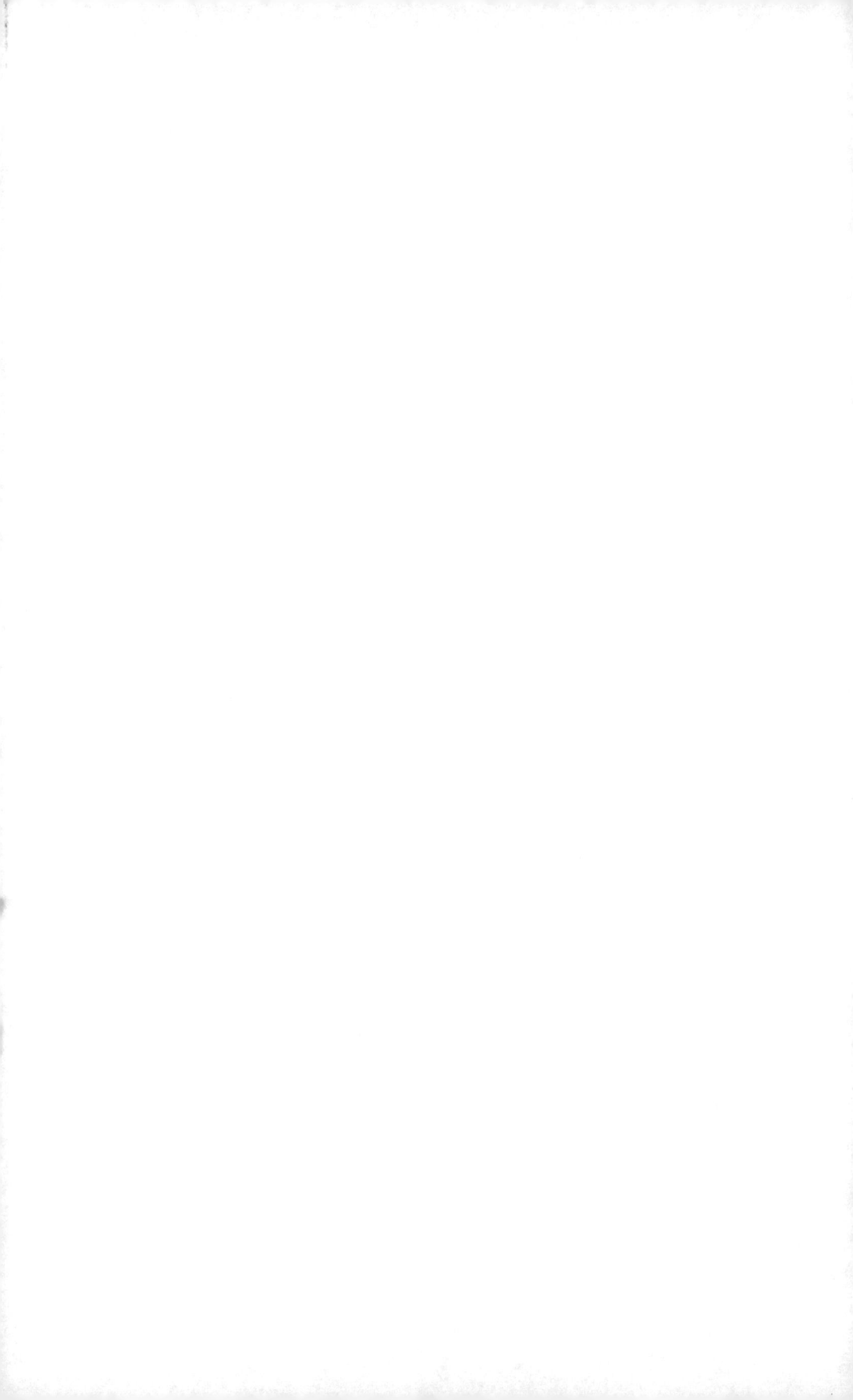

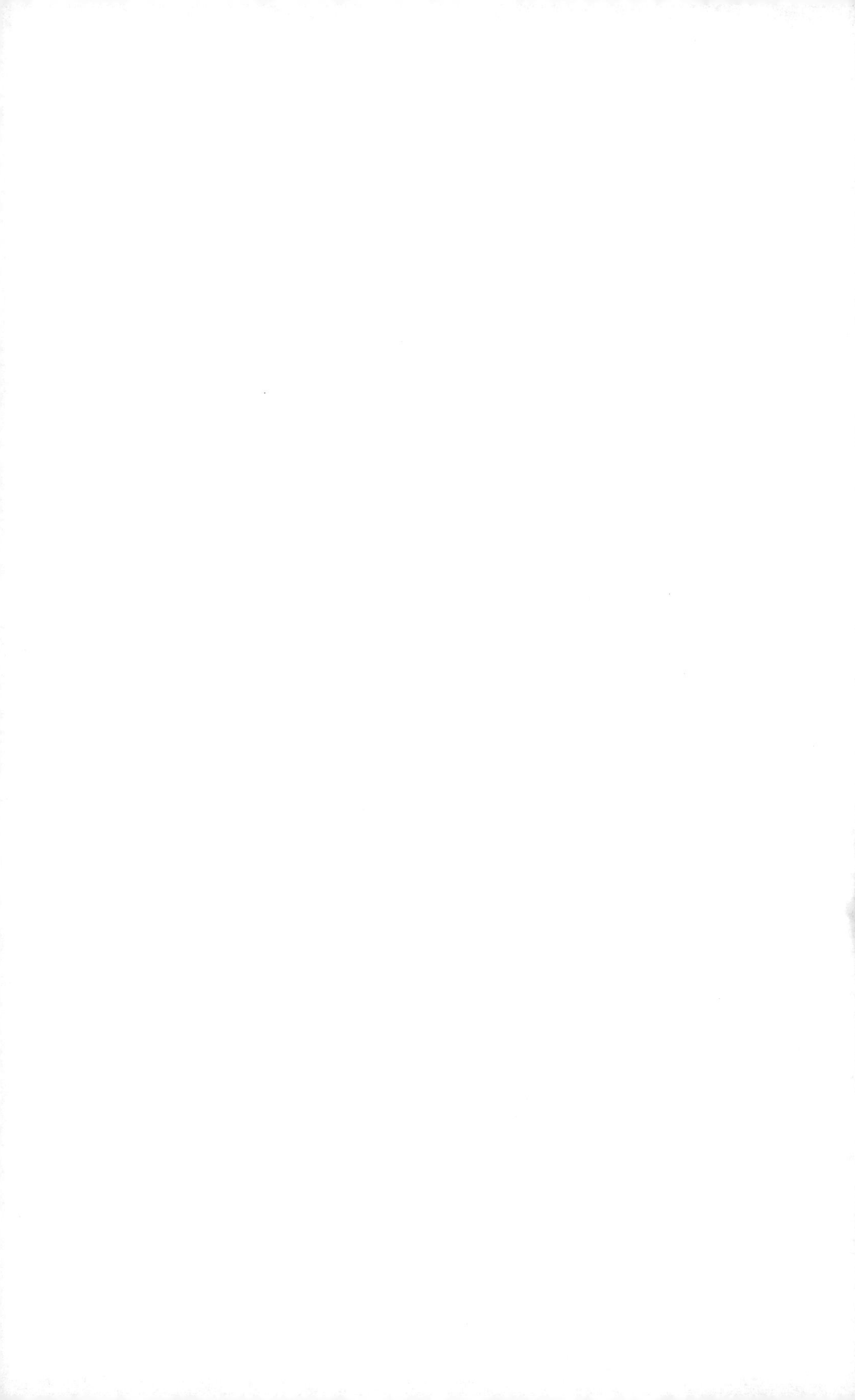

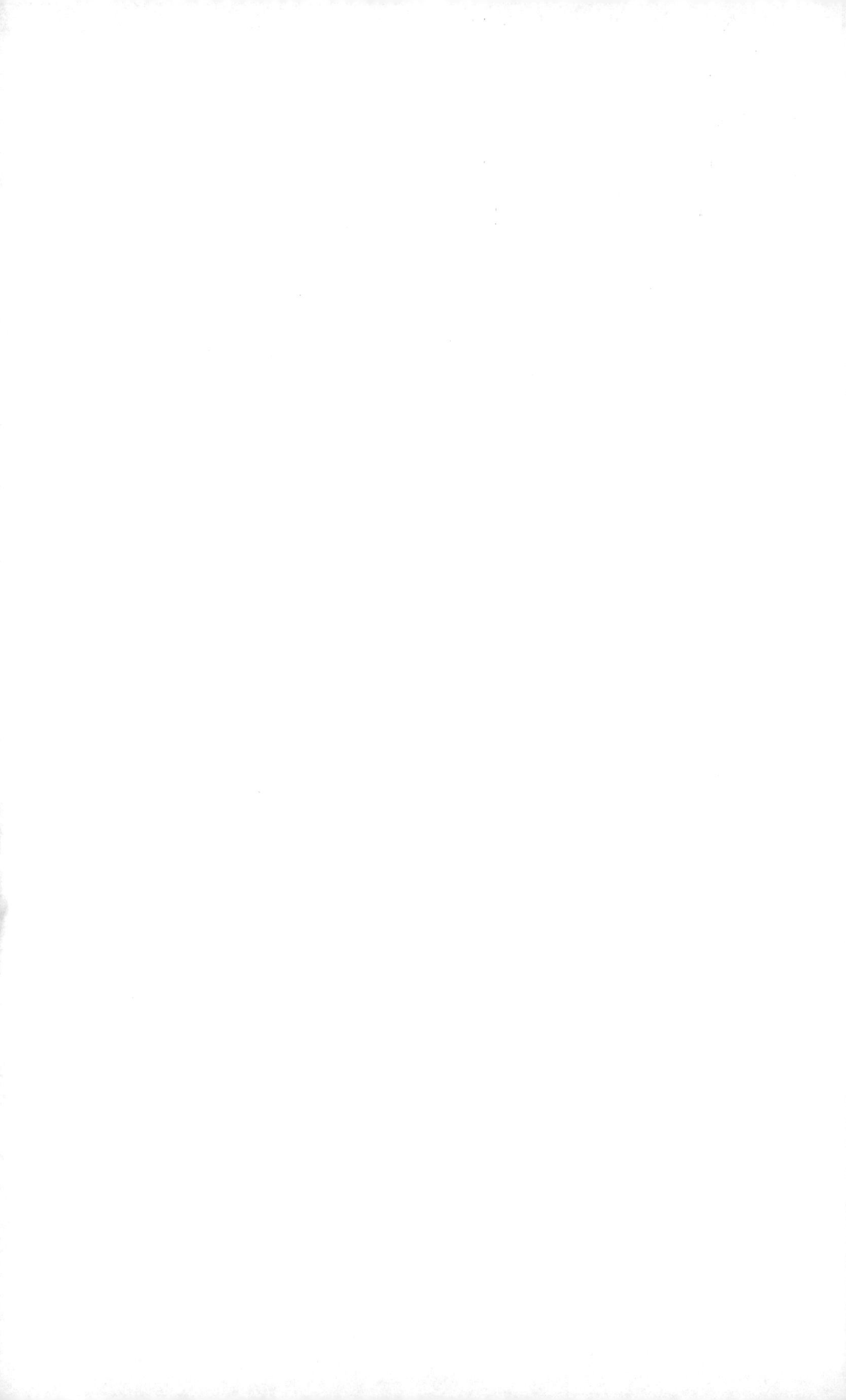